U0461335

梁文波　王若雨　林贞花　高文斌　主　编

武希强　李柱虎　李晓枫　邢晓静　乔惠萍　金　波　副主编

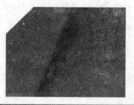

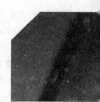

全国高等院校医学专业教材

临床肿瘤学

CLINICAL ONCOLOGY

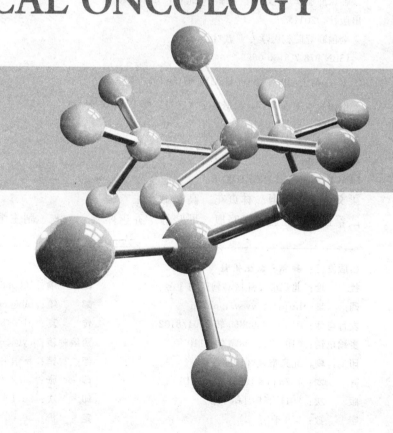

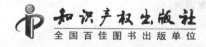
知识产权出版社

全国百佳图书出版单位

本书由大连市人民政府资助出版

The published book is sponsored by the Dalian Municipal Government

"211 工程"三期延边大学"生殖与消化肿瘤分子病理学"建设项目

内容提要

本书在系统介绍肿瘤的流行病学、病因学、预防医学和发病机理的基础上，针对肿瘤的特点，讲述肿瘤的影像学诊断、细胞、组织病理学诊断、肿瘤标志物、分子诊断学等诊断方法，结合近年来肿瘤发展现状，介绍肿瘤的外科手术治疗、化学治疗、放射治疗、介入治疗、生物治疗、中医中药治疗以及肿瘤的综合治疗，以急症、并发症治疗和新技术为主要内容，着重阐述各系统常见肿瘤的诊断和治疗，突出了新理论、新技术和新方法在临床上的应用。

本书内容翔实，资料丰富，侧重于临床，实用性强，适合于肿瘤科医生、全科医生、临床培训医生、临床研究人员、护理人员以及高等医学院校本科、研究生的阅读参考。

责任编辑：陆彩云　张　冰　　　责任校对：董志英

装帧设计：品尚设计　　　　　　责任出版：卢运霞

图书在版编目（CIP）数据

临床肿瘤学/梁文波等主编 . —北京：知识产权

出版社，2011.8

全国高等院校医学专业教材

ISBN 978-7-5130-0655-2

Ⅰ.①临… Ⅱ.①梁… Ⅲ.①肿瘤学 Ⅳ.①R73

中国版本图书馆 CIP 数据核字（2011）第 128275 号

全国高等院校医学专业教材

临床肿瘤学

LINCHUANG ZHONGLIUXUE

梁文波　王若雨　林贞花　高文斌　主　编

武希强　李柱虎　李晓枫　邢晓静　乔惠萍　金　波　副主编

出版发行：知识产权出版社

社　　址：北京市海淀区马甸南村 1 号	邮　　编：100088
网　　址：http：//www.ipph.cn	邮　　箱：bjb@cnipr.com
发行电话：010－82000860 转 8101/8102	传　　真：010－82005070/82000893
责编电话：010－82000860 转 8110	责编邮箱：lcy@cnipr.com
印　　刷：北京市兴怀印刷厂	经　　销：新华书店及相关销售网点
开　　本：787mm×1092mm　1/16	印　　张：24.25
版　　次：2011 年 9 月第 1 版	印　　次：2011 年 9 月第 1 次印刷
字　　数：570 千字	定　　价：50.00 元

ISBN 978-7-5130-0655-2/R·040（3559）

本书编写委员会

主　编

梁文波（大连大学附属新华医院）

王若雨（大连大学附属中山医院）

林贞花（延边大学医学部）

高文斌（大连大学附属中山医院）

副主编

武希强（包头医学院第三附属医院）

李柱虎（延边大学医学部）

李晓枫（大连医科大学）

邢晓静（辽宁省肿瘤医院）

乔惠萍（内蒙古科技大学包头医学院第一附属医院）

金　波（中国医科大学第一附属医院）

编写人员

（依照章节编写顺序为序）

于　晶（大连大学附属中山医院）

周长江（大连大学附属新华医院）

汪艾曼（包头医学院第三附属医院）

刘双萍（延边大学医学部）

张庆尧（大连大学附属新华医院）

沈雄虎（延边大学附属医院）

王福光（大连大学附属中山医院）

韩竟春（大连大学附属新华医院）

高文仓（大连大学附属新华医院）

翁文采（大连大学附属新华医院）

吕金燕（大连大学附属中山医院）

王　刚（大连大学附属中山医院）

王武龙（包头医学院第三附属医院）

张　旭（大连医科大学第二附属医院）

朴龙镇（延边大学附属医院）

赵　翌（大连医科大学第一附属医院）

序

近半个世纪以来，临床肿瘤学得到了迅速的发展，已经发展成为一门独立的临床学科。随着肿瘤诊断、治疗手段的丰富，临床医生有了更多的选择。这就要求肿瘤专科医师需要接受特殊的专业培训，充分了解和掌握肿瘤疾病所特有的流行病学、病因学、病理学、遗传学、临床表现、临床诊断与鉴别诊断以及治疗等内容。与此同时，随着肿瘤治疗的专业化程度越来越高，肿瘤外科、肿瘤内科和肿瘤放射治疗科已经发展成为各自独立的学科，三者的有机结合构成了肿瘤的综合治疗体系的主要内容。特别是近 20 年来，随着循证医学的发展，大量的循证医学证据为临床肿瘤的诊治提供了直接、可靠的依据，肿瘤的治疗已经进入了综合治疗的时代。包括手术治疗、放射治疗、化学治疗、靶向药物治疗、介入微创治疗、生物治疗及基因治疗和传统中医中药治疗在内的多种手段的协同使用，可以较大幅度地提高肿瘤病人的治愈率并改善病人的生活质量。肿瘤综合治疗体现了多学科的协作与补充，也是提高恶性肿瘤治疗效果的有效措施，代表了当今肿瘤治疗的合理模式和今后研究发展的方向。与之相对应，各种肿瘤诊疗的基础与临床新发现、新技术、新手段、新模式也不断更新。这些都需要我们的知识结构也随之相应地进行更新和丰富。

本书在系统介绍肿瘤的流行病学、病因学、预防医学和发病机理的基础上，针对临床肿瘤诊疗的特点，讲述肿瘤的影像学诊断，细胞、组织病理学诊断，肿瘤标志物、分子诊断学等诊断方法；结合近年来肿瘤发展现状，介绍肿瘤的外科手术治疗、放射治疗、化学治疗、介入微创治疗、生物治疗、中医中药治疗以及肿瘤的综合治疗，并以急症、并发症治疗和新技术为主要内容；着重阐述各系统常见肿瘤的诊断和治疗，突出了新的理论、新技术和新的方法在临床上的应用。

梁文波教授等本书的编者们都是常年工作在临床一线的中青年业务骨干，所从事的专业涵盖了肿瘤流行病学、肿瘤外科、肿瘤内科、肿瘤放射治疗科、肿瘤介入治疗科等多个学科。他们从临床工作中遇到的实际问题出发，结合各自的经验和体会，比较系统全面地介绍了国际上相关领域的最新进展。本书内容翔实，实用性强，不仅对肿瘤专科医生全面了解和把握肿瘤病人诊断治疗的全貌，提高诊断和治疗水平具有很好的借鉴和指导意义，也有助于相关专业和学科的人士理解肿瘤治疗的复杂性和多样性，丰富对肿瘤诊断和治疗知识的了解。相信本书的出版将会对这一领域的健康发展起到积极的推动作用。

黑龙江省哈尔滨血液病肿瘤研究所所长
中国抗癌协会临床肿瘤协作专业委员会（CSCO）前任主任委员
博士生导师
教授

2011 年 5 月 8 日于哈尔滨

恶 性肿瘤是目前严重危害人类身心健康的重要疾患之一。自 20 世纪 80 年代以来，包括我国在内的世界各国的肿瘤发病率与死亡率均有所提高，而且提高的程度和幅度较其他疾病更加迅猛，尤其在许多大中城市，恶性肿瘤已经成为人类致死的第一位死因。恶性肿瘤已经成为名副其实的常见病、多发病，甚至是一种慢性病。近年来，随着肿瘤综合治疗观念、理念的不断更新，循证医学的支持，新的医疗技术、设备不断应用于临床诊疗，以及新药、靶向药物的不断研究开发，恶性肿瘤的治疗已经发生根本性的变化。治疗的有效率与患者的生存期和生活质量均获得了较大的提高。

近半个世纪以来，恶性肿瘤的治疗效果已经取得了突破性的进展，很多肿瘤的治疗已经获得了满意的疗效。特别是近 20 年来，随着循证医学的发展，大量的循证医学证据为临床肿瘤的诊治提供了直接、可靠的依据，肿瘤治疗的成功经验提示我们，肿瘤的治疗已经进入了综合治疗的时代。包括手术治疗、放射治疗、化学治疗、靶向药物治疗、介入微创治疗、生物治疗和传统中医中药治疗在内的多种手段的协同使用，可以较大幅度地提高肿瘤病人的治愈率并改善病人的生活质量。恶性肿瘤综合治疗体现了多学科的协作与补充，也是提高恶性肿瘤治疗效果的有效措施，代表了当今肿瘤治疗的合理模式和今后研究发展的方向。与之相对应，各种肿瘤诊疗的基础与临床新发现、新技术、新手段、新模式也不断更新。这些都需要我们的知识结构也随之相应地进行更新和丰富。

正是基于这些考虑，我们邀请了部分东北地区及内蒙古的医学院校的一线教师，共同完成了本书的编撰。本书以贴近临床实践应用为特色，在内容上简要介绍了肿瘤的流行病学、病因学、预防医学和发病机理，针对临床肿瘤诊治的特点，系统讲述了肿瘤的影像学诊断，细胞、组织病理学诊断、肿瘤标志物、分子诊断学等实用诊断方法，结合近年来肿瘤发展现状，介绍肿瘤的外科手术治疗、化学治疗、放射治疗、介入治疗、生物治疗、中医中药治疗以及肿瘤的综合治疗，急症、并发症治疗和新技术为主要内容。着重阐述各系统常见肿瘤的诊断和治疗。突出了新的理论、新技术和新的方法在临床上的应用。

本书由梁文波、王若雨、林贞花和高文斌担任主编，武希强、李柱虎、李晓枫、邢晓静、乔惠萍、金波担任副主编。第一、六章由梁文波编写；第二、三章由李晓枫编写；第四章由李柱虎、林贞花编写；第五章第一节由高文斌编写，第二节由于晶编写，第三节由周长江、汪艾曼编写，第四节由邢晓静编写，第五节由刘双萍编写；第七章由张庆尧编写；第八章由沈雄虎编写；第九章由王若雨、王福光编写；第十章由韩竟春编写；第十一章由高文仓编写；第十二章由翁文采编写；第十三章第一至三节由高文斌、王刚编写，第四至六节由高文斌、吕金燕编写；第十四章由高文斌、武希强、王武龙编写；第十五章第一、三、四节由乔惠萍编写，第二节由邢晓静编写；第十六章第一、四节由张旭编写，第二节由金波编写，第三节由刘双萍编写；第十七章第一至四节由朴龙镇编写，第五节由周长江编写；第十八章第一、二节由林贞花编写，第三、五、六节由赵翌编写，第四节由邢晓静编写；第十九章由高文斌编写。

本书在筹备和资料收集期间，参编人员阅读了大量的肿瘤学前辈业已研究并出版的肿瘤学相关书籍和临床报告资料，在这些资料中吸取了丰富的营养并获得了极大的支持。尤其是近10年来，临床肿瘤学得到了飞速的发展，基础理论得到了不断的更新，新的设备、技术、方法、手段、理论以及治疗用药不断应用于临床，使得传统意义上的诊断、治疗也得到不断的发展和丰富。这样也就更加使得我们在编写期间感受到压力的增大。鉴于肿瘤学是当前最为活跃的基础与临床学科之一，新进展、新方法、新技术层出不穷，限于作者的精力和学识，本书难免有疏漏之虞，衷心期望读者对本书不吝指正，以便将来再版时修正。

本书从筹划到出版，始终得到了东北地区及内蒙古的部分医学院校的领导、老师们的大力支持；也得到了许多肿瘤专家、同道的鼓励和指导，并提出很多宝贵的修改意见。在本书的后期文字校对、处理期间，得到了大连大学附属新华医院、大连大学附属中山医院肿瘤科的广大师生、医护人员的协助。此外，在我们的书籍编撰期间还得到了我们的家人、子女的鼓励和支持。对于以上专家、部门和人员的关心和帮助，在此一并表示感谢。

2011 年 3 月于大连

目录

第一章 绪 论

临床肿瘤学（Clinical Oncology）是研究肿瘤的发生、发展和转归的一门新兴学科。临床肿瘤学是肿瘤学在临床医学领域的重要分支，是一个全新的与主要临床病理、诊断、治疗相交叉的分支学科，主要探讨与临床相关的肿瘤学内容，寻求各种有效的肿瘤治疗手段，通过规范各种综合治疗、个体化治疗，以提高肿瘤的治愈率，提高肿瘤患者的生活质量。近年来，临床肿瘤学发展迅速，是临床医学中最为活跃的研究领域之一。

一、肿瘤学研究的范畴

1. 肿瘤流行病学

肿瘤流行病学（Tumor Epidemiology）是研究肿瘤在人群中的分布，并探索影响肿瘤分布要素的学科，其目的在于识别与肿瘤发生有关的各种致癌因素，以便采取措施预防肿瘤的发生，同时也是形成致癌病因假说和检验假说的过程。近些年来，随着肿瘤学的发展，对肿瘤病因的认识正逐步加深，形成了一个新的研究领域，即肿瘤分子流行病学，其通过研究人类肿瘤的分布、变化趋势，以及影响这一分布和变化的因素，从分子水平上了解肿瘤的病因、发病机理和预防措施。

2. 肿瘤病因学

肿瘤病因学（Tumor Etiology）是研究肿瘤发病原因，预防癌症发生的学科，不仅注重于对肿瘤生物学过程的理解，还依赖于这些过程的流行病学证据，从根本上降低癌症对生命的危害具有重要的意义。肿瘤的病因分为内因和外因，环境因素、遗传因素和不良的生活习惯共同组成了肿瘤病因的基础，肿瘤病因的最终目标是提供肿瘤预防的信息。

3. 肿瘤预防

肿瘤预防（Cancer Prevention）是肿瘤流行病学的最终目的，当前主张三级预防措施。一级预防，即病因预防，也是根本性预防，主要是鉴别、消除引发肿瘤的危险因素和病因，以提高机体的防癌能力，防患于未然；二级预防，是筛检癌前病变或者早期癌症病例，做到肿瘤防治的"三早"（早发现、早诊断、早治疗）；三级预防，是对已患癌症者的积极治疗，减少其并发症，防止致残，提高生存率、康复率以及减轻由癌症引发的疼痛。肿瘤预防教育涵盖了对公众的防癌教育以及医务人员和患者及其家属的康复教育，是一种最为普遍的预防措施。

4. 肿瘤细胞分子生物学

恶性肿瘤是一种细胞异常生长和异型分化的疾病，是细胞特定的基因群程序化表达的结果。癌基因的异常激活和抑癌基因的失活导致了细胞正常分化受阻和异常分裂增殖，最后产生恶性肿瘤。肿瘤的各种"组学"研究是目前肿瘤细胞分子生物学研究的热点，不仅具有重要的肿瘤基础理论意义和科学实用价值，还具有突出的医学应用前景。肿瘤细胞分子生物学的研究主要包括：肿瘤基因组学研究、肿瘤表基因组学研究、肿瘤蛋白组学研究和肿瘤代谢组学研究。

5. 肿瘤诊断学

肿瘤诊断学（Cancer Diagnosis）是肿瘤治疗的基础和前提，肿瘤病理学诊断是肿瘤诊断中最为有效、最为可靠的方法，也是临床医生对疾病明确诊断、实施治疗的主要依据。肿瘤诊断的正确与否与肿瘤的治疗、预后直接相关。为最大限度地获得正确的早期诊断，则需要临床医务工作者严格遵循肿瘤特殊的诊断程序，分析检查结果，随时补充或拓展新的、必要的诊查手段，才有可能获得最为接近于真实的诊断，并且以此依据制定正确的治疗方案和治疗措施，选择合理的治疗方法。分子诊断是近些年来肿瘤诊断中的一种新的诊断方法，分子诊断可以得到肿瘤的更加早期疾病诊断，并对肿瘤的病理进行进一步的病理亚型、分子病理亚型的分类，对指导治疗、预测治疗措施、提示预后具有积极的作用。

6. 肿瘤治疗学

目前，肿瘤的临床治疗方法很多，常用的肿瘤治疗（Treatment of Cancer）手段包括手术治疗、放射治疗、化学治疗、介入治疗、免疫治疗、生物治疗、微创治疗、热疗和中医中药治疗等。特别是近些年来，随着肿瘤学基础研究的不断深入和拓展，很多新发展的治疗技术和治疗药物应用于临床，形成并完善了肿瘤综合治疗的基础。肿瘤综合治疗是目前临床肿瘤治疗的主要内容和方向，任何单一的治疗方法都无法满足现代肿瘤学概念、理论对肿瘤治疗的要求。合理应用各种治疗措施和治疗方法是有望提高肿瘤治疗疗效的重要手段。在临床肿瘤治疗过程中，需要明确患者的临床诊断，正确的疾病分期，较好地评估、分析患者的实际情况，完善各种必要的理化检查，对患者的一般情况做出正确的评估，实施与之相适应的、患者可以耐受的各种治疗措施。到目前为止，肿瘤综合治疗的观念已经渗透到肿瘤治疗的各个领域并取得了满意的治疗效果，通过综合治疗，提高了肿瘤患者的治愈率，改善了患者的生活质量。

二、人们对肿瘤的认识进程

1. 古代对肿瘤的认识的演进

人们对肿瘤的认识经历了一个漫长的过程，即便是现代社会，这也是一个渐进的演进过程。肿瘤疾病的发生、诊断和治疗都随着社会的发展、科技的进步而不断得到发展和深入。早在 3000 年以前的古埃及和我国就已经有了一些有关肿瘤的诊治记载。在古希腊，Hippocrates 将发生于胃和子宫的恶性肿瘤即称为"Cancer"。

我国古代对肿瘤的认识主要体现在中医学方面。距今 3500 多年前的殷商甲骨文就有"瘤"字的记载，这是中医对肿瘤最早的文献记载，中医药学文献中关于肿瘤命名和分类的内容记载甚多，往往以肿瘤病灶的部位、形状、症状和病因等加以命名和分类，对恶性肿瘤和良性肿瘤的区别也有详细的论述。中医对肿瘤病因、病机的认识主要体现在外因、内因以及体质因素等多方面。中医认为肿瘤的发病因素是多方面的，有外来的风、寒、燥、湿、热等病邪，有七情内伤的忧怒等情志因素，有饮食不调的食滞痰浊等病理因素，尤为重要的年老体虚脾肾亏虚，使脏腑的气血阴阳失调，无力驱邪散邪，使外来的致病因素与内生的病理产物相搏结，从而导致肿瘤的发生。关于肿瘤的病机可归纳为：气滞血淤、痰湿凝聚、热毒内蕴和正气虚弱四个方面。正是基于此点，肿瘤中医治则提出的内容包括：治未病、治病必求于本、既病防变，尤其用"扶正祛邪"的治则指导，采取攻邪、攻补兼施、扶正祛邪对早中晚三个肿瘤发展阶段辨证论治，已成为当前中医、中西医结合普遍采用而行之有效的肿瘤治疗原则。在长期医疗实践中，中国医药学积累了丰富的临床治疗经验，形成了独特的理论体系，根据中药的功效及作用特点，其在抗肿瘤中的应用可归纳为扶正培本、清热解毒、活血化淤、软坚散结和以毒攻毒等治疗原则。

2. 现代肿瘤学认识

现代肿瘤学对肿瘤的认识也起步于对肿瘤病因学的研究。1775 年，英国医生发现长期清扫烟囱的男孩容易发生阴囊癌，从而提出了肿瘤的发生与环境因素有关。此后德国报告从事苯胺染料工业人员中膀胱癌发病率较高。1918 年，日本报告了给兔耳长期涂抹煤焦油诱发肿瘤的实验结果。1933 年，从煤焦油、巴豆油中分别成功地分离出苯并芘（Benzopyrene）和佛波酯（Phorbolester），为化学性致癌学说从理论到实验找到了答案。与之相近似，Rous 肉瘤病毒与鸡肉瘤发生，EB 病毒与伯基特淋巴瘤、鼻咽癌和人类传染性单核细胞增多症的发生，以及乙型肝炎病毒与原发性肝癌的发生等资料，确定了病毒致癌学说的基础。X 线、紫外线、放射性同位素照射动物诱发肿瘤以及原子弹核爆后幸存者癌症、白血病发生率升高均证实了物理致癌学说。

3. 分子肿瘤学

1953 年，美国的 James Watson 和英国的 Francis Crick 提出了 DNA 双螺旋模型，为 DNA 复制和遗传提供了分子水平的依据，也开始了肿瘤的分子肿瘤学时代。1969 年，美国学者 Robert Huebner 和 George Todaro 提出了癌基因假说。癌基因假说认为：人体细胞基因上携带有内在性病毒基因，这种基因被活化时具有转化细胞的能力。20 世纪 70 年代末期，病毒癌基因的分离获得成功；1981 年，在细胞转染和逆转录酶技术的支持下，首先在人体肿瘤中分离得到 ras 癌基因。在此基础上 Alfred Knudson 提出了肿瘤的"二次打击"学说，即在有遗传性的患者出生时从双亲遗传获得了一个变异的致病基因，在后天的成长过程中另外一个等位基因再发生变异，这样两次"打击"导致了肿瘤的发生，而非遗传性病例两次变异都在后天逐渐发生，因此发病较晚。Alfred Knudson 把这种类型的肿瘤相关基因称为抗癌基因，也称为抑癌基因。1986 年，人类第一个抑癌基因——视网膜母细胞瘤致癌基因 Rb 被成功地克隆出来，并完成了全基因序列测定。P53 是目前已发现的在人类肿瘤中突变率最高的抑癌基因。此后，很多癌基因、抑癌基因被发现、定位并被成功地克隆。

1986 年，著名的肿瘤学家、诺贝尔奖获得者 Delbecco 鉴于当时肿瘤学研究处于"零打碎敲"（Piecemeal）的状态，提出了一个惊人的建议：解决肿瘤问题，应先搞清基因组。由此于 1990 年启动了人类基因组计划（HGP），该计划也被认为是癌基因组学（Oncogenomics or Genomics Cancer），2003 年 4 月，包括中国在内的全世界科学家完成了全部基因组序列的测定，进入了后基因组时代，即功能基因组学时代。随即开展的肿瘤各种"组学"研究，就是为了进一步明确与肿瘤发生、发展、防治相关的"组分"、"图谱"通路和作用网络，为综合分析和模拟分析提供必不可少的数据和资料。相信通过对肿瘤分子水平、基因水平、信号传导通路等研究的进一步深入，可以对肿瘤的多基因变化进行综合的分析，找出具有特异性的基因关系和时空关系的变化规律，即可以解决有针对性的预测、诊断、治疗以及药物研发方面的问题。

三、肿瘤的发展趋势与治疗现状

1. 发展趋势

社会的发展给予人类所带来的不都是幸福和进步，近些年来，特别是近 30 年来，随着社会人口老龄化，环境污染的加重以及人们不良生活习惯的延续，使得恶性肿瘤的发病率正呈现出逐年升高的趋势。全球癌症死亡人口数已经占全部死亡人口数的 12%，在发展中国家占 9%，发达国家占 21%，中国为 19%。在我国，恶性肿瘤已经超过心脑血管疾病而占据国民死亡原因的首位，接近于欧美等发达国家水平。虽然目前我国少数沿海、沿江地区的经济发展迅速，但是我国仍属于发展中国家，环境污染极其严重，此外吸烟等问题的存在仍然十分严重，并且具有低龄化、女性化、"二手烟、三手烟"扩大化的趋势，因此，预计在 2025 年之前，癌症的总发病率不可能得到根本性的下降。

2. 治疗观念的转变

近 40 年来，特别是近 20 年以来，肿瘤学及其相关专业的基础研究以及临床协作研究发展迅速，已经使得恶性肿瘤的临床诊疗水平有了一个较大的提高，临床肿瘤治疗取得了较大的进展。肿瘤患者的整体治疗疗效达 45%，得到明显提高。综合以往肿瘤治疗疗效与治疗手段、治疗方法进行比较分析显示：外科手术治疗途径提高比例约占 22%，放射治疗途径约占 18%，化学治疗约占 5% 左右。肿瘤的治疗观念也发生了很大的变化。各种单一治疗手段的临床应用被逐渐弱化，肿瘤治疗的方法也随着大量临床研究的结果发生了改变，越来越遵循循证医学的证据指导临床诊治，治疗疗效得到进一步提高。在此方面最具有代表性的治疗首推乳腺癌的外科手术治疗，1894 年 Halsted 创立了"乳腺癌根治术"，在此后的一百多年中，尽管该术式经历了各种的变化和演进，手术范围从扩大的"扩大根治术"到手术范围极小的"保乳性手术"甚至于"保乳修复手术"，尽管手术切除的范围具有显著的差异，但是，他们的基础理论未发生根本改变，就是在保证治疗疗效的基础上，合理实施肿瘤切除范围以及解剖相连的足够周围组织以及淋巴结引流区域。此外，综合治疗对于根治性手术切除范围的指导作用也具有积极的作用，这些措施实施的最大目的就是减少或预防复发。由此看来，综合治疗已经成为目前肿瘤治疗的主要内容和研究方向，合理应用各种治疗措施和治疗方法是有望提高肿瘤治疗疗效的重要手段。在临床肿瘤治疗过程中，需要明确患者的临床诊断，正确的疾病分期，较好地评估、分析患者的实际情况，完善各种必要的理化检查，对患者的一般情况做出正确的评估，实施与之相适应的、患者可以耐受的各种治疗措施。这也是目前倡导的肿瘤综合治疗的主要内容。

3. 治疗手段的丰富

手术治疗、放射治疗、化学治疗和传统医药治疗是恶性肿瘤的常用治疗方法，近些年来，随着诊疗技术的发展，介入治疗、免疫治疗、生物治疗、肿瘤热疗、肿瘤微创治疗和肿瘤靶向药物治疗等技术也日臻完善。特别是近几年来，随着肿瘤学基础研究的不断深入和拓展，很多新发展的治疗技术和治疗药物应用于临床，逐步完善了肿瘤综合治疗的基础。

第二章 临床肿瘤流行病学

第一节 概 述

恶性肿瘤（俗称癌症）已被广泛认为是严重危害人类健康的主要疾病之一，最新统计数据显示，2007 年全球新发癌症病例为 1200 多万，死亡 760 万人（平均每天就有 2 万人因癌症死亡）。许多国家肿瘤已成为居民第一位或第二位的杀手。

一、恶性肿瘤的流行趋势

世界卫生组织在《世界癌症报告》（World Cancer Report）中指出，根据目前癌症的发病趋势，2020 年全世界癌症发病率将比现在增加 50%，全球每年新增癌症患者人数将达到 1500 万人。届时癌症死亡率将增加 104%，死亡人数将超过 1000 万，其中 60%～70% 的新增病例和 50% 的死亡病例会发生在发展中国家。到 2050 年，全球癌症新发病例数将达到 2700 万，每年将会有 1750 万人死于癌症。

我国恶性肿瘤发病率和死亡率也呈明显上升趋势，在未来的 20～30 年，还将继续上升，并将成为疾病防治中的主要问题。我国每年肿瘤发病约 160 万，死亡 130 万，现有病人 200 万。我国 1973～1975 年和 1990～1992 年两次全国性死因回顾调查资料表明，近 20 年来我国恶性肿瘤发病和死亡呈明显上升趋势，发病数由每年 90 万上升到 160 万，死亡数由每年 70 万上升至 130 万，死亡率由每年 83.65/10 万上升至 108.26/10 万，从总死因的第四位上升为第二位。专家预测近期内我国恶性肿瘤死亡仍将以每年 1.3% 的速度上升。

对恶性肿瘤的防治已成为世界各国关注的重要议题。而掌握不同地区、不同人群各类恶性肿瘤的流行病学特点和变化趋势是制定恶性肿瘤预防控制策略的基本依据。

二、肿瘤流行病学的定义

肿瘤流行病学是将流行病学理论和方法应用于肿瘤，是研究肿瘤在人群中的分布及其影响分布的因素，阐明和分析肿瘤流行规律，并且为探索病因、开展预防工作以及验证预防效果提供依据的一门学科。近年来，该学科获得了快速的发展，不仅在基础学科、预防医学和临床肿瘤学之间发挥着重要的桥梁作用，而且还与一些边缘学科互相渗透和融合，形成了不少分支学科，有力地推动了病因学和肿瘤预防的研究。

三、肿瘤流行病学的研究内容

恶性肿瘤在人群中有地理分布的差别，有高、低发区；有年龄、性别、职业发病率和死亡率的差别；也有时间分布上的变化，这些都为恶性肿瘤的病因学研究、预防策略的制定提供了极其重要的线索和依据。因此，肿瘤流行病学研究可以归纳为以下 4 个主要方面：

（1）描述肿瘤分布特征，研究肿瘤流行规律。通过流行病学调查，阐明各类肿瘤在不同空间、时间和人群间的分布特点及流行规律，为肿瘤防治提供线索。

（2）分析不同肿瘤的流行规律及影响其分布特征的相关因素，探讨肿瘤病因。判断病因和肿瘤的因果关系原则如下：

1）关联的时间顺序。病因一定要先于肿瘤这个结果之前而存在，即因在前，果在后。

2）关联的强度。在排除偶然、偏倚和混杂后，病因和肿瘤关联的相对危险度（RR）或比值比（OR）越大，因果联系的可能性越大。

3）分布的一致性。凡暴露于某因素的对象，其患癌的危险性显著地比非暴露于该因素者高。

4）关联的重复性。不同地区和不同时间的研究者都观察到相同的相关性。

5）关联的剂量反应关系。随着暴露剂量的增加或降低，肿瘤的发病率或死亡率也随之升高或降低。例如，随着吸烟量的增加，肺癌的相对危险度也增加。

6）关联的合理性。病因与肿瘤之间的因果关系用生物科学的知识能够解释。

7）实验证据。去掉某因素后，癌症的发生率或死亡率就随之降低。例如，戒烟后肺癌死亡率即下降。

（3）针对可疑致癌因素进行干预，并评估其效果。根据肿瘤的分布特征首先应确定某地区的防治重点，再针对肿瘤的流行途径和可能病因，采取相应的干预措施，如戒烟。最终实施防治措施、监测和评价肿瘤防治效果，如林州市食管癌营养干预试验及其随访研究。

（4）肿瘤的预测、预报。通过对各地上报的区肿瘤登记数据进行定性和定量的研究，阐明肿瘤发病的机制，预测肿瘤未来的发展趋势。

第二节　肿瘤流行病学的研究方法

流行病学是一门方法科学，强调的是群体的观点，即在人群中研究疾病的发生、发展及其规律。流行病学的研究方法主要有三大类，即观察性流行病学、实验性流行病学及理论流行病学。这些方法都可以用在肿瘤流行病学的研究中。

一、观察性流行病学

由于流行病学是在人群中进行研究的，受伦理和资源的限制，研究者不能完全控制研究对象的暴露和其他条件，因此，观察性研究是流行病学最基本的研究方法。

（一）描述性流行病学

通过现况调查或登记报告来描述肿瘤不同的时间、地区和人群间的分布，是肿瘤研究的基础。

1. 描述肿瘤分布的常用指标

（1）发病率（incidence rate）。发病率表示在一定时期内，一定人群某病新发病的频率。其观察的时间单位可根据所研究疾病的种类及研究问题的特点来决定，通常以"年"为单位。其计算公式为

$$发病率 = \frac{某时期内新发病例数}{该时期内可能发生该病的人数} \times K$$

式中 K——比例基数，可为％、‰、10000/万、100000/10 万等。

发病率可用来描述疾病的分布，它能反映某疾病发生的概率，它的变化意味着病因因素的变化。实际工作中常通过比较不同人群的某病发病率，来帮助发现及确定可能的病因，探讨发病病因，提出病因假设，提供预防措施以及评价防治措施的效果。

（2）患病率（prevalence rate）。患病率又称为现患率，是指某特定时间内总人口中某病新旧病例所占比例。患病率可按观察时间的不同分为期间患病率与时点患病率。时点患病率较常用。通常患病率时点在理论上是无长度的，一般不超过一个月。其计算公式为

$$患病率 = \frac{某时期内患病例数}{该时期该地的平均人口数} \times K$$

式中 K——比例基数，可为％、‰、10000/万、100000/10 万等。

患病率常用于表示病程长的慢性病发病情况，可为医疗设施规划、医疗质量的评估和医疗费用的投入等提供科学的依据。

（3）死亡率（mortality rate）。死亡率有时又称为粗死亡率（crude death rate，CDR），是指某人群在一定期间内死于所有原因的人数在该人群中所占的比例。其计算公式为

$$死亡率 = \frac{同期内死亡总数}{某年平均人口数} \times 1000‰$$

某些病死率高的疾病，死亡率与发病率十分接近，其死亡率基本上可以代表其发病率，而且其死亡率准确性高于发病率，因此常用作病因探讨的指标。

死亡率还可以按疾病的种类、年龄、性别、职业、种族等分类计算，称为死亡专率（specific death rate）。计算时应注意分母必须是与分子相对应的人口。死亡专率可以提供某病死亡在人群、时间、地区上的变化信息，通常用于探讨病因和评价防制措施的效果。

（4）病死率（case-fatality rate）。病死率是表示一定时期内（通常为一年），患某病的全部病人中因该病死亡的概率。它表示疾病的严重程度，它既可表明疾病的严重程度，又可反映医疗水平与诊断能力。在比较各医院的病死率时，应注意相互间的可比性。其计算公式为

$$病死率 = \frac{同期内因某病死亡总数}{某年该病的患病人数} \times K$$

（5）年龄调整发病（死亡）率（标化率）。由于恶性肿瘤年龄别发病（死亡）率在各年龄间差别较大，当需要比较不同人群或者不同时间的肿瘤发病（死亡）率时，往往不能用粗率（即总例数除以总人口数所得的率），而要进行年龄调整。调整的方法有直接法和间接法两种，具体方法请参考相关统计学书籍。

（6）生存率（survival rate）。在肿瘤的预后研究中通常采用生存率来进行分析。生存率是指患某病的人（或接受某治疗的病人）经 n 年随访，到随访结束时仍存活的病例数所占的比例。n 年生存率的计算公式为

$$n 年生存率 = \frac{随访满 n 年存活的病例数}{随访满 n 年的该病病例数} \times 100\%$$

通常用 5 年生存率来表示。

2. 描述性流行病学常用的方法

描述性流行病学包括很多方法，如生态学研究、比例死亡比研究等，其中最常用的方法为现况调查。现况调查是指对一个人群或一个样本人群在某个时点疾病（或某些特征）及其有关因素的调查。因为所获得的资料是在某一个时点或在一个短暂时间内收集的，从客观上反映了这一时点的疾病分布以及某些因素与疾病间的联系，好似时间上的一个横断面，故称为横断面研究。现况调查又可分为普查和抽样调查两种。

（二）分析性流行病学

在肿瘤流行病学研究中，描述性研究的一个主要目的是形成病因假设，即某因素和肿瘤之间是否存在一定的关联。这种病因假设进一步需要通过分析性流行病学来验证，分析各种危险因素和肿瘤之间关系，估计它们对肿瘤的作用大小。

分析性流行病学又包括队列研究和病例对照研究两种。

1. 队列研究

队列研究（cohort study）是一种前瞻性的研究方法，是将一群研究对象按是否暴露于某因素分成暴露组与非暴露组（对照组），随访一定的时间，通过追踪两组的发病或死亡结局，并比较两组之间结局的差异，来研究疾病与暴露因素之间的关系。其分析指标为相对危险度（RR），即

$$RR = \frac{暴露组发病率}{非暴露组发病率}$$

队列研究的优点是能直接估计暴露因素与疾病之间的联系和联系强度，可以较为全面地描述疾病的自然史、病程和暴露的结果、发病率和死亡率，资料的收集发生主观偏倚的可能性较小，结果具有较强的说服力，还可同时观察一种因素与几种疾病的关系。缺点是当研究疾病为恶性肿瘤时，需要观察的人数较多，随访时间长，需要耗费大量的人力、物力，并且容易出现失访，影响结果的分析。

2. 病例对照研究

病例对照研究（case control study）是一种回顾性研究，选择患有某病的人群（病例组）和未患有该病的人群（对照组），分别调查他们既往对某个（或某些）因素的暴露情况及程度，比较两组中暴露率和暴露水平的差异，以研究该疾病与这个（或这些）因素的关系。其分析指标为比值比（OR）。

成组资料：$OR = ad/bc$

配对资料：$OR = c/b$

病例对照研究的优点在于省时、省人力、经济，能较快得到结果，可用于调查罕见病，可同时调查一种疾病与多种暴露因素之间的关系。缺点在于不能直接估计暴露因素与疾病的因果关系，研究过程中容易产生多种偏倚，例如选择性偏倚、回忆偏倚、调查者偏倚等。但是由于其相对于队列研究而言简便易行，因此在病因研究中，常首选病例对照研究。若检验结果肯定，再做前瞻性队列研究。

二、实验性流行病学

实验性研究的基本性质是研究者在一定程度上掌握着实验的条件，给予研究对象某种干预措施。流行病学实验性研究主要包括临床试验、现场试验和社区干预试验。

1. 临床试验

临床试验是以病人为研究对象，通过比较治疗组与对照组的结果而评价某项治疗或预防措施的效果。例如评价手术、放化疗等干预措施对于恶性肿瘤的防治效果。

2. 现场试验

现场试验是以社会人群为研究对象，受试者一般为未患某病的健康人或高危人群。例如某种疫苗或生物制品预防效果的评价等。

3. 社区干预试验

社区干预试验是以社区人群作为研究对象，对群体实施干预措施并进行观察分析的流行病学实验。与现场试验的主要区别是前者以个体为基本单位实施干预措施，后者以社区群体为基本单位实施干预措施。社区干预试验常用于需要群体干预或适用于群体干预的预防措施的效果评价。例如，饮水中加氟预防龋齿、食盐中加碘预防甲状腺肿等均可采用社区干预试验考核其措施效果。

三、理论流行病学

理论流行病学又称为数理流行病学。在肿瘤流行病学研究中，是利用上述研究所获得的数据，加以提炼、概括、抽象，形成医学数学符号，用数学模型来描述肿瘤发生过程中各种参数之间的关系。

第三节 肿瘤流行病学的分支学科

在肿瘤研究中，肿瘤流行病学日益受到重视。近年来，肿瘤流行病学不断发展与完善，已经成为临床流行病学的一个重要的分支学科，并逐渐与其他许多学科交叉融合，形成了多种多样的分支学科。

一、移民流行病学

移民流行病学是将人群、地区和时间三个因素联系起来研究肿瘤分布及其可能病因的一种流行病学方法。移民是指离开原居住地而移居外地或外国的人群。通过原居住地人群、移民人群及移居国当地人群这三个人群进行调查，对比肿瘤发生和死亡情况，分析肿瘤构成，探索可能影响肿瘤发病的病因。

由于移民改变了定居地点，环境因素发生了变化，但是移民人群的遗传因素是相对稳定的。因此，通过移民来研究肿瘤流行特点，对于鉴别环境因素与遗传因素在肿瘤发病中的作用有重要意义。例如，移居到美国的中国移民，第一代男性食管癌死亡率是美国白人的 2.94 倍，在美国出生的第二代是 1.91 倍。一些国家的原来食管癌发病水平较低，但是移居到美国后，食管癌发病率危险性有所增加，例如美国的波兰男性移民食管癌为原籍的 2 倍。因此，可以看出，食管癌的发病可能以环境因素为主。

二、遗传流行病学

肿瘤的遗传流行病学是研究肿瘤的家族聚集性及其原因，先天因素与环境因素的交互作用，并用于肿瘤的预防和早期控制的一门学科。其主要研究内容如下：

（1）肿瘤是否有家庭集聚性，家庭集聚性的原因，遗传和基因在肿瘤家庭集聚性中的作用。

（2）从发病的个体和群体发现肿瘤的易感基因型。

（3）肿瘤遗传的遗传易感性是如何传递的。

（4）遗传易感性与环境的关系。

（5）肿瘤的遗传性、遗传度、多基因遗传性状的遗传特点和规律。

（6）具有遗传性的肿瘤预防方法。

肿瘤遗传流行病学的研究可采用病例对照研究方法，也可采用家谱分析方法。对于肿瘤的病因研究，若想区别是由基因引起还是环境因素所致，或者二者兼有，还应用双生子、移民和领养子等研究方法，通过计算遗传度、分离比等指标来鉴别遗传或环境的影响。

三、肿瘤分子流行病学

从 20 世纪中期开始，随着分子生物学理论和技术的快速发展，分子生物学理论和技术也迅速在肿瘤流行病学研究中得到推广和使用，这两门学科互相融合形成了一门新的边缘学科——分子流行病学。

1982 年，Perera 和 Weinstein 指出：分子流行病学是使用先进的实验技术、结合流行病学的分析方法，从生化或者分子水平来辨认外源因子或宿主因素在致癌过程中的作用。

传统的流行病学是从宏观出发，观察人群暴露于某病因或危险因素，根据最终发病、死亡或出现其他事件的结果来推断肿瘤病因。从致病因子暴露到肿瘤发生的中间过程称为"黑匣子"。而分子流行病学是应用流行病学方法和分子生物技术从微观水平，重点对这一中间过程进行研究，揭示病因或危险因子在作用于机体后，机体生物分子和细胞基因发生反应、发展和变化的（丢失、变异、失活和突变）规律。

第四节　肿瘤的预防

肿瘤的预防是抗癌工作的关键部分。世界卫生组织（简称为 WHO）提出的恶性肿瘤预防的总策略是：降低发病率和死亡率，改善肿瘤病人的生活质量。同时，WHO 提出了防治肿瘤的"三个 1/3 学说"，即 1/3 的肿瘤可以预防；1/3 的肿瘤可通过早发现、早诊断、早治疗而治愈；还有 1/3 不能治愈的肿瘤，但可通过适当的医护照顾而获得良好的生活质量、减轻痛苦、延长生命。我国肿瘤防治目标为：21 世纪初逐步控制肿瘤发病和死亡率的上升趋势，提高肿瘤患者的生存率，争取在本世纪末使常见肿瘤的 5 年生存率在原有水平上提高 5%～10%。肿瘤属于一种常见的慢性病，因此，慢性病的三级预防策略同样适用于肿瘤的预防。

一、肿瘤的一级预防

一级预防又称病因预防，即通过消除致癌危险因素或避免接触致癌物来预防癌症的发生。尽管不同恶性肿瘤有不同的危险因素，但一般来说，主要与下列因素有关：

（1）不良的行为生活方式。例如，吸烟、不平衡膳食、不洁饮水、不健康的饮食习惯（如嗜烟、熏制食品）、进行体育活动少、紧张、抑郁、缺乏社会责任感、孤独等。

（2）环境理化因素。例如，环境化合物（多环芳烃类化合物、农药、职业性化合物等）、电离辐射、紫外线、慢性灼伤、外伤性刺激等。

（3）病毒等生物因素。例如，乙肝病毒是造成慢性肝炎、肝硬化及肝癌的主要原因，人乳头状瘤病毒与宫颈癌有密切的关系，幽门螺旋杆菌感染与胃癌有关，以及 HIV 免疫缺陷病毒的长期感染和长期免疫抑制与 Kaposi 肉瘤和非霍奇金淋巴瘤有关等。

（4）机体因素，例如遗传易感性、个体的年龄和性别、免疫和内分泌功能等（详见肿瘤的病因）。

因此，针对肿瘤的病因，可采用以下措施预防肿瘤的发生。

1. 减少或消除致癌因素

保护环境，减少或消除致癌因素，在实际工作中可采用以下方法预防肿瘤：①减少或消除工业生产中的污染；②防止或减少致癌物及三废污染；③减少食品及其加工过程中的污染；④合理使用医疗药品和医疗设备等。

2. 改变不良的生活方式

日常生活中，应养成良好的饮食习惯，保证合理的膳食结构，注意饮食营养，多吃新鲜蔬菜、水果和粗粮及低盐食物，多吃具有抗癌作用的食物。一般认为，能生食的蔬菜尽量生食，葱蒜类蔬菜、胡萝卜、绿色蔬菜、十字花科类蔬菜（花椰菜、大白菜、榨菜、油菜、芥菜等）和西红柿等均有防癌抗癌作用。不吃霉变、变质的食物和熏烤、煎炸、腌泡食物等。此外，戒烟，不酗酒。注意个人卫生习惯，坚持适当体育活动以增强身体素质，提高机体抗病能力。

3. 肿瘤的化学预防

肿瘤的化学预防是指应用化学药物预防肿瘤的发生，或者使癌细胞分化逆转，从而达到预防肿瘤的目的。目前，研究较多的化学预防药物为天然药物，如多酚类、黄酮和类黄酮、芳香异硫氰酸酯类等；食物中的微量成分，如维生素类、叶酸、钙、硒等以及一些其他类的天然产物。例如，为验证补充维生素和矿物质能够降低人类癌症的发病率和死亡率，1985～1991 年在食管癌高发区河南省林州市进行了一项中美联合的营养干预试验，试验结果如表 2-1 所示。

表 2-1　林州市食管癌干预试验 1991 年普查一般人群组结果

观察项目	下降幅度（%）	RR 值	RR95%CI	P
总死亡率	9	0.91	0.84～0.99	＜0.05
总癌死亡率	13	0.87	0.75～1.00	＜0.05
食管/贲门癌	10	0.90	0.77～1.05	—②
食管癌死亡率①	20	0.96	0.78～1.18	＞0.05
胃癌死亡率	19	0.79	0.64～0.99	＜0.05
其他癌死亡	41	0.80	0.54～1.18	＞0.05

①补充核黄素和烟酸组。
②原文未提供数据。

虽然预防肿瘤的效果多数未达到统计学差异（P＜0.05），但是，毕竟服用营养药物的人群肿瘤发病率下降了。

二、肿瘤的二级预防

肿瘤的二级预防即"三早预防"（早发现、早诊断、早治疗）。二级预防的目的是防止初发肿瘤的发展。

（一）开展健康教育

虽然人体大多数部位都可以发生肿瘤，但是大约75%的肿瘤是发生在身体容易被检查的部位，如头颈部、乳腺、食管、胃、肠、子宫颈、骨、软组织等。因此，只要掌握基本的肿瘤预防知识，发现异常及早就诊，大多数肿瘤是可以在早期发现的。

（二）警惕肿瘤的早期信号

肿瘤常表现出一定的临床征象，为便于及早发现肿瘤，应注意常见肿瘤的十大早期信号：

（1）体表可触及的肿块并逐渐增大。

（2）持续性消化异常，或食后上腹部饱胀感。

（3）吞咽食物时胸骨不适乃至哽噎感。

（4）持续性咳嗽，痰中带血。

（5）耳鸣、听力减退、鼻出血、鼻咽分泌物带血。

（6）月经期外或绝经期后不规则阴道出血，特别是接触性出血。

（7）大便潜血、便血、血尿。

（8）久治不愈的溃疡。

（9）黑痣、疣突然增大或有破溃现象。

（10）原因不明的体重减轻。

病人若发现这些问题，应及早到医院进行检查和处理。

（三）肿瘤的筛查

筛查是早期发现肿瘤的重要手段，是指通过一定的检查方法在无症状人群中发现肿瘤。但并不是所有的恶性肿瘤都可以早期筛查，目前可以筛查的肿瘤及筛查方案如下：

1. 乳腺癌的筛检

高危险人群可作为重点监查对象：

（1）30岁以上女性，特别是月经初潮在12岁以前，绝经期晚于55岁，月经不规则者。

（2）婚后未生育，或30岁以后生育，或生育后不哺乳以及很少哺乳者。

（3）乳房发生异常变化，摸到肿块或皮肤增厚与月经无关者。

（4）反复乳头排液或乳头糜烂有压痛者。

（5）不明原因的一侧腋下淋巴结肿大者。

（6）进食过量动物脂肪，绝经后体重超重者。

30岁以上妇女，每月月经结束后，自我检查乳房一次，40岁以上妇女应每年做一次临床检查，50～59岁妇女每1～2年应进行X线摄像或X线摄像与每年一次临床检查相结合的筛查。凡是30岁以上妇女，发现异常，及早请肿瘤科医师诊治。

2. 宫颈癌的筛检

对35岁以上妇女定期（3～5年）进行阴道脱落细胞筛查。由于宫颈癌自然史比较清楚，历时5～20年，如果能在其发展过程中通过筛查，即可早期发现、早期治疗。凡50岁以上女性，特别是过早性生活、性生活紊乱、早育、多次生育者；宫颈炎症与糜烂不愈者；阴道不规则流血或白带增多、排液有异臭者可视为宫颈癌高危人群，应请医生进一步检查。

目前可用于宫颈癌筛查的方法主要有以下几种：

（1）阴道脱落细胞筛查（巴氏涂片）。这种方法简便，患者无痛苦，且成本较低，非常适合大范围人群的普查，至今沿用了近半个世纪，有些地方仍然在使用。

（2）TCT -膜式液基薄层细胞学检测。医生将采集到的细胞放入装有细胞保存液的标本瓶中送至实验室，制成一个清晰的细胞单层涂片，病理医生可以一目了然，使宫颈癌尤其是癌前病变的诊断率显著提高。

（3）阴道镜检查。当宫颈细胞学涂片检查发现异常时，就需做阴道镜检查以确定病变，必要时取若干块组织送病理检查，为手术治疗提供依据。

（4）人乳头状瘤病毒（HPV）基因高危型检测。目前资料证明，HPV 感染是宫颈癌及其癌前病变的最主要病因，99.8％的宫颈癌患者中可以发现 HPV 病毒，因此 HPV 基因高危性监测可用于宫颈癌筛查，该方法的准确率相当高，但因费用较高，通常只在高危人群中使用。

3. 结肠癌、直肠癌的筛检

40 岁以上人群应每年进行一次肛门指检（仅限 7～8cm 深度）；50 岁以上人群，特别是有家族肿瘤史、家族息肉史、息肉溃疡史及结肠、直肠癌病史者，应每年进行一次大便隐血试验（fecal occult blood test，注意药物、食物所致假阳性及腺瘤、肠癌以外的消化道出血的干扰），每隔 3～5 年做一次乙状结肠镜检查。

4. 肝癌的筛检

35 岁或 40 岁以上有肝病背景，即有慢性肝炎病史，或有 HBV 感染证据，但应除去单纯的抗 HBS 阳性者，或有 HCV 感染证据的对象，同时有肝癌家族史的更应列为肝癌筛查对象。筛查方法包括甲胎蛋白的检测和实时超声检查。通常每半年 1 次，若发现可疑病例，应更密切地随访。

5. 胃癌的筛检

（1）筛查对象。胃癌高发区选择 35～70 岁人群实施筛查。高危人群视具体病种而定：①男 35 岁以上，女 30 岁以上者；②X 线或胃镜检查发现为中、重度胃溃疡、萎缩性胃炎及肠上皮化生或不典型增生者；③胃手术 10 年以上者；④反复出现黑便、隐血者；⑤不明原因便血者；⑥平时喜食硬、腌制品及高盐食物并有胃部症状者；⑦原来胃痛的规律、性质发生改变者。

（2）筛查方法。建议从以下 4 种选择组合：①超微量胃液系列筛查法；②血清或胃液内源性荧光光谱筛查法；③新鲜胃黏膜细胞筛查法；④抗胃癌单克隆抗体 AH5 筛查法。

6. 肺癌的筛检

肺癌的筛检主要对于 40 岁以上的男性和女性有下列情况之一者：①严重吸烟者，每日 20 支以上；②有毒有害职业接触史；③有癌症家族史；④患慢性呼吸系统症状者，咳痰带血等。

可用痰隐血检查、痰 T 抗原检查、X 线间接荧光摄影等方法，确定肺癌高危个体，从高危个体中发现可疑肺癌病例，用多种检查方法确定早期肺癌。一般 6 个月到 1 年筛查

1次。

三、肿瘤的三级预防

肺癌三级预防的目的是通过临床治疗和康复等手段，使晚期肿瘤病人能获得较好的生活质量，解除疼痛和促进功能恢复。肿瘤三级预防应以术后康复、综合治疗、体能支持、无痛治疗、临终关怀为主要措施。在积极治疗的同时还应指导患者正确对待疾病，正确对待死亡，坚定患者求生的信念，争取保持愉快的精神状态，有利于疾病良性转化和自限甚至自愈或治愈。

护理工作也是三级预防的重点，要加强对患者的护理工作，在对肿瘤病人进行以无痛治疗为主的放射、药物、免疫和滋补等综合治疗的同时，高质量的护理工作是取得成功的至关重要因素。护理重点是配合治疗的护理，尤其是手术后失能的护理；安慰病人及家属，鼓励家属支持病人生存，传授家属有关护理基础知识并邀请其参与护理工作；关照病人生活尤其是病人的个人卫生护理以防合并感染。

第三章 肿瘤病因学

肿瘤的病因是引起肿瘤发生的始动因素，既有外界环境中的各种致肿瘤因素，又有机体本身的内在因素。从肿瘤三级预防的角度来看，针对肿瘤病因这一环节的一级预防，才是最有效预防肿瘤的根本办法。

关于肿瘤的病因学和发病学，多年来进行了广泛的研究，虽然至今尚未完全阐明，但近年来分子生物学的迅速发展，特别是对癌基因和肿瘤抑制基因的研究，已经初步揭示了某些肿瘤的病因与发病机制。目前对于肿瘤病因学的认识为：绝大多数肿瘤是环境因素和基因的相互作用引起的，是多因素协同作用的结果。环境因素是肿瘤的外因，包括物理、化学和生物的因素。这三类因素有密切的交互作用。然而，环境因素的单一作用并不足以产生肿瘤，它必须通过与基因的相互作用才能最终导致肿瘤，否则就无法解释暴露于相同的特定环境的人群，有些人会发生肿瘤，而另外一些人则不会的客观事实。基因的改变是肿瘤的内因，是肿瘤在分子水平上最直接的病因。目前的研究表明，肿瘤从本质上说是基因病。引起遗传物质 DNA 损害（突变）的各种环境的与遗传的致癌因子可能以协同的或者序贯的方式，激活癌基因或（和）灭活肿瘤的抑制基因，使细胞发生转化（transformation）。被转化的细胞可先呈多克隆性增生，经过一个漫长的多阶段的演进过程（progression），其中一个克隆可相对无限制地扩增，通过附加突变，选择性地形成具有不同特点的亚克隆（异质性），从而获得浸润和转移的能力（恶性转化），形成恶性肿瘤。

第一节 肿瘤的环境因素

一、化学因素

对于化学物质致癌的研究最早始于 1775 年 Percivall Pott 对扫烟囱男性工人阴囊皮肤癌的研究，研究结果认为阴囊皮肤癌与长期接触煤烟有关。这之后许多研究都提供证据表明化学因素有一定的致癌作用。至 1941 年，美国国立癌症研究所发表了对 696 种化学物质的调查结果，其中 169 种可在动物身上导致肿瘤。至此，化学因素致癌的学说基本形成。现已确知的对动物有致癌作用的化学致癌物约有 1000 多种，其中有些可能和人类癌瘤有关。

（一）化学致癌物的性质

1. 各种化学致癌物在结构上是多种多样的

少数不需在体内进行代谢转化即可致癌的，称为直接作用的化学致癌物，如烷化剂。绝大多数则只有在体内（主要是在肝）进行代谢，活化后才能致癌，称为间接作用的化学致癌物或前致癌物，其代谢活化产物称为终末致癌物。例如 3,4 -苯并芘是间接致癌物，其终末致癌物是环氧化物。

2. 化学性致癌物的特征

化学致癌物种类繁多，但多数化学致癌物具有一个共同特征，即可以通过代谢活化形成亲电子的衍生物，与 DNA 结合从而造成 DNA 损伤。有一些化学致癌物本身就是亲电子性的，可以直接与 DNA 结合；而大多数需要经过细胞内的代谢转化作用才能转化成亲电子的最终致癌物，如环氧化物、硫酸酯基团等。它们都与细胞大分子的亲核基团（如 DNA 分子中的鸟嘌呤的 N-7、C-8，腺嘌呤的 N-1、N-3，胞嘧啶的 N-3 等）共价结合，形成加合物，导致 DNA 单链、双链断裂，DNA 交联，碱基插入、缺失、替代等各种形式的 DNA 损伤，这是体细胞恶变的分子基础。化学致癌物大多数是致突变剂（mutagens）。

（二）化学致癌的过程

动物实验研究表明，化学致癌物的致癌过程是一个多阶段涉及染色体和基因改变的过程，可将其分为以下三个阶段。

1. 启动阶段

启动阶段是不可逆地将正常细胞转变为肿瘤细胞的起始步骤，一般认为是细胞增殖分裂过程中，基因受致癌因素作用而发生突变，突变又经细胞分裂增殖被固定下来并传代。

2. 促进阶段

促进阶段是指促进启动形成的肿瘤细胞克隆分裂生长，扩展成界限明显的癌前期病变。其特点是单独作用无效，必须在启动后间隔数周给予，才能促动肿瘤加速增长。

3. 演进阶段

演进阶段是指肿瘤形成过程中，在促癌之中或之后，细胞发生不可逆的遗传物质的重大改变，导致细胞获得肿瘤的恶性特征，如生长加速、侵袭性和转移性及生化、免疫性能改变等。

（三）化学致癌物的分类

1. 按化学致癌物与人类肿瘤关系的强度划分

根据化学致癌物与人类肿瘤关系的强度可以将其分为三种类型。

（1）肯定致癌物。肯定致癌物是指那些经过肿瘤流行病学研究证实，在动物致癌实验中证实其致癌作用具有剂量-效应关系，为临床医师和科学研究者所公认的对人体和实验动物均具有致瘤作用的化学物质。这种致癌物主要有氮芥、联苯胺、煤焦油中某些多环芳香烃、各种燃料不完全燃烧的产物和润滑油、氯乙烯、石棉、砷、铬和镍等。

（2）可能致癌物。可能致癌物是指那些虽已证实具有体外转化能力而且接触时间与发病率相关，动物致癌实验阳性但结果不恒定，或者虽有个别临床报道但尚缺乏流行病学证据支持的化学物质。已知可能致癌物有亚硝酸胺类化合物、黄曲霉毒素、碱性品红、邻二甲基联苯胺、二氯联苯胺、铍和镉等。

（3）潜在致癌物。潜在致癌物是指那些化学结构与肯定致癌物相似，动物致癌实验可获得某些阳性结果，但尚缺乏对人体同样具有致癌性的证据的化学物质，其中包括烷化剂、硝基喹啉氧化物、邻位氨基偶氮甲苯、硫酸二甲酯、四氯化碳、肼、二甲基肼、钴、硒、铅和汞等。

2. 按化学致癌物的作用方式划分

根据化学致癌物的作用方式又可将其分为以下三种类型。

（1）直接致癌物。直接致癌物是进入人体后不需代谢活化作用就能对正常人体细胞产生诱癌作用的化学物质，一般为弱致癌剂，致癌时间长。

1）烷化剂与酰化剂。例如，抗癌药中的环磷酰胺、氮芥、本丁酸氮芥、亚硝基脲等。这类以治疗肿瘤为目标的药物可在应用相当长时间以后诱发第二种肿瘤，如在化学治疗痊愈或已控制的白血病、霍奇金淋巴瘤和卵巢癌的病人，数年后可能发生第二种肿瘤，通常是粒细胞性白血病。另外，某些使用烷化剂的非肿瘤病人，如类风湿性关节炎和 Wegener 肉芽肿的病人，他们发生恶性肿瘤的几率远高于正常人。因此这类药物应谨慎使用。

2）其他直接致癌物。金属元素对人类也有致癌的作用，如镍、铬、镉、铍等。炼镍工人中，鼻癌和肺癌明显高发；镉与前列腺癌、肾癌的发生有关；铬可引起肺癌等。其原因可能是金属的二价阳离子，如镍、镉、铅、铍、钴等，是亲电子的，因此可与细胞大分子，尤其是 DNA 反应。例如，镍的二价离子可以使多聚核苷酸解聚。一些非金属元素和有机化合物也有致癌性，如砷可诱发皮肤癌、氯乙烯可致从事塑料行业的工人的肝血管肉瘤、苯致白血病等，也应受到关注。

（2）间接致癌物。间接致癌物是指进入人体后需经过氧化酶的代谢活化作用方能产生致癌作用的化学物质。

1）多环芳烃。这类物质多存在于石油、煤焦油中，由 4 个或 4 个以上苯核稠合而成，包括 3,4-苯并芘、1,2,5,6-双苯并蒽、3-甲基胆蒽及 9,10-二甲基苯并蒽等。这些致癌物质在使用小剂量时即能引起实验动物恶性肿瘤，如涂抹皮肤可引起皮肤癌，皮下注射可引起纤维肉瘤等。3,4-苯并芘是煤焦油的主要致癌成分，还可由于有机物的燃烧而产生。它存在于工厂排出的煤烟、烟草点燃后的烟雾中。近几十年来，肺癌发生率的日益增加，公认与吸烟和工业城市严重的大气污染有密切关系。此外，据调查，烟熏和烧烤的鱼、肉等食品中也含有多环芳烃，这可能和某些地区胃癌的发病率较高有一定关系。

2）芳香胺类与氨基偶氮染料。致癌的芳香胺类，如乙萘胺、联苯胺、4-氨基联苯等，与印染厂工人和橡胶工人的膀胱癌发生率较高有关。氨基偶氮染料，如以前在食品工业中曾使用过的奶油黄（二甲基氨基偶氮苯，可将人工奶油染成黄色的染料）和猩红，在动物实验中可引起大白鼠的肝细胞性肝癌。以上两类化学致癌物主要在肝代谢。芳香胺的活化是在肝通过细胞色素氧化酶 P450 系统使其 N 端羟化形成羟胺衍生物，然后与葡萄糖醛酸结合成葡萄糖苷酸从泌尿道排出，并在膀胱水解释放出活化的羟胺而致膀胱癌。

3）亚硝胺类。亚硝胺类物质致癌谱很广，是一类强致癌物，可在许多实验动物身上诱发各种不同器官的肿瘤。据统计，大约有 100 多种亚硝胺能引起 41 种动物肿瘤。但是近年来引起很大兴趣的主要是其可能引起人体胃肠癌或其他肿瘤。

亚硝基化合物及其前体物（硝酸盐、亚硝酸盐、二级胺和三级胺等），广泛存在于环境和食品中。环境中的亚硝胺主要来自于工业废气和汽车尾气，食品中是作为肉、鱼类食品的保存剂与着色剂进入人体，也可由细菌分解硝酸盐产生，已经证实口腔和胃内均可合成 N-亚硝基化合物。我国河南林县的流行病学调查表明，该地食管癌发病率很高与食物中的亚硝胺高含量有关。

4）霉菌毒素。目前已知的霉菌毒素有 200 余种，其中相当一部分具有致癌性，称为致癌性霉菌毒素。常见的有黄曲霉素、杂色曲霉素、灰黄霉素等。同一霉菌毒素可由一种或几种霉菌产生，一种霉菌也可能产生多种毒素。霉菌毒素可诱发肝癌、肾癌、皮肤癌、淋巴肉瘤等。

黄曲霉菌广泛存在于高温潮湿地区的霉变食品中，尤以霉变的花生、玉米及谷类含量最多。黄曲霉毒素有 10 多种，其中黄曲霉毒素 B_1（aflatoxin B_1）的致癌性最强，据估计其致癌强度比奶油黄大 900 倍，比二甲基亚硝胺大 75 倍，而且化学性很稳定，不易被加热分解，煮熟后食入仍有活性。

（3）促癌物。某些化学致癌物的致癌作用可由其他无致癌作用的物质协同作用而增大。这种增加致癌效应的物质称为促癌物（promoter），如巴豆油、激素、酚和某些药物。

（四）化学致癌物的接触途径

人类接触化学致癌物主要通过以下三种途径，从而导致人类肿瘤。

1. 生活方式

大部分的化学致癌物存在于人们的生活环境中，包括空气、饮食等。例如，烟草（肺癌、口腔癌、咽喉癌、食管癌、膀胱癌）、高脂膳食（大肠癌、胆囊癌）、黄曲霉毒素（肝癌）、槟榔（口腔癌）、酒类饮料（食管癌、肝癌、喉癌）等均与某些肿瘤的发生关系密切。

2. 工作环境

职业性接触是另一重要途径。工作环境中长期接触某些致癌物质，经过较长的潜伏期，发生某种特定的肿瘤，称为职业性肿瘤。化学致癌物是职业性肿瘤中最常见的致癌因素。我国法定的职业性肿瘤有 8 种：联苯胺和膀胱癌，石棉和肺癌、间皮瘤，苯与白血病，氯甲醚和肺癌，砷和肺癌、皮肤癌，氯乙烯和肝血管肉瘤，焦炉逸散物和肺癌，铬酸盐制造业和肺癌。

3. 医学诊断和治疗

人们在就医的过程中由于接触了化学致癌物也会发生肿瘤。医源性化学致癌物中最常见的是化疗药物和激素等。

二、物理因素

在发现 X 线之后不久，就有学者提出射线可能导致皮肤癌。而对于某些物理因素可能导致肿瘤的认识已有近百年的历史了。已证实的物理性致癌因素主要是离子辐射，异物、慢性炎性刺激和创伤也可能与促癌有关。

（一）电离辐射

电离射线是明确的致癌因素，包括 X 射线、γ 射线、亚原子微粒（β 粒子、质子、中子或 α 粒子）的辐射以及紫外线照射。正常人每年可接受的辐射量在 3～4 毫希沃特（mSv），其中自然界的辐射占 2.9mSv，约 80%，另外 0.5mSv 为医用 X 线检查。一般低于 4mSv 的辐照量不会对机体产生危害，但过度接受电离辐射可诱发多种肿瘤。如放射工作者长期接触 X 射线而又无必要的防护措施时，常可发生手部放射性皮炎以致皮肤癌；其急性和慢性粒细胞性白血病的发生率亦较一般人高 10 倍以上。在出生前/后接受过 X 线照射的儿童，其急性白血病的发生率高于一般儿童。开采含放射性物质（钴、氡等）的矿工易患肺癌。接触核武器爆炸、核试验、核泄漏事故的人群慢性粒细胞白血病的发生率明显增高（照射后 4～8 年为发病高峰），甲状腺癌、乳腺癌、肺癌等的发生率亦较高。

电离辐射的致癌机制主要是电离产生自由基导致染色体断裂、易位和发生点突变，因而激活癌基因或者灭活肿瘤抑制基因。嘧啶碱基在电离辐射的作用下可以发生降解作用，其中腺嘌呤降解为次黄嘌呤，胞嘧啶降解为尿嘧啶。与其他致癌因素相比，电离辐射所引起的 DNA 的改变强度更加剧烈，往往导致大量的基因改变，其中抑癌基因的失活可能是最关键的改变之一。

（二）紫外线

流行病学研究显示：长时间暴露于紫外线辐射可以引起皮肤癌（基底细胞癌和鳞状细胞癌），恶性黑色素瘤与紫外线的关系尚不十分明确。据美国的统计数据表明，各种皮肤肿瘤的发病率在显著增加，这种增加趋势是否与地球大气臭氧层的不断减少导致日光中紫外线辐射的增加有关尚有待于进一步探讨。紫外线的致癌作用可能与其在 DNA 中形成嘧啶二聚体导致的 DNA 损伤有关。

（三）矿物纤维

致癌的矿物纤维主要是石棉。石棉和石棉制品能导致人的胸膜间皮瘤，重度暴露于石棉纤维的工人，其胸膜间皮瘤的发生率可达 2%～3%，潜伏期一般为 20 年。1986 年，我国将暴露于石棉而发生恶性间皮瘤和肺癌定为职业性肿瘤。石棉致癌的机制尚未完全清楚。一般认为石棉导致细胞恶性增殖的机制主要是石棉纤维中的铁离子产生的氧自由基导致 DNA 的损伤、石棉纤维对靶细胞的直接促分裂作用和石棉激活炎症细胞及其他肺部细胞并促进释放细胞因子进而导致组织损伤和细胞恶性增殖等。

（四）其他可能与肿瘤有关的物理因素

1. 热辐射

长期的热辐射可能有一定的促癌作用。例如，克什米尔人冬季习惯用怀炉取暖，有时在腹部引起"怀炉癌"；我国西北地区居民冬季烧火取暖，有时臀部皮肤发生癌变形成所谓"炕癌"。在烧伤瘢痕的基础上易发生"瘢痕癌"，有人在烧伤瘢痕中发现化学致癌物。

2. 慢性炎性刺激

慢性炎症时产生的细胞生长因子能使细胞持续增生，在此基础上 DNA 易发生突变而发生肿瘤，因而慢性刺激有促癌作用。慢性皮肤溃疡、结石引起的慢性胆囊炎、慢性子宫颈炎和子宫内膜增生等病变有时可发生癌变，可能与此有关。

3. 创伤

临床上有些肿瘤，如骨肉瘤、睾丸肿瘤、脑瘤等患者常描述既往有外伤史，但二者属于偶合或有一定因果联系尚不明确。实验室研究发现小鼠子宫颈的人工创伤有促进化学致癌物质诱发子宫颈癌的作用，而单独局部创伤不能诱发子宫颈癌，由此可见创伤可能至多只是一种促癌因素。

三、生物因素

（一）病毒

在生物致癌因素中最受关注的是病毒，能使动物和人的细胞发生转化和恶变的病毒被称为肿瘤病毒。其中关系最密切的是乙型肝炎病毒和人乳头状病毒，分别与肝细胞肝癌和宫颈癌有关。由病毒引起的肿瘤称为病毒性肿瘤。但多数肿瘤为多因素引起，如果有病毒参与并为其中一种重要的发病因素，则该肿瘤称为病毒相关性肿瘤。

现已知有上百种病毒可引起从青蛙到灵长目动物的肿瘤，其中 1/3 为 DNA 病毒，2/3 为 RNA 病毒。对于致瘤病毒，特别是对 RNA 病毒（逆转录病毒）的研究导致了癌基因的发现，并由此开创了肿瘤的分子遗传学。但在人类已知的与肿瘤有关的病毒并不多。

1. DNA 肿瘤病毒

DNA 病毒中有 50 多种可引起动物肿瘤。DNA 病毒感染细胞后出现两种结果：①若病毒 DNA 未能整合到宿主的基因组中，病毒的复制不会受到干扰，大量的病毒复制最终使细胞死亡；②病毒 DNA 整合到宿主的 DNA 中并且作为细胞的基因加以表达，并引起细胞的转化。

DNA 病毒按其致癌性可分为 5 大科，即多瘤病毒科、乳头状瘤病毒科、腺病毒科、疱疹病毒科和嗜肝病毒科。其中以乳头状瘤病毒科、疱疹病毒科和嗜肝病毒科与人类肿瘤关系最为密切。DNA 肿瘤病毒的分类详见表 3-1。

表 3-1　DNA 肿瘤病毒的分类

病毒科	病　毒	病毒科	病　毒
（1）多瘤病毒科	猴空泡状病毒 小鼠多瘤病毒 人类 BK 病毒 人类 JC 病毒	（4）疱疹病毒科	α亚科：人单纯疱疹病毒Ⅰ型、Ⅱ型 β亚科：人巨细胞病毒 γ亚科：鸡 Marek 病病毒、人 EB 病毒 未分亚科：蛙 Lucke 疱疹病毒
（2）乳头状瘤病毒科	人乳头状瘤病毒 兔乳头状瘤病毒 牛乳头状瘤病毒	（5）嗜肝病毒科	人乙型肝炎病毒 土拨鼠肝炎病毒 地松鼠肝炎病毒 鸭乙型肝炎病毒
（3）腺病毒科	人腺病毒 禽腺病毒		

（1）乳头状瘤病毒科。乳头状瘤病毒可感染 10 余种动物和人类，在人类称为人乳头状瘤病毒（human papilloma virus，HPV）。目前已发现 HPV 至少有 70 种亚型，其中 20 余种亚型与人类疾病有关。HPV 与人类上皮性肿瘤，主要是与子宫颈和肛门生殖器区域的鳞状细胞癌的关系。近年来，已有大量资料证实：HPV 的某些亚型（如 16、18 型）的 DNA 序列已在 75%～100%的宫颈癌病例的癌细胞中发现。

根据 HPV 有无致癌性可分为：①低危亚型（可引起良性病变，如 HPV6、HPV11）；②中危亚型（介于两者之间，如 HPV31、HPV33、HPV35 等）；③高危亚型（可引起恶性肿瘤，如 HPV16 和 HPV18）。

（2）疱疹病毒科。疱疹病毒可以引起潜伏感染，其中与人关系最密切的是 EB（Epstein-Barr virus，EB）病毒。EB 病毒的结构与一般的疱疹病毒相似，含双链 DNA。EB 病毒与鼻咽癌、Burkitt 淋巴瘤、霍奇金瘤和 T 细胞淋巴瘤等肿瘤的发病都有关系。

（3）嗜肝病毒科。嗜肝 DNA 病毒的靶器官为肝脏，对肝脏有特殊的亲和性和致癌性。嗜肝病毒科包括多种致肝炎病毒，分别感染人类和不同种类的动物。其中乙型肝炎病毒（hepatitis B virus，HBV）与人类肝细胞肝癌有关。但目前尚无乙肝病毒导致肝癌的直接证据。有些学者推测，乙肝病毒感染可引起肝细胞损害和再生，降低肝细胞癌变的阈值，在其他因素如化学致癌物（亚硝酸胺或黄曲霉毒素等）的协同作用下才最终导致肝癌的发生。

2.RNA 肿瘤病毒

RNA 病毒有 14 个科，目前仅知反转录病毒科的肿瘤病毒亚科具有致肿瘤作用。RNA 肿瘤病毒对人类和动物均有致肿瘤作用，主要诱发白血病、淋巴瘤、乳腺癌和肉瘤等。通过对动物 RNA 病毒致癌的研究发现，由于病毒类型的不同，它们是通过转导或插入突变这两种机制将其遗传物质整合到宿主细胞 DNA 中，使宿主细胞发生转化。RNA 肿瘤病毒有多种分类方法，见表 3-2。

表 3-2　RNA 肿瘤病毒分类

分 类 依 据	分 类
来源的不同	外源性和内源性病毒
病程的缓急	急性和慢性病毒
所致肿瘤	白血病病毒、乳腺癌病毒和肉瘤病毒等
电镜下的形态	A 型、B 型、C 型和 D 型病毒

（1）外源性和内源性 RNA 肿瘤病毒。两者主要区别在于传播方式的不同，前者为宿主在出生后获得，通过水平传播而感染机体；后者通过垂直传播获得，病毒感染宿主细胞后整合到宿主细胞的核 DNA 中，再通过性细胞将病毒基因组由亲代传给子代。

（2）急性和慢性 RNA 肿瘤病毒。两者主要区别在于潜伏期的长短不同，急性转化病毒潜伏期较短，含有从细胞的原癌基因转导的病毒癌基因，感染细胞后，将以其病毒RNA 为模板通过逆转录酶合成的 DNA 片断整合到宿主的 DNA 链中并表达，导致细胞的转化；而慢性转化病毒潜伏期较长，本身并不含有癌基因，但是有促进基因，当感染宿主细胞后促进基因也可由于逆转录酶的作用而插入到宿主细胞 DNA 链中的原癌基因附近，引起正常的或突变的原癌基因激活并且过度表达，使宿主细胞转化。

（3）A 型、B 型、C 型和 D 型 RNA 肿瘤病毒。这些病毒在电镜下的超微结构形态各不相同，A 型病毒属未成熟的病毒颗粒，B 型病毒常见的有小鼠乳腺癌病毒，C 型病毒包括白血病病毒和肉瘤病毒，D 型病毒有猴乳腺癌病毒。

（4）转导性、顺式激活和反式激活 RNA 肿瘤病毒。近年来，有学者根据 RNA 病毒基因组结构和致癌机制的不同，将其分为转导性反转录病毒、顺式激活反转录病毒和反式激活反转录病毒三种：①转导性反转录病毒，具有病毒癌基因，能转导入宿主细胞；②顺式激活反转录病毒，其基因组不整合病毒癌基因，但其整合至细胞基因组后能激活近旁细胞癌基因；③反式激活反转录病毒，通过其编码的转录调节蛋白而激活同基因组的细胞癌基因和（或）病毒癌基因。

人类 T 淋巴细胞白血病病毒属 C 型病毒，是与人类肿瘤发生密切相关的一种 RNA 病毒，与主要流行于日本和加勒比地区的 T 细胞白血病/淋巴瘤有关。

（二）寄生虫与细菌

1. 寄生虫

与肿瘤密切相关的寄生虫主要是肝吸虫和裂体吸虫。医学文献中早就有埃及血吸虫感染的病人，其膀胱癌的发生率高于正常人的报告。在我国，日本血吸虫病流行区有10.8％～16.9％的结肠癌病例同时有结肠虫血吸虫病，在这些结肠癌组织的间质内有大量陈旧血吸虫卵的沉积，附近的黏膜面有时出现多数息肉，而结肠癌常是在这些息肉增生的基础上恶变而成的。

裂体吸虫属中的埃及血吸虫和日本血吸虫与人类肿瘤关系最为密切。其中埃及血吸虫被国际癌症研究中心列为"有充分证据的人类致癌物"（第一类），可诱发膀胱癌；日本血吸虫则被列为"人类可能的致癌物"（第二类 B），与结直肠癌的发病有关。在我国分布的肝吸虫主要是华支睾吸虫，被列为"人类很可能的致癌物"（第二类 A），与肝细胞肝癌和胆管癌有关。

2. 细菌

与肿瘤相关的细菌主要是幽门螺杆菌，与胃癌的发生有关，被列为"有充分证据的人类致癌物"（第一类）。有研究表明幽门螺杆菌感染者发生胃癌的危险性为非感染者的 2～4 倍。又由于慢性胃炎是胃癌的重要的癌前期病变，幽门螺杆菌是慢性胃炎的最主要病因，因此有理由认为幽门螺杆菌是胃癌发病中的重要环节之一。但是，幽门螺杆菌与胃癌的关系也受到一定的质疑，原因在于某些幽门螺杆菌感染率相当高的国家，如非洲、远东和东南亚的一些国家，其胃癌的发病率并不高。

第二节　肿瘤的遗传因素

肿瘤发生和发展是一个十分复杂的问题，除了外界致癌因素的作用外，机体的内在因素也起着重要作用，现有的证据表明肿瘤与遗传因素有密切的关系。这些证据包括肿瘤的家族聚集现象、某些遗传性综合征患者容易发生肿瘤、肿瘤的种族差异、肿瘤的细胞和分子遗传学的研究等。

一、家族性癌与癌家族

早在 20 世纪初，有研究者就已发现某些肿瘤患者具有家族史。癌家族（cancer family）是指一个家系中恶性肿瘤的发病率高（约 20％），发病年龄较早，通常按常染色体显性方式遗传，以及某些肿瘤（如腺癌）发病率很高等。Lynch 将上述特点归纳为"癌家族综合征"。

遗传性肿瘤综合征一般具有以下特点：

（1）家族成员患肿瘤的危险性显著高于一般人群。

（2）家族成员发生肿瘤的年龄明显低于一般人群，且不同成员的发病年龄接近于某一固定值。

（3）有些遗传性肿瘤综合征有其独特的癌前病变，而这种癌前病变在一般人群中少见。

（4）家族成员中可能患有一些罕见肿瘤。

（5）对于可累及双侧器官的肿瘤，这些家族成员发生的肿瘤常为双侧独立发生的原发性癌。

（6）遗传性肿瘤综合征遗传的并非肿瘤本身，而是对肿瘤的易感性，这种肿瘤的倾向性常以常染色体显性遗传的方式传递给子代，并具有不完全外显的特点，即外显程度与年龄有关，其中某些家族成员虽具有肿瘤倾向性，但可能终身不会发生肿瘤。

至今发现的遗传性肿瘤综合征有近 20 种，常见的遗传性肿瘤综合征及其相应的抑癌基因见表 3-3。

表 3-3 遗传性肿瘤综合征和抑癌基因

遗传性肿瘤综合征	原发肿瘤	伴发肿瘤	抑癌基因
家族性视网膜母细胞瘤	视网膜母细胞瘤	骨肉瘤	Rb
Li-Fraumeni 综合征	肉瘤、乳腺癌	白血病、脑肿瘤	P53
Wilms 瘤	肾母细胞瘤	WAGR 综合征	WT1
神经纤维瘤 I 型	神经纤维瘤	恶性神经鞘瘤、脑肿瘤、急性粒细胞白血病	NF1
神经纤维瘤 II 型	听神经瘤、脑膜瘤	胶质细胞瘤、室管膜瘤	NF2
遗传性非腺瘤病性结直肠癌	结直肠癌	子宫内膜癌、输尿管癌、肾盂癌、小肠癌	hMLH1 和 nMSH2
家族性乳腺癌 1	乳腺癌	卵巢癌	BRCA1
家族性乳腺癌 2	乳腺癌	胰腺癌	BRCA2
家族性黑色素瘤	黑色素瘤	胰腺癌	P16
Von hippel-lindau 综合征	肾癌	嗜铬细胞瘤、多发性血管瘤、视网膜细胞瘤	VHL
多发性内分泌腺肿瘤 I 型	胰岛细胞瘤	甲状旁腺腺瘤、垂体腺瘤	MEN1
多发性内分泌腺肿瘤 II 型	甲状腺癌	嗜铬细胞瘤、甲状旁腺腺瘤	RET

二、肿瘤发病率的种族差异

某些肿瘤的发病率在不同种族中有显著的差异。例如在新加坡的中国人、马来人和印度人鼻咽癌发病率的比例为 13.3∶3∶0.4，移居到美国的华人鼻咽癌的发病率也比美国白人高 34 倍。其他一些肿瘤也表现出类似现象，例如黑人很少患 Ewing 骨瘤、睾丸癌、皮肤癌；日本妇女患乳腺癌比白人少，但松果体瘤却比其他民族高 10 余倍。种族差异主要体现的是遗传差异，这也表明肿瘤发病中遗传因素起着重要作用。

三、遗传性综合征与肿瘤

有些遗传性综合征与肿瘤关系密切，患有遗传综合征的个体存在遗传缺陷，并常伴有一系列其他的异常或体征，往往具有发生恶性肿瘤的倾向，可将其称为遗传性癌前病变。目前已知的遗传性癌前病变有：

（1）家族性结肠腺瘤病，患者几乎全部会发展成结直肠癌。

（2）Gardner 综合征，患者除结肠多发腺瘤外，还可伴有肠外肿瘤，其结肠腺瘤几乎

100%会癌变。

（3）Fanconi 贫血，大约 10%的患者可发生白血病。

（4）着色性干皮病，患者可发展为皮肤癌。

（5）毛细血管扩张共济失调，患者易患淋巴系统恶性肿瘤。

四、肿瘤的家族聚集现象

某些肿瘤的家族聚集性并非全部都具有遗传背景，也有可能是一种偶发事件，或者可能与共同的生活环境有关。事实上，除了少数几个单基因遗传的肿瘤以及小部分的遗传易感性导致的肿瘤外，多数肿瘤在人群中呈现为散发性，即使在癌聚集的家族中，肿瘤的散发性仍然要比遗传性更为常见。

第三节 肿 瘤 与 基 因

目前的研究表明，肿瘤是一类基因病，大多数的环境致癌因素都是通过影响遗传基因起作用的。肿瘤的发生多不是一种基因改变的结果，往往是多步骤、多基因改变的结果。目前已证实有三种类型基因的改变与肿瘤相关，它们分别是癌基因、抑癌基因和 DNA 错配修复基因。在正常机体内，细胞增殖受正、负两种调节因素的调节。癌基因是细胞增殖的正调控基因，其活化引起细胞异常增殖。正常细胞内还存在着抑制细胞增殖、对细胞增殖负调控的基因，称为抑癌基因。

一、癌基因

癌基因是指细胞内或病毒内存在的、能诱导正常细胞转化，使正常细胞获得一个或多个新生物学特性的基因。存在于病毒内的癌基因称为病毒癌基因（virus oncogene，V-onc）；存在于细胞内的癌基因称为细胞癌基因（celluar oncogene，C-onc），因此在正常情况下通常是以非激活状态存在，故又被称为原癌基因（pro-onc）。癌基因为原癌基因的活化形式，具有恶性转化细胞的能力。细胞癌基因与原癌基因是同义词。病毒癌基因分为RNA 和 DNA 病毒癌基因。

细胞原癌基因在酵母、果蝇、无脊椎动物、脊椎动物和人类细胞中都存在，提示其在进化上呈高度保守性，对机体的生长、细胞的发育和分化具有重要作用。研究表明，细胞原癌基因具有调节细胞生长、增殖、发育和分化的功能。各种原癌基因产物形成一个复杂而精细的调控网络，维持体内细胞生长和分化的动态平衡，一旦某个原癌基因被激活成为癌基因而异常表达某些蛋白产物，则可破坏调节网络的动态平衡而导致细胞的恶变。癌基因所表达的蛋白质有多种生物学功能，它们可以是生长因子、生长因子受体、蛋白激酶、非受体蛋白激酶、丝氨酸蛋白激酶、GTP 结合蛋白、DNA 结合蛋白等。

已发现的癌基因有 100 多个，根据基因的同源性可将其分为几个家族。与肿瘤有关的癌基因家族有 ras 癌基因家族、src 癌基因家族和 myc 癌基因家族等。细胞内的原癌基因转化为癌基因的过程称为激活。常见的癌基因的激活有如下几种途径：染色体重排、基因易位、染色体缺失、基因突变、基因扩增、过度表达等。

癌基因与人类肿瘤的发生有密切关系，几种常见癌基因与肿瘤的关系见表 3－4。

表 3-4　癌基因与人类肿瘤的关系

原癌基因	肿　瘤	激活机制
ab1	慢性粒细胞白血病	易位
bcl-2	B 细胞淋巴瘤	易位
bcl-3	慢性淋巴细胞白血病	易位
c-erbB	鳞状细胞癌	扩增
neu	乳腺癌、卵巢癌、胃癌	扩增
lck	结肠癌	?
lyt-10	B 细胞淋巴瘤	易位
pml	急性前髓白血病	易位
myc	Burkitt 淋巴瘤	易位
	肺癌、乳腺癌、子宫癌	扩增
L-myc	肺癌	扩增
N-myc	神经母细胞瘤、视网膜母细胞瘤	扩增
H-ras	膀胱癌、胃癌、鼻咽癌、宫颈癌、黑素瘤	点突变
K-ras	肠、肺、胰腺、卵巢、胆囊、甲状腺癌、黑素瘤	点突变
N-ras	急性粒细胞白血病、急性淋巴细胞白血病、生殖泌尿道肿瘤、甲状腺癌、肝癌、黑素瘤	点突变
ret	甲状腺癌	重排
K-sam	胃癌	扩增
sis	星形细胞瘤、骨肉瘤、横纹肌肉瘤	?
src、fes	结肠癌、急性早幼粒细胞白血病	?
tal-1	急性淋巴细胞白血病	易位
trk	甲状腺癌	重排
ros	急性粒细胞白血病、急性淋巴细胞白血病	?
fms	绒癌、外阴癌、畸胎瘤	扩增

1. src 癌基因族

c-src 是 1976 年由 Bishop、Varmus 等人发现的第一个癌基因。c-src 在大多数正常细胞株及组织中表达水平很低，但在乳腺癌、骨肉瘤和神经母细胞瘤中表达水平增高。src 能促进细胞分化，参与其调节，一般认为它的重排、扩增和点突变不致癌。

2. ras 癌基因族

ras 癌基因族包括 H-ras（Harvey-ras）、K-ras（Kirstea-ras）和 N-ras 三类。前两者从大鼠肉瘤病毒中得到，后者由人神经母细胞瘤中测得。H-ras 是第一个被确定与肿瘤有关的癌基因，其突变可致癌。

3. myc 及其他核内癌基因

（1）myc 癌基因族。v-myc 最早发现与鸟的髓细胞瘤病毒，人细胞中为其同源的 c-myc，包括 N-myc、L-myc 和 R-myc。N-myc 与神经母细胞瘤、视网膜母细胞瘤和 Wilms 瘤的发生有关。

（2）其他核内癌基因。myb、fos、ski、ets-2 和 p53 基因产物均属于核蛋白类，大多有 DNA 结合能力，可能是基因表达的调控蛋白。许多生长因子和促癌剂作用于细胞后，都可引起这类基因表达增加。

二、抑癌基因

与原癌基因编码的蛋白质能促进细胞生长相反，在正常情况下存在于细胞内的另一类基因——抑癌基因的产物能抑制细胞的生长，如果其功能丧失则可能促进细胞的肿瘤性转化。由此可见，肿瘤的发生可能是癌基因的激活与肿瘤抑制基因的失活共同作用的结果。

对于抑癌基因及其产物的功能的研究不如癌基因那样深入。多数研究结果认为抑癌基因具有保持染色体稳定性、抑制细胞增殖和促进细胞分化等功能，其抑制肿瘤的发生机制可能包括维持正常细胞膜表面、抑制细胞增殖相关基因的表达、调节细胞周期、促进细胞凋亡和调节细胞内信号传导过程等。

目前了解最多的两种抑癌基因是 Rb 基因和 p53 基因。它们的产物都是以转录调节因子的方式控制细胞生长的核蛋白。其他抑癌基因还有神经纤维瘤病-1 基因、结肠腺瘤性息肉基因、结肠癌丢失基因和 Wilms 瘤-1 等。常见的抑癌基因及其相关的人类肿瘤见表 3-5。

表 3-5 抑癌基因与人类肿瘤的关系

抑癌基因	相 关 肿 瘤
Rb_1	视网膜母细胞瘤、骨肉瘤、小细胞肺癌、乳腺癌
p53	小细胞肺癌、结直肠癌、乳腺癌、骨肉瘤等
WT_1	肾母细胞瘤、乳腺癌、平滑肌肉瘤
NF1	神经纤维瘤
NF2	神经鞘瘤
APC	结肠肿瘤
DCC	结肠癌
BRACA1	乳腺癌
BRACA2	乳腺癌
p16	多种肿瘤
p21	多种肿瘤
nm23	多种肿瘤的转移

（1）Rb 基因。Rb 基因是一种少见的儿童肿瘤——视网膜母细胞瘤的抑癌基因，是世界上第一个被克隆和完成全序列测定的抑癌基因。Rb 基因定位于染色体 13q14，编码一种分子量为 150kDa 的核内磷蛋白，它在细胞核中以活化的脱磷酸化和失活的磷酸化的形式存在。Rb 基因的纯合子性的丢失见于所有的视网膜母细胞瘤及部分骨肉瘤、乳腺癌和小细胞肺癌等。Rb 基因失活能导致肿瘤的发生，但 Rb 基因的导入又能使某些肿瘤得以逆转，因此，Rb 基因在肿瘤诊断、治疗方面的研究已引起大家密切的关注。

（2）p53 基因。p53 基因是继 Rb 基因后研究得较深入的抑癌基因之一。它定位于 17 号染色体（17p13），可分为野生型和突变型。正常的 p53 蛋白（野生型）存在于核内，在脱磷酸化时活化，有阻碍细胞进入细胞周期的作用。在部分结肠癌、肺癌、乳腺癌和胰腺癌等均发现有 p53 基因的点突变或丢失，从而引起异常的 p53 蛋白表达，丧失其生长抑制功能，导致细胞增生和恶变。近年来的研究还发现某些 DNA 病毒，如 HPV 和 SV - 40，其致癌作用机制是通过病毒的癌蛋白与活化的 Rb 蛋白或 p53 蛋白结合，中和其生长抑制功能而实现的。

三、错配修复基因

错配修复基因（hMLH1）是一组近 10 年发现的肿瘤相关基因，是纠正碱基错配的主要因子，它不像其他抑癌基因那样对细胞的无序增长具有直接的作用，而是通过修复 DNA 复制过程中产生的错误，维持基因组的稳定性，避免突变，间接抑制肿瘤的发生。

1993 年 Ionov 和 Altonen 等发现几乎所有的遗传性非腺瘤病性结直肠癌（HNPCC）和 12%～15% 的散发性大肠癌存在着发生在微卫星上的突变，称为微卫星不稳定性（microsatellite instability，MSI）。连锁分析显示：HNPCC 定位于 2 号染色体，无杂合性丢失、无 K - RAS 表达增加、无 p53 和 APC 突变，提示 HNPCC 的发生机制不同于以往所研究的经典途径。在此之前 DNA 错配修复系统（MMR）已经在原核生物和酵母菌中发现。HNPCC 高频率的 MSI 使研究者提出了另一条崭新的途径——错配修复途径。

随着研究的深入，1993 年第一个人类 MMR 基因 hMSH2 被定位于 2p16，次年即获得克隆。目前已发现人类的 MMR 系统含有 9 个错配修复基因，即 hMSH2、hMLH1、hMSH3、hMSH6、hPMSH1、hPMSH2、hMSH5、hMLH3 等，其中以 hMLH1 和 hM-SH2 功能最为重要，hMSH2 和 hMLH1 基因突变占所有检测到突变的 90% 以上。

错配修复基因的基本功能是消除 DNA 复制过程中由于 DNA 聚合酶滑移而引起碱基—碱基错配和插入—缺失突环的形成。其反应包括识别、切断、修复三个连续的过程。其中 hMSH2 蛋白和 hMSH3 或 hMSH6 蛋白形成异二聚体与错配的碱基位点结合，这个过程需要 hMI - H1 和 hPMS2 二聚体（或 hMLH1 与 hMLH3 二聚体，或 hMLH1 和 hPMS1 二聚体）的协同作用。在 DNA 聚合酶Ⅲ、DNA 连接酶、单链结合蛋白、外切核酸酶及增殖细胞核抗原等的参与下，切除含有错配碱基的一段 DNA 链，然后重新合成一段 DNA 链，这样就修复了含错配碱基的 DNA 核苷酸链。这个过程保证了 DNA 复制的高保真性，受错配修复基因调控。

错配修复基因作为一类看门基因，对于保护基因内部的稳定性和完整性具有重要意义。一旦错配修复基因发生突变或启动子甲基化引起错配修复基因失活，导致机体错配修复功能的降低，进而导致整个基因组的不稳定，从而使某些癌基因和抑癌基因的突变在体内得到快速聚集，肿瘤由此发生，表现为肿瘤细胞的 DNA 多为二倍体或近二倍体的含量。目前与错配修复基因相关的肿瘤主要是大肠癌中的遗传性非腺瘤病性结直肠癌。

错配修复基因功能缺陷表现为高度的微卫星不稳定（MSI），又称之为复制错误（replication error，RER）阳性。RER 阳性的散发性大肠癌与 RER 阴性者相比，具有不同的临床特征，主要表现为：发病年龄较轻；多位于近端结肠，易伴发肠内或肠外其他器官的多发性肿瘤；对某些化疗药物（如 5 - Fu、顺铂等）有原发性耐药；肿瘤细胞 DNA 多为二倍体或近二倍体；低分化腺癌、黏液腺癌及印戒细胞癌多见，但较少发生淋巴结转移，生物学行为较好。

目前临床在结直肠癌基因诊断的工作中，一般多将肿瘤细胞微卫星 DNA 不稳定检测作为错配修复基因（主要包括 hMSH2、hMLH1）遗传性突变分析的初筛指标。由于结直肠癌的发生与错配修复基因密切相关，且错配修复基因异常者患结直肠癌的危险性明显增高，因此，对结直肠癌集中的家族进行错配修复基因检测可以确定致癌的风险从而采取相应的措施，以便早发现、早诊断、早治疗肿瘤，以达到降低病死率、提高生存率的目的。

第四章　临床肿瘤病理学

第一节　肿瘤分子生物学

一、肿瘤分子生物学概论

所有的生命活动都是以细胞为基础的。生命的基本特征之一是细胞增殖，即细胞数量的倍增。而肿瘤细胞的典型特征是逃逸了正常细胞增殖的调控体系而自主地无限生长。肿瘤分子生物学的研究始于 20 世纪 70 年代病毒癌基因以及细胞癌基因的发现。发现细胞癌基因的重要意义在于，首先，它是细胞癌变的内在物质基础；其次，它的正常功能与细胞生命活动息息相关。迄今发现的癌基因超过 100 个，抑癌基因 20 多个。癌基因中有生长因子、生长因子受体、蛋白激酶、G 蛋白和转录因子等，而抑癌基因多与细胞周期调控或基因转录调控有关。因此，细胞癌基因和抑癌基因，都是维持细胞正常生命活动最重要的一些基因，控制细胞正常增殖、发育和分化过程。当它们的基因结构发生改变和（或）异常表达（抑癌基因不表达）时，正常增殖调控紊乱，细胞无限生长，使得细胞恶性转化而发生癌变。

癌基因和抑癌基因的发现，验证了多基因、多步骤、多阶段的肿瘤发生理论和学说。因发现细胞癌基因，1989 年 Bishop 和 Vannus 荣获诺贝尔生理与医学奖。进入 20 世纪 90 年代，肿瘤细胞分子生物学的研究和细胞信号传导的研究进一步相互渗透、相互整合、相互促进，使得人们对肿瘤的认识日趋丰富和完善。

二、肿瘤相关基因及其表达异常与肿瘤的形成

与肿瘤发生有关的原癌基因、癌基因和肿瘤抑制基因对细胞生长、分化起正向或反向调节作用，在保持机体的正常功能方面起重要作用。几十年来的大量研究表明，肿瘤的发生具有复杂的分子基础，包括原癌基因激活、肿瘤抑制基因的灭活或丢失、凋亡调节基因和 DNA 修复基因功能紊乱，以及近年来认识到的微小 RNA（micro RNA，miRNA）调节紊乱等。遗传因素和环境因素通过影响这些基因的结构和功能导致肿瘤。

（一）癌基因

癌基因（oncogene）是指一段具有将正常细胞转化为肿瘤细胞的核酸片段。这种基因首先在逆转录病毒（RNA 病毒）中发现，一些逆转录病毒能引起动物肿瘤或在体外实验中能使细胞发生恶性转化，在研究这些病毒与肿瘤的关系过程中发现，逆转录病毒基因组中含有某些 RNA 序列，为病毒致瘤或者导致细胞恶性转化所必需，称为病毒癌基因（viral oncogene）。后来在正常细胞 DNA 中亦发现了与病毒癌基因几乎完全相同的 DNA 序列，称为原癌基因（proto-oncogene），如 c - ras、c - myc 等。这些基因正常时并不导致肿瘤，它们编码的产物是对促进细胞生长增殖十分重要的蛋白质。一旦原癌基因被激活，其结构发生改变而成为癌基因。

（二）肿瘤抑制基因

肿瘤抑制基因（tumor suppressor gene）亦称为抑癌基因，是指在细胞繁殖中起负调节作用的基因，抑癌基因丢失或灭活时，可促进细胞的肿瘤性转化。目前研究最多的是 p53 基因和 Rb 基因，它们的产物都是调控核转录和细胞周期的核蛋白。

恶性肿瘤的发生是一个长期的、多因素造成的分阶段过程，单个基因的改变不能引起细胞完全恶性转化，需要多个癌基因的作用，而且在癌变的不同阶段，可能有不同的癌基因起作用，癌基因的激活与抑癌基因的缺失或失活。

（三）凋亡调节基因

肿瘤的生长取决于细胞增殖与细胞死亡的比例。除了原癌基因和肿瘤抑制基因的作用外，调节细胞凋亡的基因，即凋亡调节基因（apoptosis regulate gene）在某些肿瘤的发生上也起重要的作用。细胞凋亡受复杂的分子机制调控，通过促凋亡分子（如死亡受体家族成员、caspase 家族蛋白酶、Bcl-2 家族中的促凋亡分子 Bax 等）和抗凋亡分子（如凋亡抑制蛋白 IAP 家族成员、survivin、XIAP、c-IAP 等）之间复杂的相互作用实现。在肿瘤中，由于凋亡基因失活，而抗凋亡基因功能增强，使肿瘤迅速生长。

（四）DNA 修复基因

正常细胞内存在 DNA 修复调节基因，当损伤因素引起轻微的 DNA 损伤时，细胞内的 DNA 修复调节基因对其进行及时的修复。当 DNA 损伤严重，不能修复时，将发生凋亡。因此，DNA 修复基因对维持机体遗传基因组的稳定非常重要。在一些有遗传性 DNA 修复调节基因突变或缺失的人中，肿瘤的发病率极高，也证明了这一点。

（五）端粒、端粒酶与肿瘤

端粒（telomere）是真核生物染色体末端能够维持染色体稳定的脱氧核糖核酸-蛋白质复合体。由简单重复的富 G 序列及其相关蛋白组成，不同物种的端粒序列也各有差异，人的端粒序列一般为（GGATTT）n。端粒具有重要的生物学功能，包括稳定染色体，避免染色体降解、重组和末端融合；保护核内染色体结构基因；参与基因的表达调控；作为分子钟控制着人类细胞的复制与衰老。人的端粒长度大约 5～15kb，随着每次细胞分裂端粒缩短 55～200bp，细胞复制一定次数后，端粒缩短使得染色体相互融合，导致细胞死亡。因此，端粒可以被称为细胞的生命计时器。

端粒酶（telomeras）是一种核糖核蛋白复合体，能以自身 RNA 为模板通过逆转录在端粒末端加入 TTAGGG 的重复序列，正是端粒酶的存在维持了大多数组织的端粒长度，从而抵消了因细胞分裂而导致的端粒 DNA 的消耗。大多数体细胞没有端粒酶活性，体外培养细胞只能分裂大约 50 次。许多恶性肿瘤（80％以上）细胞都含有端粒酶活性，使得端粒不再缩短，这一特点与肿瘤的永生化（immortalization）有关。

（六）微小 RNA

近年来，研究发现真核细胞内存在一类小 RNA 分子，它们由相应的基因编码转录后通过一系列加工过程形成成熟的微小 RNA 分子（micro RNA，miRNA）。这些由大约 20 多个核苷酸组成的微小 RNA 的功能并不是编码蛋白质，而是调节编码蛋白质的 mRNA 分子，抑制其翻译，或导致其降解。这种通过微小 RNA 介导的转录后基因沉默（post-transcriptional silencing），在一些肿瘤中发生紊乱。miRNA 在物种进化中相当保守，在植物、动物和真菌中发现的 miRNA 只在特定的组织和发育阶段表达，miRNA 组织特异性和时序性，决定组织和细胞的功能特异性，表明 miRNA 在细胞生长和发育过程的调节过程中起多种作用。抑制癌基因的微小 RNA 表达降低，可导致癌基因的过表达；而抑制肿瘤抑制基因的微小 RNA 表达过度，可导致肿瘤抑制基因表达降低。一些特异的 miR-NA 基因突变会引发癌症，但现在只有为数不多的 miRNA 功能被初步阐明，绝大部分 miRNAs 的功能（特别是在哺乳动物中）还不清楚，尚待深入研究。微小 RNA 在基因和蛋白质表达调控方面的功能，是生物医学研究的一项重要进展，对于深入揭示肿瘤发生的分子机制具有重要意义。

三、癌变机制及细胞周期调控

（一）原癌基因激活的机制

原癌基因激活的机制，包括点突变、染色体易位和重排及基因扩增。

1. 点突变

点突变（point mutation）是指基因的某一位点的个别碱基发生变异，主要是指碱基替换，也可以是个别碱基的插入或缺失，尤其是密码子第一、二位碱基的突变，往往会导致氨基酸的替换。蛋白质分子中关键氨基酸的替换会导致构象和功能改变。

当原癌基因发生点突变，使其表达产物构象与功能发生改变时，对细胞增殖的刺激增强；也可以对蛋白质本身的稳定性增加，导致该蛋白质在细胞内的浓度增加，对细胞增殖刺激的时间和强度也增加。ras 基因家族（H. K. N - ras）的激活均以点突变为主。ras 基因 12 号密码子 GGC 发生单个碱基置换，成为 GTC，导致 ras 蛋白的 12 号氨基酸（苷氨酸）变为缬氨芨。突变的 ras 蛋白不能将 GTP 水解为 GDP，因此一直处于活性状态。这种突变的 ras 蛋白称为 ras 肿瘤蛋白，不受上游信号控制，持续促进细胞增殖。

2. 染色体易位和重排

染色体易位（chromosomal translocation）是指两条非同源染色体同时发生断裂，所形成的断裂片段移至另一条染色体断端，并连接形成新染色体。染色体易位有多种类型：①相互易位；②单向易位（转座）；③同一染色体内易位（转座）；④整臂易位，即非同源染色体之间整个臂的转移或交换；⑤Robertson 式易位，即近端部着丝点染色体在着丝粒处断裂的整臂易位。

染色体重排（chromosomal rearrangement）是指基因从所在的染色体的正常位置上易位至染色体的另一个位置上，这种位置改变使基因处于激活状态，产生异常基因产物或移动到另一条染色体上，这一过程称为染色体重排。

在许多肿瘤中均可见到染色体异常，通过基因分步定位（gene walking）研究已证明在这些异常的染色体中某些部位发生了基因易位和重排。基因易位可使原来无活性的原癌基因转移到某些强启动子或增强子附近而被激活，从而使原癌基因产物量显著增加，而导致肿瘤发生。

3. 基因扩增

基因扩增（gene amplification）是指特定基因过度表达，其拷贝数增加，导致特定的基因产物过量表达。例如，神经母细胞瘤中发生的 N - myc 扩增、乳腺癌中 HER2 基因扩增等。

（二）抑癌基因失活的机制

肿瘤抑制基因是在细胞生长与增殖的调控中起重要作用的基因，抑制细胞过度生长、增殖从而遏制肿瘤的形成。如 p53 和 Rb 基因。这些基因的产物限制细胞生长。肿瘤抑制基因的两个等位基因都发生突变或丢失的时候，其功能丧失，可导致细胞的肿瘤性转化。近年来的研究结果表明，一些肿瘤基因的功能障碍，不是因为基因结构的改变，而是由于基因的启动子过甲基化（hypermethylation）而导致了其表达障碍。

（三）细胞周期蛋白及细胞周期调控机制

细胞周期是指连续分裂的细胞从上一次有丝分裂结束到下一次有丝分裂完成所经历的整个过程，包含 G_1 期、S 期、G_2 期和 M 期四个阶段。

细胞周期是细胞生命活动的基本过程，最主要的事件是遗传信息的载体 DNA 复制成两份拷贝，并通过有丝分裂的方式将两份拷贝分配到两个子代细胞中。细胞增殖是一个严格控制和有特定顺序的过程。细胞周期中，由细胞周期蛋白（cyclin）、细胞周期蛋白依赖性激酶（cyclin dependent kinase，CDK）和细胞周期蛋白依赖性激酶抑制剂（cyclin dependent kinase inhibitor，CKI）组成的"驱动器"对靶蛋白的磷酸化修饰以及蛋白磷酸酯酶对它的去磷酸化推动着细胞周期中各期的进展和各期之间的转变。在高等真核细胞中，cyclin 分为 A_{1-2}、B_{1-3}、C、D_{1-3}、E_{1-2}、F、G 和 H 八类，它们分别在细胞周期的不同时期中合成、积累。其中，C、D、E 为 G_1 期细胞周期蛋白，与 CDK4 结合，组成复合物；而 H 与 CDK7 结合，组成复合物，主要作用于 G_1 期或 G_1/S 交界期；而 A 和 B 与 CDK2 结合，主要作用于 G_2/M 期。

细胞周期的顺利进行同时还受 CKI 的调控，CKI 对细胞周期的进行起负性调节作用。它们通过蛋白表达量的变化或是基因突变调节细胞的增殖程度，并在细胞由增殖向非增殖状态转变中起决定性作用。根据结构和功能的不同，CKI 分为两类：一类为 CKI4，包括 p15、p16、p18 和 p19，它们特异性抑制 CDK4 与 cyclin D1 形成的复合物及 CDK6 与 cyclin D1 形成的复合物；另一类为激酶抑制蛋白，包括 p27、p21 和 p57，它们对 cyclin 和 CDK 复合物有广泛的抑制作用。

在正常的二倍体细胞中，p21 与 cyclin、CDK、PCNA（细胞核抗原）形成四聚体复合物，能有效抑制多种 cyclin - CDK 复合物的活性，其中包括 cyclin D - CDK4、cyclin E - CDK2 以及 cyclin A - CDK2 等，这些 cyclin - CDK 复合都是 $G_1 \sim S$ 期转换中所需要的，所以 p21 可引起细胞在 G_1 期阻滞而不进入 S 期，抑制了哺乳动物细胞过度繁殖。p21 与 cyclin、CDK 和 PCNA 组成四聚体后，cyclin D 上 N 末端的 Leu - cys - X - Glu 序列与 Rb 蛋白的结合被抑制。Rb 蛋白既可与 cyclin D 结合，又可与 E2F 结合。E2F 在许多 DNA 合成和细胞生长调控有关的基因的启动子区域都存在着结合位点，这些基因包括胸苷激酶、二氢叶酸还原酶、DNA 聚合酶口、Rb 蛋白、c - myc 和 n - myc 等的编码基因。E2F 可激活这些基因的转录起始，从而促使细胞进入 G_0 期或分化。低磷酸化的 Rb 蛋白可与 E2F 结合，阻抑 E2F 的转录活性。Rb 蛋白与 cyclin - CDK 结合而被磷酸化，释放 E2F，进而使 E2F 的转录激活作用活化。p21 可通过其 N 端结构域与 Cyclin - CDK 结合，抑制 cyclin - CDK 磷酸化 Rb 蛋白，阻止细胞进入 S 期。

p27、p57 与 p21 一样是 cyclin - CDK 复合物的抑制剂，它们的过表达均可使细胞阻

滞在 G_1 期。p27 与 p21 具有同源性，可与 cyclin E - CDK2、cyclin A - CDK2、cyclin D - CDK4 复合物结合，抑制其对底物的磷酸化作用，从而使细胞不能发生 G_1 ～ S 期的转换，停滞于 G_1 期。p57 与 G_1 期 cyclin - CDK 复合物结合，强烈抑制 cyclin D - CDK4、cyclin A - CDK2 等复合物的活性，使细胞停滞于 G_1 期，它还与 p21 的功能有重叠，它们协调作用保证细胞走出细胞周期，实现细胞由分裂到分化的转变。

p16 与 cyclin D 竞争性地结合 CDK 或 CDK6，从而抑制 CDK4 或 CDK6 的活性，抑制 Rb 蛋白的磷酸化，阻止细胞由 G_1 期进入 S 期。p15、p18、p19 与 p16 一样均可通过抑制 CDK4 或 CDK6 活性而影响细胞周期的进程。

（四）肿瘤相关基因在细胞周期调控中的作用

1. p53 肿瘤抑制基因在细胞周期调控中的作用

p53 基因是细胞分子信号级联指导发生致死性 DNA 损伤的细胞进行自我毁灭的关键。如果 p53 基因失活，细胞生长的检测和平衡都会无法进行，并且体细胞开始积累突变以致于最终导致癌症的发生。p53 在很多细胞凋亡信号通路中都扮演着十分重要的作用，包括膜凋亡信号、线粒体凋亡通路、以及它在细胞核内影响着很多与凋亡相关的因子的转录与表达。

2. Rb 肿瘤抑制基因在细胞周期调控中的作用

Rb 基因又称为视网膜母细胞瘤基因，是第一个被克隆的抑癌基因，定位于染色体 13q14，其编码的蛋白在细胞周期调控中同样发挥着重要的作用。在 G_1 和 S 期的交界处，Rb 在 cyclin D1/CDK4 的作用下被磷酸化，磷酸化状态 Rb 与细胞内蛋白（如 E2F）形成复合物的能力丧失，释放出大量的转录因子（如 E2F），启动 DNA 的合成，使细胞进入增殖阶段。而非磷酸化的 Rb 可与 E2F 蛋白结合，并抑制其活化基因的表达，起到抑制细胞分裂增殖的作用。Rb 基因突变或缺失导致表达异常，细胞周期调节失控引发肿瘤。

第二节 肿瘤的命名和分类

肿瘤的命名（nomenclatrure）和分类（classification）是肿瘤病理诊断的重要内容，对于临床实践十分重要。医护人员必须了解肿瘤病理诊断名称的含义，正确地使用它们。在与患者的交流中，需要适当地给患者解释这些诊断名称的含义，使他们对所患疾病有恰当的认识。

一、肿瘤的命名原则

人体任何部位、任何器官、任何组织几乎都可发生肿瘤，因此肿瘤的种类繁多，命名十分复杂。一般根据其组织或细胞类型以及生物学行为来命名。

（一）良性肿瘤的命名

良性肿瘤命名的一般原则是在组织或细胞类型的名称后面加一个"瘤"（- oma）字。例如，脂肪组织发生的良性肿瘤称为脂肪瘤（lipoma），来源于腺体和导管上皮的良性肿瘤称为腺瘤（adenoma），含有腺体和纤维两种成分的良性肿瘤则称为纤维腺瘤（fibroadenoma）。

（二）恶性肿瘤的命名

1. 癌

来源于上皮组织的恶性肿瘤统称为癌（carcinoma）。其命名方式是上皮名称后加一个"癌"字。例如，来源于鳞状上皮的恶性肿瘤称为鳞状细胞癌（squamous cell carcinoma，简称为鳞癌），来源于腺上皮和导管上皮的恶性肿瘤称为腺癌（adenocarcinoma）。由腺癌和鳞癌两种成分构成的腺癌称为腺鳞癌（adenosquamous carcinoma）。有些癌形态或免疫表型可以确定为癌，但缺乏特定上皮分化特征的癌称为未分化癌（undifferentiated carcinoma）。

2. 肉瘤

由间叶组织发生的恶性肿瘤统称为肉瘤（sarcoma）。间叶组织包括纤维结缔组织、脂肪、肌肉、脉管、骨和软骨组织等。其命名方式是在间叶组织名称后加"肉瘤"二字。例如：纤维肉瘤（fibrosarcoma）、横纹肌肉瘤（rhabdomyosarcoma）、骨肉瘤（osteosarcoma）等。有些肉瘤的形态或免疫表型可以确定为肉瘤，但缺乏特定上皮分化特征的肉瘤称为未分化肉瘤（undifferentiated sarcoma）。

3. 癌肉瘤

同时具有癌和肉瘤两种成分的恶性肿瘤称为癌肉瘤（carcinosarcoma）。真正的癌肉瘤罕见，多数为肉瘤样癌（sarcoid carcinoma）。

应当强调，在病理学上，癌是指上皮组织的恶性肿瘤。平常所谓"癌症"（cancer），泛指所有恶性肿瘤，包括癌和肉瘤。

（三）肿瘤的特殊命名

除上述一般命名方法以外，有时还结合肿瘤的形态特点命名，例如，形成乳头状及囊状结构的腺瘤称为乳头状囊腺瘤，形成乳头状及囊状结构的腺癌，称为乳头状囊腺癌。

由于历史原因，有少数肿瘤的命名已经约定俗成，不完全依照上述原则，主要包括以下几类：

（1）有些肿瘤的形态类似发育过程中的某种幼稚细胞或组织，称为"母细胞瘤"（- blastoma），其中大多数为恶性，如视网膜母细胞瘤（retinoblastoma）、髓母细胞瘤（medulloblastoma）和肾母细胞瘤（nephroblastoma）等。也有良性者，如骨母细胞瘤、软骨母细胞瘤和脂肪母细胞瘤等。

（2）有些肿瘤因成分复杂或由于习惯沿袭，则在肿瘤的名称前加"恶性"二字，如恶性畸胎瘤（malignant teratoma）、恶性神经鞘瘤（malignant schwannoma）和恶性脑膜瘤（malignant meningioma）等。

（3）有些恶性肿瘤冠以人名，如尤文肉瘤（Ewing's sarcoma）和霍奇金淋巴瘤（Hodgkin's lymphoma）。

（4）白血病、精原细胞瘤等，虽称为"病"或"瘤"，实际上都是恶性肿瘤。

（5）有些肿瘤以肿瘤细胞的形态命名，如透明细胞肉瘤。

（6）瘤病（- omatosis）常用于多发性良性肿瘤，如神经纤维瘤病（neurofibromatosis）；或用于在局部呈弥漫性生长的良性肿瘤，如纤维瘤病（fibromatosis）、脂肪瘤病（lipomatosis）和血管瘤病（angiomatosis）。

（7）畸胎瘤（teratoma）是性腺或胚胎剩件中的全能细胞发生的肿瘤，多发生于性腺，一般含有两个以上胚层的多种成分，结构混乱，分为良性畸胎瘤和恶性畸胎瘤两类。

二、肿瘤的分类

肿瘤的分类主要依据肿瘤的组织类型、细胞类型和生物学行为，包括各种肿瘤的临床病理特征及预后情况。常见肿瘤的简单分类如表 4-1 所示。每一器官系统的肿瘤有更为详尽的分类。例如中枢神经系统肿瘤分类、乳腺及女性生殖器官肿瘤分类、消化系统肿瘤分类等。

表 4-1 常见肿瘤的分类

组织类型		良性肿瘤	恶性肿瘤
上皮组织	鳞状上皮	乳头状瘤	鳞状细胞癌
	基底细胞		基底细胞癌
	腺上皮细胞	腺瘤	腺癌
		乳头状瘤	乳头状瘤
		囊腺瘤	囊腺癌
		多形性腺瘤	恶性多形性腺瘤
	移行上皮	乳头状瘤	移行上皮癌
间叶组织	纤维结缔组织	纤维瘤	纤维肉瘤
	纤维组织细胞	纤维组织细胞瘤	恶性纤维组织细胞瘤
	脂肪组织	脂肪瘤	脂肪肉瘤
	平滑肌组织	平滑肌瘤	平滑肌肉瘤
	横纹肌组织	横纹肌瘤	横纹肌肉瘤
	血管组织	血管瘤	血管肉瘤
	淋巴管组织	淋巴管瘤	淋巴管肉瘤
	骨组织	骨瘤	骨肉瘤
	软骨组织	软骨瘤	软骨肉瘤
	滑膜组织	滑膜瘤	滑膜肉瘤
	间皮	间皮瘤	恶性间皮瘤
淋巴造血组织	淋巴细胞		淋巴瘤
	造血细胞		白血病
神经组织	神经鞘膜组织	神经纤维瘤	神经纤维肉瘤
	神经鞘细胞	神经鞘瘤	恶性神经鞘瘤
	胶质细胞	胶质细胞瘤	恶性胶质细胞瘤
	原始神经细胞		髓母细胞瘤
	脑膜组织	脑膜瘤	恶性脑膜瘤
	交感神经节	节细胞神经瘤	神经母细胞瘤
其他肿瘤	黑色素细胞		黑色素瘤
	胎盘滋养叶细胞	葡萄胎	恶性葡萄胎，绒毛膜上皮癌
	生殖细胞		精原细胞瘤
			无性细胞瘤
			胚胎性癌
性腺或胚胎剩件中的全能细胞		畸胎瘤	恶性畸胎瘤

肿瘤分类在医学实践中有重要作用。不同类型的肿瘤具有不同的临床病理特点、治疗反应和预后。肿瘤的正确分类，是拟定治疗计划、判断病人预后的重要依据。

由于肿瘤分类十分重要，世界卫生组织（World Health Organixation，WHO）对各系统肿瘤进行分类，并根据临床与基础研究的进展，不断予以修订，形成世界广泛使用的WHO肿瘤分类。医护人员应当熟悉其专业涉及的肿瘤的最新分类。

第三节　肿瘤的分级和分期

肿瘤的分级（grade）和分期（stage）一般都用于恶性肿瘤。恶性肿瘤的分级是病理学上，根据恶性肿瘤的分化程度的高低、异型性的大小及核分裂像的多少来确定恶性程度的级别。目前多数采用三级分类法，Ⅰ级为高分化（well differentiated），分化良好，恶性程度低；Ⅱ级为中分化（moderately differentiated），分化程度居中，中度恶性；Ⅲ级为低分化（poorly deffferentiated），分化差，恶性程度高。

肿瘤的分期是指恶性肿瘤的生长范围和播散程度。肿瘤的体积越大、生长范围越宽，播散程度越广，病人的预后越差。对肿瘤进行分期，需要考虑以下因素：原发肿瘤的大小、浸润深度、浸润范围、邻近器官受累情况、局部和远处淋巴结转移情况、远处转移等。

肿瘤分期目前有多种方案。有些是通用的（适用于多种类型的肿瘤），而有些专门用于某些肿瘤。目前常用的分期的种类如下：

（1）TNM 分期系统：由国际抗癌联盟（Union for International Cancer Control，UICC）及美国癌症联合委员会（American Joint Committee on Cancer，AJCC）推荐。

（2）SEER 综合分期系统：由美国国立癌症研究所流行病学和远期结果监测计划（SEER）制订。

（3）FIGO 分期系统：由国际妇、产科学联盟制定，用于女性生殖部位癌症。

（4）Duke 分期系统：基于肠壁的浸润深度和淋巴结累及与否，用于结、直肠癌的分期系统。

（5）Clark 分期系统：基于不同皮肤层浸润深度，用于皮肤黑色素瘤的病理学分期系统。

（6）Breslow 分期系统：也是一种在毫米水平上测定肿瘤厚度的，用于皮肤黑色素瘤的病理学分期系统。

（7）Jewett/Marshall 分期系统：基于膀胱壁的浸润深度，用于膀胱癌的病理学分期系统。

（8）American/Whitmore 分期系统：基于肿瘤程度与部位的，用于前列腺癌的病理学分期系统。

（9）Ann Arbor 分期系统：基于淋巴结和内脏累及程度的，用于淋巴瘤（霍奇金氏病与非霍奇金氏病）的分期系统。

（10）Smith/Skinner 和 Jackson 分期系统：Smith/Skinner 分期系统用于睾丸癌的分期，Jackson 分期系统用于阴茎癌的分期系统。

目前，国际上广泛采用的是 TNM 分期系统（TNM classification）。TNM 分类及临床分期是美国癌症联合委员会与国际抗癌联盟联合制定的，过去国内外通用的是美国抗癌协会与国际抗癌联盟建议的 TNM 临床分期，两个分期法现已统一为一种分期法，于 1987 年 1 月 1 日开始实行，是得到国际公认的临床分期方法，对判定癌症预后也具有重要的指导意义。国际 TNM 分期，为全球医学界客观评定癌的临床情况提供了统一标准，为指导临床医师恰当地选择癌症治疗方案提供了参考依据，也为国际间的学术交流提供了可能。

在 TNM 分期中，T 指原发肿瘤的情况，随着肿瘤体积的增加和邻近组织受累范围的增加，依次用 $T_1 \sim T_4$ 来表示。T_{is} 代表原位癌。N 指区域淋巴结（regional lymph node）受累情况。淋巴结未受累时，用 N_0 表示。随着淋巴结受累程度和范围的增加，依次用 $N_1 \sim N_3$ 表示。M 指远处转移，没有远处转移者用 M_0 表示，有远处转移者用 M_1 表示。以食管癌为例，按照国际抗癌联盟 2009 年制定的第七版食管癌 TNM 分期标准，说明 TNM 分期的方法。

原发肿瘤（T）分期说明：

T_x——原发肿瘤不能确定；

T_0——无原发肿瘤证据；

T_{is}——原位癌或高度不典型增生；

T_1——肿瘤侵及黏膜固有层及黏膜下层；

T_{1a}——肿瘤侵及黏膜固有层或黏膜肌层；

T_{1b}——肿瘤侵及黏膜下层；

T_2——肿瘤侵及固有肌层；

T_3——肿瘤侵及纤维膜；

T_4——肿瘤侵及邻近结构；

T_{4a}——肿瘤侵及胸膜、心包、膈肌、邻近腹膜；

T_{4b}——肿瘤侵及其他邻近器官，如主动脉、椎体、气管。

淋巴结转移（N）分期说明：

N_x——区域淋巴结无法确定；

N_0——无区域淋巴结转移；

N_1——1～2 个区域淋巴结转移；

N_2——3～6 个区域淋巴结转移；

N_3——多于 6 个区域淋巴结转移。

远处转移（M）分期说明：

M_x——远处转移无法确定；

M_0——无远处转移；

M_1——有远处转移，锁骨上淋巴结和腹腔动脉干淋巴结不属于区域淋巴结，而为远处转移。

肿瘤的分级和分期是制订治疗方案和评估预后的重要指标。医学上常常使用"五年生存率"（5 - year survival rate）、"十年生存率"（10 - year survival rate）等统计指标来衡量肿瘤的恶性行为和对治疗的反应，这些指标与肿瘤的分级和分期有密切相关。一般来说，分级和分期越高，生存率越低。

第四节　肿瘤的转移

恶性肿瘤细胞从原发部位侵入淋巴管、血管或体腔，迁徙到其他部位继续生长，形成同样类型的肿瘤，这个过程称为转移（metastasis）。通过转移形成的肿瘤称为转移性肿瘤（metastatic tumor，metastasis）或继发性肿瘤（secondary tumor）；原发部位的肿瘤称为原发肿瘤（primary tumor）。

转移是恶性肿瘤的确凿证据，但并非所有的恶性肿瘤都发会发生转移。例如，皮肤的基底细胞癌，多在局部造成破坏，但很少发生转移。

恶性肿瘤的转移途径有以下几种。

一、淋巴道转移

上皮组织来源的恶性肿瘤多经淋巴道转移（lymphatic metastasis）。肿瘤细胞侵入淋巴管，随着淋巴流到达局部淋巴结（区域淋巴结），聚集于边缘窦，继续增殖发展为淋巴结内转移瘤。例如乳腺癌常先转移到同侧腋窝淋巴结、肺癌首先转移到肺门淋巴结。转移瘤自淋巴结边缘开始生长，逐渐累及整个淋巴结，受累的淋巴结逐渐增大、变硬，切面呈灰白色。有时肿瘤组织侵入被膜而使多个淋巴结相互融合成团块。局部淋巴结转移后，可继续转移至下一站的其他淋巴结，最后经胸导管进入血流发生血道转移。有的肿瘤可以发生逆行性转移（troisier sign）或越过引流淋巴结发生"跳跃式转移"（skip metastasis）。在临床上最常见的癌转移淋巴结是左锁骨上淋巴结，其原发部位多见于肺和胃肠道。

二、血道转移

恶性瘤细胞侵入血管后，可随血流到达远处的器官，继续生长，形成转移瘤，这种转移称为血道转移（hematogeneous metastasis）。由于静脉壁薄，同时管内压力较低，因此瘤细胞多经静脉入血。少数也可经淋巴管—胸导管—静脉通路间接入血。血道转移的途径与栓子运行途径相同，即进入体循环静脉的瘤细胞经右心到肺，在肺内形成转移瘤，例如绒癌的肺转移和骨肉瘤的肺转移。侵入门静脉系统的肿瘤细胞，首先发生肝转移，例如胃、肠癌的肝转移等。进入肺静脉的瘤细胞或肺转移瘤通过肺毛细血管而进入肺静脉，可经左心随主动脉血流到达全身各器官，常见转移到脑、骨、肾及肾上腺等处。侵入椎静脉丛有吻合支的静脉内的瘤细胞，可引起脊椎及脑内转移，例如前列腺癌的脊椎转移。

恶性肿瘤可以通过血道转移累及许多器官，但最常受累的脏器是肺，其次是肝和骨。因此，在临床上必须对恶性肿瘤患者做肺、肝和骨的影像学检查，判断其有无血道转移的发生，以确定临床分期和治疗方案。形态学上转移瘤的特点是边界清楚，常为多个，散在分布，多接近于器官的表面。位器官表面的转移性肿瘤，由于瘤结节中央出血、坏死而下陷，可形成所谓的"癌脐"。

进入血管内的恶性肿瘤细胞，并非都能够迁徙至其他器官形成转移灶。单个肿瘤细胞大多数为自然杀伤细胞（NK cell）消灭。但与血小板凝集成团的肿瘤细胞，形成不易消灭的肿瘤细胞栓，可与血管内皮细胞黏附，穿过血管内皮和基底膜，形成新的转移灶。

三、种植性转移

发生于胸腹腔等体腔内器官的恶性肿瘤，侵及器官表面时，瘤细胞可以脱落，像播种一样种植在体腔其他器官的表面，形成多个转移性肿瘤。这种播散方式称为种植性转移（implantation metastasis）。

种植性转移是常见于腹腔器官的恶性肿瘤。例如，胃肠道黏液癌侵及浆膜后，可在大网膜、腹膜、盆腔器官如卵巢等表面形成广泛的种植性转移。最为经典的"卵巢 Kruken-berg 瘤"就是胃黏液癌经腹腔种植到卵巢表面浆膜再侵入卵巢所形成的肿瘤。而肺癌常在胸腔内形成广泛的种植性转移。

浆膜腔的种植性转移常伴有浆膜腔积液，可能为血性、浆液性积液。产生的原因是浆膜下淋巴管或毛细血管被肿瘤栓子堵塞，毛细血管通透性增加，血液漏出，或者肿瘤细胞破坏血管引起的出血。体腔积液中可含有不等量的肿瘤细胞，可提供细胞学检查，以发现恶性肿瘤细胞，是诊断恶性肿瘤的重要方法和途径之一。

转移是恶性肿瘤的生物学特点，与一些基因改变有关。上皮钙黏素（E-cadherin）和组织金属蛋白酶抑制物（tissue inhibitors of metalloproteinases，TIMPs）基因，其产物有抑制肿瘤转移的作用，可视为转移抑制基因。黏附分子 CD44 过度表达可能与某些肿瘤的血道转移有关。转移抑制基因 nm23 表达水平降低与某些肿瘤的侵袭和转移能力有关。Bmi-1 基因是多梳基因（polycomb group genes，PcG）家族的核心成员之一。Bmi-1 基因在多种恶性肿瘤如白血病、结肠癌、乳腺癌、肺癌、前列腺癌及黑色素瘤等中高表达，并且与这些肿瘤的侵袭、转移、预后等一系列病理过程有关。

第五章 肿瘤的诊断

第一节 肿瘤症状学

肿瘤症状学（tumor symptomatology）是根据患者的临床表现和体征，推测患者是否患有肿瘤，并根据症状的性质、特异性的体征，结合必要的理化检查而作出临床诊断的学科。肿瘤症状包括早期症状和中晚期症状，区分临床症状包括区分是由于肿瘤局部浸润还是肿瘤转移所引发的症状，是由于肿瘤本身所引发的症状还是肿瘤相伴发的症状，或是肿瘤疾病诊治中所出现的各种不同症状以及体征等，这些都是肿瘤症状学研究的范围。

一、肿瘤的早期症状

大量的临床相关资料显示，肿瘤的早期阶段一般都具有一些症状或者具有提示性意义的"信号"，虽然这些症状在某些时候不是十分典型、特异，或者时有时无，时隐时现，但是，通过患者的自身细致观察、比较和体会，还是可以感知到的。此外，由于肿瘤的发病隐匿，生长迅速，加之人体具有较为强大的代偿能力，这样，有时候肿瘤患者身体感知的"信号"虽然出现较早，但是，就肿瘤疾病而言已经不是疾病的早期，因此说，肿瘤的早期症状绝不等同于早期肿瘤，两者具有明显的差别。目前，临床上常见的肿瘤"早期症状"主要包括以下几个方面。

（1）异常肿块。浅表的组织、器官，如乳腺、颈部、皮肤等部位出现经久不消或者短时间内渐进性增大的无痛性肿块。

（2）疣、痣的增大。20～30岁以后的患者出现新的色素痣，则应引起高度怀疑，尤其是色素痣、疣在短时间内出现色泽加深或者变浅，伴有反复发生感染，出现持续性痒感，痣周围有炎性红晕，或周围出现卫星痣，痣上原有的毛发突然脱落，痣的表面潮湿或有结痂形成，痣有出血倾向，中央出现硬结或溃疡等表现。特别是部分色素生长在足底、足趾以及其他容易受到长期、反复摩擦或外伤刺激部位就更加需要注意，其存在着潜在的癌变可能。值得说明的是，色素痣变黑不是恶变的绝对指征，因为在性成熟及妊娠时，所有的色素痣都可以变黑。而任何单个痣在短期内比其他痣变黑或变为黑色不均匀时，或迅速增大时，则都是癌变的早期信号。

（3）持续性的消化不良和食欲减退。进食后出现的上腹部胀闷、不适等消化不良症状，伴有逐渐的消瘦、贫血、黑便等。

（4）异常感觉。吞咽食物时出现哽噎感，胸骨后闷胀不适、针刺样疼痛，食管内有异物感或者上腹部疼痛等。部分患者出现上述症状进行性加重则更加需要警惕和高度重视。

（5）头颈部症状。无原因的出现耳鸣，听力减退、下降，鼻塞，鼻咽部分泌物带血，头痛，颈部肿块出现。

（6）阴道流血。无原因的月经周期出现异常，月经期外或绝经后出现不规则的阴道流血、接触性出血。

（7）持续性的声音嘶哑、刺激性干咳、痰中带血或血丝样痰。

（8）溃疡不愈。皮肤和黏膜出现经久不愈的溃疡，伴有鳞屑、脓苔覆盖、出血和结痂等，或上述情况反复、交替出现。

（9）大便习惯改变。便秘、腹泻交替出现，大便习惯出现变化，大便的形状出现变细、压扁等变化，大便带血或黏液。

（10）排尿异常。无痛性血尿，排尿不畅。

（11）无原因的发热、乏力、进行性体重减轻。

二、神经系统症状

（一）头痛

头痛是颅内肿瘤患者最为常见的临床症状之一。早期的头痛可以是阵发性的，症状一般较轻，多发生于凌晨、夜间等时段，患者在低头、咳嗽、用力、排便等动作的时候往往会使症状加重，相对于座位或者站立后症状减轻。

肿瘤所引发的头痛一般难以确切定位，但是，仔细问诊患者疼痛的细节可以对定位具有提示的意义。幕上肿瘤所引发的头痛一般起于患侧，患者可以明确地指出疼痛的区域，当颅内压增高后，头痛则累及整个头部。不同部位的肿瘤可以对应产生不同的疼痛部位，具有一定的定位提示作用。例如，大脑凸面肿瘤可以伴有局限性的头痛和局部叩击痛，蝶鞍内肿瘤可以出现双颞侧头痛，脑室系统肿瘤可以出现随着体位变化的阵发性头痛或者渐进性头痛。部分头痛不会因为使用降低颅内压力的药物而缓解，头痛患者可以形成特定的强迫体位。

颅后窝的肿瘤引发的头痛一般出现较早，程度可以相当剧烈，也可以向枕颈部、眶额部放射。小儿颅缝未关闭，老年人伴有脑萎缩时，由于颅腔的扩展可以使得头痛症状变得不明显。

（二）呕吐

呕吐多数与头痛同时发生，尤其是在剧烈性头痛发生时，呕吐可以呈现特征性的喷射状表现。呕吐系颅内压增高，肿瘤直接压迫，刺激第四脑室的基底延髓部呕吐中枢或者迷走神经核所致。此种呕吐往往与进食无关。但是，有时进食也容易诱发呕吐的发生，并伴发脉搏的减弱、减慢，呕吐后可以轻度缓解或者不缓解。

颅后窝肿瘤引发的呕吐症状一般出现较早，也较为多见。一般为颅内肿瘤的早期或者首发症状，头位变动时可诱发或加重呕吐的发生。小儿颅内肿瘤的早期主要症状以呕吐为主，头痛却很少出现或较轻，多数患者头痛在疾病较晚出现。

（三）眩晕

1. 脑桥小脑角肿瘤

脑桥小脑角肿瘤多数为听神经瘤，多见于成年人，本病发病缓慢，早期可出现进行性的单侧听力减退，逐渐发生患侧三叉神经及面神经损害症状，常伴有眩晕和耳鸣。眩晕随着疾病的进展而逐渐加重。

2. 脑干肿瘤

脑干肿瘤尤其是位于脑桥与延髓部位的肿瘤多累及前庭神经核，出现眩晕和眼球震颤；也可以伴有交叉性瘫痪，多组颅神经障碍及对侧肢体瘫痪，以及与之对应的病理性神经征阳性。

3. 第四脑室肿瘤

第四脑室部位的肿瘤，尤其是囊性或者带蒂的肿瘤，当患者转动头的时候，可以出现突然的眩晕、头痛和呕吐等症状，称为 Bruns 征。由于患者的头部处于某一个特定的位置时，就会出现眩晕，为了避免眩晕，患者经常会保护性的将头处于一定的位置，临床上极易误诊为"位置性眩晕"。

4. 小脑肿瘤

小脑肿瘤发生眩晕的程度一般不十分严重。病变损害绒球小结叶时，眩晕会明显加重。临床上多数患者伴有共济失调症状。

5. 幕上肿瘤

幕上肿瘤所引发的症状中以颅内压增高为主，本身即可以出现头晕和眩晕。此外，由于肿瘤的压迫也可以诱发以眩晕为主要表现的疼痛发作。眩晕性癫痫系以眩晕为症状的癫痫发作，其特点为眩晕起止突然，多数为真性眩晕，持续约数分钟到数十分钟不等。眩晕在发作时，可以伴发有其他的症状，如意识丧失、精神运动性癫痫和癫痫大发作等。

（四）共济失调

小脑性共济失调的临床特点主要包括：①站立不稳；②动作笨拙不稳、轮替运动障碍、协调障碍、运动起始及终止出现延迟及连续性障碍；③指鼻试验和跟膝胫试验阳性。

1. 小脑半球肿瘤

小脑半球肿瘤主要表现为慢性进行性患侧肢体共济失调，伴有以肌张力减低和意向性震颤，而躯干平衡障碍不明显。

2. 小脑蚓部肿瘤

小脑蚓部病变主要引起平衡障碍。临床上主要以躯干平衡障碍失调为主。静坐、站立以及步行的时候会出现平衡障碍，四肢的共济运动基本上正常或者完全正常，称为小脑蚓部综合征。临床表现为：患者在站立或者步行时，共济失调最为明显，身体向后摇晃和倾倒，特别是在转身的时候可以出现明显的步态不稳，上肢的共济失调一般不甚明显，常伴随有眩晕和肌张力的减低。

3. 脑桥小脑角占位

脑桥小脑角占位多数见于听神经瘤，以成年人多见。随着局部肿瘤的增大，肿瘤压迫损害小脑及其传入、传出的传导束产生与小脑半球肿瘤相似的临床症状。部分晚期患者，由于肿瘤压迫脑干，可以出现语言与吞咽障碍、对侧锥体束征和感觉障碍。

4. 脑干病变

脑干病变引起的共济失调可以是深感觉性、小脑性或者前庭性，其中以小脑性最为常见。脑干损害所致的小脑性共济失调以四肢共济失调较为显著，常伴有毗邻结构受累症状，出现相应的脑神经障碍和传导束体征。

（五）脑疝

脑疝的形成主要是颅内肿瘤、脑水肿等因素造成脑病变区域的体积增大，挤压或推移脑组织向着临近阻力相对较小的方向移动，当脑组织被挤压进入到颅腔内的硬膜孔道或者解剖裂隙时，即形成脑疝。因此，脑疝使受压的脑组织发生严重的继发性损害，是一种严重的颅内压增高危象。脑疝大多数呈急性发作，以小脑幕切迹疝和枕骨大孔疝最为常见，其危害性也最大。临床上也有多种类型的脑疝同时发生的现象，称为复合疝。

1. 小脑幕切迹疝

小脑幕切迹疝依其解剖结构又称为小脑幕裂孔疝或颞叶疝。当颞叶受挤压下移时，颞叶钩回突入到病变侧脚间池，形成颞叶钩回或者颞叶前疝。海马回及部分舌回突入病变侧环池，形成海马回疝。胼胝体压部及扣带回突入四叠体池，形成颞叶后疝。随着病情的进一步发展，病变侧的各疝可以相互合并，即成为颞叶全疝，两侧的全疝合并存在时称为环疝。

小脑幕切迹疝患者除了颅内压升高以外，还会有以下的临床表现：

（1）意识障碍。此症状可进行性加重，由清醒状态逐渐发生神智阵发性模糊、障碍，意识朦胧伴躁动不安，逐渐进入嗜睡、昏睡甚至昏迷，由浅昏迷突然发展成为中度或者深度昏迷。

（2）瞳孔变化。早期病灶侧瞳孔可以出现短暂性缩小，随后该侧瞳孔逐渐散大，对光反射迟钝或消失。脑疝达到终末期时，双侧瞳孔明显散大，对光反射消失，眼球固定。

（3）锥体束征。病灶对侧肢体瘫痪，中枢性面瘫，肌张力增高，腱反射亢进及病理征阳性。晚期患者也可以出现去脑强直状态。

（4）生命体征的改变。表现为初期的呼吸深而慢，继之出现潮式呼吸或者叹息样呼吸。晚期呼吸可出现无规律性，浅快而弱直至呼吸停止。脉搏先慢而后频继而微弱，血压先升而后降，体温微上升而后下降，最终心跳停止。此过程可以在数分钟或者数小时内结束。

2. 枕骨大孔疝

枕骨大孔疝又称为小脑扁桃体疝，多发生于颅后窝占位性病变，也可以见于小脑幕切迹疝的中、晚期。颅内压增高使得小脑扁桃体向下疝入枕骨大孔，分为慢性疝和急性疝两种。

（1）慢性疝：多为渐进性，早期有枕下痛，颈项强直，眩晕，舌咽、迷走、副神经和舌下神经等轻度损害，吞咽困难。患者意识清楚。

（2）急性疝：多数为急速发生，伴发有严重的颅内压增高症状。头痛剧烈，阵发性加重，恶心、呕吐频繁。生命体征变化出现较早而且明显，呼吸脉搏减慢，血压升高，强迫头位，四肢肌张力减低，肌力减弱。意识障碍和瞳孔变化发生较晚。一旦出现，继而出现生命中枢衰竭。

枕骨大孔疝与小脑幕切迹疝之间具有很多相近、相似的临床症状和体征，临床上的主要鉴别在于：枕骨大孔疝患者的生命体征中呼吸循环衰竭出现得较早，瞳孔和意识变化在晚期才出现；而小脑幕切迹疝患者的瞳孔和意识变化出现得相对较早，延髓功能受损出现较晚。

（六）瘫痪

瘫痪是指肌肉活动能力的减弱或者丧失，是神经系统常见的症状之一。肌力的减弱为轻瘫（肌力4级）或不完全瘫（肌力2~3级），肌力丧失者为全瘫（肌力0~1级）。

临床上瘫痪可以分为单瘫、偏瘫、截瘫和四肢瘫四种形式，可以由原发性或者转移性的颅内肿瘤、脊髓肿瘤或者脊柱肿瘤压迫脊髓所引起。

三、五官、口腔系统症状

（一）眼部症状

1. 眼睑肿物

眼睑部恶性肿瘤主要表现为无痛性逐渐增大性肿块，早期可无任何自觉症状，损伤、感染时可引发剧烈性的疼痛和反复性出血。眼睑来源的恶性肿瘤包括基底细胞癌、鳞状细胞癌、眼睑腺癌和恶性黑色素瘤等。

2. 眼外肌障碍

（1）面神经麻痹。由于眼轮匝肌和翼额肌瘫痪引发，出现上睑下垂症状，部分患者也可以出现下睑下垂，其症状主要由恶性肿瘤侵犯所引起，也可以由病毒感染所导致。

（2）Horner 综合征。由交感神经麻痹所引发，表现为上睑下垂、瞳孔缩小和眼球内陷，多见于颈部的淋巴结转移癌、肺尖癌等。

（3）重症肌无力。上睑下垂既是重症肌无力的初发症状也是最具特征性的突出症状，上眼睑的下垂程度一般不稳定，疲劳时可以加重，多数是患者的伴发性综合征，如胸腺瘤。

（二）耳部症状

1. 听力障碍

（1）外耳道乳头状瘤。早期可以没有任何症状，随着肿瘤的长大，可以伴有听力的逐渐减退，伴有耳阻塞感、耳部痒等不适反应。外耳道检查可以看见软骨部下壁单发或者多发、表面光滑或者凸凹不平的肿块，触之坚硬，极易出血，病理学检查可以明确诊断。

（2）外耳道癌。听力减退相对较轻，主要伴有的是耳部阻塞感以及局部疼痛，可以有血性或者脓性的分泌物，外耳道检查可以很明显看见肿物，极易获得组织病理学资料确诊。

（3）中耳癌。听力下降是其主要的表现，伴有出血、耳内胀以及疼痛等，其疼痛可以放散到下颌、面部、颞部等部位。

（4）听神经瘤。多为单侧发病，以听力下降为主要表现并伴有渐进性加重，常伴有持续性耳鸣、头晕、短暂性眩晕症状等。

2. 耳鸣

耳鸣常与耳聋并存，无特异性。中耳癌、听神经瘤、鼻咽癌均可以有耳鸣存在。

3. 耳源性耳痛

（1）耳廓恶性肿瘤。耳廓部恶性肿瘤以鳞状细胞癌、基底细胞癌为主，以局部小结节渐进性隆起、增大为主要表现。

（2）外耳道癌。局部疼痛感觉相对较轻，患者以耳部阻塞感以及听力减退为主要表现，并可以伴有血性、脓性分泌物。

（3）中耳癌。初期可以没有疼痛症状，或者疼痛症状以耳内局部闷胀样隐痛为主，后期患者可以出现耳深部持续性钝痛，并可以向枕部、颞部放散。

4. 出血

耳内出血是中耳癌、外耳道癌的常见症状和就诊原因，合并感染的患者也可以在出血的基础上伴有脓性分泌物。

（三）鼻部症状

1. 出血

鼻出血是鼻部常见症状和患者就诊的主要原因之一，可以由鼻部局部疾患所引发，也可以是全身疾病的局部症状。肿瘤因素引发的出血具有一定的特征性，但在总体疾病上仍缺乏特异性。

（1）鼻腔良性肿瘤。鼻腔血管瘤的好发部位为鼻中隔或者中鼻甲，出血多数为间断性，出血量多少不一。鼻纤维血管瘤则多发生于男性青壮年，可以出现反复性鼻大量出血病史。

（2）鼻腔肿瘤。鼻腔癌患者由于解剖原因可以较早出现鼻出血症状，常见混合有血性或者脓性分泌物。鳞状细胞癌患者多有脓性分泌物，且伴有异味出现。坏死性肉芽肿患者可以伴发有特殊的恶臭异味存在。

（3）鼻旁窦肿瘤。筛窦癌、上颌窦癌常表现为涕中带血，出血量一般较少，可以伴有分泌物，部分患者伴有异味。

2. 鼻塞

（1）鼻腔癌。早期一般为一侧性鼻塞，初期为间歇性发生，随着肿瘤的生长、进展，其后期鼻塞可以为持续性，为肿瘤阻塞所致，常伴有脓血性分泌物。

（2）鼻旁窦肿瘤。筛窦肿瘤早期侵犯鼻腔，出现单侧鼻塞。上颌窦肿瘤早期侵犯鼻腔较少。

（3）鼻咽癌。这是由肿瘤侵犯鼻腔或阻塞后鼻孔所引发的。早期患者较少出现鼻塞症状，晚期由于肿瘤巨大，可以导致单侧甚至双侧鼻腔阻塞，患者出现张口呼吸表现。

3. 嗅觉障碍

（1）鼻腔肿瘤。来源于嗅神经的嗅神经母细胞瘤的首发性症状即为嗅觉障碍。当鼻腔癌侵犯嗅区的时候也可以出现嗅觉减退、障碍。此外，嗅觉障碍也可以是由于气道阻塞所导致。

（2）鼻旁窦肿瘤。筛窦肿瘤早期可以侵犯鼻腔，容易引发嗅觉减退。

4. 鼻部肿块

鼻部肿块可以是鼻部恶性肿瘤的突出症状，主要由鼻部基底细胞癌和鳞状细胞癌等恶性肿瘤、鼻息肉、鼻腔癌、鼻旁窦肿瘤、鼻咽癌和鼻腔内翻性乳头状瘤所引发。

（四）喉部症状

1. 声音嘶哑

（1）声门上喉癌。声门上喉癌侵犯声带时可以出现声音嘶哑，因此，声音嘶哑是声门上喉癌的较晚期症状。

（2）声门癌。早期即可以出现声音嘶哑，且呈渐进性加重，声音嘶哑与肿瘤的部位有关，当肿瘤位于声带的边缘时，即使是肿瘤较小，声音嘶哑也较为严重；当肿瘤位于声带表面而对声带的闭合功能影响不大时，即便是肿瘤较大，声音嘶哑的表现却不十分严重。

患者晚期常伴有呼吸困难和喉鸣。

（3）声门下喉癌。早期症状不甚明显，侵犯声带时则有声音嘶哑。

（4）声带麻痹。以喉返神经病变所引起的声带麻痹为多见，因左侧喉返神经走形路径较长，故左侧声带麻痹更为多见，临床诊治中尚需要鉴别具体原因。

2. 呼吸困难

呼吸困难是喉部疾患的常见临床症状之一，因喉部阻塞所引起，大多数为吸气性呼吸困难，表现为吸气时间延长，深而慢，听诊可闻及吸气性喉鸣，喘鸣音较为响亮；呼气时声门开得很大，较少引发呼气性呼吸困难，也较少出现喉鸣。声门上和声门下喉癌大多数在晚期发生呼吸困难，而声门区肿物由于发生在喉部最为狭窄的区域，发生呼吸困难症状较早。

3. 喉疼痛

声门上喉癌早期一般仅表现为咽部不适，喉部异物感，随着疾病的进展而逐渐出现咽喉部疼痛，常呈针刺样疼痛，在吞咽时加重，并可以放射至同侧耳后、耳内。而声门区喉癌和声门下喉癌则是在晚期出现咽喉部疼痛，伴有炎症时疼痛加剧。

4. 喉外形改变

早期喉外形没有任何改变。晚期可因为肿物增大，肿物侵犯甲状软骨或者肿瘤直接侵犯咽喉部外软组织，而使喉部外形发生改变，局部增宽、变形和甲状软骨上切迹消失。查体时左右推动甲状软骨的时候与颈椎间的摩擦音是否存在，晚期患者的这一体征常消失。

（五）咽部症状

1. 咽部疼痛

肿瘤引起的咽部疼痛多为单侧性。口咽部或者咽旁恶性肿瘤，开始的时候症状不甚明显，仅有咽部不适、咽部异物感或者咽部痒痛感，其后发展为一侧咽部疼痛，在吞咽的时候其症状进一步加重，并向耳后、耳内方向放射。

2. 吞咽困难

口咽部恶性肿瘤可以引发一侧或者双侧的吞咽障碍，患者吞咽时异物感会更加明显。梨状窝癌的吞咽障碍多伴有单侧疼痛。肿块较大时，会伴有言语不清或者鼻音明显。

（六）口腔症状

1. 张口困难

口咽部或咽旁恶性肿瘤，由于肿瘤逐渐增大而侵犯翼肌时可以引发张口困难。颊黏膜癌、齿龈癌由于位置原因可以较早出现张口困难，多数累及翼肌、咬肌或翼腭窝；而舌癌患者出现张口困难较晚。其他恶性肿瘤，如鼻咽癌、上颌窦癌和口咽肿瘤也可以引起张口困难。

2. 口腔痛

（1）口腔内肿瘤。口腔内各组织、器官来源的恶性肿瘤，如舌癌、牙龈癌和颊黏膜肿瘤等均可以引起局部的疼痛，由于口腔局部肿物外观明显、直观，可以表现为局部肿块伴有黏膜表面隆起、不平。

（2）口腔外肿瘤。上颌窦癌常伴有上牙槽的疼痛，有的时候会被误诊为牙齿、牙龈病变而进行单纯的牙齿和牙龈治疗。鼻咽癌侵犯三叉神经时可以出现面部麻木和牙痛。

（七）脑神经症状

肿瘤侵犯颅底骨质、颅内以及颈动脉鞘区域的时候可以伴发有一系列的脑神经症状。

1. 嗅神经

鼻咽癌嗅神经受累及的机会相对较少，受累及以后主要表现为嗅觉减退，在颅前窝筛板区受到破坏的时候才可能做出嗅神经损害的结论。

2. 视神经

视神经的受累部位常位于视交叉和视神经孔之间，主要为视觉减退或者失明，体检时可以看到瞳孔扩大，对光反射消失。少数患者的肿瘤累及视交叉区域，产生双侧视力障碍，严重者可以出现双目失明。

3. 动眼神经

动眼神经受累时，眼球除了处于固定状态以外，只能向外、向外下方向转动，并且伴有上睑下垂、瞳孔散大、对光及调节反应消失等。

4. 滑车神经

滑车神经受累可以导致眼球往外下运动障碍。

5. 三叉神经

肿瘤侵犯三叉神经，可以导致感觉减退，痛觉过敏，感觉麻木或痛觉消失。其运动支受累及、侵犯时则可以引起咬肌萎缩，张口时下颌骨偏斜。

6. 外展神经

外展神经受侵时，可出现复视和眼球外展运动障碍，呈现明显的内斜视，看东西的时候会发生重影现象，视物不清。

7. 面神经

面神经受损时出现额部皱纹消失、眼睛闭合不能、鼻唇沟变浅或消失和口角歪斜等。

8. 听神经

听神经受损，受到肿瘤浸润的时候，出现神经性耳聋和眩晕。鼻咽癌较少累及听神经。

9. 舌咽神经

舌咽神经受侵时，出现舌后1/3感觉消失，软腭弓下陷和吞咽困难。

10. 迷走神经

迷走神经受侵时，出现喉咽、喉部的感觉消失，导致饮水、食物极易误入到气管，引发呛咳、声音嘶哑、声带麻痹，患者也可以伴有外耳道、耳廓皮肤感觉异常。

11. 副神经

副神经受损时，斜方肌、胸锁乳突肌萎缩，耸肩乏力。

12. 舌下神经

舌下神经受损时，出现单侧舌肌萎缩，伸舌偏向患侧。

13. 颈交感神经

颈交感神经受累时，出现同侧瞳孔缩小、眼球内陷、眼裂缩小、同侧无汗，又称为Horner综合征。

四、消化系统症状

（一）消化道出血

根据解剖学部位的不同，消化道出血可以分为上消化道出血和下消化道出血，两者以十二指肠悬韧带为界；根据出血量的多少，可以分为大量、中量、少量和微量出血。消化道大出血常指在数小时以内出血超过 1000ml；呕血常提示胃内积血超过 300ml 以上；微量隐匿性出血可以持续数年或者间歇性发病、大便隐血阳性，这也是肿瘤性出血的特点之一。

1. 上消化道出血

上消化道出血可以表现为呕血和黑便，引起大量呕血往往是上消化道肿瘤，主要是食管癌和胃癌，尤其是外生性呈菜花状生长的恶性肿瘤，经过内科多次保守治疗以后无效者，往往是残胃癌的主要症状，其发生率较胃癌高。胆道肿瘤以及壶腹部癌所引发的出血，常常表现为慢性失血，以黑便、贫血为主，少见出现大量呕血。部分消化道胃内出血，需要考虑为胆道以及壶腹部癌的可能。十二指肠肿瘤出血常为便血，大量出血也较为少见。

2. 下消化道出血

下消化道出血患者伴有腹痛的预示出血量较大，小肠出血患者约 2/3 为恶性，所以确定为小肠出血的患者需要考虑恶性的可能。大肠肿瘤出血常见的恶性肿瘤包括各类大肠腺癌、肉瘤以及遗传性非息肉病性大肠癌。盲肠及升结肠癌发生的便血较之左半结肠癌少，出血一般混合在稀便中，不易被察觉到，但也有果酱色样便。右半结肠癌便血不明显，但是由于长期的慢性失血，贫血较为明显。便血是直肠癌最为常见的症状，多数为新鲜血或者暗红色血便，不与大便相混合。肛管癌便血最为常见，由于肿瘤位于齿状线以下，因此，便血和疼痛是肛管癌更加常见的共同症状，尤其是排便的时候更为明显。

（二）腹部肿块

1. 上腹部肿块

（1）右上腹部肿块。右上腹部由于有肋骨遮挡以及实质性脏器的存在，视诊见肿物并不多见，触诊中可触及的肿物多见于局部区域的肿瘤，如肝右叶癌、胆囊癌、胆管癌、十二指肠肿瘤或者幽门窦癌等。结肠肝区区域肿瘤也可以发生右上腹部肿块。临床上除了肿块特征外，还有其他相关临床表现提示或鉴别诊断，如十二指肠肿瘤可以引发呕血、黑便等，幽门窦癌可以引发呕吐、恶心、腹胀、胃胀满感、潜血阳性或直接黑便发生，伴发有肠梗阻存在的患者，可以闻及震水音；结肠肝曲恶性肿瘤患者区域肿物相对固定，可以并发有贫血、腹痛、肠梗阻、大便性状改变以及食欲不振等表现。

（2）中上腹部肿块。中上腹部肿块常见于胃癌患者，以条索样或结节样肿块为主，活动度不一，与患者的体型和患者的胖瘦有关。临床查体上也可以触及大网膜结节。胰腺恶性肿瘤触诊相对较为困难，出现局部浸润以及广泛粘连时触诊相对容易，尽管如此，早期患者也可以有较为明显的局部触痛存在。小肠的肿物以恶性肿瘤为多见，由于小肠位置较深，不固定，临床触诊相对困难。

（3）左上腹部肿块。由于解剖原因，左上腹部肿块相对少见，常见为结肠脾曲肿瘤，并可以随呼吸运动而发生小幅度位置变化。左肾上腺、肾脏肿块触诊相对困难；巨大的左叶肝癌触诊中可触及由中上腹部向左上腹部移行肿物，而脾的原发或者转移性肿瘤触诊同样较为困难。

2. 下腹部肿块

（1）右下腹部肿块。右下腹部肿块常见于盲肠癌以及回肠肿瘤，尤其以女性多见。肿瘤位于肠腔内容易引发肠梗阻，并伴有阵发性腹痛，肠蠕动时发生较为明显。回肠肿瘤的活动幅度较大，界限清晰，质地中等，患者常因慢性失血而出现贫血状态，粪便以暗红色为主。

（2）中下腹部肿块。中下腹部肿块常见为膀胱肿块，以软性肿块为主，位于耻骨上，常伴有排尿困难、血尿，刺激性排便次数增加等症状。下腹部肿物还可以来源于睾丸恶性肿瘤和直肠部位肿瘤的转移。此外，下腹壁也可以发生恶性肿瘤的腹壁转移，肿块质硬、固定、无压痛、形态不规则。

（3）左下腹部肿块。左下腹部肿块常见乙状结肠和直肠癌。直肠的位置较深，单纯由左下腹部触诊一般难以触及，乙状结肠或直肠发生梗阻的时候，因上段肠腔内梗阻，使得局部触诊相对固定，质地坚硬或者柔韧感。对于消瘦体型患者，有的时候左下腹部触诊可以扣及左髂窝肿物，常为软组织肿物、睾丸肿瘤、转移性淋巴结团以及下肢恶性黑色素瘤转移病灶。

（三）胃肠道梗阻

1. 原发性胃肠道肿瘤性梗阻

（1）高位小肠梗阻。早期的小肠梗阻可表现为食欲不振、腹胀、腹痛等，其症状可间断或者持续性发生，继之出现呃逆，呕吐胃内容物，呕吐症状较为显著、频繁，无排气、排便，部分患者可以有少量排气和排便现象。胃幽门窦部癌引发的呕吐常为渐进性，呕吐发生突出、明显，呕吐物为胃内容物，多数为隔宿食伴酸臭发酵味，呕吐后腹胀症状可缓解，查体伴有震水音。

（2）低位小肠梗阻。低位小肠梗阻患者突出表现为无排气以及排便、腹胀、腹痛为主。腹部膨隆明显，胃肠减压液为黄色小肠液，量较大，肠鸣音亢进，气过水音或金属音，此时多提示梗阻部位难以通过，需要考虑手术缓解。结肠肿瘤产生的肠梗阻症状以腹痛为明显，呈进行性加重。左半结肠梗阻的病程较长，常见不排气、不排便、腹胀明显，急需手术治疗。

2. 继发性胃肠道梗阻

术后引发的肠梗阻可以在术后的早期发生，也可以在术后的 1 周或者术后 10 天左右发生。高位的梗阻表现以呕吐为主，腹胀不甚明显，低位的梗阻出现的时间为术后的 5～7 天，除呕吐以外，不排气、不排便也是常见的症状。胃癌根治术术后的胃瘫多数发生在术后 5～7 天，胃的容量增大，但是排空功能障碍，尤其是根治性胃癌手术后发生的几率明显高于单纯胃大部切除者。胃瘫的症状可以持续数十天或者近 1 个月。肿瘤复发、转移所引发的肠梗阻在临床上较为多见。

（四）黄疸

黄疸既是临床症状又是体征。临床上黄疸分为溶血性黄疸、肝细胞性黄疸、梗阻性黄疸以及先天性非溶血性黄疸等。肿瘤性因素所引起的黄疸相对较为特殊，一般均具有肝外梗阻性黄疸的特点，常见于胆道系统肿瘤、胰头癌等，另一类见于肝内梗阻性黄疸，如原发性或者继发性肝门部癌。

1. 胆囊癌

胆囊癌的早期诊断较为困难，一般临床症状、体征极易与胆囊炎或者胆囊结石相混淆而被误诊。出现黄疸病例一般属于疾病的晚期，胆囊区的疼痛却常为患者的首发症状，提示患者就诊及治疗，女性中年以上患者多见。

2. 胆管癌

胆管癌常为无痛性黄疸，即使肿瘤的体积较小，但是由于解剖学关系，也可以较早地发生黄疸，中年以上男性患者需要注意患胆管癌的可能。

3. 壶腹部癌

原发壶腹部癌相对较为少见，但是，也可以出现胆道下端梗阻症状，同时合并有体重下降、恶心、呕吐、贫血等症状。壶腹部梗阻所致的黄疸可以呈现深度，一般多数伴有肝脏增大、胆囊肿大。

4. 胰头癌

胰头癌可以出现黄疸、疼痛、体重下降等三大症状，临床上，黄疸的发生相对较晚，一般在胆道扩张以后的 1～3 个月后才发生。

5. 原发性肝癌

黄疸是原发性肝癌中晚期的临床表现，一旦出现，提示疾病晚期和肝脏功能处于失代偿阶段，也可以见于肝门部肝癌的梗阻性表现。

6. 继发性肝癌

继发性肝癌黄疸出现的时间与疾病病灶大小和数量、病灶侵及部位等因素相关，多发性病灶常合并有肝功能受损所导致的黄疸。继发性肝癌多数位于肝门或者肝门附近，多数由于腹腔内以及器官癌肿转移所致，临床上较多见的是胃癌、肠癌、胰腺癌等。

五、呼吸系统症状

呼吸系统常见的症状包括咳嗽、咳痰、咯血、胸痛、呼吸困难和发绀等，这些症状可以是由肿瘤所引发的，临床上大多数为非肿瘤性原因所致。

1. 咳嗽和咳痰

呼吸道肿瘤所引发的咳嗽多数表现为刺激性干咳，呈发作性。喉癌或者肿瘤引发的喉返神经麻痹，其咳嗽伴有声音嘶哑；肿瘤发生于呼吸道的气管和主支气管，咳嗽的时候伴有金属音是一种特征性的阻塞性的咳嗽；继发性感染发生时，咳嗽伴有咳痰明显加重，以黄痰及黏液脓性痰为主。来源于呼吸道肿瘤的咳嗽多数伴有咯血、呼吸困难、发热、体重下降等消耗性体征。

2. 咯血

咯血是肺癌患者常见的临床症状，主要表现为持续性或者间断性的痰中带血，少量伴有大咯血发生。患者咯血以陈旧性或者暗红色血为主，有时血中伴有坏死物，部分患者咯血也可以出现新鲜血丝样或血块。咯血常与咳嗽、胸痛等同时发生，伴有炎症的患者可以同时出现发热症状。临床上对于有长期吸烟史、年龄 40 岁以上的咯血患者应该高度警惕支气管肺癌的可能性。

3. 胸痛

胸痛主要是由胸部疾患所引发的，各种刺激因子，如缺氧、炎症肌肉张力改变、肿瘤的浸润，也是引发疼痛的主要原因。

肺部恶性肿瘤可以直接侵及胸膜、胸壁以及肋骨等，也可以由肿瘤转移到胸壁骨所引起，肿瘤位于胸膜附近时，随着呼吸、咳嗽而产生的疼痛以钝痛或者隐痛为主，若肿瘤侵及、转移至肋骨或者脊柱可出现较为明显的、具有特征性的固定压痛点。对于肺尖癌，可以产生 Pancoast 综合征，主要表现为胸痛，呈火灼样疼痛，以夜间为重，肩部以及腋下部位疼痛为主，向上肢内侧放射。食管癌所引起的胸痛为胸骨后的灼烧样疼痛，钝痛。特别是在进食过热或者酸性食物的时候更加明显，但短时间即可以缓解。晚期食管癌因纵隔受到侵犯而呈现持续性胸背部疼痛。纵隔肿瘤所引起的疼痛多数是在局部肿块较大的时候发生的，疼痛多数为钝性隐痛，一般定位不甚明显，有时可以伴有胸闷和气急表现。

4. 呼吸困难

呼吸困难多数为肺部肿瘤增大引发的压迫症状。中央型肺癌或者肿瘤转移至肺门产生的肿瘤压迫气管、主支气管、大血管或者直接压迫引发肺不张均可以引起呼吸困难，肿瘤巨大或者肿瘤呈浸润、弥漫性生长，肺的有效通气功能单位下降，或者肿瘤转移至胸膜、心包引起的大量胸腔积液、心包积液均可以引发呼吸困难。

颈段食管癌可以累及喉、气管，增大肿物的机械性压迫可以不同程度地引发气道阻塞，引起呼吸困难，主要表现为吸气性呼吸困难，吸气费力，吸气时可以出现胸骨上窝、锁骨上窝以及肋间隙的明显凹陷，即出现明显的"三凹征"表现。由于气道肿瘤所引起的呼吸困难病程较长，临床症状逐渐表现并进行性加重，很多患者在呼吸困难以前已经有食管梗阻、咳嗽、咳痰、咯血、痰血、声音嘶哑以及胸痛等症状，因此，呼吸困难症状多数易被上述症状所掩盖或忽略。

六、泌尿系统症状

1. 排尿异常

排尿异常症状主要包括尿频、尿急、尿痛、排尿困难、尿潴留以及尿失禁等。肿瘤性泌尿系统症状主要是肿瘤压迫或者肿瘤浸润所引发的，部分则是肿瘤相关性并发症。

2. 尿频

尿频是最常见于泌尿系统感染的炎症性表现，以急性膀胱炎为多见，同时还伴有尿急、尿痛症状，其中尿痛症状对泌尿系统感染具有特征性意义。膀胱肿瘤合并有感染是肿瘤患者泌尿系感染的主要内容；前列腺癌导致的尿路梗阻，引发残余尿量增多，膀胱的有效容量相对减少而出现尿频症状，常伴有排尿困难和尿不尽感。膀胱原位癌可以出现刺激性尿急症状。

3. 排尿困难

即使出现泌尿系统肿瘤的压迫，膀胱颈以上部位的机械性压迫也较少出现有排尿困难症状，与之相对应，膀胱颈以下部位病变，如前列腺增生、前列腺癌、尿道或尿道狭窄和膀胱内疾患，如结石、肿瘤、输尿管囊肿等均可以导致排尿困难发生。此外，神经性疾患，如脊髓损伤、肿瘤、隐性脊髓裂和糖尿病等也可以引发膀胱功能性障碍，继而引发排尿困难。

4. 肿块

肿块是引发泌尿系统症状的主要原因之一，多是由于肿瘤、结核、炎症、局部积液所引起，肿块的部位、大小、质地等均有助于临床诊断和鉴别诊断。下腹部肿块除了膨胀的膀胱以外，多数以肿瘤为主。直肠膀胱间隙的恶性肿瘤和膀胱肿瘤都可以在下腹部耻骨上触及肿块；腹股沟区域肿物以疝为常见，临床上需要注意鉴别隐睾恶变、淋巴结转移；成人阴茎头肿物是阴茎癌的主要体征。早期患者因包茎而看不到肿块，晚期肿瘤增大明显或出现溃疡时，其诊断相对容易；前列腺肿块最常见的是肿瘤，前列腺癌早期可以通过指诊检查而发现前列腺表面的小结节，质硬可以活动，化验检查血清前列腺特异抗原（PSA）或结节穿刺活检可以明确诊断。

5. 血尿

血尿是泌尿系统常见的临床症状之一，也是促使患者就诊的主要原因之一，无论是肉眼血尿还是镜下血尿均提示泌尿系统本身以及周围组织、器官存在有病理性改变。因而，临床上一旦出现血尿症状即促使患者进一步就诊明确病因。无痛性血尿是肿瘤的主要特点，以膀胱癌为多见。来源于膀胱的血尿约半数以上是由膀胱恶性肿瘤所致，血尿多为鲜红色，因血凝而伴有血块的更加提示出血来源于膀胱可能性大；暗红色或者酱油色尿多数提示陈旧性出血，提示肾脏来源可能性大，但尚需与部分血液内科疾病相鉴别。肾脏肿瘤侵及肾盏或肾盂时也可引发血尿，但疾病已较为晚期。部分恶性肿瘤，如前列腺癌、尿道肿瘤、膀胱颈部肿瘤阻塞尿道和尿道内口，可以在引发血尿的基础上合并有排尿困难症状。

七、女性生殖系统症状

1. 阴道流血

在询问和判断阴道流血的时候，需要明确阴道流血量、出血时间、出血特点以及出血与经期的关系，与既往月经流血的比较和出血的伴随症状等情况。一般而言，月经量较多或月经期延长，但月经周期基本正常的，多数是子宫肌瘤或子宫腺肌病的典型症状；与月经周期无明显相关关系的阴道流血者，生殖道肿瘤的可能性较大，其中，接触性阴道流血是诊断子宫颈癌的特征性症状；术后 1 个月左右的出血，可能是阴道残端肉芽形成所致，但也需要警惕子宫颈癌和子宫内膜癌术后的近期复发。

女性生殖系统疾病具有很多伴随症状，阴道流血时多伴有白带增多，有异臭味，可以是子宫颈癌或子宫颈癌伴宫腔脓肿；阴道流血伴有阵发性阴道排液和腹痛，是输卵管癌的"三联征"；阴道流血伴有发热、下腹部疼痛，主要考虑生殖道感染或者肿瘤的可能性；阴道流血伴高血压、糖尿病称为子宫内膜癌"三联征"。

2. 盆腔肿块

盆腔肿块包含的疾病种类繁多，但依据症状、体征进行诊断相对困难，多需要结合多种手段进行综合分析，甚至于进行剖腹探查等多种有创手段。盆腔肿块较大时，患者可以自己触及，多见于卵巢囊肿、卵巢囊腺癌、青少年未成熟的畸胎瘤、内胚窦瘤等；部分患者的肿瘤性表现可以不伴有任何症状或因为肿瘤伴随症状出现而发现的恶性肿瘤。因此，对于可触及肿块的患者一般疾病期别较晚。

3. 病理性白带增多

病理性白带增多主要包括炎症性白带、肿瘤性白带、非炎症性白带以及精神刺激性因素致使外阴、阴道和宫颈分泌物增多。其中，肿瘤性白带呈血性或血水样白带；非炎症性白带多数因为盆腔和子宫充血，致使宫颈腺体以及子宫内膜分泌功能亢进而分泌过多的黏液，部分慢性疾病，如贫血、肺结核、糖尿病以及身体虚弱而有较多白水样阴道分泌物。

八、肿瘤伴发性综合征

恶性肿瘤患者产生的临床症状和体征分为两大类：一类为肿瘤直接引起的，包括原发性肿瘤的局部生长和浸润，肿瘤区域淋巴结转移和远处转移，以及在这些相对应部位产生的症状和临床体征；另一类主要包括其本身不是由恶性肿瘤及其转移灶直接引起的，但总是与肿瘤相伴发生的，可以包括全身性表现，如肿瘤热、恶液质、免疫抑制等，也可以包括局部表现，如肺癌患者的肥大性骨关节病，此部分关节性疾病不是由关节转移所带来。这样的症状、体征往往发生于远离原发以及转移肿瘤的解剖部位，这些症状和体征被称为肿瘤的伴发性综合征或者副瘤综合征。常见的肿瘤伴发性全身症状包括肿瘤热、恶液质、免疫抑制等。

（1）肿瘤伴发的神经系统综合征：主要包括边缘脑炎、亚急性小脑病变、重症肌无力、癌性肌无力、味觉异常等。

（2）肿瘤伴发的皮肤、肌肉和骨骼系统综合征：棘皮病、获得性鱼鳞病和圆形糠疹、疱疹样皮炎、寻常天疱疮、红斑性天疱疮和肿瘤伴发性天疱疮、获得性多毛症、皮肌炎和多发性皮肌炎、肥大性骨关节病。

（3）肿瘤伴发的血液系统综合征：红细胞增多、白细胞增多和白细胞减少、血小板增多和血小板减少、血栓性静脉炎和血栓形成、弥漫性血管内凝血。

（4）肿瘤伴发的内分泌系统综合征：库欣综合征、抗利尿激素异常分泌综合征、高钙血症、降钙素升高、促性腺激素增多综合征、低血糖症和高血糖症。

（5）类癌综合征：这是一种少见的肿瘤伴发性综合征，主要发生于类癌。非类癌伴发的肿瘤有肺癌和胰腺腺癌。

（6）肿瘤伴发的肾脏综合征：其主要的临床类型包括膜性肾小球肾炎、微小病变性肾病、膜增生性肾小球肾炎、IgA肾病、局灶节段性肾小球硬化病等。

常见的肿瘤伴发性综合征介绍如下。

1. 肿瘤热

发热是肿瘤病人最为常见的临床症状，肿瘤患者中约 2/3 的病人在病程中伴有发热性表现。临床上，对于发热的诊断和处理一般并不十分困难。部分患者发生的发热反应可以成为肿瘤病人的首发性症状或者成为主要的临床症状，甚至是唯一表现，这对于协助临床诊断则增加了一定的困难，可能也甚为棘手。在部分已经明确确诊为肿瘤的患者中，有时候可以遇见即使经过积极的各种治疗也难以奏效的长期发热，其诊断和治疗对临床医师而言是一种更为严峻的挑战。

肿瘤病人在临床上导致发热的原因主要分为非感染性发热和感染性发热两大类。其中，肿瘤性发热是非感染性因素发热的主要原因。

肿瘤性发热，也称为癌性热，是指由肿瘤本身引起的发热，推测可能与下列因素有关：肿瘤迅速生长，形成肿瘤组织相对缺血、缺氧，引起组织坏死，或由于治疗引起肿瘤细胞大量破坏，释放肿瘤坏死因子，导致机体发热；肿瘤细胞本身可能产生内源性致热源；肿瘤内白细胞浸润，引起炎症反应，由炎性白细胞产生内热源而引起发热；肿瘤细胞释放的抗原物质引起机体免疫反应，通过抗原-抗体（Ag-Ab）复合物和白细胞介素 1 等中介引起发热；肿瘤肝内转移干扰致热源的代谢；肿瘤侵犯或影响体温调节中枢，可导致中枢性发热；肾上腺皮质出血或肿瘤占位，前者可发生肾上腺危象，后者因肿瘤体积较大，也易发生癌热且常难控制。

肿瘤性发热常见于肿瘤的进展期、有广泛肿瘤坏死或肿瘤细胞大量破坏的患者，有时可作为肿瘤的首发或唯一症状出现。临床表现多为间歇性发热：间歇期长短不一，热程或短或长，有的可达数月之久；热型以不规则热及弛张热为主，少数呈稽留热，体温多在 37.5～38.5℃，有的可高达 40.0℃左右；发热期间中毒症状常不明显，畏寒及与发热相应的心动过速也较少见或轻度；除消化系统外，尽管发热时间较长，但是无明显的消化障碍，食欲往往无明显减少；各种积极的抗感染治疗无效，而应用萘普生等非甾体消炎止痛剂常能奏效。几乎各种类型的肿瘤都可发生癌热，常见的有恶性淋巴瘤、白血病、恶性网状细胞病、多发性骨髓瘤、肾母细胞瘤、原发性肝癌、肺癌、胃癌、结肠癌、胰腺癌、骨肉瘤等。一般造血系统及淋巴网状内皮系统的肿瘤出现癌热的频率和比例要高于其他实体肿瘤。

2. 恶病质

"恶病质"（cachexi）起源于希腊词语"kakos hexis"，字面意思是"恶劣的状况"，许多慢性或终末期的疾病，如恶性肿瘤、艾滋病、结核病和克罗恩病等都伴有恶病质。恶病质不是由肿瘤以及肿瘤转移所引发的，而是肿瘤对宿主的中远期的、全身性的负效应。食欲不振和恶病质状态常紧密联系而且相伴出现，消化不良、食欲不振既是恶病质发生的主要原因之一，又是恶病质的临床表现，故临床上统称为肿瘤食欲不振-恶病质综合征（Cancer anorexia - cachexia syndrom，CACS）。CACS 是一种以食欲减退、体重下降、全身衰竭以及糖类、脂肪和蛋白质代谢异常为特征的临床综合征，在肿瘤患者中非常普遍，它与患者的肿瘤类型或病期无恒定关系，但是，临床上绝大多数肿瘤恶病质发生于晚期患者。

CACS 的基本原因是营养摄入与消耗之间的不平衡，其发病机理目前尚不很清楚，但与以下四个方面因素均不同程度相关：

（1）肿瘤及抗肿瘤治疗影响食物的摄入与吸收。

（2）肿瘤消耗宿主的营养。

（3）肿瘤及宿主的生物活性物质对食欲、代谢的干扰，包括许多细胞因子与之有关，包括恶病质素（cachectin）、肿瘤坏死因子（TNF）、白细胞介素 1、白细胞介素 6、干扰素。

（4）心理因素与习得性厌食。

明显的 CACS 不存在诊断上的困难，临床诊疗中，对于肿瘤病人进行评价营养不良时，需注意使用以下的具体指标对之进行评价，包括体重、标准体重、上肢臂围以及生化及实验室指标（血清总蛋白、血清白蛋白、载铁蛋白、尿素/肌苷比值、末梢血淋巴细胞、迟发皮肤超敏反应）、尿肌酐、基础能量消耗（BEE）等指标。

3. 伴发类癌综合征

类癌是一种起源于肠腺管基部嗜银细胞的实体肿瘤，多数位于胃肠道和呼吸道，其组织学特征是一种生长缓慢的低度恶性的肿瘤，在 1907 年首先由 Oberndorfer 等命名。在 1954 年，Thorson 描述了部分肠道类癌并发肝脏转移的患者，由于类癌以及类癌转移灶产生过多的 5-羟色胺（5-HT）、5-羟色胺酸（5-HTP）、缓激肽、组胺或儿茶酚胺等化学介质、生物活性物质，从而引起皮肤潮红、腹泻、哮喘以及心脏瓣膜病等临床症候群，并将此统称为类癌综合征（carcinoid syndrome）。类癌的发生除了胃肠道和支气管以外，还可见于胰腺、胆管等处。

类癌综合征占胃肠道胰腺内分泌肿瘤的 55%～86%，临床上发生类癌综合征的病例很少见，多数发生于已经具有肝转移的患者中，以 60 岁年龄组为多见。类癌可以发生在消化道的任何部位，最为常见的是回肠的远端，其次为空肠、十二指肠、麦可憩室。除了阑尾以外，其他依次发生为直肠、乙状结肠、肺、支气管、食管、胃、胰腺、胆囊、卵巢、睾丸以及右半结肠，发生类癌综合征的类癌患者不是很多。由于循环中过多的 5-羟色胺的原因，类癌综合征的患者心内膜、胸膜、腹膜以及腹后壁等部位均可以有纤维组织增生。5-羟色胺是引发类癌综合征病人相关的病理以及病理生理学改变的基础。基础研究表明：5-羟色胺和缓激肽有可能是类癌综合征患者并发肠系膜、腹膜后等发生广泛纤维化的主要原因。此外，类癌患者还可以产生缓激肽、肾上腺素、前列腺素以及多种肽类，如血管活性肠肽、P 物质、神经激素、促胃液素、胆囊收缩素、高血糖素、肠高血糖素、促胃液素释放肽、生长抑素、胰多肽、酪神经肽、胰岛素、神经降压素、胃动素、降钙素、β 内啡肽、甲状旁腺激素、ACTH 和绒毛膜促性腺激素等。上述这些激素在类癌综合征的发病过程中起着重要的参与作用。

类癌以及类癌综合征的临床表现主要包括类癌引发的局部症状以及类癌综合征所引发的全身表现。局部症状主要包括肿瘤所致的腹部疼痛、肠梗阻相关症状、腹部肿瘤包块、消化道出血、胃肠道穿孔等表现，对于支气管来源的类癌，可以出现与发病组织、器官相对应的咳嗽、咯血以及胸痛等临床表现。

类癌综合征表现多种多样，变化多端，其中皮肤潮红是最为常见的症状，其他症状的发生率依次为腹泻、腹痛、心脏瓣膜病、哮喘和糙皮病等。

具有类癌典型症状的患者，临床上具有提示诊断的意义，未出现类癌综合征之前一般不易诊断，重要的是提高对类癌的警惕性，适当运用影像学及生物化学检查，方能作出诊断。

第二节　肿瘤放射影像检查诊断

随着高科技迅猛发展，放射影像技术日新月异，现代放射影像检查技术除传统 X 线检查外，已发展了 SCT、MR、PET、PET-CT 及介入放射学等新技术。从形态影像学发展到功能影像学，从基础影像学发展到分子影像学，从单一影像发展至融合影像，多种检查技术融为一体。从单纯诊断扩展到介入治疗范畴，整体放射影像诊断技术在临床诊疗过程中起到至关重要作用，特别是对各系统肿瘤的早期诊断及定位、定性定量、定期诊断都具有极其重要的价值和优势，对制定诊疗方案和治疗效果评估也发挥了重要作用，所以我们有理由相信，随着放射影像技术的发展，放射影像技术将在临床肿瘤诊断中起主导作用。本节就主要放射影像检查技术方法，各系统常见肿瘤基本影像表现进行概述。本节介绍的内容中不包括超声和核医学影像。

一、肿瘤放射影像检查技术方法

肿瘤放射影像检查方法有多种，包括 X 线检查、SCT、MR 等，现分述如下。

（一）X 线检查技术

肿瘤 X 线检查方法有透视、摄片和造影检查等。普通 X 线检查是肿瘤基本检查方法，其影像特点是 X 线摄取部位全部组织结构摄影之和，是一组重叠影像，以图像不同密度来反映不同组织结构正常解剖及病理状态。吸收 X 线量多者在 X 线片上呈白色，反之呈黑色，形成自然对比。这种检查方法空间分辨率高，简单易行、价廉、快捷，是临床常规检查。对于肿瘤病人而言，可根据需要选择透视摄片和造影检查，如具有良好自然对比的肺部和骨骼病变常规选择平片；对于缺乏自然对比的器官，如消化道病变及泌尿道肿瘤，则需要造影方法检查来显示病变。普通平片已进入 CR、DR 阶段，实现 X 线数字化。

（二）肿瘤 CT 检查技术

自 1971 年 9 月第一台 CT 机研制成功以来，经过近 40 年的发展历程，现代 CT 已产生了质的飞跃。自 1972 年 4 月 G. N. Hounsfield 第一台 CT 原型机开始，经历了由原始平移—旋转型，扫描旋转角度由 180°、360°旋转向螺旋扫描升级，中间过渡阶段产生电子束 CT，即 UFCT，加速了 CT 机升级发展。由此加速了螺旋 CT 由单层向多层的发展，而后由 4 层飞跃至今 320 层 SCT。特别是 GE 宝石 CT、西门子双源 CT 和飞利浦 iCT 实现了 SCT 机质的飞跃，为肿瘤的准确诊断提供了更多有价值的信息。

1. CT 成像原理

X 线成像是利用人体 X 线的选择性吸收的原理，使荧光屏或胶片显示图像。而 CT 成像是借助于人体不同组织，对 X 线产生不同衰减系数的特征，经数学方法重建而形成的图像。CT 扫描基本成像过程由数据采集、数据处理、图像重建和图像显示四步组成。

（1）数据采集：由 X 线管、滤过板、准直器、探测器和 A/D 转换器组成，即 X 线管和探测器绕人体 360°匀速旋转进行原始数据采集。

（2）数据处理：原始数据采集后，经过卷曲、滤过处理形成滤过后原始数据再经过反投影形成图像数据，图像数据经 D/A 转换成模拟信号在显示器上显示。

（3）图像重建：是 CT 的本质，就是将原始数据经过数学计算而得到图像数据的过程，计算方法有反投影法、迭代法和解析法，最终形成图像。

（4）图像显示：经过前三者处理后调整窗宽窗位使之形成良好对比度的断面图像。

2. CT 检查技术的应用

（1）常规扫描：亦称平扫，沿身体长轴横断扫描，适于全身各部位扫描检查与明确病变存在与否以及病变存在部位、形态大小、数目等。为确定病变性质提供解剖基础和基本 CT 图像。

（2）增强扫描：增强扫描是采用人工引入对比剂，以提高组织间对 X 线吸收差别，从而提高被扫描器官组织结构间的对比度，即采用高压注射器静脉内匀速注入造影剂后跟踪扫描，这种方法扫描速度快，全身各部位增强效果明显，对解剖结构显示清晰，特别有利于血管显示，有利于区别血管性病变与非血管性病变，有利于富血供和少血供肿瘤的显示，有利于肿瘤病理特征显示，有利于肿瘤定性诊断。增强扫描一般采用三期扫描法，即动脉期、静脉期和平衡期，根据诊断需要有时选择延时扫描。

3. 常见肿瘤CT检查的临床应用

（1）颅脑肿瘤CT扫描。常规平扫，自颅底扫至颅顶，能清晰显示颅内组织结构和肿瘤存在部位、形态，颅内肿瘤常见的胶质瘤占整个CNS肿瘤的40%～50%，需确定颅内肿瘤性质时增强扫描可提高定性诊断。颅脑其他部位肿瘤CT扫描基本相同。扫描技术因肿瘤部位不同具体选择扫描范围和层厚。

（2）胸部CT扫描。CT胸部检查采用横断扫描，图像无重叠有利于显示病变，纵隔淋巴结显示清楚，而且有利于胸部肿瘤分期诊断，对心脏大血管显示清晰。

扫描方法：扫描前需做好病员屏气训练，常规从肺尖扫到膈面，全肺连续扫描层厚一般10mm，特殊病变可选2～5mm。对于胸部肿瘤常规选择增强扫描。增强扫描的目的是增加肿瘤与周围组织的对比，有利于纵隔淋巴结与血管的区分，提高分期诊断准确性。

（3）腹部CT扫描。腹部CT扫描范围较广，上至膈顶，下达盆底，包括腹壁、腹膜腔、腹膜后间隙及腹腔内脏器等。本节侧重描述腹腔内脏器的CT扫描方法。

1）腹部CT扫描方法。腹部及盆腔扫描前常规需空腹或肠道准备，如口服2%～3%泛影葡胺液1000mL左右，根据扫描部位不同确定扫描时间。在临床上，许多病变需要增强扫描。增强扫描的目的是更好地显示器官肿瘤，了解肿瘤情况，有利于肿瘤定性诊断，对腹部脏器CT扫描要根据不同脏器选择适当的窗宽窗位以有利于病变的显示。

2）腹部CT扫描特点。腹部是一个多脏器多器官组织的人体部分，CT扫描是以某一病变脏器大小确定扫描范围，在同一平面可显示多个脏器，可充分显示脏器之间的解剖毗邻关系，能了解多发脏器病变，能够显示肿瘤是否侵及其他脏器，多层SCT能对腹部血管及空腔脏器进行三维重建，有利于临床手术。

腹部各脏器CT扫描中的肝区扫描以肝、胆、脾为一个扫描单元，从膈顶扫至肝右叶下缘尖部。常规平扫若有肿瘤病变须行增强扫描。增强扫描一般选用三期扫描方式，有利于病变性质的确定。图像显示技术主要是窗技术，对肝脏病变有重要作用。对于重点检查胆系病变者，首先是要薄层扫描；对于重点观察胆道，必要时口服碘番酸或静脉胆影葡胺注射后行CT检查，进行CT胆道造影。胰腺CT扫描需口服对比剂，目前多主张扫描前服白水，必要时肌注低张药物有利于胰腺形态显示。扫描范围自肝门向下至肾门水平以钩突显示为止。若增强扫描自下而上薄层扫描，对于小胰癌不大于2cm可行双能量CT扫描。

（4）盆腔CT扫描。口服含碘液需5～6h后进行，同时要尽量保持膀胱充盈状态，必要时向膀胱内注入盐水或造影剂使膀胱充盈，女性有时需要阴道填塞，男性必须包括前列腺，女性下界达耻骨联合水平。盆腔肿瘤增强扫描时必须在2min内扫完，以免造影剂排入膀胱，对盆腔内小肿瘤观察有影响。盆腔扫描显示技术视盆腔器官病变不同而异。一般WW250～300，WL25～30。

（5）肾及输尿管 CT 扫描。肾脏 CT 扫描范围一般自剑突下 2cm 始至髂嵴连线水平，因为肾脏解剖位置变化较大，定位范围应足够大。常规平扫层厚 1cm，对于小病灶或占位应薄扫和增强扫描，疑似肾盂内占位者需延迟扫描，能充分显示病变。对于输尿管肿瘤的 CT 扫描应扫输尿管全程，视病变部位不同确定扫描范围，近上段应包括肾脏，近下段应包括膀胱。因输尿管上皮属移行上皮，对输尿管肿瘤可行 CT 输尿管 3D 成像和 CT 内镜技术观察输尿管黏膜情况。

（6）骨骼部分 CT 扫描。对于骨骼系统肿瘤常规应先行 X 线检查，如平片、DR。对于脊柱肿瘤特别是疑似转移癌平片阴性者也须行 CT 检查。脊椎 CT 扫描需注意以下几点：均先作脊柱侧位定位确定扫描范围后可连续 5mm 平扫；扫描视野选择小视野 10～20cm；扫描线平行椎体上下缘；扫描野应包括脊及周围软组织。

四肢关节扫描。常规横断位扫描，必要时 3D 重建，关节扫描必须包括全部关节，一般双侧同时扫描以利对比。

（三）肿瘤磁共振影像检查技术

自 1980 年 MR 应用于临床，医学影像又一次实现了质的突破。随着计算机技术的发展，MR 成像技术日新月异，在肿瘤方面的诊断起到了至关重要的作用。MR 成像技术过程十分复杂，它涉及多学科、多领域专业基础理论知识，如物理、化学、数学及医学。其核心原理就是利用原子核在磁场内能产生共振实现的。MR 成像技术就是在共振基础上加上射频脉冲激励产生信号而后经过计算机处理重建成像过程。这一技术成像手段多，一个部位扫描根据病变诊断需要可选择多个序列，以反映肿瘤的病理改变，具有广泛的应用价值。

1. MR 成像基本原理

人体与自然界其他物质一样，都是由原子构成，而人体内氢原子数量最多，约占体内所有元素的 1/4。它与氧结合形成水，与碳结合形成脂肪及各种碳水化合物。所以说氢原子参与人体所有组织结构的形成，遍及全身各部位，而氢原子在体内分布是不均的，这就为磁共振成像提供了对比基础。

MR 成像的基本原理是氢原子核中带正电荷的质子自旋，自旋的氢质子形成磁场，物理学上称磁矩。具有 N‑S 极，在无外加磁场状态下，人体内的氢质子磁距是任意排列的，当人体置于一个外加磁场时，人体内的氢质子受外磁场作用，大多数低能量氢质子顺沿外磁场方向排列，少数高能量氢质子逆外磁场方向排列。在外磁场（静磁场）作用下，氢质子以静磁场 Bo 为中心，做锥形旋转运动，同时以自身轴为中心自旋，这种运动模式称为进动。氢质子在 Bo 中进动是按特定频率进行的，即 Larmor 频率，其计算公式为

$$Wo = Bo\lambda$$

式中　Wo——进动频率；

　　　Bo——静磁场强度；

　　　λ——旋磁比常数（1.0T 条件下）。

由此可见，进动频率取决静磁场强度和旋磁比。氢质子的旋磁比为 42.6MHz/ToBo 强度越强其进动频率就越高。当人体置于大的外磁场后，很快人体内的质子将形成与外磁场方向一致的磁化矢量，即磁化方向与人体纵轴一致。MR 成像中根据物理共振现象，利用

MR 系统特定频率的电磁波即射频脉冲（RF）激发人体氢质子引起共振，这就是说 RF 脉冲频率必须与氢质子进动频率一致，才能产生共振，即 MR 信号。用 RF 脉冲激发氢质共振现象称为激发。这一过程就是氢质子能量吸收和释放过程。在 RF 以 Larmor 频率发射时，氢质子吸收 RF 脉冲的能量发生能量跃迁，同时发生相位变化，当 RF 脉冲停止后，氢质子相位和能级恢复到 RF 激发前的静止低能状态。这一过程称为弛豫。弛豫所需要的时间为弛豫时间。它分为两种，即 T1 和 T2。T1 弛豫时间又称纵向弛豫时间或热弛豫时间或自旋-晶格弛豫时间。它指的是纵向磁化矢量恢复到初始值的 63％所需的时间。T2 弛豫时间又称横向弛豫时间或自旋弛豫时间。它是指 90°RF 脉冲，横向磁化矢量由最大恢复到平衡的所需时间，即横向磁化矢量减少到最大值 37％所需要的时间。它没有能量传递，只有相位变化。

2. 磁共振成像序列

（1）MR 成像因素。MR 成像主要由四种因素决定，即质子密度、T1 和 T2 弛豫时间及流空效应。这四种因素决定 MR 信号的强弱，为了反映某些组织特性，利用不同射频脉冲程序得到各种不同的 MR。

1）质子密度：单位体积内质子的密度或浓度，质子密度越高，MR 信号越强。

2）T1 值：是机体组织本身具有的一种特性，其磁共振信号的强弱与 T1 值成反比，T1 值短信号强，T1 值长信号弱。

3）T2 值：主要取决于人体内固有的小磁场，MR 信号强弱与 T2 值成正比，T2 值长信号强。

4）流动效应：是指流动的物质如血液对 MR 信号产生影响，导致血流信号的强弱变化现象，一般情况下快速流动的组织呈低信号，慢速流动的组织呈高信号。利用血液流动效果形成磁共振血流成像称为 MRA。

在 MR 成像中就是利用组织结构信号差别反映组织结构和病理变化，为了突出某种组织特性，通过调整 TR 和 TE 时间而形成的图像称为加权象。TR 就是两个 RF 脉冲发射间隔的时间，TE 是 RF 脉冲发射始到信号生成峰值的时间。

（2）加权成像。按组织 T1、T2 和质子密度特性有三种加权成像：①T1WI，短 TR 短 TE；②T2WI，长 TR 长 TE；③PDWI，长 TR 短 TE。T1WI 观察组织解剖及病变较好，T2WI 有利于病变观察，PDWI 信号强弱与质子密度有关。此外，MR 利用血流效应实现 MRA，磁共振血管成像有两种基本方法，即时间飞跃法（TOF）和相位法（PC）。二者各有特点：TOF 显示范围大，但噪声多；PC 噪声小，但大血管及分支显示差。

3. MR 设备基本组成

磁共振系统主要由以下部分组成：

（1）磁体。磁体是磁共振系统核心部分。磁体有四种，即常导型、永磁型、混合型和超导型，现在应用最广泛的磁体是超导型。

（2）梯度系统。梯度系统主要由梯度控制、数模转换、梯度放大及梯度线圈组成。梯度线圈由 X、Y、Z 三组呈正交方向的线圈构成，它是磁共振成像的必要条件之一。

（3）射频系统是磁共振成像系统的一个重要部分，它包括射频脉冲发射线圈和接受线圈。

（4）冷却和屏蔽系统。冷却部分是磁共振正常运行的保证。冷却系统由冷头、氦压缩机、水冷机组和磁体内冷屏等组成。屏蔽有两种：一种是磁屏蔽，另一种是射频屏蔽。

（5）数据采集和图像显示。MR 接受线圈采集到的模拟信号通过 A/D 转换成数字化，然后通过模数转换器（ADC）转换重建。在显示器上显示图像。ADC 对图像质量至关重要。

4. MR 检查扫描技术序列

MR 检查扫描方法有很多序列，根据临床实际选定不同序列或扫描参数，以取得最佳 MR。在临床应用的序列有以下几种：

（1）自旋回波序列（SE），扫描速度慢，主要用于头部和关节 T1 对比。

（2）快速自旋回波序列（FSE），扫描速度较 SE 快，一般用于 T2WI 和 PDWI。对内耳显示较理想。

（3）快速恢复快速自旋回波序列（FRFSE）。FRFSE 不能用于 T1WI，对 T2 对比度较好，故主要用于 T2WI。

（4）单次激发快速自旋回波序列（SSFSE），主要用于快速扫描检查的 T2WI 成像和水成像。

（5）反转恢复序列（IR），能得到高质量 T1WI，用短反转 T1 可得到抑制脂肪 T2WI（即 STIR）。另外，Dixon 和 CHESS 技术都是抑制脂肪和水的信号技术，这一技术能把病变与正常组织区分开来。

（6）快速反转恢复序列（FES-IR），包含 STIR、FLAIR、T1FLAIR。STIR 主要用于 T2WI 脂肪抑制成像，很少用于 T1WI，FLAIR 主要用于 T2WI 的水抑制成像（FLAIR 称为水抑制反转恢复序列）。

（7）梯度回波序列（GRE），扫描速度快，T2 图像显示液体较亮，对磁场均匀性非常敏感，临床上常用 GRE T2WI 检测出血、钙化和金属异物。

（8）毁损梯度回波序列（SPGR），主要用于 T2WI 和 PDWI。T1WI 的 FA 大于 PDWI。

（9）快速梯度回波/快速毁损梯度回波（FGRE/FSPGR），扫描时间快，临床广泛应用，特别是腹部 T1 动态增强，屏气可消除呼吸伪影，采用心电门控辅以屏气消除心脏搏动/呼吸伪影。

随着 MR 设备不断更新和计算机技术的飞跃发展，还有很多新技术为临床应用，如螺旋桨成像饱和技术、脂肪抑制技术、磁化传递技术等，这些技术提高了 MR 检出病变的敏感性。

平面回波成像（EPI）是利用梯度场使相位回聚特性，提高整个序列扫描速度而不降低图像清晰度。EPI 是 MR 扫描最快的序列。

弥散加权成像（DWI）是对分子弥散进行定量分析的 MR 成像方法。

扩散张量成像（DTI）是在 DWI 基础上无创显示脑白质纤维束走行的一项新技术，反应白质纤维束病理状态以及邻近病变解剖关系。

反映不同化学物质动频率的图像称为磁共振波谱（MRS）。

磁敏感加权成像（SWI）是反映组织磁敏感特性的新的对比增强技术。对铁、钙、血红蛋白代谢物质等异常敏感，对早期诊断和分级有重要意义。它测定一定体积内组织化学物质的含量和浓度，是一种功能成像，现应用于脑、前列腺和乳腺。

5. MR造影增强检查

在MR检查中，利于磁性物质作为造影剂引入体内后缩短T1和T2，有效改变病变部位特征参数，显著提高MR软组织分辨率，这种方法称MR增强。它能明确肿瘤存在与否及其数目和范围，有利于肿瘤内结构显示，能够对肿瘤定位定性诊断提供更多有价值的信息，有助于鉴别诊断。这种检查技术在临床上广泛应用。

MR增强扫描造影剂有多种，根据其性质和特异性不同可分为以下几种：①细胞外对比剂（Gd-DTPA）；②肝细胞特异性对比剂（Mn-DPDP）；③肝胆对比剂（Gd-BoP-TA）；④肝细胞体对比剂（AG-USPIO）；⑤网状内皮系统对比剂（AMI-25）；⑥口服胃肠道造影剂（FAC）；⑦分子影像对比剂（Tf-MION）；⑧脂质体对比剂（Gd-DT-PA）。

二、肿瘤的影像诊断

（一）神经系统肿瘤

中枢神经系统肿瘤种类繁多，世界卫生组织将其分为12大类。最常见的是颅内神经胶质瘤，约占脑肿瘤的40%，临床上对颅内肿瘤诊断要求能显示肿瘤的位置、大小、范围、数目、周边结构关系及性质。而X线与血管造影对颅内肿瘤的定位定性诊断有限，远远满足不了临床要求，现已少用。目前对颅内肿瘤检查主要是CT和MR，现就常见颅内肿瘤基本表现简述如下：颅内肿瘤发病情况与年龄相关，幼儿和儿童常见幕下肿瘤，如髓母细胞瘤、星形细胞瘤和室管膜瘤；成人70%为幕上肿瘤，常见有胶质瘤和脑膜瘤，老年人以脑膜瘤和转移瘤为多见。

颅内肿瘤基本影像学表现如下。

（1）CT表现。颅内肿瘤的CT表现主要包括以下几方面：

1）脑质的密度变化。这是CT表现的直接征象，它对肿瘤诊断十分重要，多数颅内肿瘤表现为低密度，如星形细胞瘤。有些肿瘤呈高密度，如肿瘤出血、钙化等。对于等密度肿瘤，需增强扫描。在发现颅内肿瘤时除了注意病变密度外，还要注意肿瘤大小、部位、形态边缘、数目、有无出血囊变等征象。这对定性诊断有价值。

2）肿瘤的占位效应。这主要表现为结构和形态改变，如脑室及中线结构移位、松果体移位，脑室变形，甚至出现脑疝改变以及脑脊液通道梗阻征象。这些征象有助于定位定性和定量诊断。

3）瘤周水肿。对于颅内恶性肿瘤而言瘤周水肿是常见征象，多为白质水肿，表现为低密度。

4）增强扫描。颅内肿瘤增强扫描非常必要，它可显示平扫时未发现的病灶，同时对已确定病灶，观察其强化程度和形式有助于定性诊断，肿瘤的强化程度与病变性质不同而差异很大，但与血脑屏障的程度相一致。

（2）MR表现。颅内肿瘤的MR表现主要包括以下几方面：

1）脑质信号改变：肿瘤信号与脑质组织信号对比是MR直接征象，肿瘤表现为长T1、长T2，即T1WI上低信号、T2WI上高信号。这是原发性恶性肿瘤和转移瘤的主要征象。短 T1、长 T2 即 T1WI、T2WI 上均呈高信号，可见于肿瘤内出血；长 T1、短 2 即在 T1WI 和 T2WI 上均呈低信号，可见于动脉瘤或瘤内血管。

2）占位效应。MR 利用其多方位多序列的扫描优势对颅内肿瘤的占位能够作出准确定位，并能清晰显示肿瘤大小、数目、边缘情况，对其定性诊断有帮助，对中线移位和脑室积水显示清楚。

3）瘤周水肿。对于瘤周水肿有时与肿瘤信号相似，不易区分，需增强检查。

4）增强扫描。对颅内肿瘤 MR 增强常用的造影剂是 Gd－DTPA，静脉注射后可通过破坏的血脑屏障达肿瘤部位，显示不同程度增强，T1WI 可出现高信号，通过信号变化情况可反映出病变病理特征，对定性诊断有价值，对肿瘤边缘水肿增强后是不强化的，这有利于肿瘤边缘大小的勾画。

有关颅内肿瘤，因其种类繁多、分类复杂，现仅分述几种常见颅内肿瘤的影像学表现。

1. 星形细胞瘤

（1）CT 表现。星形细胞瘤起源于星形神经胶质，占胶质瘤 70％ 以上，根据组织学分化程度分为四级。CT 表现呈多样化，Ⅰ～Ⅱ级星形细胞瘤大多数表现均匀低密度灶，呈圆形，边界清楚，多数无瘤周水肿，少数有轻度瘤周水肿。Ⅲ～Ⅵ级星形细胞平扫多呈混合密度灶，肿瘤较大，形态不规整，瘤周水肿明显，瘤内常出现高密影，与瘤卒中有关，占位效应明显，少有钙化。幕下星形细胞瘤囊性和实性各占 50％，囊性多属良性，表现为均匀低密度灶，边缘清楚；实性平扫边界不清，混合性肿块，时有钙化。无论囊性还是实性均伴有一定程度灶周水肿，产生占位效应引发脑积水。

（2）CT 增强表现。Ⅰ级星形细胞瘤多数不强化。Ⅱ级星形细胞瘤可表现为环形强化或表现为肿瘤壁结节强化，呈花环样改变。Ⅲ～Ⅳ级星形细胞瘤几乎全部增强，肿瘤强化不均匀，呈花环样或瘤结节强化，特别是强化后能在水肿中显示肿瘤大小。

（3）MR 表现。肿瘤呈长 T1 和长 T2，以 T2 为明显。因此，肿瘤 T1WI 为低信号，T2WI 为高信号。肿瘤信号均匀与否与肿瘤级别、出血囊变、钙化有关。出现瘤周水肿。平扫有时不能区分瘤周水肿与肿瘤边缘，其占位效应明显。

（4）MR 增强表现。Ⅰ～Ⅱ级星形细胞瘤强化不明显，可有瘤周强化。Ⅲ～Ⅳ强化明显，表现为多样化，呈不均匀强化或花环样强化。DWI、PWI 和 MR 等对星形细胞瘤病理分级、预后及疗效评价有帮助。

2. 脑膜瘤

脑膜瘤是颅内常见的非胶质原发脑外肿瘤，占颅内肿瘤的 15％～20％，起源于蛛网膜粒细胞。

（1）X 线影像学表现。X 线平片可见肿瘤钙化，颅骨骨质增生或破坏，松果体钙化移位征象，对定位诊断有帮助。

（2）CT 平扫表现。肿瘤呈圆形或卵圆形高密度或等密度灶，边界清楚，宽基底附着硬膜，肿瘤边缘或瘤内可见点片状钙化影，可有瘤周水肿。肿瘤与颅骨相连处可有骨质增生、硬化等改变。肿瘤囊变少见。增强扫描 90％ 均匀强化，边缘清楚，有时可见脑膜尾征。

（3）MR 表现。在 T1WI 上脑膜瘤多呈等信号，少数为低信号；在 T2WI 上可表现为高信号、等信号或低信号，肿瘤内信号不均匀，呈颗粒状、斑点状或轮辐状，低或无信号区。瘤周呈长 T1 和长 T2 表现，增强扫描 T1WI 肿块明显强化，脑膜尾征显示在 80％以上，对诊断有帮助。

（4）DSA 造影表现。造影检查可见肿瘤血管染色及供血血管。

3．脑转移瘤的影像学表现

（1）X 线平片。转移瘤侵及颅骨时可见溶骨性骨破坏。

（2）CT 平扫表现。转移瘤可呈高、等、低和混杂密度。其密度改变取决于转移癌瘤细胞成分、肿瘤供血情况等，转移瘤常见为多发。其显著特征是瘤周水肿明显，以白质为主，呈指套状分布。

（3）CT 增强表现。增强检查有助于转移灶的检出，90％以上转移瘤明显强化。强化类型取决于细胞类型和血供丰富程度。肺癌转移多呈环形强化，乳腺癌多为结节样强化等。

（4）MR 表现。转移瘤在 T1WI 常为低信号，T2WI 常为高信号，瘤周水肿明显，占位效应明显。需要注意的是转移瘤病理情况复杂，肿瘤信号变化多。MR 增强瘤灶明显强化。T1WI 是检出脑转移瘤的最佳方法，且对转移瘤定性、定位、定量诊断具有价值。对疑示颅内转移增强 T1WI 应为常规检查。

4．室管膜瘤

室管膜瘤约占髓内肿瘤的 60％，起源于室管膜细胞或终丝。

（1）CT 表现。平扫脊髓外形膨大不规整，髓内密度降低，肿瘤与正常脊髓分界不清。囊变常见。增强扫描：肿瘤部分强化或不强化，有时中央管部位见异常强化影。CTM 示蛛网膜下腔变窄，闭塞。

（2）MR 表现。T1WI 上肿瘤呈均匀低信号，T2WI 呈高信号。MR 增强肿瘤呈均匀性强化，囊腔和水肿不强化。增强扫描能发现异常增生肿瘤组织或小瘤灶。

5．神经鞘瘤

神经鞘瘤是椎管内髓外肿瘤，占椎管内肿瘤的 25％～30％，起源于神经膜施万细胞。

（1）X 线平片。X 线平片检查显示征象有限，现已少用。

（2）CT 平扫表现。肿瘤呈实质性，密度高于脊髓，脊髓受压移位。骨窗有时可见椎管扩大。CTM 示蛛网膜下腔受压受阻，病变两端蛛网膜下腔增宽，呈杯口状。

（3）MR 表现。T1WI 肿瘤信号等于或高于脊髓信号，呈边缘光整局限性肿块，脊髓受压移位；T2WI 呈高信号。增强扫描肿块呈均匀性强化，边缘与脊髓分界清楚。肿块可伸出椎间孔，呈哑铃形。

（二）眼耳鼻喉肿瘤

1．视网膜母细胞瘤

视网膜母细胞瘤起源于视网膜的胚胎性恶性肿瘤，是儿童最常见恶性肿瘤，多见 5 岁以下幼儿。

（1）X 线平片。X 线平片检查对诊断有限，现在较少使用。

（2）CT 平扫表现。平扫表现为眼球内实质性肿块，常见点状或斑块状钙化。这是特征性表现，视神经增粗提示病变向神经变延。一般不增强。

（3）MR 表现。T1WI 信号强度等于或稍高于玻璃体，T2WI 中等信号较玻璃体信号低。大钙化斑 T1WI、T2WI 呈低信号，MR 可显示视网膜下积液或出血。

2. 视神经胶质瘤

视神经胶质瘤多见于儿童，起源于视神经胶质，很少侵及眼球。

（1）CT 平扫表现。平扫见视神经梭形增粗，边缘清楚，视神经迂曲变形。肿瘤内可见低密度影或钙化点，增强肿瘤强化明显。

（2）MR 表现。肿瘤 T1WI 信号强度低于白质，T2WI 高信号或混杂信号，病变向颅内延伸时 MR 显示清楚。

3. 听神经瘤

听神经瘤好发于中年，位于内听道口处。

（1）X 线平片。X 线平片显示内听道口扩大，出口呈喇叭口状，可见岩骨尖骨质破坏。

（2）CT 平扫表现。内听道管腔扩大，小肿瘤位于内听道内，密度均匀。大者可突出内听道口。肿瘤内可有囊变或出血，密度不均匀，骨窗可见骨破坏。CT 增强病灶大多强化明显。

（3）MR 表现。早期可见听神经局部增粗或结节状伴有内听道扩大变形。肿瘤信号均匀，出血囊变时则不均匀。增强扫描肿瘤强化，TIWI 显示清晰。

4. 颈静脉球瘤

颈静脉球瘤属化学感受器肿瘤，是一种血管球瘤样结构的良性肿瘤，又称为血管球瘤、副神经节瘤、化学感受器瘤，位于颈静脉窝内，按发生部位可分鼓室型和颈静脉孔型。

（1）X 线平片。发生于鼓室的颈静脉球瘤又称为骨室球瘤，早期可见中耳腔和乳突气房呈低密度，肿瘤增大可见乳突岩部骨破坏。发生于颈静脉窝者称颈静脉球瘤，早期无异常改变，肿瘤增大时可见颈静脉孔扩大和周边骨破坏。1/3 有岩骨破坏。

（2）血管造影表现。显示肿瘤染色并能显示供血血管，对诊断有价值。

（3）CT 平扫表现。早期肿瘤位于颈静脉窝内或鼓室内，可见软组织肿块。肿瘤增大时，颈静脉孔扩大或鼓大，并有骨破坏，增强扫描肿块明显强化。

（4）MR 表现。肿瘤 T1WI 呈中等信号，其内可见血管流空征。T2WI 呈高信号或混杂信号，其内可见点状或条状血管流空影，称为"花椒盐征"，MR 增强肿块明显强化。

5. 上颌窦癌

上颌窦癌是最常见的鼻窦部恶性肿瘤，占鼻窦部肿瘤 80%，CT 和 MR 是主要检查手段。

（1）X 线平片。窦腔密度增高，晚期可见骨破坏。

（2）CT 平扫表现。窦腔内可见不规则软组织肿块，密度较均匀。肿瘤向周边浸润性生长，表现为窦腔内软组织肿块，常伴有相邻的骨壁破坏骨结构消失。

（3）MR 表现。MR 对上颌窦癌向周边浸润性生长扩展显示较好。肿块显示清楚，T1WI 和 T2WI 均匀显示，窦腔内软组织混杂信号，边缘不规整。若窦壁黑线消失，提示骨破坏。冠状位和矢状位对确定肿瘤扩展范围有价值。

6. 鼻咽癌

鼻咽癌是头颈部最常见的恶性肿瘤之一。本病具有地区性，在我国南方多发。与 EB 病毒有关。传统检查方法有局限性。CT 和 MR 对鼻咽癌诊断和疗效评价具有重要价值。鼻咽癌按形态分为结节型、菜花型、黏膜下浸润型和溃疡型。

（1）X 线平片。侧位片可显示鼻咽顶后壁软组织增厚，软组织呈团块样增生。可见有颅底骨质破坏。

（2）CT 平扫表现。见鼻咽腔变形，不对称，患侧咽隐窝变浅，消失甚至隆起。患侧咽侧壁增厚大于 12mm。软组织肿块突向鼻咽腔。平扫肿块呈等密度（软组织密度）。肿瘤蔓延浸润，累及周边软组织致咽旁间隙变窄、消失、移位。肿瘤向前生长引发相邻器官通道阻塞，产生占位效应，出现阻塞性炎症，如鼻窦炎。骨破坏是鼻咽癌常见征象。肿瘤向上向周围浸润生长致使颅底骨性孔道破坏。好发于卵周孔、破裂孔、蝶骨大翼及颈静脉孔等，表现为孔裂扩大、硬化缺损。骨破坏后，肿瘤可继续向颅内生长，累及海绵窦等。增强扫描肿瘤强化明显。

（3）MR 表现。肿瘤 T1WI 大部低信号，少数等信号；T2WI 高信号，无低信号。增强扫描病灶中度强化，咽旁间隙受侵表现为患侧脂肪线信号消失。可见肿瘤信号，患侧鼻窦或乳突积液时，T2WI 呈高信号。骨破坏 MR 显示不如 CT。淋巴结转移 MR 显示清楚 T1WI 低信号，T2WI 高信号。MR 对鼻咽癌放疗后的评价具有重要价值。肿瘤呈长 T2 与放疗后纤维化的短 T2 有显著差异，可以鉴别复发与治疗后纤维化。肿瘤 T2WI 为高信号，纤维化为低信号。

7. 喉癌

喉癌是喉部常见的恶性肿瘤。按解剖部位可分为声门型、声门上型、声门下型和全喉型（混合型）。

（1）X 线平片。声门型癌声带的喉室面局限性隆起或呈结节状。喉室前端与早状软骨板距离增大，常伴有喉腔变小。声门上型癌 X 线平片示会厌和会厌皱襞增厚，肿胀结节或肿块影。喉前庭不规则狭窄，会厌前间隙增大，局部密度增高。声门下型癌 X 线平片表现为声带下气管与环状软骨间较组织不规则增厚。肿瘤增长形成软组织肿块致管腔狭窄。

（2）CT 平扫表现。声门型癌双侧声带不对称，患者声带增厚或局限性结节影。肿瘤累及前联合使其厚度增加。向后生长累及环构关节，累及喉旁间隙使其脂肪线消失。声门上型癌 CT 平扫示会厌前间隙局部软组织增厚或结节样肿块，喉旁间隙受侵其脂肪线消失，出现软组织影。声门下型癌 CT 平扫示病变部内侧而软组织局限性增厚大于 1mm，且不对称，随之软组织结节样肿块。

（3）MR 表现。声门型癌显示肿瘤蔓延范围，有利于肿瘤分期，病变受侵部位可见软组织增厚，T1WI 可呈低信号或等信号。声门上型癌 MR 表现：T1WI 在正常的高信号中出现等信号的软组织影。声门下型癌 MR 表现：肿瘤 T1WI 呈低信号，T2WI 呈高信号；颈部淋巴结转移 T1WI 中等信号，T2WI 高信号。

全喉型癌（混合型）是喉癌晚期表现。肿瘤占位整个喉部，同时伴有淋巴结转移。

MR 对各型喉癌的早期诊断、确定病变范围、肿瘤分期等都具有十分重要的价值。

（三）胸部肿瘤

胸部肿瘤包括起源于肺、胸膜、纵隔、胸壁的肿瘤，有良恶之分。放射影像是胸部肿瘤主要检查手段，胸部肿瘤最常见的是肺癌。肺癌大体可分为中心型、周围型和特殊类型，其影像学表现多种多样，现着重分述中心型和周围型肺癌基本影像学表现。

1. 肺癌

（1）中心型肺癌。中心型肺癌是指肿瘤发生于肺段或肺段以上支气管的肺癌。影像学表现有直接征象和间接征象以及相关伴随征象。

1）X线平片。肺门部肿块是肺癌直接征象，早期X线平片肺门肿块显示不明显。中心型肺癌肿块位于一侧肺门，突向肺野，边缘清楚，可见分叶，密度均匀。有的肺癌肿块内可见钙化影，肺门肿块的大小、外形是由瘤体与肿大淋巴结共同构成的。支气管阻塞征象：肺癌阻塞性征象因支气管阻塞程度和时间不同可表现为阻塞性肺气肿、阻塞性肺炎和肺不张。肺门肿块与肺不张形成横形"S"状征。肿块大者可出现空洞征。肿瘤进一步发展可出现纵隔淋巴结转移致纵隔增宽；发生肺内转移；肋骨胸膜转移，出现骨破坏或胸水等伴随征象。

2）CT平扫表现。HRCT对早期中心型肺癌具有优势，它可显示支气管内结节影或支气管壁增厚或局限性狭窄。进展期癌肿显示瘤体直接征象，肺门肿块。3D重建支气管像显示支气管狭窄中断截断断端呈杯口样或虫蚀样。肿块边缘有分叶、毛刺，有时可见钙化影。

3）支气管阻塞性改变。肿瘤阻塞气管随之阻塞程度和时间不同可产生阻塞性肺气肿、肺段肺叶炎性实变和肺不张征象。肺实变增强扫描可见黏液支气管征，阻塞性支扩可呈"手套征"。

肺癌转移CT可有多种表现，肺门多发结节或胸膜下结节影，纵隔淋巴结可发生任何一组转移或多组肿大，胸膜转移出现胸水征象，肋骨转移骨破坏。

4）MR表现。对中心型肺癌分期治疗前后评价有价值，能区分肺实变与肿块，T2WI上肺不张信号强度高于肿块，增强扫描T1WI肺不张强化比肿瘤明显。放疗后肺纤维化，肺癌为长T1、长T2信号，而肺纤维化T1WI和T2WI均较低。MR对观察血管受侵与否亦有帮助。

（2）周围型肺癌。周围型肺癌基本影像学表现为肺内2cm以下的孤立性肿块或结节，进展期癌多在3cm以上，且表现多样化。

1）X线平片。作为常规检查手段对肺癌初步观察，可反映一些征象，有助于诊断。主要征象有分叶征、边缘毛糙毛刺、胸膜凹陷征、结节内空泡征等。X线可显2cm以内结节影，密度不均且较淡，边缘分叶或毛刺。肿块内可见气泡样小透亮影即空泡征，时而见兔耳征，对于确定肺癌诊断需CT检查。

2）CT平扫表现。对于早期周围型肺癌常用HRCR或薄层CT检查，有利于征象观察和分析。肿块呈圆形或椭圆形，少数不规则；肿瘤密度较淡且不均。肿块内可见空泡征和支气管气象，这两种征象多见于腺癌。周围型肺癌钙化少见；肿瘤边缘毛糙、分叶且见小毛刺；肿瘤周围征象：胸膜凹陷征是肿瘤与胸膜之间呈线形或锥形影，发生率50%。有的肿瘤周边有血管向肿瘤集中，形成集束征；肿瘤增强特征，增强扫描有利于鉴别诊断。肺癌增强后 CT 值比平扫增加 20～80Hu，最高达 100Hu，一般不小 20Hu；3D 重建对肿瘤周边结构与血管支气管关系有重要价值。

3）进展期周围型肺癌。肿瘤密度较均匀，时而有钙化，其发生率约 10%。肿瘤发生坏死可出现偏心厚壁空洞，内壁可见结节。边缘征象：肿瘤边缘分叶、毛刺是周围型肺癌的可靠征象，还有血管集束征和胸膜凹陷征也是进展期周围型肺癌的征象。转移征象：进展期周围型肺癌生长较快，易产生转移，出现相关征象；肺内多发结节影，纵隔淋巴结一组或多组肿大，融合成团；胸膜结节或胸腔积液征等，还有骨破坏征象。

4）MR 表现。对周围型肺癌的诊断价值有限，但对肿瘤分期和治疗后评价有帮助。

对于周围型肺癌的诊断特别要注意与肺内其他良性结节的鉴别。例如，结核瘤炎性假瘤等要综合分析肺内结节性病变的形态、大小、密度、边缘特征、血管情况或内部结构等征象，不能仅凭一种征象作为依据，要注意综合分析所有征象后作出结论。另外，对于早期周围型肺癌要综合应用现有影像检查技术和其他检查方法，如 DSA、PET－CT 和穿刺活检等方法，以减少误诊，提高定性诊断水平。

2. 肺转移癌

全身各部位恶性肿瘤都可转移至肺，肺转移癌途径有肺动脉、支气管动脉、淋巴管、胸腔和气道扩散，也有肿瘤直接侵犯。转移类型有：肺内单发或多发结节型，此型最常见；淋巴浸润型；支气管内转移型；粟粒型；单纯胸膜型少见。

（1）X 线平片。这是肺转移癌的基础检查手段，可显示小于 1cm 的结节影。肺转移结节，病变密度较均匀，边缘清楚，表现为单发或多发结节样肿块影，以中下肺野多见。大的转移癌亦可出现空洞。淋巴转移可出现一侧或双侧纵隔内肺门淋巴结肿大。胸膜转移可出现胸水表现。

（2）CT 扫描表现。肺转移癌以肺内单发或多发结节影为多见，大小不一，边缘清楚，结节伴发出血时，可出现"晕轮征"，即环绕结节高密影，边缘模糊，转移癌空洞出现时可产生气胸表现，多见于肉瘤转移。绒毛癌肺转移倍增时间小于 30 天。而甲状腺癌肺转移灶相当长时间内大小不变。绒毛膜癌化疗后可完全消失。CT 对胸膜下转移结节显示清楚，HRCT 对淋巴道转移显示较好，表现为气管血管束增粗并有结节，小叶间隔呈串珠状改变，小叶中心出现结节影，常伴有纵隔淋巴肿大。

（3）MR 表现。对肺转移癌检查有限，一般不用于肺癌转移癌检查。

3. 纵隔肿瘤

纵隔肿瘤一般指的是纵隔内各种组织和结构所产生的肿瘤，不包括食道、气管支气管及心脏来源的肿瘤。所谓纵隔肿瘤，是沿用传统归纳的一组纵隔占位性病变，而不是病理解剖学上的纵隔肿瘤。在纵隔肿瘤中，常见的有神经源性肿瘤和胸腺瘤。这些肿瘤有其好发部位，有利于定位诊断及判断组织来源和性质。影像学是纵隔肿瘤主要检查方法。

（1）胸腺瘤。胸腺瘤是起源于未退化的胸腺组织，是前纵隔最常见的肿瘤，多发于成人。肿瘤组织形态复杂多样。组织病理学分为上皮细胞型、淋巴细胞型和混合型。临床将其分为侵袭性和非侵袭性两种。

1）X 线平片。其主要表现为上纵隔增宽或前上纵隔块影，边缘清楚。

2）CT 平扫表现。肿瘤多位于前上纵隔，呈类圆形肿块影，边缘清楚，可右分叶，密度较均匀。大的胸腺瘤可出现囊变,增强扫描肿瘤均匀强化,囊变不强化。CT 观察肿块是否突破包膜具有重要意义。

3) MR 表现。T1WI 肿块信号与胸壁肌肉类似,T2WI 信号增高。肿块突破包膜提示为侵袭性。

在诊断胸腺瘤时,要注意区别畸胎类肿瘤。畸胎瘤也是前纵隔好发的肿瘤之一,如肿块内出现牙齿影、骨影和脂肪成分,这些是畸胎瘤特征性改变,有时需结合临床表现。

(2) 神经源性肿瘤。神经源性肿瘤是纵隔常见肿瘤之一,好发于后纵隔脊柱旁。神经纤维瘤和节细胞神经瘤较为多见。

1) X 线平片。肿瘤多位于脊柱旁沟,呈类圆形或哑铃状,有时多见椎间孔扩大。

2) CT 扫描表现。对肿瘤形态、大小、密度、位置及相邻器官和组织的关系显示清楚。神经源性肿瘤 CT 表现相似,肿瘤外形呈类圆形,边缘光滑,与周围结构分界清楚,密度均匀,为软组织密度,多数为良性。骨组织可出现压迫性改变,恶性则表现为骨破坏,CT 增强时呈中度均匀强化。

3) MR 表现。表现为后纵隔肿块长 T1 和 T2 信号。增强可有明显强化。MR 能直接显示椎管内是否有肿瘤生长及瘤体与脊髓的关系。

(四) 腹部肿瘤

腹部包括多种脏器和许多系统,均为软组织,缺乏良好的自然对比,X 线检查需引入对比剂;CT、MR 检查能直接显示各系统多器官组织的肿瘤,对发现腹部肿瘤、确定部位和性质有着重要作用。对指导临床诊疗、手术切除可行性的评估和术后疗效评价都具有重要价值。现简述各脏器常见肿瘤。

1. 肝脏肿瘤

(1) 原发性肝癌。原发性肝癌是肝脏最常见的恶性肿瘤,发病与乙肝和肝硬化有密切关系。肝细胞癌分三型:巨块型,不小于 5cm,最为常见;结节型,小于 5cm;弥漫型,小结节分布全肝。小于 3cm 的肝癌为小肝癌。

1) DSA 造影表现。主要异常征象有肿瘤供血动脉扩张增粗;肿瘤染色,显示肿瘤大小和外形;肝血管牵拉移位或侧支肿瘤包绕;动静脉瘘,或肿瘤湖征。DSA 检查为肿瘤介入治疗提供影像基础。

2) CT 扫描表现。这是肝癌的主要检查技术,它能显示病灶存在部位、大小、数目及在肝内分布情况。肝癌平扫多呈低密度灶,也有等密度,少数高密度,这与病灶本身分化程度和成分相关。巨块型肝癌 CT 平扫表现为单发或多发,圆形或类圆形低密度肿块影边缘多不规则。大的病灶密度不均匀,可出现坏死而密度更低;出血则密度增高,时而可见子灶影。结节型肝癌与周围肝组织界限清楚,周边可见完整或不完整更低密度环状带影(即假包膜)。肿瘤内间隔密度不均匀。弥漫型肝癌表现为肝脏弥漫性小结节,伴肝脏肿大、肝硬化及门脉瘤栓形成。

3) CT 增强扫描表现。SCT 增强三期扫描对比观察对分析肿瘤血流动态过程和病灶检出率及鉴别诊断都具有重要意义。因为肝癌 99% 是由肝动脉供血,而周围肝实质 80% 由门脉供血。两者增强效应因时相不同而致。注射造影剂后 30s 内扫描肿瘤强化,肿块内出现斑片状、结节状增强,病灶由低密度变为高密度,CT 值上升。60~70s 后扫描为门脉期，肿瘤增强密度下降。延迟 110~120s 扫描为平衡期，肝实质增强密度升高，而肿瘤增强密度持续下降，肿瘤又呈原来的低密度状态。根据 CT 增强后时间密度变化绘制时间密度曲线，肝癌的时间密度曲线呈速升速降型。

对于诊断困难的小肝癌，可行 CTA 和 CTAP，CTA 病灶为显著高密度结节，而 CTAP 为低密度结节。

被膜增强特点：平扫时被膜显示为肿瘤边缘的低密度环状带影，增强后呈环形高密度影。一般动脉期不增强，至少 37s 后开始增强，在 3min 以后增强比率最高。分析肿瘤体及被膜增强特点和动态变化特征对鉴别肝癌、血管瘤、转移癌很有价值。

4）肝癌的其他 CT 表现。门静脉或下腔静脉扩张，平扫其腔内可见低密度影，增强扫描出现充盈缺损，这是肝癌特征性所见，提示静脉受侵，瘤栓形成。动-门静脉短路（瘘），表现为肿瘤动脉期增强同时其周围肝实质一部分密度增高。胆管扩张提示胆管受侵；肝门及腹主动脉淋巴结肿大提示转移，肿瘤已属晚期。

5）MR 表现。在 T1WI 上肿瘤呈低信号。肿瘤出血、脂肪变时 T1WI 高信号，坏死囊变则为低信号。肿瘤 T2WI 为高信号，多不均匀，呈"镶嵌征"。肿瘤信号不均匀是肝癌的特征性改变。肿瘤包膜在 T1WI 和 T2WI 上均呈低信号。门脉瘤栓时 T1WI 高信号，T2WI 低信号。增强扫描病灶周边不规则强化。需要指出：快速多层梯度回波（FMP-SPGR）动态增强技术的应用对肝肿瘤的诊断具有极大优势。它可更好地显示病灶内部结构，出血坏死脂肪变性等情况，还能反映肿瘤血供特点，有利于诊断。

（2）肝转移癌。肝转移癌多有原发肿瘤史，转移途径多。见肝脏多个病灶，其多数为少血供，这些是肝转移癌的特点。

1）CT 平扫表现。肝内见大小不等多个类圆形低密度影，密度较均匀。转移灶出现坏死囊变时，可出现低密度影；出血则呈高密度。增强扫描病灶边缘轻度强化，但仍低于正常组织密度。病灶中心因不强化而相对密度更低，边缘强化呈高密度影，外周水肿呈低密度带构成"牛眼征"，是转移癌特征改变。

2）MR 表现。在 T1WI 上肝转移癌表现为多个低信号病灶，T2WI 呈稍高信号，呈环靶征。T2WI 肿瘤中央不均高信号，周边环状低信号称晕环征。这可能与肿瘤周边水肿或血运丰富有关。

（3）肝血管瘤。肝血管瘤是肝脏最常见的良性肿瘤，占肝脏良性肿瘤的 84%。女性多见，多为单发。肿瘤由扩张的异常血管囊腔构成，囊腔壁衬以血管内皮细胞，囊腔内纤维组织间隔形成海绵状结构，又称海绵状血管瘤。影像学是本病的主要检查手段。

1）DSA 主要表现。血管瘤供血动脉增粗，肿瘤压迫周边血管呈弧形环抱，称为"抱球征"，动脉期肿瘤边缘出现斑点，棉团状显影，静脉期肿瘤显影延迟，逐渐向中心扩散，最后整个肿瘤染色，表现为密度均匀，边界清楚的肿块。后期肝实质造影消退及肿瘤染色的存在，这种现象称为"早出晚归"，是血管瘤特征性表现。

2）CT 平扫表现。肝内类圆形低密度肿块状影，密度较均匀，边界大多清楚，无移行带。增强扫描是 CT 检查确定血管瘤的关键手段，而且具有特征性表现。

3）CT 增强扫描表现。动脉期病变边缘出现结节样强化灶或"岛屿状"改变，密度与大血管相近。随着时间延长，强化灶相互融合向中心扩展，延迟扫描整个病灶均匀强化，密度高于或等于周围肝实质。增强过程表现是"早出晚归"特征。肝血管瘤 CT 诊断标准：平扫表现低密度灶；增强从边缘开始，随时间延续增强灶融合向中心扩展且密度逐渐下降；最后病灶增强密度降至等密度。

4）MR 表现。肝血管瘤是长 T1、长 T2 信号改变，即 T1WI 低信号、T2WI 高信号，在长回波时间 T2WI（TE＞120ms）为高信号，称为"灯泡征"。MR 病灶增强过程与 CT 相仿。需要指出：血管瘤 T2 值高于肝癌，故 T2WI 信号更高。

2. 胆系肿瘤

胆系肿瘤包括胆囊和胆道肿瘤，良性少见，多见恶性肿瘤。随着影像检查手段日益增多，对胆系肿瘤术前定位定性诊断水平明显提高。

（1）胆囊癌。胆囊癌是胆系常见的恶性肿瘤，多为腺癌，恶性程度高，易扩散。根据病理形态学可分为三类型，壁厚型、结节型和肿块型。以肿块型为多见，约占 70％。

1）X 线检查。对胆囊癌诊断帮助不大。

2）CT 表现。CT 是胆囊癌主要检查手段。直接征象：肿块型，胆囊腔消失，被肿块占据，形成软组织肿块，与肝实质界限不清，密度相似；结节型，可见胆囊壁间腔内突出的乳头状结节影，单发或多发，基底部增厚；壁厚型，胆囊壁局限性或弥漫性不规则增厚。增强扫描时肿块和胆囊壁明显强化。

3）其他征象。晚期肝脏受侵表现为胆囊床消失，肝组织呈低密度，甚至出现肝转移征象；胆管扩张、肝门肿大等，严重者可出现门脉浸润。

4）MR 表现。MR 表现与 CT 相似，胆囊形态失常、增大，T1WI 呈均匀低信号，T2WI 高信号伴肝内胆管扩张。

（2）胆管癌。胆管癌 80％为腺癌，按大体形态分为结节型、浸润型及乳头型，以浸润型最多见，使胆管狭窄梗阻，无肿块形成。

1）X 线检查。PTC、ERCP 可直接显示胆管癌部位和范围。浸润型可见胆管狭窄，狭窄呈突然性，境界清楚，边界不整。结节型和乳头型管内呈不规整充盈缺损。胆管梗阻其上部胆管扩张，出现"软藤征"。

2）CT 表现。胆管癌按发生部位分三型，即肝内型、肝门型和肝外型。三者 CT 表现各不相同。肝内型 CT 平扫肝内不规则低密度影，密度较均匀；增强扫描早期肿瘤边缘轻度环状强化，晚期边缘显示低密度环，而中心呈高密度，并见末梢胆管扩张，与肝癌难以鉴别。肝门型 CT 平扫可见肝门部肿块，肝内胆管扩张，肝门结构扭曲；CT 增强可见胆管壁增厚，延迟扫描肿瘤中心呈高密影。肝外型 CT 主要表现为胆道梗阻性改变。胆管突然中断，或管内见有结节样肿块，伴有管壁不规则增厚。低位梗阻伴有胆囊扩大和肝内胆管扩张。CT 胆道造影能直接显示梗阻部位，同时有助于显示肿瘤形态和周边情况。

3）MR 表现。MR 能清晰显示胆管癌引起的胆道扩张，MRCP 在显示扩张胆管的同时显示肿瘤表现为 T1WI 低信号、T2WI 不均匀高信号。MR 对胆管癌分期准确。

3. 胰腺肿瘤

影像学检查在胰腺肿瘤的诊断中起重要作用。它不仅能直接显示肿瘤本身存在、大小、形态边界，还能显示胰周脂肪间隙、血管及与其邻近脏器的情况，为肿瘤定位定性诊断提供了保证，还为术前准备、肿瘤分期、预后评定提供了影像学依据。

（1）胰腺癌。胰腺癌是胰腺最常见的恶性肿瘤，好发于胰头部，起源于胰管上皮细胞，是一种少血供肿瘤。

1）X线检查。对诊断胰腺癌帮助不大。晚期钡餐检查可见十二指肠反"3"字征。

2）CT表现。CT是首选方法，CT表现有直接征象和间接征象。

直接征象：胰腺内低密度肿块伴有不同程度胰腺外形改变；增强扫描因胰腺癌是少血供性肿瘤，肿块强化不明显，而正常胰腺实质有明显强化形成对比而表现为病灶低密度。肿块增大可引起胰腺外形变化，在观察胰腺外形增大时要注意：胰腺头、钩突、体尾比例；钩突正常为楔形，变圆隆提示病变。胰腺弥漫性不规则肿大，密度不均提示胰腺浸润。胰头增大，伴胰尾萎缩是胰头癌常见征象。

间接征象：对术前可切除性评估非常重要。间接征象有胰周血管受累表现：胰周血管周围脂肪层消失，血管被肿块包绕或埋于肿块内，血管形态异常，例如变细、僵直、静脉侧支形成。肠系膜血管受累，周围脏器受累表现：胰周器官间脂肪层模糊消失是判断脏器受累重要征象。胰胆管扩张：胰头癌侵犯胰胆管远端引起二者梗阻扩张，形成"双管征"，这是胰头癌可靠征象。肿瘤转移：可有周围脏器转移和淋巴结转移征象。

3）MR表现。MR对胰腺癌有其独特价值，SPGR序列早期增强扫描是检出癌灶的最好方法，它能区分肿瘤和正常组织，并能显其他部位肿瘤。T1WI肿瘤呈低信号，T2WI是等信号或高信号。脂肪抑制T1WI可显示小肿瘤，呈低信号。2D SPGR能发现1cm大小肿瘤，3D SPGR进一步提高了小肿瘤显示能力并能显示血管嵌入。T1WI和脂肪抑制T2WI可显示淋巴结转移。

（2）胰岛细胞瘤。胰岛细胞瘤是一种内分泌肿瘤，多发生在体尾部胰岛组织，它的病理学特征是肿瘤血供丰富。它分为功能性和无功能性胰岛细胞瘤两类。CT和MR为主要的检查手段。

1）CT表现。由于功能性胰岛细胞瘤是富血供肿瘤，增强早期呈现高密度结节或肿块影，薄扫显示清楚。此瘤可见钙化，多见恶性者。无功能性胰岛细胞瘤的CT表现为胰体或尾部较大肿块，密度均一，低于胰腺密度。增强扫描肿瘤可有强化。1/5有钙化。CT检查目的主要是在于定位。

2）MR表现。MR检查序列多，对肿瘤显示具有优势。脂肪抑制T1WI呈低信号，SPGR增强动脉期呈环状强化。脂肪抑制T2WI呈高信号。

4. 消化道肿瘤

在消化系统空腔腔器肿瘤的诊断中，胃肠道造影检查仍是主要检查方法之一，结合内窥镜检查可提高诊断水平。CT检查主要用于肿瘤分期和手术切除可能性评估。MR在胃肠道应用较少。消化道最常见的肿瘤是恶性癌肿，我们对其分别简述。

（1）食道癌。食道癌是消化道常见恶性肿瘤之一，也是最常见的食管疾病。根据病变程度分为早期和晚期。早期食道癌指癌病变位于黏膜或黏膜下层未达肌层，亦无淋巴结转移的病变，按其大体病理形态可分四型，即平坦型、糜烂型、隆起型和乳头型。中晚期食道癌是指癌肿已累及肌层或达外膜以外并有淋巴结转移，按其大体病理形态可分四型，即髓质型、蕈伞型、溃疡型、浸润型（硬化型）。

1）早期食道癌X线气钡双重造影表现：①平坦型：黏膜无隆起，也无凹陷，表现为扩张性局部受限，黏膜壁不光滑，时有钡剂涂布不连续；②糜烂型（凹陷型）：局部黏膜紊乱，切线位可见管壁边缘不规则，正位像可有不规则小钡斑，边缘不清；③隆起型：病变呈不规则扁平隆起，边缘呈花边样，局限性结节样充盈缺损，黏膜粗乱可有中断表现；④乳头型：可见局部充盈缺损呈乳头状凸向腔内，表面光滑，也可呈桑葚样，管壁连续柔软。

2）中晚期食道癌的 X 线表现：①髓质型，此型最常见，病变范围较长，侵入肌层，向内外生长，呈现不规则充盈缺损，同时伴有表面大小不等龛影或管腔狭窄。病变两端呈斜坡状，呈移行性改变，与正常食管界限不清；②蕈伞型：肿瘤向腔内突出并浸润管壁，呈偏心性菜花样或蘑菇状充盈缺损，边缘清楚，与正常食道分界清楚。肿块表面可有小溃疡。病变以上食管轻度扩张；③溃疡型：腔内具有较大的不规则长形龛影，长轴与食道纵轴一致，龛周有隆起形成环堤，管径狭窄不明显，但有局部僵硬；④浸润型（缩窄型）：病变部呈向心性环形狭窄，与正常食道分界清楚，钡剂通过受阻，其上食道扩张。

3）CT 与 MR：主要用于中晚期病变，了解纵隔侵犯情况和转移情况，对肿瘤作出分期。早期病变主要依靠内镜和气钡双重造影检查。

（2）胃肿瘤。

1）胃癌。胃癌是消化道最常见的恶性肿瘤，按其病变浸润程度分为早期胃癌和进展期胃癌。

a. 早期胃癌是指癌限于黏膜或黏膜下层，而不论其大小或有无转移。根据形态，早期胃癌分为三型和三个亚型：Ⅰ型为隆起型；Ⅱ型为浅表型，根据凸凹程度又分为三个亚型，即Ⅱa、Ⅱb 和Ⅱc；Ⅲ型为凹陷型。

X 线表现：胃气钡双对比造影可显示黏膜面的微细结构，对早期胃癌的诊断具有重要价值。隆起型早期胃癌包括Ⅰ型和Ⅱa 型两种，肿瘤呈类圆形突向胃内，高度超过 5mm，边缘清楚且基底较宽，双重造影显示为不规则充盈缺损，表现呈颗粒样改变。Ⅱ型有三个亚型，Ⅱa 属隆起型，Ⅱc 属凹陷型，Ⅱb 为浅表型，表现为形态不规则黏膜病变，胃小区呈不规则颗粒样改变。凹陷型早期胃癌包括Ⅱc、Ⅲ、Ⅱc＋Ⅲ型胃癌。Ⅱc 肿瘤凹陷不超过 0.5mm，而Ⅲ型大于 5mm。肿瘤表现凹陷，边缘不整，形状不规整。双重造影呈现龛影形态外形不规整，黏膜皱襞中断，龛底部胃小区破坏高低不平。黏膜尖端呈杵状增粗或融合，病变部柔软度降低。

b. 进展期胃癌是指癌浸润达肌层以下者，亦称中晚期胃癌。现广泛采用 Borrmann 分型，可分为 Borrmann Ⅰ型（巨块型、蕈伞型）、Borrmann Ⅱ型（局限溃疡型）、Borrmann Ⅲ型（浸润溃疡型）和 Borrmann Ⅳ型（弥漫浸润型、硬化型）。

进展期胃癌的 X 线表现如下。

Borrmann Ⅰ型。蕈伞型胃癌，肿瘤向腔内生长形成肿块，呈菜花样，表现为局限性充盈缺损，黏膜中断，表面不平，形态不规则，胃壁蠕动消失。

Borrmann Ⅱ型。溃疡型，癌肿中心形成大溃疡，呈火山口样，边缘隆起质硬。气钡造影可见腔内龛影，边缘不整，龛影边缘形成环堤，亦称"半月征"。溃疡边缘可见指压痕迹、黏膜纠集破坏、胃壁僵硬、蠕动消失等改变。

Borrmann Ⅲ型。浸润溃疡型，与 Borrmann Ⅱ型类似。环堤外缘呈斜坡状隆起，宽窄不均，与胃壁界限不清。

Borrmann Ⅳ 型。弥漫浸润型、硬化型，肿瘤沿黏膜下浸润性生长，常不形成肿块致胃壁弥漫性增厚。气钡造影表现为胃壁僵硬，胃腔狭窄、变形，称为"皮革胃"。胃黏膜僵直加压不变形。

特殊部位胃癌因其部位不同而各具特点。

贲门癌。源于贲门口中心周围 2.5cm 以内的胃癌称为贲门癌，多为 Borrmann Ⅱ 型。气钡双重造影可见贲门区软组织肿块，呈分叶状肿块，内可见龛影边缘不规整。胃壁僵硬，黏膜中断。钡剂分流、喷射转向。病变向上累及食道引起管腔狭窄，呈鸟嘴样改变。

胃窦部癌。癌肿呈浸润性生长引起胃窦狭窄，胃壁僵硬，蠕动消失，黏膜僵直。狭窄近端与正常胃交界处分明，形成"肩胛征"。若病变部套入正常胃则为"袖口征"。

CT 和 MR 对早期胃癌诊断有限，CTE 有一定价值。对于进展期胃癌的主要价值在于肿瘤分期、治疗计划的制定、疗效评价和随诊复查。CT 检查可显示病变范围、邻近脏器受侵情况以及脏器及淋巴结转移。MR 能鉴别术后复发与纤维化，纤维化 T1WI 呈低信号。

2）胃淋巴瘤。本病起源于黏膜下淋巴组织，主要是非霍奇金淋巴瘤，多见于胃窦部，病理上分四种类型，即肿块型、溃疡型、浸润型和结节息肉型。

X 线表现：胃气钡双重造影显示，①肿块型，胃内局限性隆起，基底部较宽，肿块表现可见小龛影，黏膜皱襞粗大，有时可见桥形皱襞；②溃疡型，腔内见有大的龛影，外形不整，深浅不一，边缘清楚；③浸润型，胃壁增厚，胃腔变窄，黏膜粗大迂曲；④息肉结节型：腔内见大小不等多发类圆形隆起充盈缺损，边缘清楚。

CT 表现：主要是胃壁节段性增厚，可达 4～5cm，可见粗大黏膜皱襞。

胃恶性淋巴瘤特点：病变表现常见多发浅溃疡；病变广泛；黏膜粗乱，但胃仍能伸展，蠕动存在，无梗阻征象；病变显示较重而临床一般情况尚好；体表可伴有淋巴结节肿大。

（3）小肠肿瘤。

1）小肠肿瘤。较少见，X 线钡造影仍是主要检测手段。在小肠恶性肿瘤中，以十二指肠癌肿为多见，有四种类型，即溃疡型、息肉型、环窄型和浸润型。

2）十二指肠癌。

X 线表现：十二指肠腔内见有不规则龛影，周围隆起伴有充盈缺损；以息肉为主的则见腔内多发息肉样充盈缺损，伴有肠腔狭窄；环窄型和浸润型，肠壁僵硬、狭窄近端扩张，可伴有胃潴留，黏膜破坏。

CT 对病变周围及淋巴结显示较清楚，对了解病变浸润程度、分期及转移有帮助。

（4）结、直肠癌。结、直肠癌是消化道常见恶性肿瘤，主要为腺癌，大体分为增生型（肿块型）、溃疡型、浸润型三种类型。X 线气钡双重造影是其首选检查方法。

1）X 线表现。早期结肠癌病变通常小于 3cm，局限于黏膜下层以内，呈圆形或类圆充盈缺损。肠壁线缺损或不规则。进展期结肠癌表现：肿块型，腔内不规则充盈缺损，肠壁平直僵硬，结肠袋消失，肠腔狭窄。肿块表面可有溃疡龛影；溃疡型，肠腔内见有形状不规则龛影，边界不整齐，可有尖角；黏膜中断破坏，肠壁僵硬，结肠袋消失；浸润型，病变部肠管局限性狭窄，常偏于一侧，严重时病变侵及肠管全周，形成环形狭窄，本型常出现肠梗阻。

2）CT 扫描表现。CT 对结、直肠癌的诊断具有一定价值。CT 主要征象有肠壁增厚、肿块、肠腔狭窄和局部肠管异常强化。水灌肠法增强扫描能更好地显示病变形态特征。CT 检查的价值在于：可发现结、直肠内隐蔽小病灶；癌肿与显示周围组织关系和观察淋巴结肿大情况，有利于临床分期诊断；对预后评价和制定诊疗方案有重要作用。

3）MR 表现。在直肠肿瘤检查中的应用有很大价值，直肠表现线圈的应用可显示肠壁诸层结构，可发现早期癌肿，特别是 Mile′s 手术后患者对吻合和骶前观察有无复发，能鉴别复发与瘢痕。

5. 泌尿道肿瘤

泌尿系统常见的恶性肿瘤有肾癌和膀胱癌，输尿管和尿道肿瘤少见。现简述肾癌、肾盂癌、膀胱癌等。

（1）肾癌。肾癌又称肾实质癌、肾细胞癌，占肾恶性肿瘤的 85%。肿瘤来源于肾小管上皮细胞，易发生于肾上下极，呈实性肿块。

1）X 线检查。平片在大的肾癌时可致肾轮廓局限性外突。尿路造影检查显示：肾盏伸长变形，典型呈蜘蛛足状改变或推挤肾盏呈手握球状。肿瘤侵蚀肾盏出现杯口边缘不整或充盈缺损，侵及肾盂可致肾盂变形或充盈缺损。肾动脉造影：可见肿瘤血管染色或动静脉瘘征象。晚期可出现腔静脉瘤栓。

2）CT 平扫表现。肾内实性软组织肿块外突，呈分叶状。挤压肾盂肾盏致其变形，边缘受侵可呈破坏征象。肾癌易囊变、出血、坏死钙化等，使之密度不均匀，以坏死为多见。增强扫描肿瘤呈不均一强化。当肾实质强化呈高密度而肿瘤相对呈低密度形成对比，清楚显示正常肾组织与肾癌间的界限。同时也能显示癌肿与肾包膜关系，对判断病变发展程度有密切关系。增强对观察肾静脉或下腔静脉内是否有瘤栓十分有利，对肿瘤分期诊断有重要价值。

3）MR 表现。呈肿瘤占位效应：肾轮廓异常，肾盂肾盏变形移位或受侵。信号改变：多数肾癌 T1WI 呈低信号，T2WI 呈高信号。少数病例信号强度相反。

假包膜征象：在 T2WI 上，肿瘤周边出现环状低信号带，即假包膜，对肾癌诊断有一定特异性。增强呈不均匀强化。肾静脉和腔静脉发生瘤栓其血管内流空信号消失。

（2）肾盂癌。肾盂癌是发生于肾盂移行上皮细胞的恶性肿瘤，有多器官发病趋势。多呈乳头状生长，故又称乳头状癌，尿路造影是本病首选检查方法。

1）X 线造影检查。肾盂内有乳头状或菜花样充盈缺损。若阻塞肾盂肾盏常出现肾盂肾盏积水改变。管壁受侵出现僵直或不规则虫蚀样改变。肾外形一般不扩大是其特点。

2）CT 平扫表现。肾盂内不规则或乳头状软组织密度肿块。占位效应所致肾盂肾盏积水致变。肾盂癌为少血供肿瘤，增强扫描肿瘤轻度增强，排泄期（延时扫描）肾盂肾盏内出现不规则充盈缺损是肾盂癌特征性改变。

3）MR 表现。占位效应表现与 CT 相似。T1WI 肿块信号强度高于尿液，而 T2WI 则低于尿液。MR 水成像对尿路多器官发病的诊断有帮助。

（3）膀胱癌。膀胱癌是泌尿道常见恶性肿瘤，多为移行细胞癌，少数为鳞癌和腺癌。

1）膀胱造影。表现为腔内局部充盈缺损，大小不一，形态不规则，呈分叶状或菜花样改变。病变常位于三角区，可引起输尿管口和尿道口阻塞改变。

2）CT平扫表现。肿瘤区膀胱壁增厚且不规整。膀胱腔内呈菜花样，分叶状肿块。基底部较宽，肿块密度较均匀，偶见钙化。增强扫描肿块呈均一强化。延时扫描膀胱充盈肿块表现为低密度。癌肿侵及邻近器官出现如精囊角消失、前列腺增大等征象。CT还可示盆腔淋巴结肿大，提示转移。

3）MR表现。T1WI肿瘤信号等于膀胱壁；T2WI呈中等信号，强度高于膀胱壁近似于脂肪信号强度。因而能准确显示病变侵犯深度，有利分期。增强扫描肿瘤强化程度高于膀胱壁，能准确显示肿瘤范围。MR能确定淋巴结转移，有利分期诊断。

（4）前列腺癌。前列腺癌是老年男性常见的恶性肿瘤，99％为腺癌，发生部位最常见于外周带（约70％）。早期无症状，就诊多属晚期，常有淋巴转移和成骨性转移。直肠指诊为首选检查手段。前列腺癌临床分期很重要，无论Whitmore - Jewett分期还是TNM分期，在临床上常分为四期。

A期：无任何症状的前列腺癌。

B期：指诊可触及前列腺肿块存在。

C期：肿瘤突破前列腺囊，并出现相应临床症状，伴有血清磷酸水平升高。

D期：有远处转移，大部有磷酸海水升高伴淋巴结转移。

1）X线平片。对前列腺癌的诊断无价值。

2）CT平扫。对A、B期前列腺癌不敏感，早期诊断受限。晚期可表现为癌肿侵及周边器官，使之器官间隙消失破坏。

3）MR检查。这是确定前列腺癌的最佳检查方法。它能直接观察前列腺癌是否穿破包膜。T1WI显示癌肿穿破包膜进入周围脂肪区，使其前列腺直肠窝内的脂肪消失等征象。T2WI显示周围带内有结节样低信号缺损区，与正常高信号的周围带形成明显差异。癌结节在DWI为高信号，ADC值下降，张力成像有利前列腺癌诊断。MRS对早期前列腺癌诊断有很大帮助，MRS前列腺癌为较高的cho峰。MR与三维MRS结合是目前最为理想的影像检查方法。

6. 妇科肿瘤

在妇科肿瘤诊断中，超声检查具有明显优势，已取代普通X线检查。现超声、CT、MR已广泛应用于临床。在妇科肿瘤中，子宫肌瘤、卵巢癌和子宫颈癌多见，现分别简述如下。

（1）子宫肌瘤。子宫肌瘤是子宫最常见的良性肿瘤，占绝经前期妇女20％～40％，瘤体由栅状、旋涡状排列的平滑肌细胞构成。肿瘤可发生多样变性或出血囊变钙化。根据发生部位可分黏膜下、肌层内和浆膜下肌瘤，以肌层内为多见。

1）X线平片。可显示子宫肌瘤钙化。

2）CT表现。平扫显示子宫增大，外形凸隆，可呈分叶，瘤体密度等于或稍低于正常子宫肌，宫腔变形。肿瘤多呈圆形，边缘清楚。肿瘤内可见不规则钙化或变性改变。增强扫描肿瘤强化密度与子宫密度基本一致，而大的肌瘤增强幅度低于正常肌组织。

3）MR表现。T1WI肿瘤呈中等信号，其强度类似子宫肌。T2WI呈低密度，边界清楚，时而可见瘤周环状高信号影，它为淋巴管或水肿。增强扫描瘤体可强化，变性的肌瘤呈混杂信号。囊变 T2WI 呈高信号，透明变性呈中等信号，钙化 T1WI 和 T2WI 无信号。MR 软组织分辨率高解剖层次清晰，多轴扫描有利于子宫肌瘤定位和定性诊断，有利于与腺肌瘤鉴别。MR 还可评估疗效。LAVA 快速三维 T1 加权脂肪抑制对子宫良恶性病变的鉴别、程度与周边器官的关系有价值，对评估肿瘤大小、血供特性都能提供准确可靠信息，对临床工作具有重要价值。

（2）子宫颈癌。本病是女性最常见的恶性肿瘤，90% 为鳞癌，富于侵犯性，主要沿淋巴转移。早期阴道镜是本病的主要检查技术，属妇科诊查范围。影像学 CT 和 MR 是其主要检查手段。特别是增强扫描是必不可少的检查手段。

1）CT 表现。平扫对早期病变常无明显变化。当肿瘤侵犯宫颈基质时出现宫颈增大，直径超过 3.5cm，边缘光整，其内可见不规则低密度影。增强扫描示肿瘤密度低于正常宫颈组织。此时宫旁组织器官一般无异常变化。肿瘤生长超过宫颈间质环向宫旁浸润形成肿块。宫旁组织出现条索状高密影或肿物，但仍可见脂肪间隔。肿瘤侵犯盆壁，侵犯闭孔肌、梨状肌则出现不规则粗条影，肌间隙模糊，伴有淋巴结肿大。器官浸润显示为膀胱、直肠周围脂肪间隙消失，甚至出现肿块伴有淋巴结肿大。这些征象提示癌肿器官转移。盆腔淋巴结大于 1.5mm 提示转移。

2）MR 表现。检查可明确显示正常宫颈各带解剖及宫颈与阴道分界，对肿瘤范围的显示具有优势。FSE T1WI 癌灶呈等信号，T1WI 动态增强癌灶明显强化，延迟时信号减弱，这一征象有助于鉴别复发和瘢痕组织。T2WI 癌灶显示为低信号的宫颈内出现的高信号病变，DWI 病灶呈高信号。LAVA 动态增强扫描可出现早强后弱的特征，有助于定性诊断。MR 在放疗后评估中有重要价值，肿瘤复发 T2WI 呈高信号，纤维化呈低信号。

（3）卵巢癌。卵巢癌是生殖系统恶性程度最高的肿瘤。组织来源复杂，主要为浆液性和黏液性腺癌。在临床上 CT 和 MR 是本病的主要检查手段。

1）CT 表现。平扫盆腔内较大的囊实性肿块，其间隔和囊壁厚薄不均，实性部分呈软组织密度，实性部分越多，恶性可能性越大，与子宫分界不清。肿瘤侵及腹膜，引起腹膜增厚或腹水表现，还可引发淋巴结肿大。增强扫描肿瘤间隔和实性部分明显强化。

2）MR 表现。形态学表现类似 CT 所见。肿瘤 MR 可呈多种信号强度：黏液性肿瘤 T1WI 呈高信号，T2WI 呈中等信号；浆液性肿瘤 T1WI 呈低信号，T2WI 呈信号。DWI 实性部分一般为高信号。坏孔液化部分和囊液呈低信号。T1WI 增强可区别肿瘤实性部分和坏死（无强化区），可显示肿瘤分隔和腹膜种植。

7. 乳腺肿瘤

近年来，乳腺肿瘤的发病率逐年上升，特别是乳腺癌占女性恶性肿瘤首位，放射影像学检查是乳腺肿瘤的主要检查技术，其检查方法有多种，目前乳腺 X 线摄影检查技术是公认的乳腺肿瘤首选检查方法。钼靶 X 线和彩超联合应用被认为是"金标准"。

乳腺肿瘤检查还有许多方法：2000 年应用全数字乳腺摄影（FFDM）提高了 X 线图像质量，后来出现位相对比成像技术（PCM），继而出现数字乳腺断层合成技术（DBT），这是基于平板探测器技术的高级应用，是新型体层摄影技术。还有计算机体层激光乳腺摄影术（CTLM），即用激光束替代 X 线作乳腺扫描检测，是一种无创检查，属于分子成像技术。正电子发射断层显像术（PET），此项检查受肿瘤组织特性影响较大，仅作鉴别和研究应用。近年来又出现了锥体束 CT，专用乳腺三维成像，为临床提供高品质三维逼真影像。SCT 和 MR 作为乳腺补充手段和临床研究。特别是 MR 在肿瘤血管成像和功能成像方面均具有独特的应用价值。

乳腺肿瘤有良性和恶性之分，好发于女性，X 线摄影和超声检查是主要检查方法，普遍认为二者技术融合在乳腺疾病的诊断中是"黄金组合"，发挥着重要作用，CT 和 MR 作为补充技术应用。

（1）乳腺癌。乳腺癌是女性最常见的恶性肿瘤，好发于 35～55 岁，近年来有年轻化趋势。早期发现、早期诊断、早期治疗尤为重要。

1）X 线平片。

直接征象：肿块是诊断依据，其多位于外上象限，形态不规则或呈分叶伴有毛刺，时而可见"彗星尾征"。钙化也是乳腺癌直接征象之一，一部分乳腺癌仅以钙化为主要征象，很具特征性。钙化位于肿块内或其周围。恶性钙化特点：单位面积内数目多，等于或多于 20 个/cm^2 提示恶性；密集成簇，形态多样化；密度不均，大小不一；在一簇钙化中有 2～3 种以上类型细小钙化则提示恶性。

间接征象：皮肤局限增厚，呈"酒窝征"，皮下脂肪模糊或呈网状密度增高。病灶边缘血管增多，迂曲，以静脉为主。乳头内陷，乳腺导管造影检查具有选择性，对乳腺癌诊断有一定帮助。

2）CT 平扫表现。肿瘤形态改变与 X 线相同，增强扫描肿瘤明显强化，CT 值超过 50Hu 恶性可能性大，小于 20Hu 提示良性。CT 对腋部淋巴结显示优于平片，CT 对手术后复发性提供更多信息，对准确制订治疗方案很有价值。

3）MR 表现。乳腺癌 MR 平扫 T1WI 为低信号，与周边脂肪组织衬托可见"蟹足征"。T2WI 信号强度取决于肿瘤内成分。成胶原纤维成分多则信号低，细胞和水含量多则信号高。黏液癌 T2WI 高信号，硬癌常呈低信号，炎性乳癌大片高信号影。增强扫描癌肿均有不同程度强化。动态增强信号强度呈快速明显增高且快速减低，即时间-信号强度曲线呈流出型。强化方式由边缘向中心呈向心性强化趋势。在 DWI 上呈高信号，ADC 值下降，在 ^1H-MRS 上癌肿在 3.2ppm 处出现胆碱峰，在 ^{31}P MRS 中癌肿内 α 和 β 核苷酸三磷酸盐 β-NTP 增高，而磷酸肌苷较低（Pcr）。MR 在乳腺良恶性肿瘤的鉴别诊断中必须结合 DWI 和 MRS 进行综合分析，以提高乳腺病诊断特异性。乳腺张力成像对乳腺病定性诊断有帮助。

4）超声。肿块呈低密度回声伴肿块后声衰，有血流和高阻是其特征。

（2）乳腺纤维腺瘤。乳腺纤维腺瘤是最常见的乳腺良性肿瘤，多见 30 岁以下妇女，绝经后少见，15％多发，X 线和超声是主要检查手段，CT、MR 对其鉴别诊断有帮助。

1）X 线平片。显示乳腺内圆形或椭圆形边缘光整肿块，密度均匀，常伴晕影，肿块外周一环形低密度影。肿块内时而见大的或环形钙化。肿块大小与触诊大小相一致。

2）CT 表现。平扫形态学近似 X 线片，增强扫描 CT 值升高在 40Hu 以内。

3）MR 表现。T1WI 肿瘤呈低信号，T2WI 随肿瘤内细胞、纤维成分和水的含量不同其信号强度不同，纤维含量高则信号低，细胞和水含量高则信号高，肿瘤内信号间隔多呈低信号，这是纤维瘤特征性改变。增强时间-信号强度曲线呈渐进型。强化方式是离心样强化。DWI 上呈强信号，ADC 值无降低。肿瘤内钙化无信号。

8. 骨肌系统肿瘤

骨肌系统肿瘤一般分为原发性和继发性，良性和恶性，种类繁多，分类复杂，影像学检查在临床诊疗中占有重要地位，它能准确显示肿瘤存在部位、大小、骨与软组织关系，对其良性恶性的判断尤为重要，对确定治疗方案和预后估计都具有重要价值。

对骨肿瘤影像诊断的要求是：骨肌病变是否是肿瘤；若是肿瘤，判断是良性还是恶性，是原发还是继发；肿瘤侵犯范围程度；推断组织类型。本文就常见几种骨肌肿瘤作简要叙述。

X 线检查是骨肌系统肿瘤首选方法，平片能显示骨皮质、骨髓腔及周围软组织。它具有良好的空间分辨率，能显示骨破坏增生引发骨密度改变和骨膜变化，尽管 CT 和 MR 的广泛应用，但 X 线在骨肌系统肿瘤诊断中的位置仍是重要的。

CT 和 MR 两者在临床应用与 X 线结合，对骨肿瘤的检测、定性、分期预后和治疗随访等方面发挥着重要作用。三者有机结合对骨肌肿瘤早期诊断是可能的。X 线在软组织肿瘤中诊断受限，CT 和 MR 作用出色。特别是 MR 对软组织恶性肿瘤诊断敏感性和阳性预测值高达 94％和 97％。对其脂肪瘤、血管瘤、软骨瘤、腱鞘囊肿等 CT 和 MR 可作出组织学诊断。CT 和 MR 能区别肿瘤与骨骼、血管神经束的解剖关系。

（1）脂肪瘤。脂肪瘤源于间叶组织，由成熟的脂肪细胞构成，好发于 30～50 岁，表浅部位多见。

1）X 线表现。平片显示局部边缘规整清楚的低密度影，多呈类圆形或随肌肉收缩而形态变化。肿瘤越大，透光度相对越强。浸润性脂肪瘤边界不清，术后易复发。

2）CT 表现。平扫瘤体呈均匀一致、边界清楚的低密度影，其内可见分隔。大的肿瘤周围组织可受压，包膜完整。增强无强化，但浸润性脂肪瘤瘤体强化明显。

3）MR 表现。瘤体边界清楚，内部呈均匀短 T1、长 T2 信号，在压脂图像中呈低信号，与皮下脂肪信号相同。瘤体内纤维间隔呈线状低信号。增强扫描瘤体无强化。浸润性瘤体可强化。

（2）血管瘤。血管瘤系由胚胎或血管组织细胞形成的良性肿瘤。可发生于体内任何部位，多见于皮肤肌肉及结缔组织等，病理分海绵状血管瘤和毛细血管瘤两种。

1）X 线表现。平片血管瘤体较小，范围小时 X 线不能显示。血管瘤增大形成块样结构可显示软组织肿胀或肿块影，边界欠清，肿块内常有多发、大小不等的圆形或椭圆环状钙化。环状影内有点状钙化称为"按扣征"，是静脉石的一种，是本病特征性改变。周围骨组织可产生压迫性骨破坏。血管造影可见病灶内呈囊状不规则扩张的血窦，粗细不均，时而见动静脉瘘。

2）CT 表现。平片显示软组织内不规则肿块影，密度不均质，其内常见钙化，这是静脉石征象。海绵状血管瘤常伴有脂肪组织增生，肌肉内或肌间出低密影。增强病变强化效应明显。

3）MR 表现。呈长 T1、长 T2 信号且不均匀，无明显流空现象和占位效应。钙化无信号。含铁血黄素沉着产生短 T2 低信号环。T2WI 血管瘤呈葡萄样高信号区。T1WI 呈中等信号，周边高信号提示病变内部脂肪。增强血管瘤强化明显但信号强弱不均。

（3）骨巨细胞瘤。骨巨细胞瘤又称为破骨细胞瘤，是一种局部侵袭性肿瘤，是常见的骨肿瘤，大部分为良性，少数为恶性。病理上骨巨细胞瘤源于非成骨性结缔组织的间叶细胞及多核巨细胞。多在骨骺愈合后发病，好发于四肢长骨骨端和骨突部。尤其是股骨远端、胫骨近端和桡骨远端。

1）X 线表现。示肿瘤始于干骺端向关节面软骨下生长，局限其松质骨内，向骨突部生长使之横向膨胀扩大致骨皮质变薄。肿瘤内呈多房性骨破坏，残留骨嵴形成多房间隔，出现典型皂泡样改变。这是该肿瘤特征性改变。骨破坏区呈低密度，与正常骨分界明显，无硬化缘。一般无骨膜反应。如果出现骨破坏、软组织内出现肿块影、伴有骨膜反应等则提示恶性。

2）CT 表现。平扫示肿瘤局限性于骨壳内，无骨外软组织块影，病灶密度不均，可见有低密度或液平面。骨壳内面凹凸不平，无骨皮质硬化。CT 对观察骨巨细胞瘤有无骨折、包壳是否完整、有无壳外肿物和骨膜增生和肿瘤是否发生坏死等都具优势，特别是对肿瘤周边血管神经显示清楚准确，对手术有利。

3）MR 表现。MR 能准确显示肿瘤周围软组织情况与神经血管关系。肿瘤 MR 信号无特异性，T1WI 呈低中信号，高信号区提示出血。T2WI 不均匀混杂信号、陈旧出血等信号，含铁血黄素呈低信号。增强扫描有不同程度强化。

（4）骨肉瘤。骨肉瘤又称为成骨肉瘤，是指瘤细胞能直接形成骨样组织或骨质的恶性肿瘤，其恶性度高，发展快、易转移。多发于长管状骨的干骺端，70% 发生于膝关节骨性结构，是最常见的恶性骨肿瘤。

1）X 线表现。基本改变有骨破坏是本病主要特征，表现为病变部骨松质斑片状骨破坏，同时皮质边缘虫蚀样破坏并逐渐扩大，骨破坏区融合形成骨缺损。肿瘤骨形成是诊断骨肉瘤的重要依据，表现为病变区及软组织肿块内可见肿瘤骨，形态多样化，呈云絮状、斑块状或针状。软组织肿块是本病特征之一，肿瘤侵入骨外软组织内形或团块，边界不清，其内常有瘤骨形成。骨膜增生：肿瘤生长引发骨膜增生，形式多样可呈放射针样改变，骨膜翘起形成"袖口征"，即 Codman 三角。骨肉瘤根据骨破坏程度和肿瘤骨多少分为成骨型和溶骨型。临床上往往二者并存。

2）CT 表现。平扫表现与 X 线相似，主要是能显示一些细微变化和髓腔浸润情况、肿瘤与周边组织关系、血管神经受限情况，为治疗提供依据。

3）MR 表现。骨破坏区 T1WI 呈低信号，T2WI 呈不均匀高信号；瘤骨 T1WI 和 T2WI 均呈低信号。瘤周水肿区 STIR 上呈高信号。MR 的优势在于能清楚显示肿瘤与周边正常结构的关系，能敏感显示肿瘤在髓腔内浸润和播散的程度，征象是黄髓正常信号被肿瘤代替而在 T1WI 和 T2WI 上均呈低信号。MR 对软组织肿块显示低于平片和 CT。MR 增强骨肉瘤早期边缘强化，中心充盈延迟，这种强化形式是恶性骨肿瘤特征，可能与肿瘤血管生成因子的效应有关。

第三节 肿瘤的内镜诊治

一、胃镜检查对胃癌的价值

胃癌是起源于胃黏膜上皮细胞的恶性肿瘤，是临床上最常见的恶性肿瘤之一。胃癌的早期发现、早期确诊和早期治疗是提高胃癌治疗疗效、降低胃癌死亡率、改善胃癌患者预后和提高生活质量的关键。早期胃癌（early gastric cancer）是指癌组织仅浸润至黏膜或黏膜下层，不论是否有淋巴结转移，其术后 10 年生存率 90％以上，微小胃癌的术后 10 年生存率则几乎达到 100％。而在早期胃癌的检出方面，我国和世界先进国家的差距还比较明显。据文献报道，发现胃癌占筛查人群的 3％，其中早期胃癌占 63％。近年，用于胃癌早期诊断的新仪器设备和先进技术不断涌现，为早期诊断提供了有力的帮助。目前诊断胃癌的方法较多，各有其特点。

1. 普通电子内镜

普通电子内镜（videoimage endoscope）检查的优点之一是可以观察色调的变化，有些在 X 线检查时很难发现的胃癌可以在内镜检查中通过镜下稍许发红或褪色的所见捕捉到。如果是界限清楚的病变，在内镜下也可观察到清晰的边界进行切除。此外，能够进行活检是内镜检查最大的优势。早期胃癌在内镜下表现隐匿，特征不明显。若有黏膜粗糙感、触之易出血、斑片状充血及黏膜糜烂等，需要活检送病理检查才能明确。

2. 放大内镜

内镜医生试图去观察胃小凹的形态促成了放大内镜（magnifying endoscope）的出现。现在，临床上应用较好的放大内镜的放大倍数最高可达 200 倍左右，其放大倍数介于肉眼和显微镜之间，与实体显微镜所见相当，放大内镜用于早期胃癌的目的主要是判断病变的良恶性、区分其组织学类型以及判断恶性病变的浸润深度和广度，可提高活检的目的性，避免不必要的活检创伤，有利于胃癌的早期诊断和治疗。Yao 等通过用放大内镜观察 27 例患者发现，早期胃癌界限清楚，毛细血管和集合静脉消失，同时出现不规则的肿瘤微血管。未分化型癌细胞侵袭黏膜深层，因此可见到毛细血管。参照 Sakaki 分型标准，放大内镜下胃小凹的形态分为五型，即 A 型（圆点状）、B 型（线状）、C 型（稀疏而粗大的线状）、D 型（斑块状）和 E 型（绒毛状）。有研究报道，异型增生主要见于 D 型和 E 型黏膜，认为放大内镜可准确识别五种胃小凹的基本形态，有助于对萎缩、肠化生以及上皮内瘤变等常见胃黏膜病变的诊断；而 Otsuka 等通过用放大内镜对不同大小、不规则分支状的小凹和不规则微血管进行观察，认为这些是早期胃癌的特征性变化。因此，放大内镜对诊断早期胃癌有一定的借鉴作用。

3. 色素内镜

色素内镜（chromoendoscopy）是将各种色素散布或喷洒在消化道黏膜表面，以更直观、更容易捕捉到黏膜的细微凹凸及色调变化，进一步利用黏膜与色调之间的关系能够观察到普通内镜难以观察到的病变。常用的方法有以下几种：

（1）对比法。利用散布在消化道黏膜表面的色素可以潴留在凹陷处这一特点，进一步强调凹凸、色调的变化。使病变易于观察，所用色素多为靛胭脂、伊文思蓝等。

（2）染色法。通过色素溶液的吸收以及浸润来观察活体组织方法，可以同时通过黏膜的着色性了解黏膜的吸收功能，目前常用的色素是美蓝和甲苯胺蓝。

（3）反应法。利用色素在特定的环境下发生特异反应的方法，代表性的方法有诊断食管癌时使用的碘染色法，观察胃酸分泌范围的刚果红法。

也可以在一次检查过程中将上述几种方法联合起来并用，例如刚果红-美蓝法、碘-甲苯胺蓝双重染色法等。有报道称，色素内镜的使用可明显提高胃癌的检出率，以病理学"金标准"，对胃腺瘤和腺癌，其敏感性和特异性分别为 92.9％和 82.3％。色素内镜是一项简便、安全、非侵入性的操作，在对胃癌前病变、早期微小癌变的检出方面具有优势。

4. 超声内镜

超声内镜（endoscopic ultrasonography）检查就是将超声探头插入内镜所能够插入的消化管（包括胆管和胰管）中进行超声检查，不但可以协助诊断癌的浸润程度、有无淋巴结转移、有无消化管壁肥厚、黏膜下肿物的性状，还可以明确与周围脏器的关系、周围脏器有无病变以及与周围血管的关系。因而对胃癌可进行术前分期，为确定治疗或手术方案、评估预后，以及为早期胃癌可能的内镜黏膜切除术（endoscopic macosal resection，EMR）和内镜黏膜下层剥离术（endoscopic submucosal dissection，ESD）提供依据。通过比较普通食管、胃、十二指肠镜和腹部 CT 及超声内镜对早期胃癌肿瘤大小及淋巴结浸润诊断价值发现，超声胃镜对早期胃癌的阳性预测值达 94.1％。优于前两种方法，而在判定邻近淋巴结转移方面达到了 92.6％，也高于腹部 CT 的 90％。但研究也发现，在有溃疡性病变的早期胃癌中，超声胃镜的准确度明显下降，提示我们在这种情况下采取 ESD 等方法要尤其谨慎。

5. 荧光内镜

荧光内镜（fluorescein electronic endoscopy）主要是利用组织的激光诱导自体荧光光谱的差异性来判别组织性质，是近年研究较活跃的一种光学诊断技术，其原理是由于肿瘤的发生及代谢方面的特殊性，导致某些物质的变化，从而产生荧光光谱的特殊改变，因此利用组织自体荧光光谱的改变可与正常组织做出区别。Kobayash 等对 52 例患者 54 个病变（33 个早期胃癌、21 个良性病变）进行荧光内镜检测，33 个癌灶中的 21 个显示出深红色荧光，10 个癌灶显示出深红色与白色的混合荧光，2 个没有检测到。在 21 个良性病变中，18 个显示出浅蓝色荧光，如正常的黏膜。荧光内镜的敏感性和特异性达到了 94％和 86％。在对早期胃癌的检测方面，实时自体荧光内镜检查是传统内镜的有益补充。荧光内镜在检测局限于黏膜层的胃癌较普通内镜有明显的优势，而且可以更清楚地显示早期胃癌的边界。而另一项双盲、随机、前瞻研究认为，在对胃表浅性肿瘤的检测中，虽然荧光内镜的敏感性较普通内镜为高，但特异性不强（40％和 80％）。因此，限制了它在临床上的应用价值。提示我们荧光内镜在早期胃癌诊断中的价值还有待于进一步深入研究。

6. 红外线电子内镜

传统内镜使用的可见光不能穿透组织，不能观察黏膜下的情况。而红外线能够深深地穿透组织。有研究证实，波长在 620～820nm 的红外线能够穿透腹壁和胃壁。通过在静脉注射吲哚菁绿，用红外线电子内镜（infrared electronic endoscope）可以在监视器上观察到胃壁的网状血管结构，从而了解胃黏膜下的血流动力学。Kimura 等通过注射吲哚菁绿运用红外线内镜观察 30 例表浅型胃癌患者黏膜下的浸润，阳性率可达 80％，认为其在评估胃癌的浸润深度方面是一个有益的诊断工具。将红外线内镜进行改良后发现腺瘤和黏膜内胃癌没有吲哚菁绿的集中，而所有浸润至黏膜下的胃癌均有阳性发现，提示在评估早期胃癌黏膜下浸润状况时，红外线内镜可提供有用的信息，从而决定能否进行 EMR。因此，红外线电子内镜对早期胃癌的诊断及治疗方案的选择有一定的价值。

7. 窄光谱光源结合放大内镜

窄光谱光源结合放大内镜 (narrow band light source combied with magnifying endoscope) 利用光的传导和吸收特性（波长短者深入到黏膜的厚度浅，波长长者深入到黏膜的厚度深），将传统宽光谱的红、绿、蓝三色滤色镜的光谱缩窄，形成窄光谱光源。窄光谱光源的应用使胃镜检查对黏膜表层的血管影像显示更加清楚。最新的研究表明，利用窄带成像技术结合放大内镜基本可以达到"光学活检"的目的。也就是说，根据这种检查的镜下表现不仅可以判断出病变的良恶性和恶性病变的范围，还可以初步判断恶性病变的组织学分化程度。通过对 165 例凹陷型早期胃癌病变的观察，Nakayoshi 等将胃黏膜表面微血管的形态分为三类：A 类为细微网格状；B 类为螺旋状；C 类为未分类型。A 类多见于分化良好的腺癌，分化较差的腺癌则在 B 类出现较多。窄光谱光源结合放大内镜目前虽不能完全替代传统的组织学检查，但可以预测胃癌病变的组织学特性。研究认为，将窄谱成像技术和放大内镜结合可以更清楚地观察胃黏膜和微循环的结构，在 EMR 治疗早期胃癌时进行指导，达到了更高的病变切除率（91.7%），而且没有严重的并发症出现。通过进一步的研究，窄谱成像技术结合放大内镜的检查，可以明显提高对胃黏膜早期微小病变、黏膜血管病变的判断，从而增加早期胃癌诊断的准确性。

8. 共聚焦激光显微内镜

共聚焦激光显微内镜 (laser scaning confocal microscope) 是最近开发出来的内镜，能进行共聚焦显微镜检查，达到光学活检的目的。其原理是将传统电子内镜的头端整合上一个小型的共聚焦激光显微镜。在内镜检查的同时不需活检和组织病理检查。可以逐层获得组织相应的光学横断面的图像，称为"光学切片"。这种放大 1000 倍的图像可清晰辨认组织结构、细胞及亚细胞结构，做即时的高分辨率组织学诊断。目前，国外研究已将共聚焦激光显微内镜用于早期消化道肿瘤及癌前病变的检查，主要是 NERD、Barrett 食管及相关的癌变、萎缩性胃炎、幽门螺杆菌相关性胃炎、溃疡性结肠炎及早期结直肠癌的诊断。在对胃癌及癌前病变的研究中，有报道共聚焦激光显微内镜对肠上皮化生诊断明显优于普通内镜，其敏感性、特异性分别为 98.13% 和 95.33%，是活体准确诊断肠上皮化生的一种新方法。通过对正常胃黏膜及早期胃癌的观察发现，共聚焦激光显微内镜可依据微血管的改变预测早期胃癌的组织学类型，分化型胃癌组织黏膜血管明显增多，管径粗细不一呈不规则排列；而未分化型胃癌则微血管明显减少，呈不规律的短枝状。因此，依据共聚焦激光显微内镜的微血管形态可以诊断早期胃癌。

共聚焦激光显微内镜的发展标志着内镜检查从表层走向深层，从宏观走向微观，从形态学迈向组织学的质变。随着这项新技术的普及应用，其在消化道疾病的诊断中将发挥更重要的作用。

二、大肠癌内镜诊断进展

大肠癌是人类最常见的恶性肿瘤之一，其发病率位居全球恶性肿瘤第三位。统计数据显示，我国大肠癌死亡率已位居恶性肿瘤第 5 位，其发病率在 40 岁开始上升，至 60~75 岁时达到高峰。发病率呈逐年上升趋势。对大肠癌的筛查有助于早期诊断及早期治疗，减少病死率。然而与其他肿瘤不同，大肠癌的筛查手段多种多样，牵涉到公共卫生政策的制定，还必须考虑效价比等问题，导致了在究竟采取何种方式方法最有效方面还缺乏全球性统一认识。

（一）筛查策略

美国癌症协会（ACS）、联邦预防医学特别委员会（USPSTF）、美国胃肠病学会（ACG）、联邦大肠癌协作组（U. S. multisociety task force oncolorectal cancer）、美国消化内镜协会（ASGE）、美国综合国家癌症网（NCCN）等，各自发布了大肠癌筛查指南。此外，英国、加拿大、新加坡也有各自的筛查指南。因为联邦大肠癌协作组是由美国胃肠病学会、美国胃肠病研究所（american gastroenterological association in-stitute）和美国消化内镜协会联合组成的机构，发布的指南比较有广泛的代表性，而 ASGE 和 NCCN 均在 2006 年更新了自己的指南，故选择此三者进行比较。

1. 普通人群

约 75% 的大肠癌发生于普通人群。所有指南均建议这一人群在 50 岁后接受大肠癌筛查，一般有以下五种方法：①大便隐血检查（fecal occult blood test，FOBT）；②乙状结肠镜检查（flexible sigmoidoscopy，FS）；③FOBT 结合 FS；④双重对比钡剂造影（double contrast barium enema，DCBE）；⑤全结肠镜检查。

美国三大机构对普通人群的筛查方案如下。

联邦大肠癌协作组：①每 10 年 1 次全结肠镜检查；②每年 1 次 FOBT；③每 5 年 1 次 FS；④每年 1 次 FOBT 加每 5 年 1 次 FS；⑤每 5 年 1 次 DCBE。没有特别指定哪种为首选。

ASGE：①每 10 年 1 次全结肠镜为标准方案；②每年 1 次 FOBT、每 5 年 1 次 FS、每年 1 次 FOBT 加每 5 年 1 次 FS，三者均可作为替代方案。

NCCN：①每 10 年 1 次全结肠镜为标准方案；②每年 1 次 FOBT 加每 5 年 1 次 FS 或每 5 年 1 次 DCBE 作为替代方案。

2. 高危人群

人群中约有 30% 的个体为大肠癌的高危人群，拥有各种大肠癌的危险因素：大肠腺瘤和（或）大肠癌病史和（或）家族史，卵巢癌/子宫内膜癌病史，炎症性肠病病史，家族性息肉样腺瘤病（familial adenomatous polyposis，FAP）家族史，遗传性非息肉病性大肠癌（hereditay nonpolyposis colon cancer，HNPCC）家族史等。现分别描述如下。

（1）家族性息肉样腺瘤病（FAP）。我国的家族性息肉样腺瘤病筛查标准：大肠内弥漫腺瘤性息肉 100 颗以上。腺瘤不足 100 颗者，伴有家族史或先天性视网膜色素上皮肥厚。一旦发现符合上述标准者，应当立即做 APC 基因检测。

美国三大机构关于 FAP 患者及家族成员的大肠癌筛查方案如下。

联邦大肠癌协作组：FAP 患者以及因种种原因不能进行基因检测但符合筛选标准的患者及其家族成员从 10～12 岁起应每年 1 次 FS，一旦发现多发性腺瘤即做肠段切除术。

ASGE：①如发现 APC 基因突变阳性者，家族中所有 10 岁以上成员都应做同样的基因检测；②FAP 患者从 10～12 岁起应每年 1 次 FS，一旦发现多发性腺瘤即做肠段切除术。如未发现过腺瘤，40 岁后可每 3～5 年做 1 次 FS；③FAP 家族中的 APC 基因检测阴性者，每 7～10 年做 1 次 FS；④如因种种原因不能进行基因检测，符合筛选标准的患者及其家族成员应从 10～12 岁起应每年做 1 次 FS。

　　NCCN：①除了在检查方面增加了结肠镜之外，处理 APC 基因突变阳性者与 ASGE 基本一致；②APC 基因检测阴性者按普通人群处理；③不能做基因检测的患者，10～15 岁起每年 1 次全结肠镜或 FS；24 岁起每 2 年 1 次全结肠镜或 FS；34 岁起每 3 年 1 次全结肠镜或 FS；44 岁起每 3～5 年 1 次全结肠镜或 FS。

　　（2）遗传性非息肉病性大肠癌（HNPCC）。我国的遗传性非息肉病性大肠癌筛查标准：家系中至少 2 例组织病理学诊断明确的大肠癌患者，其中存在父母与子女或兄弟姐妹的关系。符合下列一条：①至少 1 例为多发性大肠癌患者（包括腺瘤）；②至少 1 例患者发病早于 50 岁；③至少 1 例患有 HNPCC 相关的肠外恶性肿瘤（胃癌、子宫内膜癌、小肠癌、输尿管癌、卵巢癌、肝胆系统癌）。我国遗传性大肠癌协作组建议：在实验室条件允许的情况下，符合中国人 HNPCC 筛查标准的家系应该进行 hM - LH1、hMSH2 基因的免疫组化研究和微卫星不稳定性（MSI）检测，两者均阴性者，无需进行突变检测分析；两者之一为阳性者，则进一步进入 hMLH1、hMSH2 基因种系突变检测分析（germlinemutation）。一旦突变被明确诊断，该患者的一级亲属应当接受同样的检测。所有可能患有 HNPCC 的个人均应在 20～25 岁起或是家族里被诊断为 HNPCC 最年轻的年龄减 10 岁起，每 1～2 年检查肠镜 1 次，直到 40 岁，自 40 岁起每年检查 1 次肠镜。此外 HNPCC 易发生肠外肿瘤，一旦诊断为 HNPCC，必须同时对肠外恶性肿瘤进行筛查。

　　（3）散发大肠癌或大肠腺瘤性息肉。有散发大肠癌或大肠腺瘤性息肉一级亲属的个体患大肠癌的危险度会增加 2～4 倍。美国三大机构关于散发大肠癌或大肠腺瘤性息肉患者的家族成员的大肠癌筛查方案如下。

　　联邦大肠癌协作组：①有 1 个一级亲属在 60 岁之前诊断大肠癌（或腺瘤），或有 2 个一级亲属在任一年龄诊断大肠癌的个体，应当在 40 岁起（或是家族里被诊断为 HNPCC 最年轻的年龄减 10 岁起）接受肠镜检查，每 5 年随访一次；②有 1 个一级亲属在 60 岁之后诊断大肠癌（或腺瘤），2 个二级亲属患有大肠癌，可作为普通人群处理，筛查时间提前到 40 岁；③有 1 个患大肠癌的二级亲属（或任意数目的三级亲属）的个体，筛查策略同普通人群。

　　ASGE：①有 1 个大肠癌患者的一级亲属个体，应当从 40 岁起（或是家族里被诊断为 HNPCC 最年轻的年龄减 10 岁起）接受肠镜检查；如果一级亲属诊断患该病时小于 60 岁，需要每 3～5 年接受 1 次肠镜检查；否则每 10 年接受 1 次肠镜检查；②有 1 个大肠腺瘤患者的一级亲属个体，应当从 40 岁起（或是家族里被诊断为 HNPCC 最年轻的年龄减 10 岁起）接受肠镜检查。如果一级亲属诊断患该病时小于 60 岁，需要每 3～5 年接受 1 次肠镜检查；③一级亲属大于 60 岁被诊断的情况下，采取何种对策尚无定论。

　　NCCN：①有 1 个小于 50 岁时（或是有 2 个在任何年龄）诊断大肠癌的一级亲属个体，应当从 40 岁起（或是家族里被诊断为 HNPCC 最年轻的年龄减 10 岁起）接受肠镜检查；如果一级亲属诊断患该病时小于 60 岁，需要每 3～5 年接受 1 次肠镜检查；②有 1 个患大肠癌的一级亲属个体，应当从 40 岁起（或是家族里被诊断为 HNPCC 最年轻的年龄减 10 岁起）接受肠镜检查，每 5 年随访一次；③有 2 个患大肠癌的二级亲属的个体，筛查策略同第②种方案；④有 1 个患大肠癌的二级亲属（或任意数目的三级亲属）的个体，筛查策略同普通人。

（4）炎症性肠病。有炎症性肠病病史的患者患大肠癌的危险取决于结肠炎症的范围和持续时间、炎症性肠病的发病年龄（越年轻越容易患大肠癌）、是否存在反流性回肠炎、大肠癌家族史以及是否并发原发性硬化性毛细胆管炎。单纯的直肠炎并不增加患大肠癌的危险度。ASGE 和 NCCN 采纳下述方案：溃疡性结肠炎（ulcerativecolitis, UC）及累及区域大于 1/3 的 Crohn 患者在发病的 8～10 年之后必须进行大肠癌的筛查。方法如下：每 1～2 年检查 1 次全结肠镜。如果患者存在回肠炎，病理采样时必须从回盲部到直肠，每隔 10cm 在视野的全部 4 个象限取样，至少取 32 处样本；如果炎症较局限，可以在病理表现明确的区域取样；如果病理诊断为高级别的上皮内瘤变，或是多处出现低级别的上皮内瘤变，则建议病变肠段切除。单个低级别的上皮内瘤变处理尚有争议。联邦大肠癌协作组强调了肠镜检查时要加强系统性采样。

（5）大肠腺瘤性息肉。既往检查发现有大肠腺瘤性息肉的患者筛查方案取决于息肉的大小、数量及病理，美国三大机构关于大肠腺瘤性息肉患者随访策略如下

联邦大肠癌协作组：①多发性息肉（＞3 个）或高级别息肉，在 3 年内复查全结肠镜；②发现 1～2 个管状小腺瘤（＜1cm），在 5 年内复查全结肠镜。

ASGE：①1～2 颗低度不典型增生的管状小腺瘤（＜1cm），可最长在 5 年后复查肠镜；②有高级别的腺瘤性病灶或 3 颗以上（包括 3 颗）息肉患者，每 3 年随访 1 次肠镜，直到所有可见的息肉被全部摘除为止；③10 颗以上（包括 10 颗）息肉患者，肠镜检查不成功以及肠镜前准备不满意的患者，需要在更短的期间内进行随访，如果随访肠镜阴性，可在 5 年内进行第二次随访；④大的无蒂型息肉在被分块切除的 2～6 个月后必须复查。

NCCN：①不多于 3 个的管状小腺瘤（＜1cm），在 3～6 年内复查全结肠镜，如果为阴性，每 5 年随访全结肠镜 1 次；②下列情况下在 3 年内复查全结肠镜，如果正常，每 3～5 年复查 1 次，这些情况包括：高级别不典型增生或原位癌；腺瘤直径大于 1cm；绒毛状腺瘤（绒毛成分占 25％以上）；任何大小的多发性腺瘤（＞3 个）；③第一次全结肠镜检查中未完全将息肉全部摘除，则需根据病理在 3～6 个月内复查全结肠镜。

NCCN 所特有的子宫内膜癌或卵巢癌患者的大肠癌筛查策略：建议患者从诊断子宫内膜癌（或 40 岁）起每 5 年全结肠镜检查 1 次。

（二）内镜筛查方法的评价

1. 可曲式乙状结肠镜检查

FS 支持依据主要来自 3 个病例对照研究，最早的一个采用硬式乙状结肠镜，这 3 项研究证实此检查可减少 59％～79％的大肠癌的病死率，但出乎意料的是这种保护作用可以 16 年后继续有效。目前应用 FS 筛查有两个大型 RCT（美国的 PLCO 和英国的 FlexiScope），但都尚未完成。乙状结肠镜仅有 60cm，检查范围较局限容易造成漏诊。一项基本针对男性的研究表明，FS 阴性者中约有 2.7％在近端结肠存在高危病变，52％的近端结肠存在高危病变患者的远端大肠是正常的。与之相对应的一项基本针对女性的研究表明，相对全结肠镜检查，单纯的 FS 检查可能会造成 65.3％的高危病变漏诊率。

值得注意的是，如果 FS 发现病灶并切除，需不需要再做全结肠镜检查。ACS 的建议是，如果在远端结肠发现高危病灶，无论是否切除均要再做全结肠镜检查。ASGE 则认为，无论发现何种病变均要做全结肠镜进一步检查。目前仍没有循证医学的证据能证明 5

年 1 次 FS 结合每年 1 次 FOBT 较单纯每年 1 次 FOBT 能更好地降低大肠癌的死亡率。

2. 全结肠镜检查

目前全结肠镜检查在大肠癌的早期诊断、介入、治疗等各方面的作用是其他各方法所无法取代的，不仅可以直接观察大肠黏膜的病变，还可以活检对病变进行组织学评价，也是结肠癌术后随访的主要手段。目前各新指南中绝大部分均推荐为筛查中首选检查手段。随着内镜技术的不断完善，配合放大、染色、窄带影像、自发荧光、共聚焦、超声等技术的不断加入，未来前景广阔。

（三）大肠癌内镜检查诊断的进展

目前内镜诊断肿瘤的方式已由过去的发现肿块、常规活检、明确病理转变为向异常黏膜表面形态、腺管形态、微血管形态直至直接观察细胞的方向进展，内镜技术的进展明显提高了早期肿瘤的发现，从而提高治愈率，降低了死亡率。

（1）全结肠电子内镜。目前几乎所有指南均将其列为首选检测手段，不仅可以直接观察大肠黏膜的病变，还可以活检对病变部位进行组织学评价，同时还是大肠癌术后随访的主要手段。

（2）放大内镜及染色内镜。放大内镜结合染色技术可清楚显示肠黏膜表面隐窝的形态，可观察到大肠黏膜微细结构，如腺管开口形态。常用的染色色素为靛胭脂，直接喷洒，隐窝着色而显示形态和大小，病变组织均不显色。美兰染色直接存留于病变处，显露微小病变。该技术可大致确定病变的组织学分型，符合率达 95％。

（3）窄带影像（NBI）。NBI 是随着早期癌内镜诊断技术发展应运而生的一种内镜诊断新技术，着眼于黏膜表面的细微腺管形态（pit pattern）及微血管形态（capillary pattern）的观察，它操作简单，耗时短，通过清晰地观察黏膜微血管结构，有助于疾病的诊断、预后判断及治疗策略的选择。目前认为可较大程度地替代染色技术，改善色素内镜的不足。多项研究均报道 NBI 技术下靶向活检可明显提高结肠癌的早期诊断率。但是 NBI 技术下对图像的分析存在着较大的主观性，随着内镜分辨率的逐步提高，NBI 诊断的正确率有望进一步提高。

（4）自发荧光技术。当人体组织暴露于短波长光（如紫外光、蓝光或紫光）时，组织内一些成分会散射自发荧光（au-tofluorescence，AF）。早期研究表明，肠道内正常和异常组织的自发荧光谱有很大不同。经过 10 余年的研究发展，新的自发荧光内镜可以提供内镜直视下的 AF 图像（AFI），有助于区分消化道正常和异常病灶，提高异型增生和早期癌的检出率。采用 AFI 来发现结肠的肿瘤病灶，AFI 下病灶的边界更为清晰，可以更好地识别普通内镜下很难发现的小病灶。AFI 诊断结肠肿瘤的特异性和敏感性分别为 81％和 89％。荧光内镜技术的临床应用可以更精确地引导活检，提高诊断的准确率，但仍有一定局限性，目前荧光内镜对组织所产生的自发荧光仍缺乏敏感性，其图像质量有待提高。该技术在更多的大样本随机对照研究结果验证后有望成为临床实用而普遍的辅助诊断工具。

（5）共聚焦内镜。它是微型共聚焦显微镜与标准内镜的联合，使内镜成像放大 1000 倍，可在活体看到细胞和亚细胞结构，还可以看到黏膜表面以下 $250\mu m$ 深度表现。目前国内外该技术刚应用于临床，其临床有效性有待进一步验证。

(6) 超声内镜。超声大肠镜具有超声显像的功能，能观察结直肠及周围的横断面、显示肿瘤的侵犯深度、判断有无淋巴结转移、进行 TNM 分期等。目前应用的超声内镜有两类：一类是内镜前端安装有超声探头，比较适用于较厚的病变或腔外病变的诊断，但进行超声探查的同时无法进行内镜的观察；另一类是通过内镜的活检孔插入细口径的超声探头，主要适用于表面型病变和较浅病变的观察，优点是容易插入，在内镜观察的同时实施超声检查，还可以同时进行活检。

(四) 我国大肠癌筛查策略

大肠癌的筛查可以降低大肠癌的病死率，但即使是在欧美等发达国家，接受大肠癌筛查的人数不到 50%，如何提高筛查方案的顺从性、增加筛查率是一个普遍有待解决的问题。对于我国来说，目前还没有完整的全国性大肠癌筛查统计数据，这对于制定全国性筛查策略是一大不利因素。2007 年年初，国家卫生部组织制定了《大肠癌早诊早治项目技术方案》。该方案以危险因素数学模型评估问卷和 FOBT 为普通人群初筛手段。评估问卷所涉及的危险因素主要包括大肠癌家族史、癌症史或肠息肉史和大肠癌相关症状。从方案的"筛查及早诊早治流程图"中可以看出，危险因素数学模型评估的目的是从普通人群中挑选出高危人群（评估结果阳性）进行进一步筛查，而对于评估结果阴性的人群（近似于无症状平均风险人群）除了免疫法 FOBT 筛查外，并未对其进行进一步的危险分层分析。就我国目前的医疗普及程度而言，单就在全国范围内推广 FOBT 也许都还做不到，设想能不能针对普通人群根据简单易行的信息获取，如姓名、性别、身高、体重、饮食模式、烟酒嗜好等信息先进行危险分层，再进一步重点筛查危险系数较高的人群，节省医疗资源、提高诊断率，值得进一步思索与研究。

三、胶囊内镜在小肠疾病诊断中的应用

小肠是消化道中最长的一段，由于传统的检查手段在小肠疾病诊断中的运用存在较大的局限性，小肠疾病的诊断率很低。胶囊内镜的问世突破了传统内镜机械插入法的思维，它能观察以往内镜不易达到的小肠部位，操作简单，无需镇静，对胃肠动力影响小。自 2001 年 8 月胶囊内镜通过美国 FDA 获准临床应用以来，胶囊内镜已成为目前诊断小肠疾病的一线工具。

1. 适应证

(1) 不明原因消化道出血（OGIB）及缺铁性贫血。OGIB 是经胃镜和大肠镜检未发现异常的慢性间歇性消化道出血，其病变主要位于小肠，发病率约占消化道出血的 5%。胶囊内镜能直接观察肠黏膜和血管，对小肠出血的阳性检出率显著高于其他检查。张定亮等曾对 52 例 OGIB 患者做胶囊内镜检查，结果胶囊内镜总阳性检出率为 71%，认为胶囊内镜对隐源性消化道出血的检出率与出血状况密切相关，胶囊内镜对隐源性消化道出血的病因检出率明显高于推进式小肠镜、X 线小肠造影。全小肠检查成功率显著高于双气囊小肠镜，而阳性率也略高于双气囊小肠镜。徐果通过对 OGIB 患者行胶囊内镜检查，发现小肠疾病的检出率为 88%，提示胶囊内镜对隐源性消化道出血有较高检出率，与其他检查比较有其独特的优越性。小肠出血患者胶囊内镜检查时机的选择有必要进行研究，因为胶囊内镜对 OGIB 的诊断率与出血状况有密切的关系。有研究发现，应用胶囊内镜诊断 OGIB 的最佳时机是患者少量活动性出血时及出血刚停止 2 周内。胶囊内镜对 OGIB 诊断的准确性较高，因而能有效指导临床对疾病的进一步治疗，并能较大程度地影响这些疾病，特别是溃疡、肿瘤及血管发育不良所致的 OGIB 的临床转归。

（2）疑似克罗恩病（Crohn）。小肠 Crohn 病目前诊断的依据主要是临床表现、影像学表现和内镜检查。常用的检查方法有 X 线钡剂检查、CT、MR、小肠镜和胶囊内镜。X 线钡剂检查曾是诊断小肠 Crohn 病和判断疾病累及范围的首选方法，但由于它是非直观的检查，其检查结果有一定的主客观性。CT、MR 也采用了一些新技术来诊断小肠 Crohn 病，但是其检测黏膜变化的阳性率不及 X 线钡剂检查，只是在诊断小肠 Crohn 病严重并发症方面优于钡剂检查。双气囊小肠镜能直观获得肠内图像，并进行活检，但是检查时间长，患者耐受性较差，常需要麻醉和镇静，并有出血和穿孔的风险。早期小肠 Crohn 病仅有黏膜炎症表现和扁平的或轻度的微隆起病灶，传统检查方法的检出率低。Dubcenco 等对可疑 Crohn 病患者研究发现胶囊内镜检查的敏感性为 89.6%，特异性为 100%。研究结果表明，胶囊内镜检查对发现 Crohn 病的肠道炎性病变较传统的检查手段更加准确。胶囊内镜联合回结肠镜检查被推荐作为检查可疑 Crohn 病的一线手段。Gezz 等为进行胶囊内镜检查效力的评估，曾选入了传统检查方法未能发现却高度怀疑小肠 Crohn 病的患者进行研究。认为胶囊内镜检查能早期发现可疑小肠 Crohn 病患者的小肠病变。以上两项研究均表明，胶囊内镜对疑似小肠 Crohn 病的检出率较高，尤其是对疾病早期和对轻型患者而言，它能早期良好地干预及指导诊治，减少并发症的出现。

（3）小肠肿瘤。在所有胃肠道肿瘤中小肠肿瘤的发病率低于 2%。综合国外胶囊内镜检查 1024 例资料，小肠肿瘤诊断率为 6.0%～8.9%。小肠肿瘤性病变缺乏特异性表现，由于以往缺乏小肠的直视性检查手段，早期诊断十分困难，尤其是小肠的恶性肿瘤，发现时多为晚期，胶囊内镜的应用为小肠肿瘤早期发现提供条件。陈孝等从 53 例接受胶囊内镜检查的患者中发现小肠肿瘤 9 例，小肠肿瘤的检出率为 16.98%，9 例小肠肿瘤患者有 6 例在胶囊内镜检查前或者检查后进行了小肠钡餐或钡灌肠，只有 1 例在 X 线下有改变。该研究认为，胶囊内镜能够发现其他检查不能发现的小肠肿瘤。Gena 等报告一项评价胶囊内镜对小肠肿瘤的诊断价值的回顾性研究，认为因各种原因而进行胶囊内镜检查而检出小肠肿瘤的总体阳性率约为 8.9%。胶囊内镜是小肠肿瘤有效的诊断手段，胶囊内镜能较早发现小肠肿瘤，指导其治疗，可提高小肠肿瘤患者的预后。

（4）监控小肠息肉病综合征的发展。Iaquinto 等研究认为胶囊内镜检查能安全有效地监测病变位于空肠、回肠的家族性腺瘤病，而对病变位于十二指肠的家族性腺瘤病的监测作用不大。

（5）吸收不良综合征（乳糜泻）。因为胶囊内镜具有 1∶8 倍放大图像的功能，能够较清晰地观察小肠表面黏膜的结构。乳糜泻胶囊内镜检查的特殊表现为小肠黏膜绒毛萎缩（如扇贝样、裂隙状、马赛克、黏膜变平、环状皱襞消失及结节样改变等）。为研究胶囊内镜对乳糜泻的诊断价值，Emanuele 等报告，以十二指肠黏膜组织学检查为"金标准"，胶囊内镜诊断乳糜泻的敏感性为 87.5%，特异性为 90.9%，阳性预测率 96.5%，阴性预测率 71.4%。认为胶囊内镜对发现可疑乳糜泻患者小肠绒毛萎缩病变具有显著的敏感性和特异性。

（6）非类固醇抗炎药（NSAIDs）相关性小肠黏膜损害。有研究显示，胶囊内镜检出

NSAIDs 相关性小肠黏膜破损率可高达 55%，其病变发生率和累及范围均远超出以往传统检查方法的结果及预期。最常见的 NSAIDs 相关性小肠黏膜病变为黏膜破损，其他还包括皱襞发红、斑点状黏膜出血、肠腔积血、溃疡及肠隔膜形成等。

（7）观察小肠手术吻合口情况。有实验证实胶囊内镜在全程小肠检测中的阳性率为 64%，特异性为 92%。它以每秒捕捉 2 帧图像的速度以 140°的视角，对每例患者捕摄 50000～60000 张图像，有充足的机会发现小肠手术后患者的吻合口情况。不主张把胶囊内镜应用于有肠道手术盲端的患者。

（8）胶囊内镜在外科的使用前景。Ward 等曾对不明原因胃肠道出血患者进行了胶囊内镜检查，结果 56%的病例有异常发现，7 例因发现异常而进行剖腹术，表明胶囊内镜检查是小肠疾病有效的诊断措施，它有助于指导内科或外科采取进一步治疗。

（9）对儿科小肠疾病的诊断价值。Angelis 等对有可疑疾病的患儿（年龄 18 个月至 8 岁）进行胶囊内镜检查，认为胶囊内镜是诊断儿科可疑小肠疾病非常有效的手段，其较高的阳性检出率与谨慎选入研究对象有关，因为儿童使用胶囊内镜还未经过广泛的临床试验。

2. 禁忌证

（1）凡能妨碍胶囊正常通过消化道的疾病均属检查禁忌证，如胃肠道狭窄、梗阻、穿孔、肠瘘和大憩室等。

（2）无手术条件及拒绝接受任何外科手术者，这样一旦胶囊内镜滞留将无法通过手术取出。

（3）应排除有严重动力障碍者，包括未经治疗的贲门失迟缓症和胃轻瘫者（除非用胃镜将胶囊送入十二指肠）。

（4）孕妇。

3. 并发症

（1）胶囊嵌顿。胶囊嵌顿是胶囊内镜检查的主要并发症。它可嵌顿在狭窄处，停留大憩室内或术后胃的输入襻而无法排出，其发生率约 1%。当患者大便无胶囊排出，提示可能发生嵌顿，最后图像提示嵌顿的位置，或进行腹部平片检查确定胶囊所处的位置。胶囊无法排出时，则需外科手术取出。胶囊内镜检查前行 X 线检查对预测是否发生嵌顿帮助不大。国外研究表明，腹部手术史、内分泌功能紊乱（如糖尿病）和肠腔内新生物是影响胶囊未完成全小肠检查的危险因素。现国外研制成功胶囊内镜探路系统应用于临床，即先服用与 M2A 胶囊内镜同样大小的胶囊，如能成功排出体外可行正式 CE 检查，否则不能检查。滞留在体内的探路胶囊可自行溶解排出，这一新技术的应用可为将来胶囊内镜的普遍应用提供有效的预测方法。有研究者建议对年龄大于 60 岁患者、有肠道克罗恩病史或疑诊肠道克罗恩病者、怀疑小肠存在新生物者行胶囊内镜检查前，口服促动力药能提高胶囊内镜检查的效率。

（2）胃内滞留。Hollerbach 等发现 2 例有幽门运动功能异常的患者，胶囊在胃内滞留时间过长（达 4h），后经胃镜送入十二指肠。

4. 结论及展望

胶囊内镜为小肠疾病的诊断开辟了新途径，它无创、适应证广、无交叉感染，易为患者接受，它对小肠疾病的诊断率较其他传统的方法有较大的提高，特别是对不明原因消化道出血和疑似肠道克罗恩病的诊断率较高，但是由于胶囊运动的不可控制性和无活检功能，在一定程度上影响临床的诊断和应用。为了不断满足临床应用的需求，胶囊内镜新技术在不断研发，它将集多种功能为一身，同时进行多项检测，取消电池供电，以胶囊的无线供电确保其在消化道内连续工作时间更长，提高在消化道内定位的精确度，确保三维图像的构建和病灶诊断的有效性，实现活检与施药治疗的作用。胶囊内镜在小肠疾病的诊治中将具有更广泛的临床应用前景。

四、超声内镜检查的应用

超声内镜检查（Endoscopic Ultrasonography，EUS）是经内镜（胃镜、结肠镜、腹腔镜等）导入高频微型超声探头，通过体腔在内镜直视对消化管管壁或邻近脏器进行超声扫描的方法。由于探头可以接近病变，使图像分辨率明显提高。同时，在消化管管腔内进行超声扫描，获得清晰的消化道管壁的层次结构和周围邻近脏器的超声影像，被称为胃肠道内镜学中最为精确的影像技术。

1. EUS 的适应证

凡是消化管本身或邻近器官的病变或疑有病变，经普通内镜及体表超声不能明确诊断者，都可以进行超声内镜检查。它对某些消化系统疾病尤其是肿瘤具有较高的诊断价值，且可以判定肿瘤管壁浸润深度、有无邻近脏器的浸润及淋巴结的转移等，为外科手术提供重要的术前资料，也为黏膜下病变的定性诊断提供了最佳方法。同时，在超声引导下通过内镜直视下可进行深层组织脏器的穿刺活检及治疗。目前 EUS 已成为消化系统疾病的重要诊断方法。

2. 正常胃肠道 EUS 的图像特点

EUS 扫描时，正常消化管管壁从里至外可显示为高—低—高—低—高五层回声结构，分别对应于黏膜层表面与腔内液体界面的反射（高回声带）、黏膜肌层（低回声带）、黏膜下层（高回声带）、固有肌层（低回声带）、浆膜下层和浆膜（或外膜）层（高回声带）。正常食管壁厚度约 $3.1\sim3.3mm$，胃壁厚度 $3.7mm\pm0.6mm$，十二指肠壁厚度约 $3mm$，结肠壁厚约 $2.75mm$。

3. 胃肠道癌肿的超声内镜检查

消化道癌肿的 EUS 影像均表现为不规则的低回声或中位回声（低于第 3 层高于第 2、第 4 层回声）肿块影，伴局部或全部管壁结构层次的破坏。EUS 下管壁的 5 层结构中，第 4 层低回声带（固有肌层）是划分早期癌与进展期癌的分界线。如果第 4 层有病变，则提示进展期癌。EUS 对 Borrmann Ⅳ 型浸润型胃癌有很高的诊断能力。该型胃癌的声像图表现为大部分或全胃壁弥漫性增厚，多在 1cm 以上，为全层增厚，黏膜下层及固有肌层尤明显，回声减弱。增厚的胃壁并无明显结构紊乱，其层次尚可辨认。部分病例黏膜层及黏膜肌层已破坏脱落，扫描仅见 3 层结构，最表面的即为黏膜下层。

肿瘤浸润深度及淋巴结转移与手术治疗效果及预后密切相关。正确的术前分期有助于确立消化道癌肿的手术术式。例如对 EUS 确诊直径小于 2cm 的黏膜内癌，有可能经内镜黏膜剥离切除术或激光照射法而治愈。而对 C 确诊已有周围脏器浸润（尤其是血管、心包、气管等）或转移的晚期病例可避免不必要的开胸、剖腹探查术。

大量的研究表明，EUS 对消化道癌肿的术前局部分期十分准确和简便，优于 CT 和磁共振（MR）等其他方法。根据 21 个中心的研究报告，EUS 对食管癌 T 分期的准确率为 84%，对胃癌分期总准确率为 67%～91%，对结、直肠癌正确率达 78%～89%。研究表明，EUS 对肿大淋巴结的显示率较高，EUS 能发现直径 3～5mm 以上肿大的淋巴结。但对转移性淋巴结与炎症反应肿大的淋巴结鉴别较困难。在 EUS 引导下穿刺活检将有助于提高判断的准确率。

由于穿透深度的限制，EUS 评价远处转移（M 分期）的能力有限，必须与 CT、MR 配合应用。

4. 超声内镜对胃肠癌术后复发的诊断

胃肠癌术后的局部复发非常常见。一些吻合口复发可能由内镜及活检诊断，但是很多复发病灶只出现在黏膜下或浆膜侧，普通内镜无法观察到术后组织解剖结构变化。胃肠造成的误差使 CT 等其他影像学检查很难作出准确的判断，而此时 EUS 的检查灵敏度高达 95%，特异性仍有 80%。局部复发时，吻合口处可显示结节性低回声或形成不规则增厚大于 7mm 以上。EUS 假阳性也与术后纤维疤痕及炎症反应有关。

5. 胃淋巴瘤的超声内镜检查

胃肠道为原发性结外淋巴瘤最常见的发病部位。胃淋巴瘤较胃癌预后好。如果术前诊断明确并实行恰当的手术治疗，胃淋巴瘤可获得相当好的预后。然而胃恶性淋巴瘤诊断较为困难，胃镜与 X 线检查易与胃巨大皱襞症相混淆，活组织检查难于取得病理学依据，EUS 检查可提供较可靠的依据。因胃淋巴瘤在胃壁内浸润呈水平向生长，有别于胃癌呈垂直向生长，病变多局限于第 2～3 层。早期胃淋巴瘤 EUS 特征为第 2～3 层结构异常增厚，但各层次仍保持原有的特征。进展期则表现为胃壁显著增厚，胃壁原有层次消失而代之以不规则低回声。若化疗有效，仍可恢复原有胃壁层次。此外，EUS 也是胃淋巴瘤术前分期的一个非常有用的工具。它不仅可判断肿瘤浸润深度和局部扩散，还可显示自病变部位向正常胃壁的移行。Caletti 等对 82 名原发性胃淋巴瘤病人施行了 EUS，诊断准确率为 97%，敏感率为 93%，特异性为 98%；对淋巴瘤浸润深度的诊断准确率为 87%。

6. 黏膜下肿瘤的超声内镜检查

EUS 是目前诊断消化道黏膜下肿瘤的最佳方法。它可提供有关这些病变的部位、大小和性质（实性或液性）的准确资料。根据肿瘤与管壁层次及其回声特征尚可提示组织学诊断，如在第 4 层（肌层）显示边界清楚的低回声，应考虑平滑肌肿瘤。平滑肌瘤多表现为内部回声均匀的低回声像。平滑肌肉瘤则表现为内部回声不均匀、混有无回声部分，边缘凹凸不平并向周围组织浸润。在第 3 层（黏膜下层）显示边界清楚规则的无回声区，多是黏膜下囊肿，如为边界整齐、清晰、均匀一致的高回声，多为脂肪瘤，黏膜下层低回声可见于异位胰腺、纤维瘤、平滑肌瘤或肉瘤和类癌。其鉴别点有：异位胰腺边界不清，表面可有乳头样突起，回声程度比平滑肌瘤高，比脂肪瘤低，内部回声粗糙杂乱、有不规则管状或点状回声混杂，纤维瘤为边界不清、不规则的低回声，多位于黏膜下层及肌层之间，平滑肌瘤或肉瘤能显示与黏膜层和固有肌层的连续关系，且有类似肌层的低回声，类癌显示为边界清楚、与固有肌层位于同水平的均匀的低回声。

EUS 可辨认黏膜下肿瘤中的血管结构及血管源性肿物，而避免进行穿刺或活检。另外，EUS可精确地鉴别黏膜外肿瘤与消化管管外的生理性压迫（主动脉、肝、胆、脾、肾等）及病理性压迫（肿瘤、囊肿），其准确率达90%以上。消化管壁内肿瘤的起源及位置必与管壁5层结构中的某一层有关。壁外压迫则发生在消化管管壁第5层者高回声结构的外侧，显示管壁的5层结构完整及其壁外的肿物或器官压迫消化管壁。

第四节 肿瘤标志物

一、概述

肿瘤标志物是指在恶性肿瘤的发生和增殖过程中，由肿瘤细胞的基因表达而合成分泌的或是由机体对肿瘤反应而异常产生和/或升高的，反映肿瘤存在和生长的一类物质，包括蛋白质、激素、酶（同工酶）、多胺及癌基因产物等，存在于患者的血液、体液、细胞或组织中，可用生物化学、免疫学及分子生物学等方法进行测定，对肿瘤的辅助诊断、鉴别诊断、观察疗效、监测复发以及预后评价具有一定的价值。

理想的肿瘤标志物应具有以下特性：①灵敏度高，使肿瘤能早期发现，早期诊断；②特异性好，即恶性肿瘤患者为阳性，而非恶性患者为阴性，因此，能对良、恶性肿瘤进行鉴别；③能对肿瘤进行定位，即具有器官特异性；④与病情严重程度、肿瘤大小或分期有关，即肿瘤越大或越晚期，肿瘤标志物浓度越高；⑤监测肿瘤治疗效果，即肿瘤的复发，肿瘤治疗后肿瘤标志物浓度密切相关；⑥监测肿瘤的复发，即肿瘤治疗后肿瘤标志物降低，肿瘤复发时明显升高；⑦预测肿瘤的预后，即肿瘤标志物浓度越高，预后越差，反之亦然。但至今还没有一种肿瘤标志物能完全满足上述要求。

肿瘤标志物的分类和命名尚未完全统一，体液中的肿瘤标志物一般分为胚胎抗原类（如AFP、CEA等）、激素类（如小细胞肺癌可分泌ACTH、患绒毛膜上皮细胞癌时明显升高的hCG等）、酶类（EA等）、糖链蛋白类（大多是糖蛋白或黏蛋白，如CA125、CA15-3、CA19-9）、同工酶类（如患肝癌时γ-GT升高、患前列腺癌时PAP升高等）及癌基因产物类（如ras基因蛋白、myc基因蛋白、p53抑癌基因蛋白等）等。

二、常见肿瘤标志物及临床意义

临床上常见的肿瘤标志物有甲胎蛋白（AFP）、癌胚抗原（CEA）、糖类抗原19-9（CA19-9）、糖类抗原125（CA125）、糖类抗原15-3（CA15-3）、糖类抗原50（CA50）、人绒毛膜促性腺激素（HCG）、降钙素（CT）、鳞癌相关抗原（SCC）、神经元特异性醇化酶（NSE）、前列腺特异抗原（PSA）、本-周氏蛋白（又名凝蛋白，BJP）等。虽然各种标志物有其各自的临床意义，但不具有个体特异性。因此，单独检测一种肿瘤标志物，可能会因此测定方法的灵敏度不够而出现假阴性，联合检测多种肿瘤标志物有利于提高要检出的阳性率。

1. 甲胎蛋白

甲胎蛋白（AFP）在胚胎期是功能性蛋白，合成于卵黄囊、肝和小肠，脐带血含量为1000～5000ug/L，1年内降为成人水平，终生不变。

临床意义：

（1）用于原发性肝癌以及生殖系统肿瘤的鉴别诊断。原发性肝癌中80%病人的血清中 AFP＞500ug/L。其他消化道肿瘤，如胃癌、胰腺癌、结肠癌、胆管细胞癌等，也可引起 AFP 升高，但肝转移癌时却极少增高。

（2）病毒性肝炎、肝硬化患者 AFP 有不同程度的升高，但其水平常低于 500ug/L。

（3）生殖系统胚胎性肿瘤的患者血清中 AFP 可见升高。

（4）妇女妊娠 12～14 周血中 AFP 开始上升，32～34 周过高峰，一般在 400ug/L 以下，分娩后 3 周恢复正常。若孕妇血清中 AFP 异常升高，应考虑有胎儿神经管缺损畸形的可能性。

AFP 正常参考值：0～25ug/L。

2. 癌胚抗原

癌胚抗原（CEA）是一种肿瘤相关抗原，是一种酸性糖蛋白，胚胎期在小肠、肝脏、胰腺合成，成人血清含量极低。

临床意义：

（1）血清 CEA 明显升高时常见结肠癌、直肠癌、胃癌、肺癌、胆管癌，在肝癌、乳腺癌、卵巢癌、胰腺癌时也有升高。

（2）CEA 连续随访检测，一般情况下，病情好转时血清 CEA 浓度下降，病情恶化时升高。CEA 检测对于监测治疗后伴有血循环 CEA 持续升高的患者有很重要的价值，可提示有潜伏的转移和残留肿瘤。

（3）肠道憩室炎、直肠息肉。结肠癌、肝硬化、肝炎和肺部疾病虽有不同程度的升高，但阳性的百分率较低。

（4）98％的非吸烟健康者血清 CEA＜5ug/L。吸烟者中约有 39％的人 CEA＞5ug/L。

CEA 正常参考值：0～5ug/L。

3. 糖类抗原 19－9

糖类抗原 19－9（CA19－9）为唾液酸化的乳-N-岩藻戊糖Ⅱ，是一种类黏蛋白和糖蛋白成分，与 Lewis 血型成分有关。

临床意义：

（1）胰腺癌、胆囊癌、胆管壶腹癌时，血清 CA19－9 水平明显升高，尤其是胰腺癌晚期病人，血清 CA19－9 浓度可达 40 万 U/ml，阳性率约为 74.9％。

（2）胃癌阳性率约为 50％，结肠癌阳性率约为 60％，肝癌阳性率约为 64.6％。术前 CA19－9 水平与预后有关。

（3）急性胰腺炎、胆囊炎、胆汁淤积性胆管炎、肝硬化、肝炎等疾病 CA19－9 也有不同程度升高。

CA19－9 正常参考值：0～37U/ml。

4. 糖类抗原 125

最初认为糖类抗原 125（CA125）是卵巢癌特异的，随着手术深入研究，它也是一种广谱的标志物。

临床意义：

（1）卵巢癌病人血清 CA125 水平明显升高，手术和化疗有效者 CA125 水平可很快下降。若有复发时，CA125 升高可先于临床症状之前。

（2）其他非卵巢恶性肿瘤也有一定的阳性率，如乳腺癌为 40%、胰腺癌为 50%、胃癌为 47%、肺癌为 44%、结直肠癌为 32%、其他妇科肿瘤为 43%。

（3）非恶性肿瘤，如子宫内膜异位症、盆腔炎、卵巢囊肿、胰腺炎、肝炎、肝硬化等也可有不同程度的升高。

（4）在胸水、腹水中发现有 CA125 升高，羊水中也能检出较高浓度的 CA125。

（5）早期妊娠的头 3 个月内也有 CA125 升高的可能。

CA125 正常参考值：0～3U/ml。

5. 糖类抗原 15-3

糖类抗原 15-3（CA15-3）是乳腺细胞上皮表面糖蛋白的变异体，近年推出作为乳腺癌标志物，同样，该标志物也是广谱的。

临床意义：

（1）乳腺癌患者常有 CA15-3 升高，尤其对于转移性乳腺癌的早期诊断有很重要的价值。但在乳腺癌的初期敏感性较低。

（2）其他恶性肿瘤，如肿瘤、结肠癌、胰腺癌、卵巢癌、子宫颈癌、原发性肝癌等，也有不同程度的阳性率。

（3）肝脏、胃肠道、肺、乳腺、卵巢等非恶性肿瘤性疾病，阳性率一般低于 10%。

CA15-3 正常参考值：0～28U/ml。

6. 糖类抗原 50

糖类抗原 50（CA50）的临床意义：

（1）胰腺癌、结肠癌、直肠癌、胃癌等血清 CA50 升高，特别是胰腺患者升高最为明显。

（2）肝癌、肺癌、子宫癌、卵巢癌、肾癌、乳腺癌等也可见 CA50 升高。

（3）溃疡性结肠炎、肝硬化、黑色素瘤、淋巴瘤及自身免疫性疾病等也有 CA50 升高现象。

CA50 正常参考值：血清＜24U/ml。

7. 人绒毛膜促性腺激素

人绒毛膜促性腺激素（HCG）是一种存在于胎盘中的糖蛋白激素，当怀孕时血与尿中水平上升，正常血中只含微量。对于妇科恶性肿瘤，除了测定完整的 HCG、游离的 β 亚单位外，还可测定血与尿中的促性腺激素的片段，称为 β 核心（β-core）。

临床意义：

（1）HCG 是诊断早孕、监测先兆流产、异位妊娠的良好指标。

（2）早期绒毛膜上皮细胞癌、葡萄胎时，血中 HCG 明显高于早孕水平。经过化疗或刮宫治疗后，如果 HCG 下降不明显，提示治疗效果不佳。治疗后 HCG 下降，以后又见升高，提示复发。

（3）畸胎瘤、睾丸胚癌、胚胎性肿瘤可见 HCG 升高。

HCG 正常参考值：男性＜5mIU/ml，女性＜7mIU/ml。

8. 降钙素

降钙素（CT）是由甲状腺滤泡细胞 C 细胞合成、分泌的一种单链多肽激素，故又称甲状腺降钙素。

临床意义：

（1）甲状腺髓样癌患者的升高，可作甲状腺髓样患者临床疗效观察的标志物。

（2）肺部、乳腺癌、胃肠道癌以及嗜铬细胞患者可出现血清 CT 增高。

（3）肝癌和肝硬化患者也偶可出现血清 CT 增高。

CT 正常参考值：0～100ug/l。

9. 鳞癌相关抗原

鳞癌相关抗原（SCC）是鳞状上皮癌的重要标志物，在正常鳞状上皮细胞内也存在，随着鳞状上皮恶性增殖而释放入血。异常升高可见于子宫颈鳞癌。肺鳞癌亦有较高的阳性率。

临床意义：

（1）SCC 是鳞状上皮癌的诊断指标。子宫颈鳞癌、肺鳞癌、头部鳞癌，血清中 SCC 升高，其浓度随病期的进展而增高，也可见于食道癌、膀胱肿瘤等。

（2）肝炎、肝硬化、肺炎、肾衰竭、结核等疾病，SCC 也有一定程度的升高。

SCC 正常参考值：0～2ug/l。

10. 神经元特异性烯醇化酶（NSE）

血清神经元特异性烯醇化酶（NSE）是神经内分泌肿瘤的特异性标志物。

临床意义：

（1）可用于鉴别、诊断、监测小细胞肺癌放化疗后的治疗效果。用 NSE 升高来监测复发要比临床确诊复发早 4～12 周。

（2）可用于监测神经母细胞瘤的病情变化，评价疗效和预测复发。

（3）神经内分泌细胞肿瘤，如嗜铬细胞瘤、胰岛细胞瘤、甲状腺髓样癌、黑色素瘤、视网膜母细胞瘤等的血清 NSE 也可增高。

NSE 正常参考值：0～12.5ug/L。

11. 前列腺特异抗原

前列腺特异抗原（PSA）是由前列腺上皮细胞产生的一种大分子糖蛋白，它具有极高的组织器官特异性。由于未知的原因，前列腺癌患者血清游离 PSA（f-PSA）占总 PSA（T-PSA）的百分比较正常人和前列腺良性疾病患低。因此，测定 PSA 的类型和百分比有利于鉴定前列腺良性和恶性疾病。

临床意义：

（1）PSA 是前列腺癌的特异性标志物。随着前列腺癌的病程进展，血清中 PSA 值逐渐增高。

（2）前列腺肥大、前列腺炎、肾脏和泌尿生殖系统疾病，血清 PSA 水平也可升高，但必须结合其他检查进行鉴别。

（3）约有 5% 的前列腺癌患者，前列腺酸性磷酸酶（PAP）升高，但 PSA 在正常水平。

PSA 正常参考值：0～4.0ug/L。

12. 本-周蛋白

本-周蛋白（又名凝溶蛋白，BJP）是多发性骨髓瘤的典型标志物。

临床意义：用于多发性骨髓瘤的诊断；慢性淋巴瘤、骨肉瘤等均会引起 BJP 阳性。

BJP 正常参考值：阴性。

第五节 肿瘤病理学诊断

病理学的发展与病理技术的进步互为促进。肿瘤病理学诊断最传统、最基本的技术是肉眼和大体观察以及利用光学显微镜进行的形态学观察。随着分子生物学研究的进展和分子病理学相应技术的建立，一些新的先进的技术手段已经应用在病理学的研究和对疾病的病理诊断上。

近年来，随着细胞生物学和分子生物学技术在肿瘤研究中的应用，肿瘤病理诊断也走出了单纯形态学诊断的范畴。目前的肿瘤病理诊断包含了肿瘤的形态学分类、侵袭范围、肿瘤预后指标和指导临床用药指标。

一、细胞学诊断

细胞学诊断（diagnostic cytology）是取肿瘤组织中的细胞进行涂片，经染色（巴氏或 H－E 染色）后观察细胞形态的一种诊断方法。根据取材方法的不同，其可分为脱落细胞学及穿刺细胞学。

1. 脱落细胞学

通过采集病变处的细胞，涂片染色后进行观察、诊断。细胞的来源可以是运用各种采集器在口腔、食管、鼻咽部、女性生殖道等病变部位直接采集的脱落细胞，也可以是自然分泌物（如痰、乳腺溢液、前列腺液）、体液（胸腹腔积液、心包积液、脑积液）及排泄物中的细胞。它对于女性生殖系统肿瘤和呼吸系统肿瘤是较为普遍的检查方法。该方法设备简单，操作简便，病人痛苦少易于接受，但最后确定是否为恶性肿瘤尚需进一步经活检证实。

2. 穿刺细胞学

这是用直径不大于 1mm 的细针刺入肿瘤实体内吸取细胞涂片的方法。对体表可扪及的肿瘤可直接穿刺，包括淋巴结、甲状腺、涎腺、乳腺、前列腺及肢体的肿块穿刺。深部脏器的肿瘤，可在影像学协助下穿刺，如在 B 超、X 射线透视、CT 的引导下对纵隔、肺、乳腺、肝、腹腔内甚至脑部肿瘤进行穿刺。

取材后，应将刮取物或穿刺物立即均匀涂于载玻片上，然后立即放入 95％乙醇中固定 15min 以上；也可以将穿刺物直接注入固定液中，再用膜式制片技术或细胞离心技术制片。

无论脱落细胞学或穿刺细胞学的标本，若有较多的细胞成分或有小的组织碎块时，也可做成细胞块（与组织学标本的制作相同），然后做石蜡切片、H－E 或免疫组化染色观察。

近年来，液基细胞学（lipuid-based cytology）制片技术（如 TCT、CCT）及计算机辅助细胞检测系统（如 AutoPap）的应用，为提高制片质量、开展大规模细胞学筛查（如子宫颈细胞学筛查）与质量控制提供了技术保证，是 20 世纪末细胞学技术的新进展。

二、组织病理诊断

组织病理诊断（histopathology diagnosis）常采用以下方法。

（一）石蜡切片

石蜡切片（paraffin-embedded tissue section）是将病变的组织取材后，以福尔马林（formalin，甲醛）溶液固定和石蜡包埋制成切片，经不同的方法染色后用光学显微镜观察。通过分析、综合病变特点，作出疾病的病理诊断。组织切片最常用的染色方法是苏木素—伊红（hematoxylin and eosin，HE）染色。

标本的种类有以下几种。

1. 活检标本

活检标本（biopsy specimen）包括用切取、切除病灶取得的活检小标本。

（1）切取活检（incisional biopsy）。切取活检是取活体病变组织中的一部分做切片检查，以明确病变的性质以及对肿瘤进行分类、分级，指导治疗方案的选择。例如，直视下、各种内镜检时，用活检钳钳取、针刺吸取、手术切取小块组织送检。

（2）切除活检（excisional biopsy）。切除活检是将肿块连同部分周围正常组织送检。如肿瘤为良性，则可达到治疗的目的。

选择做切除或切取活检的主要因素是病灶的大小。如果病灶体积较小，最好一次将病灶完整切除；如果怀疑为恶性淋巴瘤，也最好将一个淋巴完整切除送检，以有利于诊断。

活检取材应注意：①所取组织能反映病灶的性质。避免取坏死、出血部位，避免挤压组织引起人为变态。开腹开胸手术若肿瘤未能切除，仅取活检时，应在确定已取到肿瘤组织（必要时要做冷冻切片加以证实）后才关闭腹腔关闭胸腔；②取材时尽量减少创伤、出血，有的部位不宜活检，如鼻咽纤维血管瘤的血管丰富而无弹性，活检易引起大出血，而皮肤恶性黑色素瘤易因活检而促进肿瘤的转移，不宜活检，应整块一次性广泛切除肿瘤；③及时固定组织，活检后立即将组织放入足量的 10％福尔马林液中固定，以免组织自溶。

2. 大体标本

无论术前有无病理诊断，手术切出的标本（肿瘤或器官，又称大体标本，gross specimen）都应送病理检查。术前切取活检因取材局限不易诊断，甚至有误，最后诊断必须根据对大体标本的全面检查而定，更不能仅凭肉眼观察判断肿瘤的性质而将大体标本丢弃。恶性肿瘤根治术后的大体标本，应包括切出的肿瘤原发灶及所在器官、清扫出的全部淋巴结（分组送检）、切除器官组织的上下残段或基底部组织等。

病理医生应对大体标本做全面的肉眼观察，详细记录并按照不同部位组织器官、肿瘤种类的取材规范切取组织块，做石蜡包埋切片，镜检做出病理诊断结果。

大体标本送检目的在于以下几方面：①进一步明确肿瘤的性质、分类及分级；②明确肿瘤的大小、范围、浸润程度及周围组织器官的关系；③了解肿瘤有无转移；④手术切除范围是否足够。这些均对肿瘤的诊断、临床病理分期（pTNM 分期）及决定进一步的治疗方案（是否需要补充放射治疗及化疗）具有重要意义。

（二）冷冻切片

冷冻切片（frozen section，即术中会诊，intraoperative consultation）方法是将新鲜

组织一小块（不必固定）送病理科快速冷冻成形，切片染色诊断。一般过程需 30min。

冷冻切片的作用是：①用于术前未能诊断、术中需要了解病变性质以确定治疗方案时，如肺肿块、乳腺肿块的诊断；②术中需明确病变侵犯范围，决定手术切缘时，如乳腺癌的保乳手术要了解切缘有无肿瘤；③了解肿瘤外的一些病灶是否属肿瘤的转移；④证明有无创伤正常组织（如有无伤及输尿管等）或证实活检已取到肿瘤组织等。

由于冷冻切片时间仓促，组织未经固定脱水等步骤的处理，导致切片染色不良等原因，其诊断准确率低于石蜡切片。因此，不应以冷冻切片来代表石蜡切片诊断，钳取、切取活检小标本不宜做冷冻切片。骨和钙化组织因组织太硬无法切片的也不宜做冷冻切片。

尽管目前病理诊断的方法很多，但是最古老的石蜡切片诊断仍然是最主要的病理诊断方法，是下述其他诊断方法所不能取代的。

三、组织化学技术

组织化学技术（histochemistry technique）是利用各种细胞及其产物与不同化学染料的亲和力，用化学反应方法显示细胞内的特殊成分或化学产物，以帮助对病变进行诊断及分类的方法。组织化学染色应用较多的几种技术有：①网状纤维染色；②纤维素染色；③横纹肌染色；④糖原染色；⑤黏液染色；⑥脂肪染色；⑦黑色素染色；⑧抗酸染色；等等。

四、免疫组织化学与免疫细胞化学

免疫组织化学与免疫细胞化学（immunohistochemistry and immunocytochemistry technique，IHC and ICC）是利用抗原抗体的特异性结合反应来检测和定位组织或细胞中的某种化学物质的一种技术，由免疫学和传统的组织化学相结合而形成。免疫组化染色技术不仅有较高的敏感性和特异性，同时具有形态学改变与功能、代谢变化结合起来，直接在组织切片、细胞涂片及培养细胞爬片上原位确定某些蛋白质或多肽类物质的存在的特点。结合电子计算机图像分析技术或激光扫描共聚焦显微技术等，可对被检测物质进行定量分析。

自 1976 年单克隆抗体技术问世以后，大量制备多/单克隆抗体成为可能，从而为免疫组织化学技术提供了大量可用于研究的抗体。目前已有近千抗体问世。染色技术亦几次更新。IHC 在病理诊断尤其是肿瘤的诊断上有重大作用，是近百年来病理技术上的重大突破。常用的免疫组织化学染色方法有 ABC/LSAB 多步与 EnVision 两步法。

IHC 和 ICC 提供了形态与功能变化结合的研究新方法，使对疾病尤其是对肿瘤本质的认识有了重大进展，其在肿瘤诊断上的用途主要有以下几点。

1. 肿瘤的诊断与鉴别诊断

由于同一肿瘤的异质性以及不同肿瘤的相似性，许多肿瘤尤其是分化差的肿瘤，难以从形态学上决定其分化方向，如各种小细胞性肿瘤、多形细胞或梭形细胞肿瘤的诊断非常困难，应用免疫组织化学与免疫细胞化学技术可对这些肿瘤做出较明确的诊断和分类。

2. 确定转移性恶性肿瘤的原发部位

淋巴结或其他部位的转移性肿瘤，有时仅依靠光镜形态难以确定其原发部位，应用 IHC 有助于确定部分肿瘤的起源。例如，用甲状腺球蛋白（TG）、甲胎蛋白（AFP）、前列腺特异性抗原（PSA）、胎盘碱性磷酸酶（PLAP）等，确定甲状腺癌、肝癌、前列腺癌或生殖细胞源性肿瘤的转移。但是类似的组织特异性抗原还很少。

3. 恶性淋巴瘤的诊断和分类

IHC 在淋巴瘤的诊断中起着至关重要的作用。除少数形态很典型的霍奇金淋巴瘤和滤泡性淋巴瘤外，恶性淋巴瘤尤其是非霍奇金性淋巴瘤的诊断和分类基本都要依靠 IHC。目前广泛应用 2008 年 WHO 淋巴瘤分类方法，这种分类方法的优点在于将血液和淋巴肿瘤的形态学改变、免疫表型、基因异常、临床表现和预后相结合进行分类，对临床具有很好的指导意义。

4. 估计肿瘤的生物学行为并为临床提供治疗方案的选择依据

例如，对各种癌基因、抑癌基因、多药耐受基因和激素受体表达的检测。目前有学者发现，检测 p16 表达水平可以作为宫颈癌细胞的增殖指标之一，在临床肿瘤诊断中具有一定意义，并已被部分医院应用。

五、电子显微镜诊断

自从电子显微镜（电镜）问世和生物组织超薄切片技术建立以来，电子显微镜诊断（electron microscopic diagnosis）能用电镜进一步观察到细胞内部的各种细微结构（如肌微丝、黑色素小体、神经内分泌颗粒），以及细胞之间的关系（如桥粒紧密连接、基板等），因此应用电镜可以帮助解决疑难肿瘤的诊断和鉴别诊断，还可探讨肿瘤的组织发生和研究肿瘤的生长特性。

六、尸体解剖

尸体解剖（autopsy）在病理学发展甚至整个医学体系的发展中都起着重大作用。在不明死因的尸检病例中，肿瘤致死亦占一定比例。尸体解剖对于了解肿瘤的发展、转移以及诊断和鉴别诊断中都有重要意义。有些隐匿的原发癌灶也只能在尸体解剖中被发现。

七、分子生物学技术

分子生物学技术（molecular biology technique）是指 DNA 重组的基因克隆技术、核酸杂交技术与 PCR 技术、DNA 测序技术以及在这些技术基础上发展起来的 DNA/RNA 芯片与组织芯片技术、流式细胞技术等研究手段的总称。近年来的生命科学热潮就是在分子生物学技术飞速发展的基础上掀起，其对人类发展的意义势必深远。

近 20 年来，许多新技术已应用于肿瘤的病理检查，这些新技术包括前述的免疫组织化学，以及免疫荧光、免疫电子显微镜、自动图像分析技术、流式细胞仪、细胞遗传学技术和原位分子杂交技术等。这些新技术的应用，无疑大大促进了肿瘤病理诊断和研究水平的提高，而且对肿瘤的组织来源、功能状态、发病机制的探讨，对肿瘤患者预后判断等提供了大量极有用的信息，为临床制订最佳治疗方案提供了依据。

（一）原位杂交技术

原位杂交（in situ hybridization，ISH）是用标记了的已知序列的核苷酸片段作为探针（probe），通过杂交直接在组织切片、细胞涂片或培养细胞爬片上检测和定位某一特定靶 DNA 或 RNA 的存在，可应用于某些肿瘤的诊断。

（二）多聚酶链式反应技术

聚合酶链式反应（Polymease Chain Reaction，PCR）是体外酶促合成特异 DNA 片段的一种方法，由高温变性、低温退火及适温延伸等几步反应组成一个周期，循环进行，使目的 DNA 得以迅速扩增，具有特异性强、灵敏度高、操作简便、省时等特点。它不仅可用于基因分离、克隆和核酸序列分析等基础研究，还可用于疾病的诊断或任何有 DNA、RNA 的地方。但 PCR 技术也存在一些不足，如不能进行组织学定位。经过几十年的努力，PCR 方法被不断改进，它从一种定性的分析方法发展到定量测定，从原先只能扩增几个 kb 的基因到目前已能扩增长达几十个 kb 的 DNA 片段。到目前为止，PCR 技术已有十几种之多。

荧光定量 PCR 技术（fluorescent quantitative PCR，FQ PCR）又称为实时荧光定量 PCR（Real-time quantitative PCR），目前，国内外对 FQ PCR 技术开始广泛应用于肿瘤的诊断和疗效的评价上。例如，胃癌手术后的腹膜播散是胃癌复发的常见原因。有文献报道，对胃癌手术病人实施腹腔灌洗，利用 FQPCR 技术检测灌洗液中 CEA 水平，结果显示 CEA 的 Ct 值与肿瘤的侵犯深度、淋巴结的转移、血管转移、肿瘤分期、存活率有高度的相关性。

（三）流式细胞技术

流式细胞技术（flow cytometry，FCM）是利用流式细胞仪进行的一种单细胞定量分析和分选的技术，是免疫细胞化学技术、激光和电子计算机科学等综合的技术。

流式细胞仪具有精密、准确、快速和高分辨等特性，具体表现在以下几个方面：①其测定细胞内 DNA 的变异系数最小，一般在 2% 以下；②能准确地进行 DNA 倍体分析；③借助于荧光染料进行细胞内蛋白质和核酸的定量研究；④快速进行细胞分选和细胞收集。流式细胞技术在医学基础研究和临床检测中有多方面的应用，如外周血细胞的免疫表型测定和定量分析；某一特定细胞群的筛选和细胞收集；细胞多药耐药基因的检测；癌基因和肿瘤抑制基因的检测；细胞凋亡的定量研究；细胞毒功能检测以及细胞内某些蛋白质和核酸的定量分析等。

（四）激光扫描共聚焦显微技术

激光扫描共聚焦显微镜（laser scanning confocal microscope，LSCM）是近代生物医学图像分析仪器研究最重要的成就之一。它是将光学显微镜、激光扫描技术和计算机图像处理技术相结合而形成的高技术设备。其主要部件有激光器、扫描头、显微镜和计算机等。共聚焦成像利用照明点与探测点共轭这一特性，可有效抑制同一聚焦平面上非测量点的杂散荧光及来自样品的非焦平面荧光，从而获得普通光学显微镜无法达到的分辨率，同时具有深度识别能力（最大深度一般为 $200\sim400\,\mu m$）及纵向分辨率，因而能看到较厚生物样本中的细节。

LSCM 的主要功能有：①细胞、组织光学切片：利用计算机及图像处理系统对组织、细胞及亚细胞结构进行断层扫描，因此被称为"细胞 CT"或"显微 CT"；②三维立体空间结构重建；③对活细胞长时间观察；④细胞内酸碱度及细胞离子的定量分析；⑤荧光漂白恢复技术：可用于细胞骨架的构成、生物膜结构和大分子组装等的研究；⑥细胞间通讯的研究；⑦细胞膜流动性测定和光活化技术等。

（五）生物芯片技术

生物芯片技术（biochip technique）是近年来发展起来的生物医学高新技术，包括基因芯片、蛋白质芯片和组织芯片等，这种技术在肿瘤诊断中也起着重要作用，并在不久的将来会有更为广泛的应用。

1. 基因芯片

基因芯片（gene chip）又称 DNA 芯片（DNA chip），是指固着在固相载体上的高密度的 DNA 微点阵，即将大量靶基因或寡核苷酸片段有序、高密度地排列在如硅片、玻璃片、聚丙烯或尼龙膜等载体上，形成基因芯片。

2. 蛋白质芯片

蛋白质芯片（protein chip 或 protein microarray）是将蛋白质或抗原等一些非核酸生命物质按微阵列方式固定在微型载体上获得。

3. 细胞芯片

细胞芯片（cell chip）是将细胞按照特定的方式固定在载体上，用来检测细胞间相互影响或相互作用。

4. 组织芯片

组织芯片（tissue chip）是将组织切片等按照特定的方式固定在载体上，用来进行免疫组织化学差异研究。

5. 芯片实验室

芯片实验室（Lab on chip）是用于生命物质的分离、检测的微型化芯片。现在，已经有不少的研究人员试图将整个生化检测分析过程缩微到芯片上，形成所谓的"芯片实验室"。芯片实验室是生物芯片技术发展的最终目标。

从正常人的基因组中分离出 DNA 与 DNA 芯片杂交就可以得出标准图谱。从病人的基因组中分离出 DNA 与 DNA 芯片杂交就可以得出病变图谱。通过比较、分析这两种图谱，就可以得出病变的 DNA 信息。这种基因芯片诊断技术以其快速、高效、敏感、经济、平行化、自动化等特点，将成为一项现代化诊断新技术。

（六）肿瘤分子标记物的检测

随着研究的深入，发现越来越多的肿瘤与特异的染色体和基因异常有关。其检测手段依赖于以上叙述的病理诊断方式。众所周知，以往病理学家对某一特定肿瘤分型多是依赖于形态学，而这一局面正在被逐步打破。2003 年 WHO 出版的肿瘤病理分类丛书引进了"遗传学诊断"这一概念，对肿瘤科医师来说，可以通过肿瘤分子标记物来细分同一肿瘤中的不同"亚群"。例如在结直肠癌的靶向治疗中，根据 K - ras 基因状态，结直肠癌可以分为野生型和突变型两种疾病型。突变型约占结直肠癌的 40%，患者不能从抗 EGFR 治疗中获益，反而增加不良反应和治疗费用；野生型占 60%，患者预后好于突变型，可以进行抗 EGFR 治疗。因此，K - ras 可以称得上是明星分子标记物。2008 年 10 月 K - ras 检测被写入《美国国立癌症综合网络（NCCN）——结直肠临床实践指南》，明确肯定了其在结直肠癌诊断以及与 EGFR 抑制剂疗效之间的密切关系。

HPV DAN 在宫颈癌诊断中的应用也是目前研究的热点（在本书有关宫颈癌的章节中将有详述）。宫颈癌有一系列癌前病变，其分子生物学行为与宫颈癌相同，现已证明 HPV 是宫颈癌的明确病因。最近的研究发现，一些肿瘤相关因子的高表达，例如 Ki - 67 和 p16 分别检测肿瘤细胞增殖指数和抑癌基因突变蛋白质扩增等，通常提示宫颈细胞的肿瘤性增生，联合 HPV DNA 检测可能有助于区分是否是肿瘤性增生病变。

综上所述，肿瘤分子病理诊断在肿瘤病理诊断中的作用日益凸显，其结果可以更加科学地指导治疗方案的制定以及估计预后，在提高肿瘤诊断的准确率，增加疗效、降低毒性、节约治疗费用方面具有重要意义，使它成为临床肿瘤学领域个体化治疗取得突破的希望，也成为目前肿瘤学研究的热点。

第六章 肿瘤的综合治疗

近半个世纪以来，恶性肿瘤的治疗效果已经取得了突破性的进展，很多类型的肿瘤治疗已经获得了满意的疗效。特别是近 20 年来，大量的循证医学证据均提示，恶性肿瘤的治疗已经不再是"单一"措施"包打天下"的时代，肿瘤治疗的成功经验提示我们，肿瘤的治疗已经进入了综合治疗的时代。肿瘤的综合治疗也称为肿瘤的多学科综合治疗（Multimodality Therapy，Multidisciplinary Cancer Management），即根据病人的机体状况、肿瘤的病理类型、临床分期和发展趋势等，科学、合理、有计划地应用现有的手术治疗、放射治疗、化学治疗、生物治疗、中医中药治疗等手段，以期较大幅度地提高肿瘤病人的治愈率，改善病人的生活质量。恶性肿瘤综合治疗体现了多学科的协作与补充，也是提高恶性肿瘤治疗效果的有效措施，是当今肿瘤治疗的最佳模式和研究发展的方向。

肿瘤综合治疗模式的应用，对于早期肿瘤病例，通过综合治疗可以提高患者的治愈率；对于中晚期肿瘤病例，通过综合治疗，包括姑息和支持治疗，也有相当部分患者可以得到缓解，而更为重要的则是可以延长生存期和改善生活质量。大量的临床研究和医疗实践证明：由于发生在不同个体、不同部位、不同病理类型和病期的恶性肿瘤其生物学行为表现不同，即便是同一部位、同一病理类型和病期的肿瘤，其生物学行为也存在很大的差异。这就要求针对每一个恶性肿瘤患者，必须要按照循证医学的原理制定出科学、合理的个体化治疗方案，以期获得最佳的治疗效果。这也是肿瘤综合治疗主要目的的体现。

第一节 肿瘤的治疗措施

一、肿瘤治疗历史的回顾

1. 肿瘤外科

真正意义上的肿瘤外科治疗原则的确立，应当追朔于 1894 年 Halsted 发明的乳腺癌根治手术，通过"Halsted 乳腺癌根治术"使得乳腺癌手术复发率由 58％～85％降至 6％，形成外科治疗恶性肿瘤的初步原则。Halsted 原则包括：在手术治疗恶性肿瘤时，要广泛整块切除肿瘤，包括周围软组织、筋膜及肌肉，同时完整切除区域性淋巴结，此原则初步具备了现代肿瘤根治术的基本要求。依据这一原则，20 世纪上半期，相继发展了各部位肿瘤的切除术，如 1905 年 Wertheim 开展了宫颈癌根治术，1906 年 Grile 开展了颈淋巴结根治性切除术，1908 年 Miles 开展了直肠癌腹会阴联合根治术，1933 年 Graham 开展了支气管肺癌全肺切除术以及 1935 年 Whipple 开展了胰腺癌根治。应该说，这些技术的开展，显著提高了恶性肿瘤患者的生存率，但是，随之而来的就是在医疗界产生了一种错觉，那就是一味地过分强调外科手术的根治性，认为肿瘤外科治疗就是患肿瘤器官的切除术，强调了根治技术和根治范围，忽视了器官功能。由此，引发了 20 世纪 60 年代出现的超根治术的实施，这种技术对患者的创伤很大，却没有提高生存率。提示单一的手术不能完全解决肿瘤的问题。

2. 肿瘤放射治疗

肿瘤放射治疗的发展历史也较为久远，1895 年 Roentgen 发现了 X 线，1896 年 Bec-querel 发现放射性，1898 年 Curios 发现镭，开创了放射治疗的基础。1920 年，200kV 的 X 线治疗机问世并开始深部 X 线治疗。20 世纪 40 年代前，由于放疗设备简陋，性能低下，对放射线作用机理缺乏认识，使放疗效果未能充分显示。20 世纪 50 年代后，接触治疗机、深部 X 线治疗机、^{60}Co 远距离治疗机、各类加速器以及后装近距离治疗相继得到广泛的开展，使得放射治疗被广泛应用于任何部位的各种肿瘤。近年来，放射治疗的发展很快，计算机模拟的三维适形放疗等技术使得放射线高剂量区在体内的分布与所需治疗的病灶区（靶区）完全一致。与之同时，放射生物的研究对放射线的作用机制有了深入认识，放射治疗模式的改变、放射增敏剂的应用等都最大限度地减少了放疗对正常组织的损伤。可以说，放射治疗是恶性肿瘤的主要治疗手段之一，据临床治疗统计，所有肿瘤患者的治疗过程中，约有 70% 需要放疗的参与。但是，放射治疗毕竟属于肿瘤的局部治疗，无法对放射治疗野以外的全身转移、微转移病灶进行治疗。此外，肿瘤放射敏感性和肿瘤细胞负荷成反比，肿瘤病灶内血供较差，肿瘤细胞存在乏氧状态，对放疗敏感性也较差，这些均成为放射治疗的局限性。

3. 肿瘤内科治疗

肿瘤内科治疗的发展较之于手术、放射治疗而言则显得相对较短。1946 年 Gilman 和 Philips 用氮芥治疗恶性淋巴瘤，开创了近代肿瘤化疗的开端。此后，1957 年 Arnold 合成环磷酰胺、Duschinshy 合成 5 - Fu 等使得化疗取得了明显的临床疗效，肿瘤化疗也受到了临床的重视。20 世纪 70 年代，顺铂和阿霉素进入临床使得肿瘤内科在睾丸肿瘤、滋养细胞肿瘤和儿童白血病治疗上取得了根治性效果。由此，使肿瘤内科治疗的追求目标由"姑息"到"根治"。进入到 20 世纪 90 年代以后，肿瘤内科发生了重大的新进展，作用机制新颖的新药进入临床，包括抑制微管蛋白解聚的紫杉类（紫杉醇、多西紫杉醇）药物、拓扑异构酶 I 抑制剂喜树碱类（伊立替康、拓扑替康），特别是以 EGFR 酪氨酸激酶受体抑制剂（STI - 571、Iressa）、单克隆抗体（抗 CD20 单抗，美罗华）、抗 HER2 单抗（Herceptin）等为代表的分子靶点药物的问世，使得肿瘤内科的治疗揭开了新的局面。

此外，随着肿瘤学基础研究的不断深入以及临床诊疗观念、方法、临床多学科协作的开展，很多新的肿瘤内科新技术也不断应用于临床诊疗之中，包括：高剂量化疗和自体造血干细胞移植在实体瘤恶性淋巴瘤治疗中的应用；多药耐药基因的发现、生物和基因治疗的临床应用；对肿瘤宿主的认识逐渐深入；肿瘤细胞免疫和抑癌基因的应用；造血刺激因子（rhG - CSF、rhGM - CSF、EPO）；5 - HT3 受体拮抗剂的使用。这些都使得临床肿瘤内科治疗发生了巨大的改变。

到目前，依赖于内科化疗已经可以使得部分肿瘤成为"可根治的肿瘤（治愈率高于 30%）"，包括滋养细胞肿瘤、睾丸生殖细胞肿瘤、霍奇金病、Burkitt 淋巴瘤、大细胞淋巴瘤、儿童急性淋巴细胞白血病、儿童神经母细胞瘤、Wilms 瘤；通过化疗手段还可以使得少数病人的肿瘤可能获得根治（治愈率低于 30%），包括急性粒细胞白血病、乳腺癌、成人急性淋巴细胞白血病、骨肉瘤、小细胞肺癌、肝癌（动脉介入化疗）；部分肿瘤可以获得姑息性的疗效，包括肾癌、黑色素瘤、子宫内膜癌、前列腺癌、慢性白血病、多发性骨髓瘤、头颈部肿瘤、胃肠道癌；此外，尚有部分肿瘤通过配合手术和/或放疗可提高治愈率，包括乳腺癌、大肠癌、骨肉瘤、软组织肉瘤、部分卵巢癌、非小细胞肺癌、视网膜母细胞瘤、神经母细胞瘤等。

二、肿瘤化学药物治疗

1. 化疗的特点

肿瘤化学药物治疗是肿瘤内科的主要内容之一，其治疗核心是各种化疗药物。目前，临床上常用的抗肿瘤药物近百种，具有不同的抗肿瘤作用机制。这些药物包括：干扰核酸合成的药物；干扰蛋白质合成的药物；直接与 DNA 结合，影响其结构和功能的药物；以及改变机体激素平衡，从而抑制肿瘤的药物等。肿瘤化疗过程中，化疗的效果与肿瘤细胞的数量（肿瘤负荷）成反比，而且遵循一级动力学的特点，即一定剂量的有效药物杀伤一定比例的肿瘤细胞。这些结果都提示了，肿瘤的化疗应该在肿瘤细胞数量低时尽早开始进行。手术、放疗减瘤后可为化疗创造有利的治疗条件，化疗后配合应用零级动力学（一定剂量杀灭一定数量）的免疫治疗可以明显提高疗效。研究表明：肿瘤病人开始治疗时，肿瘤细胞数量一般约为 $10^{10\sim12}$，经过化疗后，虽然使细胞数量减少 2～3 个数量级，但临床上却已达到"完全缓解"的局面。而此时残存的肿瘤细胞仍可达 $10^{8\sim10}$，这些亚临床肿瘤是复发、转移的根源。因此，诱导化疗阶段完全缓解只能说是取得根治的第一步，尚需要依赖进一步的强化治疗才可能使残存的细胞降低到 10^6 以下，这也是化疗后需要促进机体免疫状态，进行免疫治疗和生物治疗的必要性。

2. 化疗的适应证

基于上述特点，目前肿瘤化疗的适应证主要包括：

（1）造血系统恶性疾病，如白血病、多发性骨髓瘤、淋巴瘤等。

（2）化疗效果较好的实体瘤，如皮肤癌、绒毛膜上皮癌、恶性葡萄胎、睾丸肿瘤、小细胞肺癌等。

（3）实体瘤手术切除或局部放疗后的巩固治疗。

（4）局部晚期的卵巢癌、非小细胞肺癌、头颈部癌和乳腺癌，可先化疗，以后争取手术治疗机会。介入治疗可使肝癌、肾癌易于切除或提高治愈的机会。

（5）实体瘤已有广泛播散或远处转移，不适于手术切除或放疗者。

（6）实体瘤手术或放疗后复发或播散者。

（7）癌性积液，通过腔内注射化疗药物，常使积液控制或消失。

（8）肿瘤所致上腔静脉、呼吸道、脊髓压迫或脑转移致颅内压增高，常先用化疗以减小体积，减轻症状，再进行手术或放疗。

3. 化疗理念的更新

化疗的疗效与化疗的局限性都激励着从事肿瘤化疗工作者在探求进一步提高肿瘤化疗疗效，降低化疗毒副反应的途径和方法。联合化疗应该是最先被应用于临床的方法之一。联合化疗方案的组成一般遵循以下的原则：①两种以上作用机制不同的药物组成；②周期非特异性药物和作用于不同时相的周期特异性药物配合使用；③各种药物的毒性、毒副反应不相重复、叠加；④药物一般以 3～4 个为最好，不是越多越好。

除了联合化疗以外，化疗中还需注重剂量强度（Dose Intensity，DI）的概念，剂量强度小等于培养耐药，增大等于增加毒性。剂量强度在应用中应重视 DI 的基础，即剂量-效应曲线为线性关系，剂量越高，疗效越大。但是，此部分必须是化疗敏感的肿瘤，如淋巴瘤、睾丸肿瘤、乳腺癌、小细胞肺癌等。DI 是高剂量化疗的基础，而对于不敏感肿瘤DI 与疗效无线性关系，则不适宜于剂量的提高，包括软组织肉瘤、大肠癌、非小细胞肺癌和黑色素瘤等。

耐药问题始终是化疗的难点和困难，主要包括天然性耐药、获得性耐药和多药耐药几种情况。目前临床上克服耐药的常用方法包括：①抑制 P - gp 泵出作用的药物应用，如异搏定、利血平、酚噻嗪、TNF、免疫毒素和抗 P - gp 抗体等；②交替应用互不交叉耐药的化疗方案；③最大限度消除巨大肿块，降低负荷是肿瘤治疗的原则；④研发新作用机制的药物；⑤与生物反应调节剂并用或序贯应用；⑥与美罗华、Herceptin 等单克隆抗体治疗联合应用。

一些"根治性"概念在临床上被广泛探讨，人们采用白血病和恶性淋巴瘤治疗时采用的治疗模式，即诱导缓解→强化治疗→巩固治疗三个阶段的治疗方法正被逐渐用于实体瘤，如小细胞肺癌等治疗。此外，强化治疗也可以用于放疗和/或手术治疗的前后，形成更加合理的序贯化疗或者序贯治疗手段，以最大限度地清除残存肿瘤细胞。部分肿瘤，如睾丸肿瘤或小细胞肺癌化疗后再手术可以达到最大限度的降低肿瘤细胞负荷并清除耐药细胞的作用。

第二节　肿瘤综合治疗的原则和实践

一、肿瘤综合治疗的概念

目前临床上对于恶性肿瘤的主要治疗方法包括外科手术治疗、化学药物治疗、放射治疗、生物治疗、介入微创治疗、热疗以及包括中医、中药在内的民族医药治疗等多种手段。各种治疗具有不同的治疗优势和治疗局限性。

1. 肿瘤内科在综合治疗中的作用和地位

目前肿瘤内科治疗包括：

（1）辅助化疗（adjuvant chemotherapy）：术后应用消灭可能的微小转移，提高外科治愈率。

（2）新辅助化疗（neo-adjuvant chemotherapy）：术前化疗可降低肿瘤负荷和及早控制远处转移。

（3）不能手术或不宜手术的病人，在化疗后变为可以手术的，称为降期后手术或者二期手术。

（4）对于不能完全切除的病人，对残余肿瘤进行化疗（或）放疗。

（5）不宜外科治疗如多发或广泛播散的病人，以内科治疗为主。

但是，化疗也具有其治疗的局限性，包括：①虽然极少数的某些肿瘤已可获得根治，但是多数肿瘤仍是处于姑息性治疗阶段；②化疗药物对肿瘤细胞的选择性抑制作用不强，对于正常细胞也具有一定的细胞毒性；③化疗的实施对于患者的全身毒性反应较大，患者耐受性较差。

2. 肿瘤外科治疗

外科手术是肿瘤治疗的主要手段，对于某些恶性肿瘤而言，外科手术治疗是目前唯一可能使得肿瘤获得根治的手段。即便如此，外科手术治疗毕竟是一种局限性肿瘤治疗手段，尚具有很多的治疗局限性：包括，①手术治疗只对较少的局限性肿瘤通过单一手术即可治愈；②很多病人单靠手术不能防止复发和转移；③有些肿瘤即使使用了扩大手术范围的超根治治疗，也不可能取得根治性效果；④手术需要合并化疗/放疗，即使姑息性手术，才能使病人取得较好的效果。

3. 肿瘤放射治疗

肿瘤放射治疗的发展已经能够使得部分恶性肿瘤获得根治。但是，放射治疗与肿瘤外科治疗一样，同属于肿瘤的局限性治疗，缺乏全身治疗的效果。放疗的局限性也在于如此，配合其他疗法可以提高疗效。

4. 传统医学

中医、中药等传统治疗在肿瘤治疗中的作用包括调整机体抗病能力、减轻其他治疗的副作用，但是对肿瘤的局部控制作用较差。

各种治疗手段的施行具有各自不同的优势和局限性，如何最大限度地发挥各种治疗手段的最大优势，获得治疗的有效率和治愈率是目前肿瘤诊疗的主要内容。肿瘤的综合治疗概念就成为近些年来肿瘤诊治的主要研究方向。肿瘤综合治疗的概念没有一个固定的模式，目前，肿瘤学界较为认可的概念是孙燕院士在总结了吴桓兴、金显宅两位肿瘤学前辈的肿瘤学诊疗思想的基础上所提出的：根据病人的机体状况、肿瘤病理类型、侵犯范围（病期）和发展趋势，有计划地、合理地应用现有的治疗手段，以期较大幅度地提高治愈率，改善病人的生活质量。

二、肿瘤综合治疗原则

综合治疗的原则包括：明确治疗的目的；治疗安排的顺序符合肿瘤细胞生物学规律、病人的机体状况，特别是免疫和骨髓功能；明确局部与远处播散哪一个是主要威胁或首先需要解决的问题，评价治疗给病人带来的益处和负担；合理安排，充分了解每位病人的机体情况（各器官、内分泌、免疫功能）、肿瘤的各种特点（包括分子生物学、受体和功能）及侵犯范围，从而使治疗充分合理化和个体化，是较大幅度提高治愈率的关键。

肿瘤综合治疗不单纯是依赖于临床肿瘤医生的工作，尚需要很多非肿瘤医疗性的专家，包括心理学、精神医学、病理学、麻醉医学、营养学、职业病学、语言治疗学、护理学以及部分社会工作者的共同努力。作为临床肿瘤医生的责任，需要明确如何掌握和安排各种有效的治疗手段，提高疗效，治愈更多的病人。"合理、有计划"就是要事先多商量，充分估计病人最大危险是局部复发还是远处转移，最大限度地做到合理安排。

肿瘤综合治疗时，需要同等重视病人的全身情况和肿瘤的具体特征，才能避免片面性，减少决策失误。选择和制定综合治疗模式时需要兼顾注重取得杀灭肿瘤细胞、缩小肿瘤体积的近期疗效，以及患者全身情况和远期疗效等多方面的内容，注意对患者免疫功能和机体功能的保护。此外，在肿瘤的治疗过程中，也不可过分地夸大考虑和恐惧肿瘤治疗的毒副作用，而不重视肿瘤的种类、发展趋势和生物学行为等特点，丧失肿瘤治疗的机会。

　　肿瘤的综合治疗不是手术、化疗、放疗、生物学治疗和中医药治疗等多种治疗方法的简单组合，而是一个有计划、有步骤、有顺序的个体化治疗集合体，是一个系统的治疗过程，需要手术、放疗和化疗等多学科有效地协作才能顺利完成。虽然综合治疗方案制订后不是一个不变的固定治疗模式，在具体诊治过程中可能会随着诊断的逐步完善和疗效的差异等予以适当调整，如术前制订的综合治疗方案可能会根据手术情况和术后病理检查结果予以适当调整，但每次治疗方案的调整都应有科学依据。

　　近年综合治疗的进展较快，靶向药物治疗则更加突出，如 Herceptin 应用于乳腺癌术后与化疗联合的辅助治疗，晚期乳腺癌单药或与化疗联合治疗；Avastin 应用于结肠癌术后与化疗联合的辅助治疗，晚期结肠癌单药或与化疗联合治疗，晚期非小细胞肺癌与化疗联合治疗以及晚期肾癌单药治疗；Cetuximab 应用于晚期结肠癌单药或与化疗联合治疗；Rituximab 与化疗联合或单药治疗 CD20$^+$ 的 NHL；Gefitinib，Tarciva 单药治疗晚期非小细胞肺癌等。

　　肿瘤综合治疗有根治性治疗和姑息性治疗两类。一旦确诊为肿瘤后，需要进行系统而全面的辅助检查，并初步评估出病人所患肿瘤的经验疗效和治疗目的，如果肿瘤有治愈的可能，就应以根治为目的，采用各种有效治疗方法予以积极治疗，千方百计地争取达到治愈。但由于现阶段许多晚期肿瘤的治疗属于姑息性治疗，以延长病人的生存时间、提高生活质量为基本目标，因此，在制订综合治疗方案时不仅要重视病人的近期疗效，更要重视病人的远期疗效和生活质量。

　　并不是所有的肿瘤都需要综合治疗，有些没有播散的早期肿瘤和转移率很低的局限期肿瘤，单一治疗方法就能取得很好的治疗效果，一般就不需要进行综合治疗。例如，皮肤基底细胞癌的转移率很低，单一手术治疗就常能治愈，术后就不必选用放疗、化疗等进行综合治疗。胃黏膜内癌单纯手术切除的 5 年生存率接近 100%，手术后也不必选用化疗和放疗等进行综合治疗。

三、肿瘤综合治疗的实施

1. 恶性肿瘤综合治疗方案实施原则

　　恶性肿瘤是全身病变的局部表现，是一类很不均一的疾病。有些肿瘤细胞分化程度好，恶性程度较低；有些肿瘤细胞分化程度较低，恶性程度较高；有些病理类型的肿瘤比较局限，播散趋向较小；有些病理类型的肿瘤则具有明显的播散趋向；甚至有些肿瘤，虽然病变表现比较局限，或是属于早期病变，但存在潜在播散的可能却很大。总结恶性肿瘤治疗失败的原因，一是由于局部治疗不彻底，或是在不成功的治疗后局部复发；二是有远处播散；三是由于机体免疫功能降低给肿瘤复发播散提供了有利的条件。因此，我们在临床工作中必须要按照医学伦理学"医乃仁术"和"循证医学"，谨慎、准确和明智地应用当前所能获得的最好的研究证据，结合个人的专业技能和多年的临床经验，考虑病人的经济承受能力和意愿，以这三者完整结合最优化的原则来作出具体的治疗决策。对每一个具体病例而言，科学、合理的个体化治疗方案则是较大幅度地提高恶性肿瘤治愈率的前提和取得恶性肿瘤最佳治疗效果的保证。

2. 恶性肿瘤综合治疗方案个体化的要求

　　肿瘤的治疗过程是一个有计划、有步骤、循序渐进的过程。要根据肿瘤的不同病期，明确主攻方向，采用不同措施，解决这一时期的主要矛盾，真正做到所采取的每一项治疗措施都有的放矢、有根有据、有理有利，这就是恶性肿瘤综合治疗方案个体化的基本要求。要做到这一点，必须要处理好病人与肿瘤、局限与播散、收益与负担这三者之间的关系。

（1）病人与肿瘤。病人与肿瘤是指病人的身体状况，特别是免疫和骨髓功能与肿瘤的病理类型、病期、发展趋势之间的对比。肿瘤患者大多身体状况比较差，免疫功能低下，而肿瘤的生长、发展却比较快，这是中晚期肿瘤患者的常见表现。因此，在决定治疗时就必须在对症、支持治疗的基础上应用手术切除肿瘤或放、化疗杀灭肿瘤细胞，同时注意保护机体的免疫、骨髓功能和肝、肾等重要脏器的功能。最大限度地消除肿瘤是治疗肿瘤的目的，对症、支持等扶正治疗则是为了实现这一目的而创造条件，做好保障。若单纯强调抗肿瘤或者单纯强调营养、支持等最佳支持治疗对于肿瘤的治疗都是不合时宜的，有促进肿瘤组织的生长和病情发展的危险性。同时，给肿瘤患者以心理安慰、生活照顾和相关医学知识的宣教，以使他们保持良好的心理状态，树立战胜疾病的信心和决心；调动患者及其周围的一切积极因素，全力支持和配合临床治疗，共同追求最佳、完美的治疗结果。

（2）局限与播散。肿瘤局限与播散哪一个是主要威胁？哪一个是首先需要解决的问题和用什么方法去解决？这是实施治疗前必须要弄清楚的问题。临床上，对于比较局限、播散倾向又很小的肿瘤，一般是先行手术治疗，然后再根据手术情况和肿瘤的病理组织学类型决定是否需要继续治疗及还需要什么样的治疗；对于比较局限，但有明显播散倾向的肿瘤，一般是在手术或放射局部治疗后，再进行正规的内科治疗；对于表面上局限，但潜在播散的可能性很大或/和已有区域性转移的肿瘤，一般应先给予全身和局部控制，进行术前化疗（新辅助化疗）或局部照射，然后再手术，手术后继续施行辅助化疗和/或预防性照射；对于已经有了明确播散或暂时丧失手术时机的肿瘤，一般应以内科治疗为主。其中，有些晚期肿瘤如直肠癌、卵巢癌，在经过化疗和放疗取得一定程度的控制后，还可以通过施行手术切除来提高治疗效果。因此，我们既要重视局部治疗，也要重视全身治疗，二者需要有机配合才能提高总体疗效。

（3）收益与负担。利用手术、放疗、化疗、生物治疗和中医中药治疗等手段治疗肿瘤，患者可以从中得到很大益处，这一点是毋庸置疑的。但是，这些方法在治疗肿瘤的同时，也会给患者带来轻重程度不同的负面影响或负担。这就要求我们在选择治疗时，不仅要在主观上、动机上，而且要在客观上、行动效果上对病人确实有益，且不产生伤害。要掌握在获得最佳治疗效果的前提下，对患者的负面影响减至最小，起码应该是患者的身体和精神上能够承受和接受。同时，每项治疗都应该符合成本、效益的原则，即无论是治疗效果上还是成本费用上，均应符合以最小的代价取得最大的效果这个临床诊疗过程中最普遍、最基本的要求。

恶性肿瘤综合治疗方案就是要通过对每一个不同个体病情的具体分析讨论，在此基础上优化治疗决策，将外科手术、放射治疗、化学治疗、生物治疗、中医中药治疗等被公认有效的各种治疗方法合理地综合应用并科学地实施，以期达到最佳的治疗效果。恶性肿瘤综合治疗方案的决策，并不是将各种治疗手段的简单叠加或随意轮番应用，孰先孰后，孰轻孰重，均要因人而异，要经过多学科的充分讨论协商后决定。在决策过程中，既要注意尽量避免盲目一味强调某一学科在肿瘤治疗中的重要性和单一治疗方法在肿瘤治疗中的过分扩大应用，又要注意各个学科之间的密切合作，相互配合，互补应用，共同来承担对患者的综合治疗。这就要求无论是哪一个学科的医生，都要做到不仅能够了解自己本学科治疗手段的特点和不足，还要了解其他相关学科治疗手段的特点和不足，真正做到心中有数。要能够善于应用其他相关学科的成果和特长来对自己本学科的治疗加以充实、完善和提高。特别是在科学技术迅猛发展和技术更新速度不断加快的今天，及时了解并掌握专业技术的发展动态和引进先进技术并加以应用与创新，以跟上时代和科技发展的步伐。当前，越来越多的肿瘤病人首诊时都选择到肿瘤内科，主要是因为肿瘤内科的医生能够善于接受和利用新的医学研究成果，以病人利益为重，打破门户之见，改变过去谁先接诊谁收治的不规范医疗行为，在对肿瘤病人的诊断以及设计和规划总体治疗策略上起到了主导作用，不仅能够使肿瘤病人真正享受到现代肿瘤综合治疗模式与治疗方案个体化所带来的益处，而且也充分体现了社会的文明进步与人文关怀。

第三节　综合治疗方案的个体化治疗原则与决策

晚期非小细胞肺癌（NSCLC）的治疗主要依赖化疗和靶向药物治疗，且临床研究证明两者是有效且能延长晚期 NSCLC 生存的主要手段。化疗药物或放射治疗对肿瘤细胞具有直接作用，但无选择性的副反应较大；靶向药物治疗对于肿瘤细胞则具有直接或者间接的作用，其选择性的副作用较小。即便如此，在长期的临床药物应用、研究中发现：不同疾病类别药物反应率具有较大的差异性，不同肿瘤类别药物疗效也具有一定的差异。

随着肿瘤内科药物治疗的进步，对 NSCLC 的异质性的认识促使了对肺癌个体化治疗的开始。2006 年 ASCO 年会上认为肿瘤治疗已经进入基因指导下"个体化治疗"的新时代。目前已有的基础研究和临床实验显示：不同类型及分子生物学特点的 NSCLC 对治疗的反应是不一样的，不同人群分别对待，临床缓解率可能会上升，生存延长。根据不同的肿瘤病理类型、肿瘤分子生物学检测以及靶向治疗药物与化疗药物治疗的特点选择，推荐不同的治疗方案。

在临床实践中，目前推荐常用的晚期 NSCLC 治疗方案中，实验研究发现：不同组织学亚型肺癌患者，在总疗效一致的情况下，非鳞癌患者培美曲塞联合顺铂的疗效优于吉西它滨联合顺铂；而在鳞癌患者中，吉西它滨联合顺铂组的治疗效果优于培美曲塞联合顺铂，提示对于不同组织学亚型可以各有所长。与之研究一致的其他结果也提示：对药物可能产生影响的 ERCC1、RRM1、B-Tubulin 和 TS 等指标进行检测，均可以较好地指导临床用药，具有较好的治疗个体化作用。对肿瘤组织进行有针对性的检测，较好地克服了传统诊疗上临床分期、性别等临床因素，细胞分化程度、血管生成、血管侵犯等生物学特征的差异。对于肿瘤的进展以及依据肿瘤患者基因、蛋白的表达状态来选择治疗方案，更值得我们关注。因此，个体化治疗提倡：在正确的时间对正确的患者进行正确的药物选择和治疗。

近半个世纪以来，恶性肿瘤的治疗已经进入了综合治疗的时代。恶性肿瘤综合治疗体现了多学科的协作与补充，也是提高恶性肿瘤治疗效果的有效措施，代表了当今肿瘤治疗的合理模式和今后研究发展的方向。目前，对于早期肿瘤病例，通过综合治疗可以提高患者的治愈率；对于中晚期肿瘤病例，通过综合治疗，包括姑息和支持治疗，也有相当部分患者可以得到缓解，而更为重要的则是可以延长生存期和改善生活质量。大量的临床研究和医疗实践证明：由于发生在不同个体、不同部位、不同病理类型和病期的恶性肿瘤其生物学行为表现不同，即便是同一部位、同一病理类型和病期的肿瘤，其生物学行为也存在着很大的差异。这就要求针对每一个恶性肿瘤患者，必须要按照循证医学的原理制定出科学、合理的个体化治疗方案，以期获得最佳的治疗效果。综合治疗是目前肿瘤治疗的趋势，但是在强调综合治疗的基础上，也需要在循证医学的基础上强调个体化的综合治疗。所谓个体化治疗应该是在充分了解每位病人的机体情况（各器官、内分泌、免疫功能）、肿瘤的各种特点（包括分子生物学、受体和功能）及侵犯范围，从而使对每个个体的治疗充分合理。

第七章 肿瘤外科学概论

一、肿瘤外科发展简史

肿瘤外科学主要是指采用手术方法治疗肿瘤以及肿瘤相关问题的一门医学学科。肿瘤外科学的涵盖范围除了手术技术以外，还包括与肿瘤治疗有关的很多问题，外科手术在肿瘤治疗过程中具有重要作用。可以说，到目前为止，外科手术治疗仍然是可能使得肿瘤患者获得根治的唯一手段。

早在公元前 1600 年，古埃及 Papyrus 已有用手术切除肿瘤的记载。但直到中世纪，国外一直由理发匠和铁匠充当施术者，对四肢、乳房及其他体表肿瘤进行简单切除或烧灼。我国东汉时代的华佗（公元 145～208 年）首创手术治疗内脏肿瘤，《三国志·华佗传》有载："若病结积在内，针药所不能及，当须刳割者，使饮其麻沸散，需臾便于醉死，无所知，因破取，病若在肠中，便断肠湔洗，缝腹膏摩"，等等。公元 7 世纪，我国《晋书》记载："初帝目有瘤疾，使医割之"。现代用手术切除肿瘤的报道则始于 19 世纪初。1809 年圣诞节，Dr. Ephrain Mcdowell 在家中施行卵巢肿瘤切除术，切除 10.2kg 的卵巢肿瘤，术后病人生存了 30 年。这是第一次成功施行脏器肿瘤切除，也是世界首例腹部选择性手术，从而开创了肿瘤择期手术方式。19 世纪末叶 Halsted 对乳腺癌进行局部广泛切除加区域性淋巴结清扫手术，提高了乳腺癌的治愈率，被后世认为是肿瘤外科的手术原则，称之为 Halstedian 原则，并应用于临床。在 20 世纪前 50 年，根据这一原则，开创了很多恶性肿瘤根治性手术，如宫颈癌根治术（1905 年，Wertheim）、颈淋巴结根治性切除术（1906 年，Crile）、直肠癌腹会阴联合根治术（1908 年，Miles）、支气管肺癌全肺切除术（1933 年，Graham）、胰腺癌根治术（1935 年，Whipple）等。这些手术的创始解决了一些恶性肿瘤的根治问题，提高了生存率。

回顾恶性肿瘤的近代外科治疗经历了以下四个阶段。

1. 单纯肿瘤切除到肿瘤根治术阶段

单纯肿瘤切除到肿瘤根治术即萌芽阶段的肿瘤外科。19 世纪中后叶，维也纳的 Theodor Billroth 医师及其学生 Theodor Kocher 成为开创肿瘤外科的先驱。Billroth 首先报道了对远端胃癌成功地施行胃部分切除术及胃十二指肠吻合术，其后又建立了 Billroth Ⅱ 术式，1872 年又成功地施行了食道胃切除术，次年又做了喉切除术、小肠广泛切除术及重建术，因而被誉为"现代胃肠外科之父"。瑞士的 Theodor Kocher 教授曾于 1909 年因其在甲状腺生理及外科方面杰出的划时代贡献而成为第一个被授予诺贝尔奖的外科医师。Kocher 的全部精力倾注于外科的发展和进步，他手术技术精湛，被称为"无限确切，无限仔细，无限耐心"，深为病家和同道所称誉，有"福手"（luckyhands）之美名。19 世纪后叶，各种肿瘤切除手术蓬勃开展，法国的 Pean 医生于 1879 年完成了第一例胃癌根治性切除。1887 年 Schlatter 与德国的 Kraske 描述了经骶部径路做直肠癌切除，1883 年 Czermg 与 1894 年 Maunsel 分别介绍了经腹、会阴联合径路的直肠癌切除术。肿瘤外科逐渐成为外科中的一个分支。

2. 癌症"整块"切除根治术阶段

癌症"整块"切除根治术即广泛切除的肿瘤外科。由于认识到肿瘤切除术后的复发转移，出现依靠外科扩大手术切除范围的时期。1890 年美国的 William Stewart Halsted 医生首先提出了乳癌"整块"切除的根治概念，认为由于乳癌有首先转移至腋部的倾向。因而，在做乳癌根治术时，须将乳腺连同覆盖其上的皮肤、乳头、胸肌以及腋窝内容一并整块切除。美国的 Gorge Crile 医生于 1906 年描述了颈淋巴整块切除术，副神经、胸锁乳突肌及颈内静脉等一并被切除，直至 50 年代此术式仍作为治疗颈部原发肿瘤的典型颈部淋巴结清扫。英国的 W. Ernest Miles 医生于 1908 年发表的直肠癌经腹、会阴联合切除技术沿用至今，这是根据他认为直肠癌的淋巴转移途径不仅向上，也向侧方及下方转移的研究结果。施行该术后不但将留下永久性的结肠造瘘，同时也将有近半数男性患者遗留性功能障碍。Alexander Brunschwig 医生于 1948 年创建了盆腔多个脏器一并整块切除治疗晚期盆腔肿瘤的技术，对个别仍局限于盆腔但局部难以切除的直肠癌甚至考虑做半体切除术（hemicorporectomy）。Wangensteen 由于发现胃肠道癌常因术后局部复发而导致手术失败，因而建议在术后 6～9 个月尚未发现有复发前，常规地做再次剖腹术（second-look laparotomy），以切除可能存在的复发灶。美国纽约的 Whipple 医生于 1935 年成功地对 3 例壶腹癌做了分期的胰十二指肠根治术，其后于 1940 年一期完成此手术。

3. 合理的癌症根治术加综合治疗阶段

合理的癌症根治术加综合治疗即最大限度根治肿瘤和最大限度保存机体组织及功能的肿瘤外科。由于扩大手术给病人造成严重伤害，20 世纪下半叶以来，一些破坏性极大的术式被废除或得到改良。肿瘤外科的治疗经过了局部切除、根治术和扩大根治术，近 30 年在根治肿瘤的同时重视脏器功能的保护和术后生活质量的提高，趋向于个体化治疗和综合治疗。

芬兰的 Mustkallio 于 1954 年首次报道了 127 例早期乳癌做原发病灶局部完整切除及术后于局部及腋窝予以 21Gy 放疗的疗效，其结果与根治术相仿，且局部复发率很低。随后 Crile、Peters 及多个前瞻性的随机分组报告均证实了上述结果。在此基础上，负责美国乳腺及肠癌外科辅助治疗全国协作（NSABP）的 Bernard Fishes 医生修正了 Halsted 的观点，指出乳癌在其早期就已是一全身性疾病，此观点现已被广泛接受。目前对乳腺癌的手术治疗逐渐缩小，保乳根治术的比例不断提高，同时更重视化疗、放疗、内分泌治疗和生物治疗的作用。现已证实在甲状腺癌或某些病情较轻的颈部肿瘤做保留副神经、胸锁乳突肌及颈内静脉的颈清扫，其结果与经典的颈清扫同样有效，甚至考虑到外观及功能的影响，是否对某些头颈部肿瘤不必做预防性颈清扫。20 世纪初肿瘤外科医师相信为了防止直肠癌术后复发，至少要切除远侧 5cm 以上的直肠，直至 1939 年 Dixon 注意到在 Hartmann 手术后遗留的直肠远端很少有肿瘤局部复发，而报道了直肠癌的低位前切除术。其后发现直肠癌主要向近侧发生淋巴转移，且其沿肠壁浸润很少超过 2cm，从而使多数直肠癌病人可安全地保留肛门，并减少膀胱及性功能障碍。其后又发展了消化道吻合器，以克服低位吻合手术受限于盆腔过于狭窄等技术因素。自 Dr. Norman Nigro 于 1983 年报道了化放疗联合治疗肛管癌的疗效后，在 20 世纪 80 年代初期已明确 5-氟尿嘧啶、丝裂霉素及放射治疗的疗效优于经腹会阴联合切除术对肛管癌的疗效。目前除已侵及肛周皮肤及肛缘时仍首选手术治疗外，放化疗联合治疗已代替手术成为肛管癌的第一线治疗方案。这一时期的肿瘤外科大大提高了肿瘤的切除率和治愈率，是手术范围缩小和扩大并进。

4. 微创手术阶段

20 世纪 80 年代腹腔镜微创手术受到重视，蓬勃发展的微创外科及其观念亦逐渐渗入肿瘤外科，内镜和腔镜在肿瘤的诊治中逐渐应用可获得更小的创伤，更好的疗效。肿瘤的局部消融也用于不能切除的肿瘤治疗，使之获得类似切除的效果。虽然腹腔镜手术治疗肿瘤正在处于摸索阶段，但微创的概念已动摇了传统肿瘤外科的大面积破坏性的治疗原则。腹腔镜微创手术开展以来，大量实验室资料已经证明：与腹腔镜手术相比，开腹手术对机体免疫功能损害较大。随着科学技术的不断进步和发展，不难断言，微创外科手术势必将逐渐被广泛地应用于肿瘤外科领域，成为未来肿瘤外科治疗的必然趋势。

近百年来，临床肿瘤学的进展和现代基础科研结果表明，恶性肿瘤不是一个单独的疾病，肿瘤形成的病因和生长发展有多种独特的因素，在治疗上不是一种方法所能奏效的。外科医生应该熟悉肿瘤治疗的各种手段（外科、放射治疗、化学药物治疗、生物治疗、基因治疗、心理治疗、中医中药的应用等），了解各种治疗，包括自己本科治疗的长处与不足，主动应用各种有效治疗方案与手术配合应用，才能更好地提高肿瘤的治疗效果。

二、肿瘤外科手术的方式

手术切除恶性肿瘤，仍然是最有效的治疗方法。恶性肿瘤具有浸润性和扩散性的生物学特征，不同类型的肿瘤、其临床表现亦不同。有的发展缓慢；有的发展极为迅速。虽然类型相同，但癌细胞分化程度不同，有的局部生长快，甚至早期出现远处转移。手术方式的选择应根据个体情况而定。恶性肿瘤手术方式可以分为以下几种。

1. 根治性手术

一般来讲，根治性手术的范围包括原发癌所在器官的部分或全部，连同周围正常组织和区域淋巴结整块切除；并应用不接触技术阻隔肿瘤细胞沾污或扩散、结扎回流静脉血流等措施。肿瘤来自肌肉的，则将涉及的肌肉自起点达止点全部肌群切除，恶性程度高的则行截肢或关节离断术。

2. 扩大根治术

在原根治范围基础上适当切除附近器官及区域淋巴结。例如，乳癌扩大根治包括内乳区淋巴清扫，直肠癌扩大根治术为原根治术——腹会阴联合切除加以两侧闭孔窝淋巴结清扫。

3. 姑息性手术

姑息性手术的主要目的是手术解除或减轻症状，以改善生存质量。例如，消化道肿瘤姑息性手术用于肠梗阻及出血。肠造瘘、肾盂造瘘术是肿瘤治疗的常用姑息性手术。体积较大的肿瘤如切除困难，可行肿瘤部分切除术，以便施行其他抗癌治疗。以最大限度地控制手术所残留的癌组织，这种手术称减瘤手术。例如，卵巢肿瘤、软组织肉瘤可采用这种减瘤手术方法，通过尽量切除肿瘤组织达到减低瘤负荷、止痛、止血、解除梗阻症状，并可能改善患者生存质量。姑息性手术还包括肠管吻合转流术、神经阻滞术、血管结扎术等。

4. 预防性手术

某些疾病或先天性病变在发展到一定程度时，可发生恶变，临床上称此为癌前病变。对于这些有癌变可能的疾病进行预防性手术切除，可以有效预防肿瘤的发生。例如，切除足底、外阴等易受摩擦部位的黑痣，可以防止其转变为恶性黑色素瘤；口腔黏膜白斑病的预防性切除等。

5. 诊断性手术

为了明确诊断，获得准确的病理分期，诊断性手术是肿瘤治疗中必不可少的措施之一。例如，淋巴结活检是恶性淋巴瘤治疗的前提；卵巢癌行剖腹探查，可以了解其分期等。

6. 重建或康复手术

肿瘤外科医生在手术治疗肿瘤时，还要注意病人生存质量，设法为病人进行重建或康复治疗，使病人外形及功能有改善。因此，外科手术亦常应用于肿瘤病人手术后的重建与康复，这是新医学模式的要求。例如，乳腺癌根治术后的乳房再造手术，喉癌根治术后的喉重建，全舌切除术后舌再造，上颌窦癌切除术后的面部整形，腹壁和胸壁巨大肿瘤切除术后的修补，等等。有些由于以往手术或放疗后所致的功能丧失，特别是肢体，可以通过骨或肌肉的移位而使其功能改善。

7. 局部复发的手术治疗

首次根治术治疗不彻底，则局部复发机会增多，不仅再次手术困难，亦减少根治的机会。应正确估计手术适应证及手术范围，争取使病人获得根治的机会。头颈部癌的局部复发率在30%左右，复发者再次手术切除，有一定的治疗效果。宫颈癌、宫体癌手术及放疗后有残瘤者再次手术行盆腔清除术，5年生存率为20%，如高位复发及盆腔周围浸润不宜再次手术。

8. 转移灶的手术治疗

远处转移的好发部位为肺、肝、骨等部位。对孤立性转移病灶、原发灶已经控制、无手术禁忌证、肿瘤生长缓慢，选择手术切除治疗的方式疗效较好。肝脏转移有两种情况，一种是多发性转移灶，另一种是治疗后出现小的孤立性转移结节，后者可选择手术治疗。转移灶广泛者或就诊时为孤立转移灶，但其病变易发生转移者不宜手术切除。脑转移一般不宜首先手术治疗。内分泌腺体切除，也可使某些肿瘤得到缓解或减少复发，如乳腺癌行卵巢去势术。

9. 其他

激光手术切割或激光气化治疗，快速简便，出血少，对正常组织损伤少。激光切割多应用于头面部。超声手术切割亦有出血少、损伤少的特点，现已较成功地应用于颅内肿瘤及肝叶切除等手术。冷冻手术为应用液氮汽化后降温原理，有刺入冷冻及接触冷冻等方式，应用于脑肿瘤、血管瘤，具有出血少、安全、组织反应较轻的特点。

三、肿瘤外科治疗原则

(一) 良性肿瘤的外科治疗原则

良性肿瘤及临界性肿瘤多以局部膨胀性生长为主，其边界清楚，多数有完整的包膜，不会发生淋巴道和血道侵袭和转移，其治疗以手术切除为主，尤其临界性肿瘤必须彻底切除，否则极易复发或恶性变。手术治疗原则是完整切除肿瘤，应包括肿瘤包膜及少量正常组织，禁忌作肿瘤挖出术。但由于有些部位较为特殊，不允许进行大范围切除，如垂体瘤等，有时只能剥离肿瘤或大部分切除，而确保组织脏器的功能。需要强调的是切除的肿瘤必须进行病理组织学检查，进一步明确肿瘤的病理性质，以避免将恶性肿瘤误诊为良性肿瘤而延误治疗。一旦发现所切出的"良性肿瘤"实则是恶性肿瘤，则必须按恶性肿瘤重新处理。

（二）恶性肿瘤的外科治疗原则

1. 肿瘤的分期与术前评估

手术前必须对病情做出正确的诊断和分期，以便作为选择正确治疗方法的依据，亦是比较各种治疗方法的效果以及正确估计预后的依据。对于可能要进行重要器官切除或可能致残的手术，在术前一定要取得病理学依据；切忌凭主观臆断。另外，术前要充分估计手术切除的可能性，是根治性还是姑息性，手术与其他治疗方法的配合等。目前常用的分期方法是国际抗癌联盟制定的 TNM 分期法，国际分期中有手术治疗前的临床分期（cTNM）；亦有在手术中根据肿瘤侵犯的范围、淋巴结有无转移及远处转移的手术分期（sTNM）；经病理检查后，根据病理证实浸润程度、淋巴结有无转移等分期，称为病理分期（pTNM）。

肿瘤手术治疗前必须对病情及病人的一般情况以及手术对机体功能的影响做出正确的评估，一般包括以下几项：

（1）病人的一般状况。术前须正确估计病人的一般情况能否耐受手术，患者是否有其他严重的疾病，其心、肺、肝、肾等的功能是否适合手术。

（2）手术对正常生理功能扰乱的程度。术前必须估计切除肿瘤脏器后对人体生理功能的影响。例如，肺切除后对肺功能的影响、肝部分切除后对肝功能的影响、肢体肿瘤手术后对运动功能的影响等，同时亦须注意术后的生活质量，手术后的生活质量要越接近正常越好。

（3）手术的复杂程度及手术本身的并发症及死亡率。疑难复杂的手术本身有较高的并发症及一定的死亡率，但有时即使手术较小或姑息性手术对一般情况较差的病人亦有较大的危险性，因而必须根据病人本身的情况而选择合适的手术治疗方式。

（4）麻醉的选择。麻醉要求达到安全，对手术部位完全镇痛，不促使肿瘤转移且有良好的肌肉松弛作用。良性肿瘤可以采用局麻或其他合适的麻醉方式，而恶性肿瘤常不宜用局部麻醉。如果病人一般情况较弱，近期有心脏病、肺水肿等情况，则任何麻醉均须注意慎重选择。

2. 选择最佳的综合治疗方案

目前肿瘤治疗的总原则是选择最佳的综合治疗，控制局部病灶，防止远处转移。目前应用手术切除肿瘤是治疗多数实体瘤的首选方法，当肿瘤仍限于局部或区域淋巴结时可施行"根治性"治疗。但是可能很多病人在临床诊治时已存在有微小或亚临床的转移灶，这亦是根治性手术后引起复发或转移的根源，因而肿瘤外科的医师应当不同于一般外科医师，除了掌握肿瘤的生物学特性及手术操作技巧外，还应熟悉肿瘤的其他治疗方法，如放疗、化疗、内分泌治疗及基因治疗等方法，对肿瘤的治疗要有全面地考虑，综合设计每个病人的具体治疗方案，以达到最佳的治疗效果。

一般的原则是：早期肿瘤，争取手术根治；局部晚期癌肿，可考虑先辅助治疗，待肿瘤缩小后再手术；术后病理证实有癌残留或多个淋巴结转移者，作术后辅助治疗。

选择合理的术式应遵守下列几项原则：

(1) 必须依据各种肿瘤的生物学特性选择术式。上皮癌常有淋巴道转移，应将其区域淋巴结清除干净（原位癌和早期浸润癌可除外）；肉瘤易局部复发而很少发生淋巴道转移，广泛切除而不作常规区域淋巴结清除；食管癌、胃癌、大肠癌等有多中心起源的，切除的范围应尽量扩大；肌肉的肉瘤易沿肌间隙扩散，应将该肌肉连同筋膜从止点全部切除，保证足够的切除范围。

(2) 无论是在选择治疗方案或设计外科手术切除范围时，都应遵照"两个最大"的原则，即最大限度地切除肿瘤和最大限度地保护正常组织，在达到根治的目的下，应尽量使外形和功能接近正常，达到提高生存率及生存质量的目的。当两个最大限度出现矛盾时应服从前者。

(3) 术式往往需在探查后作最后的抉择，因而要求手术者不但要非常熟悉患者在术前的各项资料，在术中详细了解肿瘤的浸润、转移情况，并根据转移情况（有时需在术中冰冻病理检查）来确定术式。

3. 避免医源性肿瘤播散

任何由于检查或治疗而引起的肿瘤播散称为医源性播散，而预防医源性播散的方法称为无瘤原则。在肿瘤外科中无瘤原则与无菌原则具有同等重要的地位。

(1) 防止肿瘤细胞的播散。在各种检查和手术操作中应注意动作轻巧，做到稳、准、轻、快，防止肿瘤细胞播散。需要注意以下事项：

1) 术前检查应轻柔，避免不必要的检查。

2) 术前皮肤准备应轻巧，减少局部摩擦。

3) 尽量避免局麻，防止局部压力升高所致的癌细胞播散。

4) 能够进行切除活检者，应避免切取活检。

5) 探查由远至近，动作轻柔。例如对上腹部肿瘤应先探查盆底，然后逐渐向上腹部延伸，最后探查肿瘤；下腹部的肿瘤探查顺序则相反，这样可尽量避免将肿瘤细胞带至远处。

6) 手术暴露要清楚，避免挤压肿瘤。

7) 尽量使用锐性分离，术中多采用电刀切割，不仅可以减少出血，同时由于小血管及淋巴管被封闭，且高频电刀有杀灭肿瘤的功能，因而可以减少血行播散和局部种植。

8) 与其他外科不同，肿瘤外科手术应先结扎静脉，后结扎动脉，减少肿瘤血行播散。

9) 先处理手术切除的周围部分，再处理肿瘤邻近部位，与原发灶一起作整块切除。

(2) 防止肿瘤细胞的局部种植。为了防止肿瘤细胞的局部种植，手术时应注意以下事项：

1) 手术切口应用纱布垫或塑料布保护。

2) 肿瘤如果有破溃或侵出浆膜层时，应用纱布垫或塑料布包扎，或者采用生物胶喷洒覆盖，确保与正常组织隔离。

3）手套或器械尽量避免直接接触肿瘤，一旦有肿瘤污染可能，应及时更换。

4）结直肠癌手术时，先用结扎带结扎肿瘤的上下端肠管，避免肿瘤细胞脱落种植。

5）肿瘤切除后，应用含有化疗药物的蒸馏水彻底冲洗。

四、恶性肿瘤手术操作的无瘤原则

恶性肿瘤的生物学特性决定了肿瘤手术不同于一般外科手术。任何检查或操作的不当都可以造成肿瘤的扩散。术前皮肤准备时的摩擦、手术时的挤压、触摸肿瘤均可使肿瘤细胞转移或污染手术创面。因而，在肿瘤的诊治过程中既要防止癌细胞的扩散，也要维护机体的抵抗力。多年的实践经验使人们认识到医源性扩散和转移是造成手术失败的一个重要环节，进而提出了无瘤技术的观念，许多学者呼吁重视无瘤技术，将此观念提到了与无菌观念相同的位置，甚至超出了无菌观念的高度。为了确保手术的无瘤技术，采取了相应的措施，并将这些措施提到了原则的高度来认真实施。

无瘤操作技术是指在恶性肿瘤的手术操作中为减少或防止癌细胞的脱落、种植和播散而采取的一系列措施，无瘤操作的目的：一是防止癌细胞沿血道、淋巴道扩散，二是防止癌细胞创面种植。它被视为手术治疗的精髓及重要原则。无瘤原则是指在肿瘤诊断和治疗过程中减少或防止癌细胞的脱落和播散而采取的一系列科学措施。无瘤原则包括防止肿瘤细胞扩散和防止癌细胞的局部种植两部分。

（一）侵袭性诊疗操作中的无瘤原则

1. 选择合适的操作方法

肿瘤的播散途径及形式各不相同，应根据肿瘤的类型、大小以及生物学特性等选择合适的操作方法。穿刺活检（needle biopsy），即借助穿刺针刺入瘤体，抽吸组织细胞进行病理学检查。穿刺活检有导致针道转移的可能，因此，经皮内脏肿瘤穿刺应慎用，特别是对血供丰富的软组织肉瘤不宜采用穿刺活检。切取活检（incisional biopsy）是指切除部分肿瘤活检，有可能导致肿瘤播散，应慎用。切除活检（excisional biopsy）即将肿瘤完整切除后活检。因不切入肿瘤，故可减少肿瘤的播散，是一般肿瘤活检的首选方式。体积小位于皮下、黏膜下、乳腺、淋巴结等处的肿瘤，宜行切除活检。无论何种操作方法，均应操作轻柔，避免机械挤压。

2. 活检术的分离范围和切除范围

在解剖分离组织时，尽量缩小范围，注意手术分离的平面及间隔，以免癌细胞扩展到根治术切除的范围以外或因手术造成新的间隔促进播散。在切除病变时，应尽量完整，皮肤或黏膜肿瘤的活检应包括肿瘤边缘部分的正常组织，乳头状瘤和息肉的活检应包括基底部分。

3. 控制血肿形成

活检操作时必须严密止血，避免血肿形成，因局部血肿常可造成肿瘤细胞的播散，亦造成以后手术的困难。对肢体的癌瘤应在止血带阻断血流的情况下进行活检。

4. 活检术与根治术的衔接

活检术的切口应设计在以后的根治性手术能将其完整切除的范围内；穿刺活检的针道或瘢痕也必须注意要在以后手术时能一并切除。活检术与根治术时间间隔衔接得愈近愈好，最好是在有冰冻切片的条件下进行，因为冰冻切片可在1小时左右便可获得诊断，有助于决定是否进一步手术。

（二）手术进行过程中的无瘤原则

1. 不接触的隔离技术

不接触的隔离技术（no-touch isolation technique）是 20 世纪 60 年代美国的 Turnbull 提出的一项无瘤技术，字面意思就是不接触肿瘤和隔离肿瘤，即在根治过程中随时隔离癌灶及可能发生的肿瘤污染。在切除和清扫开始前应先尽量将病灶部位与健康脏器隔离开来，如肿瘤浸出浆膜，须用纱布、胶片覆盖缝合固定或用特制的创面封闭胶喷涂癌表面隔离。手和器械均不接触癌灶，手术解剖和切除是在肿瘤的周围组织中进行。活检后应更换所有的消毒巾、敷料、手套和器械，然后再行根治手术；切口充分，便于显露和操作；用纱垫保护切口边缘、创面和正常脏器；对伴有溃疡的癌瘤，表面应覆以塑料薄膜；手术中术者的手套不直接接触肿瘤；手术中遇到肿瘤破裂，需彻底吸除干净，用纱布垫紧密遮盖或包裹，并更换手套和手术器械；若不慎切入肿瘤，应用电凝烧灼切面，隔离手术野，并扩大切除范围；肠袢切开之前，应先用纱布条结扎肿瘤远、近端肠管。

2. 遵循手术切除原则

严格遵循不切割原则和整块切除的根治原则，禁止将肿瘤分块切除。整块切除（entire block dissection）也是肿瘤根治术的一个重要原则。这是指手术应将肿瘤及其侵犯的周围脏器和转移的淋巴结缔组织呈一整块切除，禁止分块切除。切除恶性肿瘤应在距肿瘤一定距离的正常组织进行，即所谓切除必须有的"安全切缘"。切线应与瘤体边界有一定的距离，正常组织切缘距肿瘤边缘一般不少于 3cm；肌纤维肉瘤切除时要求将受累肌群从肌肉起点至肌肉止点处完整切除。如对切缘有怀疑，可即送冰冻切片检查明确，以确保切缘显微无癌的 R0 切除。手术操作是在肿瘤切除标本的外周无癌区域进行的。若局部晚期肿瘤需要联合脏器切除，亦应整块清扫。如分别切除或剜出单个淋巴结，则有可能进入有癌区造成癌细胞污染手术野。有人认为切除的肿块标本若非整块，即不认为手术是根治术。

3. 手术操作顺序

（1）探查由远至近。对内脏肿瘤探查应从远隔部位的器官组织开始，最后探查肿瘤及其转移灶，手术操作应从肿瘤的四周向中央解剖。

（2）先结扎肿瘤的出、入血管，再分离肿瘤周围组织。手术中的牵拉、挤压或分离等操作都有可能使肿瘤细胞进入血液循环，导致肿瘤细胞的血行播散，因此，显露肿瘤后应尽早结扎肿瘤的出、入血管，然后再进行手术操作，可减少癌细胞血行播散的机会。

（3）先处理远处淋巴结，再处理邻近淋巴结，减少癌细胞因手术挤压沿淋巴管向更远的淋巴结转移。

4. 尽量锐性分离，少用钝性分离

肿瘤外科无论是切除还是清扫，均应采用"锐性切除"而不是钝性分离，一般使用手术刀，也可用手术剪进行解剖，不用血管钳钝性分离，更不用手和纱布强行分离，为的是切除或清扫准确、彻底，减少对癌组织的挤压挫轧。应用手术刀的锐性切除，是所有外科手术的基本操作。普通型手术刀的刀刃锐利，组织切开创面整齐，具有防止术后切口组织钝挫伤和瘢痕疙瘩的作用。有手术经验者，能用手术刀显露神经和血管，一把刀完成根治手术。亦可应用电刀切割,不仅可减少出血,并且由于电刀可使小的淋巴管或血管被封闭,减少癌细胞进入脉管的机会,同时高频电刀亦有杀灭癌细胞的功能,可以减少血道播散,也可以减少癌细胞的种植引起的局部复发。但电刀加热的局部温度可达 1500℃,灼烧组织,不利于创伤的愈合。电刀操作时若不认真,易损伤创面和皮肤,同时,电火花易击伤邻近血管引起出血,不便于重要血管的骨骼化清扫。在临近神经的部位使用电刀时,术后所支配的肌肉易发生挛缩和萎缩。

5. 术中化疗药等的应用

目前已证明,在肿瘤病人就诊时,在病人的血液及腹腔中已可能有游离的癌细胞或显微转移灶,这样,再广泛的清扫手术也不可能根治病人,需进一步采用物理或化学的方法来杀灭这些残余癌细胞。手术开始时化疗药物肠腔灌注,区域动脉灌注;术中可定时用氟脲嘧啶、顺铂等抗癌药物,冲洗创面和手术器械;标本切除后,胸腹腔用蒸馏水冲洗,静脉滴注化疗药物;术毕可用 2% 氮芥溶液冲洗创面,亦有用腹腔加热疗法,减少局部复发的机会。有报道表明,0.5% 甲醛可有效地控制宫颈癌的局部复发。肠吻合之前应用二氯化汞或 5 - 氟尿嘧啶冲洗两端肠腔,可使结肠癌的局部复发率由 10% 降低到 2%。

第八章 肿瘤内科学概论

肿瘤内科学是一门正在迅速发展中的学科。其主要任务是应用药物、内分泌、生物和基因治疗为肿瘤患者服务。在过去的半个世纪里，肿瘤内科治疗已经建立了一些重要的生物学和药理学概念，包括肿瘤负荷的大小、细胞异质性、耐药、给药方法和剂量强度、宿主因素等对疗效的影响以及综合应用化疗、内分泌治疗或生物治疗等所取得的成功。这些概念可以作为进一步深入理解主要影响肿瘤细胞增殖的内科治疗机制的基础。而肿瘤研究在各个领域所取得的进展，如肿瘤生物学、新抗肿瘤药物和新机制、化学预防、单克隆抗体、分子生物学研究等都必然会进一步促进内科治疗的进展。当前，在多数常见肿瘤的综合治疗中内科治疗已经是不可或缺的重要手段之一。而临床经验的积累、治疗策略和用药艺术的提高，必然会进一步提高疗效，给患者带来较大的裨益。肿瘤内科的主要任务是：阐释恶性肿瘤的病史、症状和体征；合理运用肿瘤化疗技术，包括根治性化疗及配合手术和放疗的辅助性化疗；正确应用生物反应调节剂、各种细胞因子、单克隆抗体及基因靶向治疗。

一、肿瘤内科学的历史回顾

1943 年，Gilman 和 Goodman 应用氮芥治疗淋巴瘤取得前所未有的疗效，是肿瘤内科治疗的一个重要里程碑。在同一时代，Farber 应用抗叶酸制剂和 Gilman 等应用烷化剂获得成功，正式揭开了癌症药物治疗的序幕。之后于 20 世纪 50 年代，环磷酰胺和氟尿嘧啶在临床上的应用成功，使得肿瘤内科治疗受到广泛的重视。之后抗肿瘤药物不断涌现，于 20 世纪 70 年代，顺铂和阿霉素进入临床。它们比以往药物的适应证更广泛，疗效更好，有力地推动了肿瘤化疗的发展。之后，随着抗癌药物的开发及临床研究的不断发展，使抗癌新药不断涌现。化疗方案不断优化，包括确定合理剂量、用药时间及搭配各种药物的联合化疗。随着临床应用的经验积累，肿瘤内科治疗在很多肿瘤中取得了根治性疗效，人们对肿瘤内科治疗的认识也从单纯姑息性治疗手段向根治性治疗手段过渡。20 世纪 90 年代进入临床的紫杉类和喜树碱衍生物进一步提高了肿瘤内科治疗的水平。

进入 21 世纪以后，随着肿瘤分子生物学、分子遗传学等学科的不断进步发展，人们对肿瘤的认识深入到分子、基因水平。并且以此为基础衍生出了全新的抗肿瘤治疗手段，即靶向治疗。靶向治疗是以肿瘤细胞的特异性表型分子、细胞受体、信号传导等通道为靶点，实现抑制肿瘤细胞生长或促进凋亡的抗肿瘤作用。与传统细胞毒化疗不同，肿瘤靶向治疗具有特异性抗肿瘤作用，并且毒性明显减少。肿瘤靶向治疗使得疗效明显提高而且更为个体化，开创了肿瘤化疗的新领域。

二、肿瘤内科治疗的发展现状

随着学科的发展和成熟，肿瘤内科治疗手段从开始的姑息性治疗逐渐向根治性治疗过渡。通过肿瘤内科治疗而获得治愈的肿瘤越来越多。经化疗或综合治疗可治愈的肿瘤（治愈率高于 30%）有霍奇金淋巴瘤、非霍奇金淋巴瘤、滋养细胞肿瘤、急性淋巴细胞性白血病、睾丸生殖细胞肿瘤、神经母细胞瘤、Burkitt 淋巴瘤、妊娠性绒毛膜癌和毛细胞白血病等；部分通过化疗可治愈的肿瘤包括急性粒细胞白血病、卵巢癌和小细胞肺癌（联合放疗）；经辅助化疗可治愈的肿瘤有乳腺癌、大肠癌、骨肉瘤、非小细胞癌等。

三、肿瘤内科治疗药物的合理应用

肿瘤内科治疗要取得良好的疗效，必须建立合理的治疗方案。这需要考虑多方面因素，其中包括肿瘤细胞增殖动力学、肿瘤的生物学特点、药物的药理及代谢动力学、患者的病期和身体状况等。医师必须熟悉抗癌药物的药理作用、给药剂量、给药途径和不良反应，并熟悉掌握适应证和禁忌证。肿瘤内科治疗的选择，必须全面了解和周密考虑，才能取得良好疗效。

（一）抗肿瘤药物的分类及作用机制

1. 烷化剂类

烷化剂类药物具有活泼的烷化基团，在体内形成正碳离子的亲电子基团。这些极性分子可与大多数细胞的富含电子的区域产生相互作用。烷化剂的细胞毒性主要通过与 DNA 分子鸟嘌呤碱基上 N^7 或腺嘌呤 N^3 的分子形成交叉连接或在蛋白质与 DNA 之间形成交联，结果影响 DNA 的复制而最终导致细胞死亡。常用的烷化剂类药物包括氮芥、环磷酰胺、异环磷酰胺、美法兰等。其他磺酸酯类的马利兰和亚硝脲类亦属于烷化剂。此外，金属类抗肿瘤药物如顺铂、卡铂、草酸铂也属于烷化剂，可与 DNA 形成交叉链而抑制 DNA 的合成。

2. 抗代谢类

抗代谢类药物与人体核酸合成代谢物的分子结构及功能相似，主要通过干扰核酸代谢而影响 DNA、RNA 和蛋白质的合成。该类化疗药进入细胞后可抑制核酸合成的关键酶或与核酸结合嵌入核酸分子，产生异常编码，最终抑制 DNA 的合成而导致细胞死亡。抗代谢类药物主要作用于生长活跃的细胞，故属于细胞周期特异性化疗药物。叶酸拮抗剂、嘧啶类、嘌呤类等属于抗代谢类药物。

3. 抗生素类

抗生素类抗肿瘤药物是一类链霉菌素属培养的化合物，主要通过影响核酸的功能与合成而杀伤肿瘤细胞。更生霉素、柔红霉素、阿霉素、表阿霉素、吡柔比星、丝裂霉素、博来霉素等均属于此类化疗药物。

4. 微管蛋白抑制剂

微管蛋白抑制剂又名有丝分裂抑制剂，长春碱类如长春花碱、长春新碱、长春地辛、长春瑞滨等都属于此类化疗药物。该类化疗药物主要与细胞核的微管蛋白结合，阻止微管的聚合和形成而抑制细胞的有丝分裂，干扰细胞的增殖。此外，新的抗肿瘤药物紫杉醇也属于该类化疗药，通过抑制有丝分裂的纺锤体形成而抑制肿瘤细胞的有丝分裂。

5. 拓扑异构酶抑制剂

该类药物又分为拓扑异构酶Ⅰ抑制剂和拓扑异构酶Ⅱ抑制剂。喜树碱类化疗药物如伊立替康、托泊替康的主要靶点为拓扑异构酶Ⅰ，阻止 DNA 复制时双链解旋后的重新结合，造成 DNA 双链断裂。鬼臼毒类衍生物如依托泊苷和替尼泊苷则属于拓扑异构酶Ⅱ的抑制剂，通过抑制拓扑异构酶Ⅱ的功能而导致 DNA 链断裂。

6. 激素类

激素类抗肿瘤药物包括雌激素、孕激素、肾上腺皮质激素、下丘脑-垂体类激素、甲状腺素等。激素类药物或者其拮抗剂与细胞的特异性受体结合，激活或阻断其受体信号而对靶细胞发挥作用。

（二）细胞增殖动力学及联合化疗

肿瘤的生长依赖于肿瘤细胞周期时间及肿瘤细胞生长比例等因素。肿瘤细胞的细胞分裂周期基本上和正常细胞相同，可分为合成前期（G_1）、DNA 合成期（S）、合成后期（G_2）和有丝分裂期（M）。烷化剂、抗生素类及金属药等可直接作用于 DNA，对整个增殖周期中的细胞均有杀灭作用。这类药物称为细胞周期非特异性药物（Cell cycle nonspecific agent，CCNSA）。另有一些药物只对某一时期细胞有杀伤作用，称为细胞周期特异性药物（Cell cycle specific agent，CCSA），如抗代谢药、植物类药物等。另一部分细胞处于静止期（G_0），对各类药物均不敏感。

目前临床上常用的细胞周期非特异性药物包括以下几类：①抗肿瘤抗生素，例如阿霉素、表阿霉素、更生霉素、柔红霉素和丝裂霉素等；②亚硝脲类，例如甲环亚硝脲、卡氮芥和环己亚硝脲等；③烷化剂类，例如白消安、苯丁酸氮芥、环磷酰胺、异环磷酰胺、氮芥和苯丙氨酸氮芥等；④铂类药物，例如顺铂、卡铂、草酸铂。

细胞周期特异性药物包括：①作用于 M 期，如长春新碱、长春碱、长春瑞滨、喜树碱类、紫杉醇、多西紫杉醇、鬼臼毒素、鬼臼乙叉甙和替尼泊甙等；②作用于 G_1 期，如门冬酰胺酶、肾上腺皮质激素；③作用于 G_2 期，如博来霉素、平阳霉素；④作用于 S 期，如阿糖胞苷、氟尿嘧啶和甲氨蝶呤等。

大多数肿瘤组织中只有部分细胞处于增殖活跃状态，而其他细胞则处于静止期。将作用时相不同的药物联合使用，则可有望提高肿瘤细胞的杀伤数量。联合化疗一般包括两种以上作用机制不同、作用时相不同的药物，而且往往是 CCNSA 与 CCSA 配合使用。如果搭配及序贯应用合理，则其疗效明显优于单药化疗。

联合化疗较单药化疗具有很多优点：联合化疗通过多种作用机制杀灭肿瘤细胞，可以最大限度地降低耐药细胞株克隆形成的可能性；联合化疗对静止期和分裂期细胞均有杀灭作用，有效的细胞周期非特异性药物可使 G_0 期细胞进入增殖期，使它们对细胞周期特异性药物更加敏感；联合化疗通过作用于不同生化途径或靶点，可以起到互相增效的作用，同时也可大幅度减少对宿主的毒性反应。

联合化疗应考虑到肿瘤细胞增殖动力学及耐药性等因素，结合临床经验合理搭配用药。联合化疗时应注意如下原则：

（1）尽量选择单药治疗时亦有效的化疗药物。因为单药治疗无效的化疗药物很少在联合其他化疗时能提高疗效或出现协同效果。

（2）尽量选择毒性作用不相重叠的化疗药物。这样可以避免联合化疗导致某一特定器官的严重损伤。

（3）尽量选择作用机制不同或存在协同作用的药物。这样可以达到多重打击细胞内靶点，并可克服因某一靶点耐受而导致的耐药性。

（4）联合化疗时应根据具体情况适当调节用药剂量。在诱导最佳疗效的同时最大限度地减少不必要的毒性反应和避免药物耐受。

（三）克服耐药性

肿瘤细胞的耐药性可能是自然存在的或者是获得性的。自然存在的耐药是指肿瘤本身已对某些药物缺乏反应性，而获得性耐药是指肿瘤细胞在接受治疗之后出现的耐药。Goldie 和 Coldman 根据数学模型提出了"Goldie-Coldman"假说，认为大多数肿瘤在未接受治疗之前已有耐药细胞的存在，并且肿瘤细胞在接受化疗时也可通过基因突变等而获得耐药。其基因突变几率为 $1/10^5 \sim 1/10^6$。因此，"Goldie-Coldman"假说主张：为了克服肿瘤细胞的耐药性，应尽可能早期、同时使用多重有效的化疗药物。

目前通过对耐药机制的研究，已发现各种基因突变或扩增与肿瘤细胞的耐药有关。例如，多药耐药（Multi-drug resistance，MDR）相关蛋白、P-糖蛋白及乳腺癌耐药相关蛋白（Breast cancer resistance protein，BCRP）等。其耐药机制十分复杂，不同肿瘤细胞对同一药物可能有不同的耐药机制，而一种肿瘤对一种药物也可能产生多种耐药机制。此外，近年来研究比较广泛的肿瘤干细胞学说为肿瘤耐药机制的研究提出了新的思路。肿瘤干细胞主要是通过 ABC 转运蛋白、抗凋亡基因的高表达等机制而引起耐药。肿瘤细胞的耐药性限制了化疗疗效，常常导致治疗失败，所以人们正在寻找克服耐药的各种方法。实验研究已发现用钙通道阻断剂如异搏定（Verapamil）、硫氮卓酮（Diltiazen）等可逆转耐药性。但这种研究尚未得到临床上的证实。

（四）给药剂量、方法、途径及治疗个体化

1. 给药剂量

剂量强度（dose intensity，DI）的概念是指每周药物按体表面积每平方米的剂量（$mg \cdot m^{-2} \cdot w^{-1}$），而不计较给药途径。相对剂量强度（Relative dose intensity，RDI）是与标准剂量之比。剂量强度的基础是剂量-反应曲线呈线性关系，剂量愈高疗效也愈大。但由于剂量强度的增加会带来更大的毒性反应，故在没有合适的预防治疗毒性反应的相应措施下，不应盲目提高剂量强度。

2. 给药方法

CCNSA 的剂量-反应曲线接近直线，其杀伤能力随剂量而提高；在浓度（C）和时间（T）中浓度（C）是主要因素。而 CCSA 的剂量-反应曲线为渐近线，在小剂量时类似于直线，达到一定剂量后不再升高而出现平坡，在影响疗效的因素中时间（T）是主要因素。为了发挥化疗药物的最大效用，CCNSA 应经静脉或动脉快速输注而提高血药浓度，而 CCSA 则以缓慢滴注或口服而长时间的维持。

3. 给药途径

全身化疗一般常用静脉注射，如氟尿嘧啶，因其为时间依赖性药物，持续性静脉滴注可延长体内有效药物浓度的时间从而使疗效提高。另一些药物如鬼臼乙叉甙（VP-16）和拓扑异构酶 I 抑制剂等口服治疗也已显示可改善临床疗效。对于肝癌、肾癌等，可采用动脉介入灌注化疗，从而提高局部的药物浓度。另外，对于恶性体腔积液，腔内注射用药常较其他给药方法有更加明显的疗效。

4. 治疗个体化

由于肿瘤患者的机体状况不同和肿瘤的不均一性，治疗个体化是临床治疗的基本原则之一。根据肿瘤的病理类型、侵犯部位和范围、临床分期，结合患者的全身情况，科学、合理、有计划地采用放疗、化疗、生物治疗等治疗手段。

（五）抗肿瘤药物的不良反应

抗肿瘤药物是毒性较大的药物，对正常组织常有损伤作用，主要为胃肠道、骨髓造血组织和生殖细胞。大部分毒性反应的发生与药物种类、药物剂量、给药方法、给药途径及患者自身易感因素有关。

1. 骨髓抑制

大部分化疗药物均有不同程度的骨髓抑制不良反应，是肿瘤化疗的最大障碍。骨髓抑制较明显的药物有紫杉醇、多西他赛、伊立替康、拓扑替康、长春瑞滨、依托泊苷、卡铂、氮芥、阿霉素、甲氨蝶呤、异环磷酰胺等。一般是先出现中性粒细胞减少，随后出现血小板降低。严重的骨髓抑制可导致感染、败血症和内脏出血。造血细胞集落刺激因子的应用可防止中性粒细胞减少而引起的继发感染，血小板输注或白介素-11可用以化疗引起的血小板减少症。

2. 胃肠道反应

胃肠道反应主要包括恶心、呕吐、腹泻、便秘及腹痛等。大多数抗肿瘤药物均可引起不同程度的恶心和呕吐，其中顺铂、氮芥、环磷酰胺、阿霉素、柔红霉素、表阿霉素、卡铂、氟尿嘧啶、长春新碱等导致的恶心、呕吐较为严重。5-羟色胺3（5-HT3）受体拮抗剂，如恩丹西酮、格拉司琼、拉莫司琼、阿扎司琼等可防止和减轻恶心、呕吐的发生。草酸铂、伊立替康、拓扑替康、氟尿嘧啶可引起严重腹泻。长春碱、长春新碱、长春瑞滨、多西他赛米、托蒽醌等可引起便秘，其中长春花碱类药物偶可引起麻痹性肠梗阻。此外，长春碱、长春新碱、替尼泊苷、长春瑞滨、阿糖胞苷、硫鸟嘌呤、米托蒽醌等可引起不同程度的腹痛。

3. 肝功能损害

甲氨蝶呤、氟尿嘧啶、硫鸟嘌呤、硫嘌呤、依托泊苷、紫杉醇、多西紫杉醇、卡铂、阿霉素等多数药物可引起不同程度的肝功能损伤。用药时应根据肝功能损害的程度进行剂量调整，并在治疗中注意观察肝功变化。

4. 肾功能损害

常见的是顺铂，可引起一过性肾损伤，在大剂量用药而未给予充分利尿时可引起严重肾功能损伤。此外还有卡铂、丝裂霉素、甲氨蝶呤、异环磷酰胺、硫鸟嘌呤等有时亦可发生肾功能损伤。另外，对化疗敏感的肿瘤如白血病、淋巴瘤、肾母细胞瘤、神经母细胞瘤等因化疗而使大量肿瘤细胞死亡时，可使细胞内物质大量快速释放，代谢产物蓄积而引起高尿酸血症、高钾血症、高磷血症、低钙血症、代谢性酸中毒等一系列代谢紊乱，进而可导致严重的急性肾功能衰竭，称为急性肿瘤溶解综合征。

5. 心脏毒性

蒽环类抗肿瘤药物对心脏有毒性作用，可引起心肌病，严重者可发生心力衰竭，表现为蓄积性心毒性。阿霉素总量小于 $550mg/m^2$ 时很少发生心脏毒性，随着蓄积总量的增加，心脏毒性发生率也升高；联合化疗时小于 $450mg/m^2$ 即可出现心脏毒性。表阿霉素、米托蒽醌的心脏毒性发生率较少。

6. 肺毒性

博来霉素可引起间质性肺炎和肺纤维化样变，在大剂量使用、老年患者、既往有慢性肺疾患、联合放疗或其他化疗时可加重肺毒性。

7. 神经毒性

长春碱类、顺铂、奥沙利铂、紫杉醇等可引起周围神经炎，表现为指端麻木、腱反射减弱或消失、感觉异常，严重时可发生感觉消失、肌肉麻痹、直立性低血压。

8. 过敏反应

紫杉醇、多西紫杉醇、依托泊苷、平阳霉素、阿霉素、顺铂等可引起过敏反应，表现为寒战、发热等症状，严重时可引起过敏性休克。

9. 其他不良反应

顺铂可引起耳鸣和听力减退，严重时可致耳聋；大多数药物可引起脱发；长春瑞滨可产生血栓性静脉炎；氮芥可致癌；大多数抗肿瘤药物可抑制精子和卵巢的功能，导致生育能力的下降，甚至不育。

（六）综合治疗

肿瘤内科治疗应建立一个合理的综合治疗计划。对于不同的肿瘤类型及病期，应用相应的治疗方案。通过大量的临床经验，国际肿瘤学界已普遍形成共识：综合治疗在大多数肿瘤中优于单一治疗。综合治疗要根据肿瘤的病理类型、侵犯范围、分期及患者的机体状况制定合理、有计划的治疗方案。应明确治疗的目的是根治还是姑息，全面评估治疗给患者带来的得失。如果以根治为目的制订治疗方案就应以最大限度地消灭肿瘤细胞为目标，采用必要的巩固和强化治疗，以达到治愈。但姑息治疗时就以延缓病情发展、延长生存期及改善生活质量为主要目的，不应给病人带来很大的风险和痛苦。常见的综合治疗模式有辅助放化疗、术前放化疗、同步放化疗、生物治疗或靶向治疗联合放化疗等。

四、肿瘤靶向治疗

肿瘤靶向治疗是指在肿瘤分子生物学的基础上，将肿瘤相关的特异分子作为靶点进行治疗的手段。这些治疗大多将肿瘤标志物作为靶点。另外，肿瘤的发生、生长与转移中参与多种异常信号传导、异常细胞周期、肿瘤内微环境改变及肿瘤血管形成等因素，也可作为靶向治疗的靶点。靶向治疗的靶点是针对肿瘤细胞的特异性表型分子、特异性细胞受体、信号传导等通道，以及新生血管形成和细胞周期的调节，实现抑制肿瘤细胞生长或促进凋亡。临床上应用的有肿瘤靶向性单克隆抗体、选择性激酶抑制剂、激酶下游信号通路抑制剂、抗血管生成抑制剂、细胞凋亡诱导剂、端粒酶抑制剂、细胞周期蛋白激酶抑制剂等，此外还包括肿瘤基因治疗及抗肿瘤疫苗等。

（一）激酶抑制剂

大量的证据表明，由人基因组编码的超过 500 种以上的各种激酶与肿瘤形成密切相关。这些胞内蛋白质将胞外信号转换并传达至细胞内，从而促进肿瘤细胞的增殖、迁移及生存。因此，这些激酶很久前就被认为是肿瘤治疗中的靶点。对许多肿瘤的染色体分析显示，编码各种激酶的基因普遍存在着各种突变、扩增或易位，而且这些常常促进或增强下游通路的激活而引起肿瘤细胞的增殖和生存。目前为止，超过有 30 种以上的不同的选择性激酶抑制剂已经进入到了一期临床试验阶段，其中少数已经开始应用在临床，如 imatinib、erlotinib、sorafenib、gefitinib、sunitinib、vandetanib 等已被美国 FDA 批准上市。我们相信随着对肿瘤基因方面的研究不断取得进展，将会发现更多具有治疗潜力的靶点。

表 8-1 常见的肿瘤激酶基因改变及其靶向性激酶抑制剂

激 酶		基因改变	肿瘤类型	激酶抑制剂
受体酪氨酸激酶	EGFR	突变，扩增	肺癌，多形性胶质母细胞瘤	gefitinib, erlotinib
	ErbB2/HER2	扩增	乳腺癌	lapatinib
	FGFR1	易位	慢性粒细胞白血病	PKC412, BIBF 1120
	FGFR2	突变，扩增	胃癌，乳腺癌，子宫内膜癌	PKC412, BIBF 1120
	FGFR3	易位，突变	多发性骨髓瘤	PKC412, BIBF 1120
	PDGFRα	突变	多形性胶质母细胞瘤，胃肠道间质瘤	sunitinib, sorafenib, imatinib
	PDGFRβ	易位	慢性粒—单核细胞白血病	Sunitinib, sorafenib, imatinib
	ALK	突变，扩增	肺癌，神经母细胞瘤，间变性大细胞淋巴瘤	PF-2341066
	MET	扩增	胃癌，耐 Gefitinib 非小细胞肺癌	PF-2341066, XL184, SU11274
	IGF-1R	被 IGF-II 配体激活	结直肠癌，胰腺癌	CP 751 871, AMG479
	c-KIT	突变	胃肠道间质瘤	Sunitinib, imatinib
	FLT3	内部串联复制	急性髓系白血病	Lestaurtinib, XL999
	RET	突变，易位	甲状腺髓样癌	XL184
非受体酪氨酸激酶	Abl	易位	慢性粒细胞白血病	imatinib
	JAK2	突变，易位	骨髓增生性疾病，慢性粒细胞白血病	lestaurtinib, INCB018424
	Src	超标达	非小细胞肺癌，卵巢癌，乳腺癌，肉瘤	KX2-391, dasatinib, AZD0530
丝氨酸、苏氨酸、脂质激酶	BRAF	突变	结肠癌，黑色素瘤	SB-590885, PLX-4720, RAF265, XL281
	Aurora 激酶 A、B	超标达	乳腺癌，结肠癌，白血病	MK-5108（VX-689）
	Polo-like 激酶	超标达	乳腺癌，结肠癌，肺癌，淋巴癌	BI2536, GSK461364
	mTOR	激活增强	肾细胞癌	Temsirolimus（CCI-779），BEZ235
	PI3K	突变	结直肠癌，乳腺癌，多形性胶质母细胞瘤，胃癌	BEZ235

1. 伊马替尼

伊马替尼（imatinib）是 Bcr-Abl 酪氨酸激酶的小分子抑制剂，2001 年被美国 FDA 批准上市。Bcr-Abl 是慢性粒细胞白血病中 Bcr 和 Abl 基因易位的产物，为一种磷酸化蛋白，激活 RAS、PI3K 和 STAT 通路，引起细胞增殖并抑制细胞凋亡。imatinib 与 ATP 竞争结合酪氨酸激酶的 ATP 结合点从而抑制 Bcr-Abl 酪氨酸激酶及其下游信号传导途径。伊马替尼可用于 Ph^+ 染色体阳性的慢性粒细胞白血病慢性期、急变期和加速期；干扰素治疗失败、不能手术切除或转移性胃肠道间质瘤患者，其中对慢性粒细胞白血病的疗效十分明显。伊马替尼治疗 Ph^+ 染色体阳性的慢性粒细胞白血病的临床研究表明，初始剂量 400mg，49％的患者获得细胞遗传学反应，30％完全缓解，完全血液学缓解达到88％；初始计量 600mg，63％的患者达到血液学缓解，21％的患者得到部分细胞遗传学缓解，14％完全缓解，其 600mg 剂量组 9 个月无进展生存和完全生存率为 68％和 83％。伊马替尼主要是肝代谢，口服后血浆半衰期为 18h。其副作用很小，主要为恶心、水肿和腹泻。

2. 吉非替尼

吉非替尼（gefitinib）是 EGFR 酪氨酸激酶的小分子抑制剂，通过抑制 EGFR 酪氨酸激酶磷酸化而抑制细胞增殖。临床前研究表明，吉非替尼对 EGFR 表达程度不同的各种癌细胞株的生长表现出很好的抑制率，同时也可增强大多数细胞毒类化疗药物的作用，并且不依赖于 EGFR 的表达水平。例如，铂类或紫杉醇类药物与吉非替尼合用时可抑制各种癌细胞株的生长，使疗效增强几倍。吉非替尼在美国 FDA 被批准应用于不可手术治疗或治疗后复发的非小细胞肺癌，口服后血浆半衰期是 34h，主要在肝内代谢。

3. 拉帕替尼

拉帕替尼（lapatinib）是靶向双重酪氨酸激酶小分子抑制剂，能够有效抑制 EGFR 和 HER2 酪氨酸激酶活性，2007 年被美国 FDA 批准上市，应用于晚期 HER2 阳性乳腺癌患者。拉帕替尼通过抑制细胞内 EGFR 和 HER2 的 ATP 点，阻止磷酸化并阻断下游信号。研究表明，拉帕替尼除了对 HER2 过表达的乳腺癌细胞的生长有抑制作用外，还能明显抑制 EGFR 和 HER2 阳性的其他恶性肿瘤细胞株系的生长。在Ⅲ期临床研究中，拉帕替尼与卡培他滨联合治疗曲妥珠单抗治疗失败的乳腺癌患者时较卡培他滨单药治疗能明显提高疗效。目前，拉帕替尼在其他一些实体瘤如转移性直肠癌、肺癌、膀胱癌的Ⅱ期临床研究正在进行中。

4. 索拉菲尼

索拉菲尼（sorafenib）是靶向丝氨酸/苏氨酸激酶和多种受体酪氨酸激酶的多靶点小分子抑制剂。2005 年被美国 FDA 批准应用于晚期肾细胞癌和不能手术的肝细胞癌。索拉菲尼通过抑制 RAF、MEK、ERK 信号传导通路而抑制肿瘤细胞的增殖，也可通过抑制 VEGFR-1、VEGFR-2、VEGFR-3、PDGFR 而抑制肿瘤新生血管的形成。在Ⅲ期临床研究，索拉菲尼口服治疗抗癌治疗失败的晚期肾透明细胞癌，可较安慰机组能显著提高效率，明显改善生活质量。其他的临床研究的初步结果表明，索拉菲尼对黑色素瘤、非小细胞肺癌和卵巢癌等实体瘤均有一定的抗肿瘤作用。

5. 其他药物

Imatinib、sorafenib、gefitinib 和 lapatinib 等药物的良好临床疗效极大地推动了激酶靶向性抗肿瘤药物的开发。同时，日益积累的临床前试验和临床应用结果表明肿瘤的基因型是肿瘤细胞对这些激酶抑制剂敏感度的决定因素，所以激酶靶向治疗应根据每个患者不同的肿瘤基因型或生物标志物表达情况而制订个体化治疗方案。

（二）肿瘤靶向性抗体

单克隆抗体可选择性识别肿瘤细胞膜上的肿瘤特异性抗原或肿瘤相关抗原。抗体识别并黏附于肿瘤细胞表面导致补体介导的细胞毒作用、抗体依赖的细胞介导的细胞毒作用或信号传导介导的细胞凋亡等。20 世纪 70 年代，Kohler 和 Milstein 首先创立单克隆抗体技术以后，以单克隆抗体为治疗手段的肿瘤靶向性治疗有了突飞猛进的发展。并且随着基因克隆技术的日趋成熟，所制备的抗体从鼠源性向人源性转变。这样既减少了人抗鼠抗体免疫应答等不良反应，又增加了抗体介导的免疫应答的强度。美国食品药品监督管理局FDA1997 年批准第一个治疗性单克隆抗体上市以后其发展速度迅速，至今已有 8 种抗肿瘤抗体药物上市。

表 8－2　已上市的抗肿瘤单克隆抗体

名　　称	抗体类型	靶点	适应证	FDA 批准时间
利妥昔单抗	嵌合性 IgG1	CD20	B 细胞淋巴瘤	1997 年
Y^{90}-替伊莫单抗	放射性标记鼠源性 IgG2	CD20	B 细胞淋巴瘤	2002 年
I^{131}-托西莫单抗	放射性标记鼠源性 IgG2	CD20	B 细胞淋巴瘤	2003 年
吉姆单抗/奥左米星	人源化 IgG4	CD33	急性髓性白血病	2000 年
阿伦单抗	人源化 IgG1	CD52	慢性淋巴细胞白血病	2001 年
曲妥珠单抗	人源化 IgG1	Her－2/neu	乳腺癌	1998 年
西妥昔单抗	人源化 IgG1	EGFR	大肠癌	2004 年
贝伐单抗	人源化 IgG1	VEGF	大肠癌	2004 年

EGFR 和 Her－2/neu 都属于表皮生长因子受体家族。EGFR 在很多上皮来源的肿瘤细胞中过表达，如非小细胞肺癌、乳腺癌、头颈部癌、膀胱癌、胃癌、前列腺癌、卵巢癌等。西妥昔单抗（cetuximab，爱必妥）是针对 EGFR 的人鼠嵌合型单克隆抗体，与EGFR有很强的亲和力，能都阻止 EGFR 与其配体结合而阻断 EGFR 的激活及下游信号蛋白的磷酸化。体内研究表明，西妥昔单抗可抑制前列腺癌、结肠癌、肾癌等裸鼠移植肿瘤的生长。此外，西妥昔单抗还有新生血管抑制作用。西妥昔单抗与多种化疗药物有协同作用，可增强紫杉醇、吉西他滨、拓扑替康在体内的抗肿瘤作用。另外，西妥昔单抗可增强肿瘤细胞的放疗敏感性。西妥昔单抗治疗转移性肾细胞癌、头颈部癌、胰腺癌、结肠癌的 Ⅱ 期临床试验研究结果表明，西妥昔单抗单药或与放疗、化疗联合治疗 EGFR 高表达的肿瘤具有显著地疗效。

Erb－B2，又名 Her－2/neu，是人表皮生长因子受体 2。在多种恶性肿瘤中 Her－2/neu 过表达，如乳腺癌（25%～30%）、卵巢癌（25%～32%）、肺腺癌（30%～35%）等。过表达机制主要是通过 erb－B2 基因扩增。Her－2 分子的表达水平与乳腺癌的发病机制及预后相关，其过表达往往提示乳腺癌恶性程度高、有转移倾向、发展迅速、生存率和生存期短、复发率高。曲妥珠单抗（trastuzumab，赫赛汀）可通过与 Her－2 结合而阻断其受体信号通路的传导，诱导细胞凋亡。并且可通过诱导抗体依赖性细胞介导的细胞毒性效应（Antibody-dependent cell-mediated cytotoxicity，ADCC）而杀伤 Her－2 过表达的肿瘤细胞。此外，曲妥珠单抗还可抑制血管形成、抑制 Her－2 细胞外脱落。曲妥珠单抗单药或与化疗药物联合治疗转移性乳腺癌都具有显著疗效。曲妥珠单抗能明显增强顺铂、紫杉醇、阿霉素、环磷酰胺、足叶乙甙、甲氨蝶呤、长春新碱等化疗药物的抗肿瘤作用，同时还可增加放疗敏感性。

利妥昔单抗是美国 FDA 于 1997 年批准上市的抗肿瘤单抗。利妥昔单抗是利用基因克隆技术将鼠源性 CD20 抗体的可变区、人 IgG1 恒定区融合构成的嵌合型抗体。CD20 表达于 B 淋巴细胞表面，是 B 淋巴细胞分化抗原。CD20 只表达于未成熟、成熟 B 淋巴细胞，故成为治疗 B 细胞淋巴瘤的理想靶点。利妥昔单抗主要通过补体依赖的细胞毒作用及抗体依赖性细胞介导的细胞毒作用杀伤靶细胞。在复发性及难治性中、高分化非霍奇金淋巴瘤的 II 期临床研究中，利妥昔单抗单药治疗显效达 32%，中位缓解时间为 8 个月。并且与环磷酰胺、阿霉素、长春新碱和泼尼松龙联合治疗时可明显提高疗效。因 B 细胞淋巴瘤对放疗高度敏感，使其成为放射免疫治疗（radioimmunotherapy）的理想治疗对象。随之出现单克隆抗体标记放射性核素这一新的治疗方法，并且在 B 细胞淋巴瘤的治疗上取得了令人瞩目的疗效。现已有 Y^{90}-替伊莫单抗及 I^{131}-托西莫单抗两种放射性靶向治疗单抗获得美国 FDA 批准，主要用于复发性、难治性低分化滤泡淋巴瘤和转化的 B 细胞性非霍奇金淋巴瘤、对标准化疗或利妥昔单抗治疗无效的 B 细胞淋巴瘤患者。

20 世纪 70 年代，Folkman 提出肿瘤生长有赖于血管生成，由此引发了对肿瘤血管的广泛研究及其抑制肿瘤血管生成的治疗方法。肿瘤内常有很多种血管生成因子和相关细胞因子的过表达，其中 VEGF 是研究最多的一种肿瘤血管生成因子之一。在大多数肿瘤中都有 VEGF 的过表达，VEGF 通过与其受体结合而引起血管内皮细胞增殖、迁移和通透性增加，是重要的促肿瘤血管生长因子。贝伐单抗是在 2004 年被美国 FDA 批准上市的第一种抗 VEGF 单克隆抗体。贝伐单抗能结合或中和体液内游离的 VEGF 而阻断其与 VEGF 受体的结合，达到抑制肿瘤血管生长的目的。许多临床研究表明晚期大肠癌的治疗中标准化疗联合贝伐单抗可明显提高有效率及生存时间。另外，在肾癌、肺癌等的临床研究中贝伐单抗联合化疗时其有效率及生存率均高于单纯化疗组。

（三）血管生成抑制剂

血管生成是实体肿瘤细胞的生长和转移的必要条件，血管生成能够为肿瘤细胞提供更多的营养物质和氧气，阻止肿瘤血管的形成能够抑制肿瘤的生长和转移。因此，通过抑制血管生成来抑制肿瘤生长成为目前肿瘤治疗的策略之一。目前研究较多的抗血管生成抑制剂除前面所述的酪氨酸激酶抑制剂和单克隆抗体外，还有基质金属蛋白酶抑制剂、VEGF 通路抑制剂、COX-2 抑制剂等。这些抑制剂通过抑制血管内皮细胞生长、迁移或金属蛋白酶活性而抑制血管生成。作为肿瘤靶向性治疗手段的一部分，血管生成抑制剂将成为控制肿瘤生长和转移的重要策略。血管生成抑制剂还可与放、化疗联合应用，这将是血管生成抑制剂在肿瘤综合治疗当中的发展方向。

（四）细胞免疫靶向治疗

人体每天有 100 万到 1 亿个细胞可发生突变，有的突变细胞进一步变为癌细胞。人体免疫系统可及时识别这些细胞，并予以清除。参与此种清除功能的免疫细胞有 T 细胞、NK 细胞、树突状细胞和巨噬细胞等。由上述细胞实施的免疫治疗称为细胞免疫治疗。目前学界公认的细胞免疫靶向治疗主要包括：T 细胞免疫治疗、CIK 细胞免疫治疗、NK 细胞免疫治疗和 DC 细胞免疫治疗。

（五）基因治疗

将特定的核苷酸序列导入到载体中，如反义核酸治疗（oblimersen），已证实在慢性淋巴细胞白血病、黑色素瘤及其他恶性肿瘤中可提高传统化疗对肿瘤细胞的杀伤能力。此外，基因治疗的方法还包括病毒载体或 DNA 的瘤内注射、转染 DNA 的免疫细胞或骨髓前体细胞等。这些治疗已在动物模型中显示良好的疗效，但在人体中，大部分尚处于临床试验阶段。

第九章　肿瘤放射治疗概论

第一节　肿瘤放射治疗学基础

一、放射肿瘤学的基础

放射肿瘤学的基础知识主要包括一般临床医学、临床肿瘤学、临床放射生物学和临床放射物理学等方面。放射治疗医师必须具备这些基础，否则，不可能胜任本职工作，甚至延误病人治疗，引发各种治疗毒副反应以及加重治疗并发症的发生。

1. 一般临床医学

放射肿瘤科是一个临床学科，放射肿瘤医师是一位临床医师，因此必须具有一般的临床知识和经验，并能处理放射治疗前、中、后的临床问题。

2. 肿瘤学知识

放射治疗主要用于治疗恶性肿瘤，所以必须具有一般的肿瘤学知识，如肿瘤流行病学、病因、发病机制以及肿瘤分子生物学等，特别应熟悉临床肿瘤学，要了解不同肿瘤的生物学行为、转归，每一个肿瘤的分期以及不同期别的治疗，放疗在各种肿瘤不同期别治疗中的作用等。

3. 放射生物学

肿瘤放射生物学从概念、治疗战略、研究方案三方面解释照射后产生的现象及改善策略。概念指放疗基本知识，照射后正常组织及肿瘤效应过程、机制。如有关乏氧、再氧合、肿瘤细胞再增殖以及 DNA 损伤修复。治疗战略协助我们研究放射治疗的新方法，如乏氧细胞增敏剂，高 LET 放射治疗，加速分割及超分割放疗。研究方案：可为临床放射治疗研究方案提供意见。例如，为不同的分次治疗及剂量率提供转换因子，在治疗过程中何时使用增敏剂，将来进一步建议个体化治疗方案。

4. 放射物理知识

放射治疗是用射线治疗肿瘤，因此必须具有射线的基本知识。例如，熟悉各种设备的性能，各种射线的特点及其应用，剂量及临床剂量学；了解剂量计算等，对放射肿瘤医师来讲是十分重要的。

二、放射治疗中的若干问题

1. 亚临床病灶

所谓亚临床病灶是指用一般临床检查方法不能发现的，肉眼也看不到的，而且在显微镜下也是阴性的病灶，这种病灶常常位于肿瘤主体的周围或远隔部位，有时是多发病灶，如乳腺癌约 20% 为多发灶。若亚临床病灶不消灭，可造成多数病人治疗失败。

2. 对放射敏感性的认识

肿瘤的放射敏感性取决于它们的固有敏感性、组织来源、分化程度、大体类型、瘤床、贫血、局部合并感染、生活指数等。敏感性是一个复杂的问题，影响因素是多方面的，目前缺乏准确、快速、便捷的预测敏感性方法。

3. 对放射抗拒肿瘤的认识

以往对放射抗拒肿瘤采取姑息态度或拒绝治疗。近来由于放疗技术的进步和综合治疗的开展，放疗所起的作用已有了改变。例如，前列腺癌根治性放疗已被广泛应用，疗效与手术治疗一样。对脂肪肉瘤，横纹肌肉瘤快中子治疗有一定优势。综合治疗很大程度上提高了这类肿瘤的疗效和控制率。

4. 局部控制对远处转移影响的认识

放射治疗是一个局部或区域治疗手段，提高放射治疗疗效只能是提高局部或区域控制率。是否影响生存及远处转移呢？答案是肯定的。

5. 肿瘤治疗后生活质量的认识

恶性肿瘤治疗后 5 年生存率在不断提高，由于治愈病人逐年增多，治愈后的生活质量问题则日益突出。一个成功的治疗应是既治愈病人又保存病人的生活质量，保存功能问题则日益引起重视，如早期乳腺癌保乳手术加放射治疗等。目前正在研究低位直肠癌、下咽癌、膀胱癌等保存器官及功能的综合治疗。

三、综合治疗

（一）放射治疗与手术综合治疗

1. 术前放疗

术前放疗的优点是照射可以使肿瘤缩小，减少手术野内癌细胞污染，允许手术切除范围小一些，降低癌细胞生命力以减少播散。其缺点是缺乏病理指导，延迟手术。

2. 术中放疗

术中放疗的优点是在直视下进行照射，靶区清楚，可以很好地保护正常组织。其缺点是只能照射一次，不符合分次照射原则。

3. 术后放射治疗

术后放射治疗的优点是大部分肿瘤已被切除，有手术及病理指导放射治疗。其缺点是损伤了血运，可能造成残存癌细胞乏氧而不敏感。

4. 手术前及手术后放疗

手术前及手术后放疗常用于头颈部癌、软组织肉瘤等。

（二）放疗与化疗综合治疗

放疗与化疗合用治疗恶性肿瘤称为放化疗。常常是放疗控制局部，化疗控制远处转移灶。在晚期病例，放疗常用于治疗化疗后残存病灶，放疗与化疗综合治疗肺小细胞癌、淋巴瘤均取得较好的结果。放、化疗同时进行在一些肿瘤治疗中，不但可以增加局部疗效，而且可以减少或消灭远处转移，但是会增加局部或全身性毒素。

（三）术前放化疗

术前放化疗目前在一些肿瘤中试用，如Ⅲ期非小细胞肺癌，晚期食管癌等。

四、放射治疗当前研究的问题

1. 时间-剂量的研究

分割照射的基础是正常组织的修复，肿瘤细胞再氧合以及肿瘤细胞再增生。目前常用的分割方案有超分割、加速超分割、后程加速超分割等，前者的目的是保护正常组织，后两者是克服肿瘤细胞再增殖。

2. 放射增敏剂与放射防护剂的研究

乏氧细胞对放射抗拒是放疗局部不能控制或治疗后复发的主要原因之一。早期曾研究过高压氧增敏，因操作复杂不再使用。以后乏氧细胞增敏剂 5 -硝基咪唑在一些肿瘤中提高疗效，但因毒性大而停用。近些年，铂类化疗药物逐渐用于放疗增敏上。

放射防护剂主要是氨基丙氨乙基硫代磷酸酯（amifostine WR2721，氨磷汀），在临床研究可以证实保护肺及头颈部正常组织。

3. 高 LET 射线或重粒子治疗的研究

临床放疗工作中常用线性能量传递（LET）来区分放射源。LET 是指单位长度上的能量转换，一般分为高、低 LET 射线。低 LET 射线包括 X 线、γ 射线和电子线等。高 LET 射线包括中子、质子、α 粒子和碳离子等。

（1）物理学特点。高 LET 射线的剂量分布特点是具有 Bragg 峰，峰以外及皮肤入射处剂量很小，峰的位置及体积可以调节。

（2）生物学特点。高 LET 照射后的细胞存活曲线比低 LET 射线照射后细胞存活曲线陡，且肩区小，说明致死损伤比潜在损伤及亚致死损伤高，损伤修复差。高 LET 治疗的氧增强比（OER）小，不同的细胞周期对敏感性影响小，总之相对生物效应（RBE）高。

第二节 临床放射物理学

一、放射物理基本概念

（一）常有辐射量和单位的物理意义

1. 照射量

照射量的原单位为伦琴（R），在国际单位制中已不采用，但在放疗历史上有独特地位，至今仍作为吸收剂量单位的过度换算量。国际辐射测量和单位委员会（ICRU）将照射量 X 定义为 $X = dQ/dm$，即光子在质量为 dm 的空气中电离的全部电子都被阻止时，所产生的一种符号的电离电荷量的绝对值 dQ，国际单位用库伦/千克，即 C/kg 表示。1 伦琴（R）$= 2.58 \times 10^{-4}$ C/kg。

2. 吸收剂量和单位戈瑞（Gy）

吸收剂量的国际单位为戈瑞（Gy）它适用于任何电离辐射，如带电的质子、正负电子或不带电的中子和光子等；也适用于任何介质，如组织、空气、水和骨骼等任何吸收物质。它只表示物质吸收射线能量的多少，并不表示其生物损伤效应的大小。吸收剂量 $D = dE/dm$，即电离辐射给予质量为 dm 的介质的平均能量 dE。吸收剂量的国际单位戈瑞定义为 1Gy = 1J/kg，它与原用单位拉德之间的关系为 1Gy = 100rad = 100cGy，1cGy = 1rad。

3. 放射性活度和贝克勒尔

放射性活度 $A = dN/dt$，即在时间间隔 dt 内，一定能态的放射性核素自发衰变次数的期望值 dN，国际单位为贝克勒尔（Bq），与原单位居里（Ci）的关系是：1Ci = 3.7×10^{10} Bq，1Bq = 2.7×10^{-11} Ci。

4. 剂量当量和希伏特（Sv）

由于射线的生物效应不仅与吸收剂量有关，而且与射线的类型和能量等因素有关，所以在射线防护中引入剂量当量 H，即 $H = DQN$。式中：Q 为射线的线质系数（对 X、γ、电子线为 1；对低能中子为 5；对快中子为 10；对重粒子为 20）；N 为其他待定因素的总因子，目前大都取 1。剂量当量的专用单位名称是希伏特（Sv），吸收剂量的专用名词是戈瑞（Gy），与原吸收剂量单位拉德对应的剂量当量单位是雷姆（rem），$1Sv = 100rem$。

（二）放射物理中某些特定概念

1. 射线的质

射线的质表示放射线穿透物质的能力，即射线的能量。对千伏级 X 线，常用某种吸收材料的半价层厚度表示。对放射性核素的放射线，用其核素名称加辐射类型表示。

2. 剂量建成区

高能射线进入人体后，在一定初始深度范围内，其深度剂量逐渐增大的效应称为剂量建成效应，由此效应形成的最大剂量处的深度被称为剂量参考点，从照射野表面到最大剂量处的深度区域称为剂量建成区，建成区深度随射线能量增大而增加。

3. 半衰期

半衰期是放射性核素活度（强度）减少一半所需要的时间。

4. 半价层

半价层是使放射性活度减少一半所需要的某种材料的厚度。

5. 靶区

靶区包括肿瘤及其周围潜在的受侵犯组织以及可能扩散的范围。根据临床和技术不同特点的需要，ICRU50 号报告将其分为临床靶区（CTV）、计划靶区（PTV）和治疗靶区（TTV）。

6. 治疗区

治疗区是由最小靶吸收剂量（如 80% 或 90%）所对应的等剂量面所包围的区域。

7. 照射区

照射区是指 50% 靶剂量的等剂量面所包围的区域。

8. 半影

半影指照射野边缘剂量随离开中心轴的距离增加而发生急剧变化的区域，主要由几何半影、穿透半影和散射半影组成。

9. 楔形野

楔形野是放射线穿过楔形板照射到人体上的照射野。楔形野内 50% 的等剂量曲线的切线与射野中心轴垂线间的夹角称为楔形角。

10. 百分深度剂量

百分深度剂量是照射野内射野中心轴上任意深度 d 处的吸收剂量 Dd 与某一固定参考点 dm 深度的吸收剂量 Dm 之百分比值（PDD），主要用于源皮距照射中。

11. 组织最大比

组织最大比（TMR）是体膜中射野中心轴上任一点的吸收剂量与空间同一点，当其处于体膜中同一射野中心轴上的最大剂量点处时的吸收剂量之比。

二、放射源及放射治疗装置

放射治疗使用的放射源主要有三类：①放射性核素释放的 α、β、γ 射线；②电子加速器产生的不同能量的 X 线和电子束；③放疗装置产生的质子束、中子束以及其他重粒子束等。

这些放射源以三种基本照射方式进行治疗：①外照射，放射源位于体外一定距离，集中照射身体某一部位；②近距离照射，包括腔内照射、组织间及膜照射；③内照射，用液态放射性核素经口服或静脉注射进入患者体内。

(一)、常有放射性核素源

放射性核素释放 α、β、γ 三种射线。放射治疗主要使用 β、γ 两种射线，尤以 γ 射线居多，下面介绍几种常用放射性核素。

1. 铯-137

铯-137 是人工放射性核素，γ 射线能量 0.662Mev，半衰期 33 年，临床不常用。

2. 钴-60

钴-60 是人工放射性核素，γ 射线能量 1.17Mev 和 1.33Mev，半衰期 5.24 年，主要用于外照射，近年兴起的 γ 刀以钴-60 作为放射源。

3. 碘-125

碘-125 的 γ 射线能量 25.5kev，半衰期 60 天，用于治疗颅内恶性肿瘤、前列腺癌等。

4. 铱-192

铱-192 的 γ 射线能量 380kev，半衰期 74 天，用于腔内治疗、组织间插值等远距离治疗。

5. 锶-90

锶-90 的 β 线能量 0.54Mev，治疗表浅病灶。

(二) 放射治疗装置

1. X 线治疗机

临床治疗用 X 线治疗机分为临界 X 线（6～10kV）、接触 X 线（10～60kV）、浅层 X 线（60～160kV）、深部 X 线（180～400kV），目前临床上用于某些特殊部位治疗及电子线治疗的替代装置。

2. 钴-60 远距离治疗机

钴-60 远距离治疗机按其结构不同分为直立式（固定式）和旋转式两种。目前主要用于后者，其 γ 射线能量 1.25Mev，与普通深部 X 线机相比，除能量高，单能外，还具备以下特点：①钴-60 的剂量建成区（最大剂量深度）在皮下 4～5mm 处，皮肤剂量相对小，有利于保护皮肤；②具有较强穿透力，适用于深部肿瘤治疗；③钴-60γ 射线对物质作用方式以康普顿效应为主，骨与软组织的吸收剂量相同，因而骨损伤轻，适用于骨及骨旁肿瘤治疗；④钴-60γ 射线的次级射线主要向前，旁向散射少；⑤机器结构简单，经济可靠，容易维修。但放射防护要求高，半衰期短，半影大，需定期换源。

3. 医用电子加速器

我们把用人工的方法使带电粒子在电磁场作用下得以加速的装置称为加速器。医疗上常用的医用加速器有三种，即医用电子感应加速器、医用电子直线加速器和医用电子回旋加速器。加速器既可产生高能电子束，又能产生高能 X 线，其能量在 4～50Mev。临床应用最广泛的是电子直线加速器，其优点是电子线和 X 线均有足够高的输出量，射野也可以做得很大；其缺点是机构复杂、维护要求高，成本昂贵。其主要构造包括电子枪、磁控管、加速管、偏转磁铁和钨靶等；此外有控制系统、供电系统、治疗床等相配合。

4. 后装治疗机

近距离治疗主要用于外照射后残存或复发的病变，或者是小病变无淋巴结转移和远处转移。常用于以下方面：

（1）腔内或管内照射：主要用于各种腔道部位肿瘤的治疗。

（2）组织间照射：使用较为广泛，包括脑、头顶部、肺、胸膜及肢体软组织肉瘤。

（3）术中照射：术中置管，术后照射。

（4）模照射：可以制成不同的模（施源器）来照射不同部位的肿瘤。

三、放射治疗计划的制订和实施

1. 放疗临床对剂量学的要求

放疗临床对剂量学的要求是提高治疗比。所谓治疗比是指正常组织和肿瘤对剂量的耐受能力之比，对某具体部位的肿瘤，虽然其治疗比已确定，但通过优化时间、剂量分次模式和照射野设计，用高 LET 射线、与化疗热疗等结合，可以达到保护正常组织或减少正常组织受量并加大肿瘤剂量的目的，从而提高治疗比。

2. 实现临床剂量学原则

临床剂量学四原则是根据多年的临床学实践提出的，其含义可用"准、匀、大、小"四个字概括。

（1）剂量要准，即被照射的靶区剂量要求准确，并必须强调要将肿瘤潜在转移区域也包括在靶区内，否则将会造成较高的复发率。

（2）剂量要均匀，即对治疗的肿瘤区域内剂量分布要均匀，主要强调靶区内剂量都要达到 90% 以上的剂量部分，否则也会因局部少量癌细胞未控制而增加复发率。

（3）剂量要大（足），即尽量提高治疗区域内的剂量，降低正常组织的受量，这要求放疗必须具有高度的精确性。放疗专家们将立体定向的定位技术和适形调强的照射技术合为一体的放射治疗称为"精确放疗"。其要求是精确定位、精确计划、精确摆位、精确照射。高剂量分布与靶区形状一致，靶区内剂量强度可调，其目标是增加靶区内单次剂量和总剂量，缩短疗程，提高局控率和治疗比。

（4）靶区外的剂量要小，即尽量保护肿瘤周围的重要器官免受照射，至少要大大低于其耐受量。通过精确的 CT 模拟定位，三维治疗计划中的 BEV 技术，三维非共面聚焦多个适形野等方法，绝大多数都能较好地满足这一要求。

3. 现代放射治疗常采取的方法

除了肿瘤侵及范围广泛必须选择大范围照射外，很多情况下常选精确照射，方法包括三维适形放疗（3DCRT）和调强放疗（IMRT）。三维适形放疗指在射野方向上，照射野形状和肿瘤形状相一致。而调强放疗不但入射方向射野形状与肿瘤形状相一致，而且射野内诸点剂量率相一致，即满足形状、剂量两者适形的放疗。前者已广泛应用，后者在较大型医院应用。

目前逐渐发展的治疗方法有图像引导的放射治疗（IGRT），以及断层放疗技术（TOMO），此外随着影像技术的发展，特别是 PET 在医学上的广泛应用，为放疗疗效提高提供技术保障。

第三节　肿瘤放射生物学

一、肿瘤放射生物学概述

1. 放射生物学的概念

放射生物学主要研究放射线对生物体的作用，观察生物体受不同质的放射线照射后的各种生物效应，以及不同内、外因素对生物效应的影响。临床放射生物学是放射生物学的一个分支，是放射肿瘤学四大支柱之一。研究和探讨人类肿瘤及正常组织在放射治疗中的生物学问题，根据放射生物学理论阐述放射治疗原理，探讨影响肿瘤及正常组织对放射线反应性的生物学因素，寻找减少放射治疗副作用的办法和措施，为临床放射治疗医生设计和改进治疗方案提供思路和研究依据，达到提高肿瘤放射治疗疗效，减少正常组织损伤，延长病人生命和改善生活质量的目的。

2. 临床放射生物学在放射治疗中的作用

（1）为放射治疗提供理论基础，确认放射线对肿瘤和正常组织的作用机制及受照射后生物体变化过程，如 DNA 损伤与修复、肿瘤乏氧细胞、再氧合、肿瘤干细胞再群体化等生物效应的发生机制。

（2）治疗策略的实验研究，研究新的、特异性的放射治疗方法，如大分割放射治疗、超分割、乏氧细胞增敏剂、调强放疗及高 LET 射线应有等。对其临床有效性及注意事项进行细胞、动物等生物学验证。

（3）个体化放射治疗方案的研究和设计，预测个体肿瘤放射敏感性的意义在于为制定个体化放疗方案提供基础，使临床医师根据个体肿瘤具体情况选择合适的治疗方案。

二、电离辐射对生物体的作用

1. 电离辐射的直接作用和间接作用

放射线对生物体的作用有不同阶段，在初始阶段可分为直接作用和间接作用。直接作用是指任何射线，如 X 线、γ 线、带电或不带电粒子，在被生物物质吸收时直接与细胞的关键靶点起作用，靶的原子被电离或激发从而启动一系列导致生物变化的事件。间接作用是指射线在细胞内可能和另一个原子或分子相互作用，产生自由基，它们可以扩散到一定距离达到另一个关键靶并造成损伤。实验证明染色体 DNA 是射线杀灭细胞的主要靶，核膜也可能包括在内，DNA 中一些部分与在细胞周期的某些时相和膜紧密相关，两者很难截然分开。细胞被杀灭形式有多种，在肿瘤内可能有细胞坏死、细胞凋亡等。但从放射生物角度，人们更关心的是"细胞的增殖性死亡"。鉴于恶性肿瘤的主要特征是"细胞具有无限制增殖能力"。因此，只要射线能抑制肿瘤细胞的繁殖能力，使肿瘤细胞出现增殖性死亡，即丧失无限繁殖能力，就能控制肿瘤对人体的危害。

2. 肿瘤放射治疗中细胞存活定义

对于不再增殖的细胞，只要丧失其特殊功能便可认为其死亡。而对增殖性细胞，只有在其丧失完整的增殖能力，即失去持续增殖能力时就可认为细胞死亡。放射生物学规定，鉴别细胞存活的唯一标准是照射后细胞是否还保留无限增殖能力。细胞存活能力具有重要临床应用价值，是放射治疗效果定量分析指标，是放疗中必须注意的目标。

3. 放射敏感性和放射可治愈性

放射敏感性是指肿瘤或肿瘤细胞在受到射线照射后的反应程度。对于细胞就是在受同样剂量照射后出现增殖性死亡比例的大小。比例大的敏感性高，比例小的敏感性低。对肿瘤而言则是受照射后肿瘤缩小的程度及速度。肿瘤的放射敏感性受多种因素的影响，包括肿瘤细胞内在因素、肿瘤内因素、肿瘤局部外周情况以及宿主情况。放射可治愈性指在肿瘤的原发部位或区域把肿瘤清除掉。在放射敏感性和放射治愈性之间没有明显相互关系。一个肿瘤可以放射敏感但不一定能治愈；反之，虽然相对较抗拒但能为单纯放疗或其他措施结合而被治愈。许多临床分析一再告诫人们对肿瘤治愈的评价不能在肿瘤治疗结束时过早轻易下结论，尤其不能以少数几种肿瘤反应情况作为普遍规律。Parson 等强调正确评价临床肿瘤局控率的重要性，认为应把治疗后 2 年内非死于局部复发的病例排除在统计之外，不宜在治疗结束 3 个月内就作出治疗控制率的评价，最好采用寿命法反映治愈的可能性。

三、细胞周期时相与放射敏感性

1. 细胞周期概念

一个世纪前人们了解到，多细胞动物繁殖的基本机制是有丝分裂，一个细胞分裂会产生两个子细胞，每个子细胞都携带一套与母细胞完全相同的染色体，两次有丝分裂之间的时相，称为有丝分裂周期时间，即细胞周期时间。细胞周期可以分为四个时相：①G_1 期，DNA 合成前期；②S 期，DNA 合成期；③G_2 期，DNA 合成后期；④M 期，有丝分裂期。

2. 不同时相放射敏感性

大部分哺乳动物细胞的 G_2/M 期最敏感，S 期敏感性最差，通常各时相放射敏感性由高到低的顺序是：$G_2/M > G_1 > S$。

3. 增殖动力学

正常情况下，人体正常组织受自我调控机制调控处于稳定状态，维持精确平衡。放射损伤的最终表现取决于组织内干细胞耗尽的程度，根据对增殖动力学的认识和靶细胞存活公式对 α/β 值的推算等概念，将正常组织分为两大类：一类是早反应组织：如黏膜、皮肤等，主要表现为急性反应，照射以后损伤很快表现出来；另一类是晚反应组织：如肺、膀胱、脊髓、脑、肝和肾组织，其反应表现为纤维细胞和其他结缔组织的过度增生。

4. 放射治疗的耐受性

正常组织的耐受量按局部照射剂量水平划分大致如下：

（1）照射 1000～2000cGy 剂量范围，一些对放射最敏感的组织受到影响。生殖腺中的卵巢、睾丸的生殖功能丧失，发育中的乳腺，生长中的骨和软骨有严重损伤，骨髓功能明显抑制。晶体混浊并发生白内障。

(2) 照射 2000～4500cGy 水平的中等剂量范围，整个消化系统，胃，小肠、结肠基本不发生严重并发症，双肾，全肺照射 2500cGy 以上有一定比例发生放射性肾炎及放射性肺炎。全肝照射 4000cGy 以上，发生一定比例的放射性肝炎。甲状腺、垂体一定情况下受到影响，产生功能低下。

(3) 照射 5000～7000cGy 剂量范围 皮肤、口腔黏膜、食管、直肠、唾液腺、胰腺、膀胱有 1％～5％发生严重并发症。

(4) 照射 7500cGy 以上不发生严重并发症的有输尿管、子宫、成人乳腺成人肌肉、血液、胆道、关节软骨及周围神经，肺尖可耐受 6000～9000cGy 的剂量。

四、放射损伤和修复

在放射治疗中，细胞死亡的定义是细胞失去完整的增殖能力。哺乳动物细胞的放射损伤可分为三种类型：

(1) 亚致死损伤（SLD）细胞受照射后，在一定时间内能完全修复的损伤。

(2) 潜在致死损伤（PLD）细胞受照射后，有适宜条件可以修复的损伤。

(3) 致死性损伤（LD）也称不可修复损伤，是指细胞所受损伤在任何情况下都不能修复，细胞完全丧失分裂增殖的能力。

第四节　立体定向放射治疗

一、基本概念和原理

立体定向放射包括立体放射外科（SRS）和立体定向放射治疗（SRT）。两者的共同特点是借助于立体定向装置和影像设备准确定出靶区的空间位置，经计算机优化后通过 γ 射线（γ-刀）或 X 线（X-刀）聚焦照射；使靶接受高剂量均匀照射而周围组织受量很低以达到控制或根除病变目的。SRT 是在 SRS 基础上发展起来的 20 世纪 90 年代初才用于临床的新技术。立体定向放射在一定条件下能获得类似手术治疗的效果，是一项具有发展活力的新技术。

(一) γ 射线的 SRS（γ-刀）

立体定向放射技术是 Leksell 首先提出这一理论并率先于 1951 年用 200kvX 线治疗机装上立体定向仪治疗某些脑功能性疾病。1968 年世界第一台由 179 个 ^{60} 钴源组成的立体定向放射设备（γ-刀）在瑞典问世。到 20 世纪 80 年代初，钴源就增加到 201 个，准直头盔孔径范围 4～18mm，可依病灶大小选用。每个源的射线经准直孔相加于中心点可形成一个以点向各方向呈递减的剂量分布，经此精确聚焦照射毁损锐利如刀割，而病灶中心"坏死"类似于手术切除效果，故称为 γ-刀。

(二) 等中心直线加速器 SRS 和 SRT

20 世纪 80 年代以来，Colombo 和 Betti 等研究用常规放疗的直线加速器和治疗计划系统实现 SRS，即利用 CT 或 MR 及三维重组技术，确定病变和邻近重要器官的准确位置和范围。在加速器上装配专用限光筒和立体定向仪器，用多个弧非共面旋转使射线集中于一点进行放射治疗。因直线加速器是发射 X 线，故有 X-刀之称。与 γ-刀相比，X-刀具有易普及，价格效益比方面的优越性，因此在各国得到迅速发展。

（三）立体定向放射的特点和优越性

1. 高精度

精确定位，精确摆位，精确剂量。一般用 CT 及血管造影等定位；设计三维治疗计划；每个环节严格操作，保证每个治疗误差＜1mm。计算机软件系统即时提供剂量分布，对治疗计划进行优化，靶区外剂量要求以每毫米 7％～15％递减。就是说靶周边等剂量线为 90％，在 10mm 以外剂量降至 10％以下，限光筒口径愈小剂量下降梯度愈大。由于高靶区与低受量的正常组织界限分明，保护了正常组织器官。

2. 安全快速

为非创伤性治疗，无手术感染或合并症，SRS 治疗痛苦很小，是受患者特别是不能承受手术病人欢迎的治疗手段。

3. 疗效可靠

多年临床结果已得到证实。

（四）立体定向照射的生物学、物理学基础

1. 常规分次照射治疗的根据

常规分次照射治疗是把总剂量在疗程内分成若干次照射完成，如 6～7 周内照射 30～35 次，给予总剂量 60～70Gy。在正常组织中受照射后亚致死损伤的细胞在分次治疗间隔时间内几乎可以完全恢复。因此，分次照射对正常组织具有相对的"保护作用"，而肿瘤组织细胞亚致死损伤的修复能力远低于正常组织。经照射后其中对放射敏感的细胞被杀灭数目减少后，原来对放射抵抗的乏氧细胞不断得到充氧和 G_0 期细胞进入分裂周期，变为对放射敏感，使得下一次照射仍可有效杀灭相对数量的肿瘤细胞。多分次的放射治疗在对正常组织不造成严重损伤的前提下，对恶性肿瘤达到较好的控制效果。

2. SRS 生物和物理学特点

无论用 γ-刀或 X-刀都采用单次大剂量治疗，是利用物理学上放射剂量分布优势。通过三维空间立体定向照射，在小的靶体积内给予单次相当高的剂量，靶体积外剂量锐利下降，周围正常组织只受到小剂量照射。如果能严格掌握适应证，SRS 照射确实是一种安全可行的方法。

这种单次照射有其本身不足：

（1）不符合肿瘤放射生物学要求，单次照射得到对肿瘤控制的机会较小。除非单次剂量非常高，但这种高的单次剂量对正常组织损伤也会加大。

（2）目前从理论和临床报告中都证实 SRS 合并症的发生与靶体积正相关。即在给予同样剂量，靶体积越大，放射损伤发生率就越高。为降低 SRS 治疗合病症，当靶体积增加时，总剂量必须减少。但从放射治疗考虑，为取得相同肿瘤控制，肿瘤体积越大，所需的剂量就应越高，因此，SRS 在治疗较大体积肿瘤时，为减少合并症发生，而减低单次剂量的结果又必然是降低了对肿瘤的控制。因此，γ-刀或 X-刀更适宜治疗体积小的病变。

（3）SRS 一次大剂量照射生物效应强，不利于对正常组织，尤其是晚反应组织的保护，易增加放射损伤的发生率。

（五）容积剂量与疗效和损伤

1. 影响因素

影响局部病灶控制率的因素很多，其中以病灶体积大小最为重要。容积越小疗效越好。对正常组织来说，被照射的容积越大，耐受性越差，损伤越重。临床资料也证明，正常组织容积剂量低实施大剂量放疗才有安全保证。

2. 剂量与损伤

视神经对一次照射很敏感。如果视神经交叉部位一次剂量<8Gy，无一例发生视神经损害；一次剂量>8Gy，4/17例（24%）有视力损伤。要求放射外科照射时，视神经受量应低于8Gy安全阈值。有别于常规分次照射，一次大剂量治疗所致并发症往往难以预测，而且常常潜伏期较短，病情也较严重。

3. 剂量与疗效

一定范围内，剂量大小固然对疗效有直接影响，但在有效范围内不同剂量的效果差别不大。预选剂量要从安全，有效的原则出发，在有效剂量范围内对体积小病灶可用偏高些剂量治疗，对较大体积则用较低剂量。

4. 剂量与靶体积

严格掌握适应证，挑选小体积病变治疗，掌握容积剂量，即保证疗效又避免严重并发症。一次大剂量放疗根据放射生物学原理即早反应组织和晚反应组织对照射剂量效应存在较大差别，尽管用物理学手段通过立体定向照射改善病变靶区与周围正常组织和器官的剂量分布，但当病灶偏大或所在部位限制时，采用低分割SRT治疗更为合适。

二、立体定向放射的临床应用

（一）工作程序

立体定向放射通过4个工作程序：定位、治疗计划、验证和照射。要保证定位准确、放疗设计优化、重复性强、精确照射。

1. 头部X-刀治疗的操作程序

立体定向头架（或称头环）用螺钉可靠固定在病人颅骨，患者带着头环进行CT定位，把CT图像显示的靶区位置与头架附加的参照系统、定位资料转送入计算机化的三维治疗计划系统。制订计划时对各治疗计划进行评估，选择最佳治疗方案。限光筒为5～50mm，依病变性质、部位、大小作出选择，所选限光筒应比病灶直径大2～4mm。对单个病灶力争采用单个等中心，非共面等中心弧数>6个。必要时选多个等中心点照射。治疗时，把头环固定在床架或地板支架上，遵医嘱完成照射。由于定位、计划、治疗，每个工作环节体位不变，连贯完成，保证治疗误差在1mm之内。

X-刀的配置除了头环外，还有无创牙模式头架或无创面膜头架，可实行头部立体定向分次放射治疗。适用于体积偏大的病变，或界限较明确的局限性脑胶质瘤。依据病情不同和病灶局部状况，可在1周内分2～3次照射。每次照射剂量一般在6～12Gy内选择，总剂量在24～42Gy范围。

2. 体部立体定向装置的应用

在立体定向体部框架内刻有标志线可显示断面扫描影像，框架的外界与框的内标尺用于靶区的坐标确定。立体定向体部框架是为分次SRT而设计的，患者可重复定位，准确性高，并可与多种诊断仪器如 CT、MR 和 PET 相匹配。

立体定位体部框架内用一个真空垫固定患者的位置。病人在框架内位置保持重复性取决于真空垫和体部标记来控制。为了更准确确定靶区，治疗过程还需考虑体内肿瘤本身移动及患者在框架中的位置移动。

治疗技术是一种适形照射技术，采用 5～8 个非共面固定射线束，线束从任何角度都与肿瘤外形相适形，并在射线入射方向考虑重要器官所在的位置。临床靶体积（CTV）的勾画依据 CT、MR 定位的肿瘤位置，即与重要组织和器官的关系，最后在射野方向观下设计出治疗计划。此计划要求不规则的靶体积要获得适形的剂量分布，依照病灶以及与临近正常组织关系进行三维空间照射优化。

（二）体部立体定向放疗的应用

1. 常见肿瘤治疗

全身 SRS 技术是瑞典的 Karolinska 医院于 1991 年率先开展。我国 1995 年 11 月中科院肿瘤医院首先开展这项技术。1996 年 9 月沈阳军区总医院应用 PhlipsSL‐18 直线加速器，美国 Rend-plan 三维治疗计划系统和瑞典立体定向体部框架，系统地开展了该项目，下面简单分述几种常见肿瘤的 SRT。

（1）肝细胞肝癌（HCC）。手术虽然是治疗 HCC 的首选方法，但临床上遇到的病人多数已不适于手术。HCC 对放射又不敏感，根治量至少 60Gy。这个剂量由于受到肝体积与剂量效应限制（全肝照射＜35Gy，半肝照射＜55Gy），以及对肝内肿瘤精确定位的困难，而无法给予肿瘤一个根治量。因此，常规放疗只能起到抑制肿瘤生长的姑息治疗作用。近年来 SRT 技术已应用到躯体各部，收到良好的临床效果。

（2）胰腺癌。胰腺癌病人大多数就诊时为中晚期，所以手术切除率仅在 12％左右。姑息性手术（胆囊空肠吻合术和扩大的胆总管空肠吻合术）不能延长生存期，平均生存 5.5 个月。化疗（动脉和静脉）效果不佳。放疗疗效与剂量有明显关系，放疗剂量常常受到肿瘤周围组织和重要器官对放射耐受性限制。术中放疗虽可直接高剂量照射病灶又保护了周围正常组织，但是一次大剂量照射对恶性肿瘤来讲不符合放射生物效应，国内外尚缺少资料证明术中放疗比常规外照射有更大好处。SRT 既可以像术中放疗给予高剂量照射又可以对恶性肿瘤给予分次照射，疗效明显优于其他方法。

（3）肺癌。目前对肺癌中占多数的非小细胞肺癌多采用以手术切除为主的综合治疗，但不能手术切除的仍占病人大多数，需做放疗。由于正常肺组织对放射耐受量较低和一些特殊部位（如纵隔，靠近脊髓），使常规放疗剂量受到限制。SRT 与常规放疗配合，可改善剂量分布提高疗效。

（4）肝转移肿瘤。肝转移癌的手术治疗仅限于肝内小的孤立灶且无其他脏器转移者。肝动脉化疗对肝转移癌的效果一般不佳，肝脏转移灶由于受到肝体积与剂量效应及肝内肿瘤精确定位的限制，所以放疗很难给予根治量。假如对肝脏进行常规放疗，放射性肝炎发生率为 5％时，全肝受照射的耐受量＜35Gy，半肝照射为 55Gy，1/4 肝受照时耐受量增至 90Gy。近年来采用 SRT 正是利用这个容积剂量原理，对肝内转移灶可给根治性剂量治疗。

2. SRT 临床的放射副反应与并发症

无论使用何种放射治疗技术，都不可避免地要照射到一些正常组织或器官。虽然使用

SRT 技术可以对各种肿瘤给予相对较高剂量，以达到控制或治愈的目的，但是肿瘤周围正常组织和器官对射线敏感性和耐受性不同，所以放射反应就有异，应掌握适应证避免严重的反应。常见的反应有：

（1）胸部肿瘤 SRT 后的副作用。中心型肺癌或肿瘤位于食管旁，病人可出现咳嗽、进食后有梗噎感。可予止咳药及保护食管黏膜药物对症处理。高剂量 SRT 几个月后多数病人在靶体积内出现放射性肺纤维化，少数病人在入射路径出现条索性放射纤维化表现，有些病人可出现节段性肺不张等晚期副反应。

（2）原发性肝癌和肝转移性肿瘤 SRT 的副反应。分为急性反应和晚期反应两大类。急性反应：高剂量 SRT 几个小时后，有些病人出现发热寒战、恶心、呕吐，严重者在照射一至三天出现较重上腹痛，可能由于胃肠黏膜水肿所致；晚期反应：对原发性肝癌病人可能增加肝硬化的发病率或加重原有肝硬化。多数病人受照射后对胃肠无损伤。在极少数病人可出现肠出血、肠狭窄、胃溃疡，为避免放射损伤，要掌握各类组织容积剂量。

（三）目前体部 SRT 在肿瘤放射治疗中的作用和地位

1. 补充治疗

在常规外照射疗程后期，剂量达 50～60Gy 时，使用体部 SRT 在 1～2 周内治疗 2～4 次，给予 18～24Gy 的补量。提高治疗剂量又缩短疗程，争取更好的根治效果。

2. 转移癌灶的姑息治疗

如各个系统恶性肿瘤转移至肺、肝、骨、腹膜后区，使用此项治疗技术快捷有效。

3. 功能保护性治疗

如年龄大于 70 岁或心肺功能差、病期偏早肺癌、拒绝手术的高龄外周型肺癌病人，采用体部 SRT 可减少正常组织容积照射，保护肺功能。

三、立体定向放射的展望

立体定向放射的问世和发展为沿用多年的放疗模式注入了新的活力，扩大了放疗适应证，提高了疗效。少数以往常规放疗不能治疗的疾病（如 AVM、脑功能疾病等）和治疗难以收效的肿瘤（如脑干部小肿瘤、肝、胰、腹膜后和纵隔等部位的肿瘤），立体定向放射获得了令人鼓舞的治疗效果。但 SRT 治疗的适应证是有一定限度的，多数情况下单独应用很难取得满意疗效，特别是肿瘤体积较大时，需与常规放疗或其他治疗方法配合应用。存在问题各种类型、大小的肿瘤病灶单次最佳剂量，最佳分割次数，总剂量与常规放疗配合的最佳方案等有待摸索完善。随着立体定向，固定装置的进一步改进和完善，各种检查手段的提高，今后会有更广阔发展前景。

第十章　肿瘤免疫及生物治疗概论

　　恶性肿瘤是严重危害人类健康的重大疾病之一。尽管在过去 100 年里，尤其是近 20 年，世界科技进步的速度明显加快，人类登上太空已不再是梦想，但恶性肿瘤依然是人类的头号杀手。因此，寻求有效的肿瘤治疗方法，彻底攻克肿瘤一直是世界医学界的主要研究课题之一。手术治疗、放射治疗（放疗）和化学治疗（化疗）是应用机械、物理和化学的原理来治疗肿瘤，也是长久以来临床上常采用的肿瘤治疗策略。目前，随着治疗手段的不断进步，肿瘤患者的五年生存率已逐年提高，但某些肿瘤患者的预后一直不甚理想。同时，大剂量的放化疗也严重影响了患者的生存质量。因此，能够延长肿瘤患者的生存时间，改善预后，提高其生存质量的生物治疗已成为继手术、放疗和化疗之后的第四种肿瘤治疗策略。

　　20 世纪 80 年代以前，生物治疗（biotherapy）等同于免疫治疗（immunotherapy）。20 世纪 80 年代之后，由于细胞生物学、分子生物学、分子免疫学、基因工程技术和计算机技术的发展，人们逐渐认识到肿瘤细胞的生物学行为受到细胞内外诸多信号转导通路的调节。生物治疗借助肿瘤细胞和正常细胞之间的差异，以核酸、蛋白质、细胞和小分子化合物为治疗介质，以肿瘤特异性信号通路为主要作用靶点，发展肿瘤选择性强、毒副作用低、高治疗指数的治疗技术和药物。因此，生物治疗的范畴比免疫治疗更为广泛，免疫治疗仅是生物治疗的一个分支。

　　肿瘤的发生、发展是一个异常复杂的过程。多数学者认为，从遗传学角度上说，肿瘤是一种基因病，致癌因素常引起细胞遗传物质的改变，而且肿瘤的发生通常不是单个基因突变的结果，而是一个长期的、多阶段的、多种基因突变的积累过程。同时，众多研究表明，机体的免疫监视体系在防止肿瘤发生过程中起重要作用，发生肿瘤通常是免疫监视功能丧失的结果。

　　随着基础免疫学的发展及分子生物学技术在肿瘤免疫学研究中的广泛应用，有关肿瘤免疫学的研究也达到了前所未有的高度。研究表明，肿瘤的发生、发展与机体的免疫系统之间存在双向作用，机体的免疫系统具有控制肿瘤发生、发展的能力，同时肿瘤细胞也会通过一系列机制对抗免疫系统。因此，深入研究肿瘤与免疫系统相互作用机制，有助于全面了解肿瘤的生物学特性，为现代肿瘤生物治疗学提供新的理论依据。

第一节　肿　瘤　免　疫

　　肿瘤免疫学（tumor immunology）是免疫学与肿瘤学交互渗透的一门学科，是研究肿瘤的抗原性、肿瘤的发生发展与机体免疫系统之间的关系，以及应用免疫学原理和手段对肿瘤进行预防、诊断和治疗的一门学科。

　　肿瘤免疫的概念起源于 20 世纪初，但直到 1959 年，Prehn 和 Main 通过实验证明，在同系小鼠中移植肿瘤，可诱导有效的抗肿瘤免疫应答，免疫学在肿瘤诊断和治疗上的应用才引起重视。20 世纪 60 年代，肿瘤免疫监视学说的形成为肿瘤免疫学理论奠定了基础。80 年代以来，随着免疫学和分子生物学的迅速发展和交叉渗透，人们对肿瘤免疫的相关理论知识有了更为深刻的认识，同时，免疫学家和临床医生进行了大量肿瘤免疫治疗的临床实验，为肿瘤免疫诊断与免疫治疗提供了新的理论依据及技术基础。最新研究成果表明，受不同类型肿瘤和不同治疗策略的影响，肿瘤免疫治疗的总体有效率为 $10\% \sim 70\%$，这无疑给肿瘤的治疗带来了新的希望。

一、肿瘤抗原

肿瘤抗原的发现是肿瘤免疫治疗的一个里程碑，它为抗肿瘤免疫治疗奠定了坚实的理论基础。广义上讲，肿瘤抗原（tumor antigen）是指细胞在癌变过程中出现的或过度表达的抗原物质的统称。根据肿瘤抗原的特异性，可将肿瘤抗原分为肿瘤特异性抗原（tumor specific antigen，TSA）和肿瘤相关抗原（tumor associated antigen，TAA）。

（一）肿瘤特异性抗原

TSA 是指仅表达于肿瘤组织，而不存在于正常组织或其他种类肿瘤表面的抗原物质。这类抗原首先是通过肿瘤在近交系小鼠间的移植而被证实，故也称为肿瘤特异性移植抗原（tumor specific transplantation antigen，TSTA）或肿瘤排斥抗原（tumor rejection antigen，TRA）。化学致癌剂或物理因素诱生的肿瘤抗原、自发肿瘤抗原和病毒诱导的肿瘤抗原等多属此类。

目前，已在黑色素瘤、大肠癌、胰腺癌和肺癌等多种肿瘤中发现了 TSA。TSA 的抗原肽多数是通过治疗后预后较好的患者的 T 细胞或抗体筛选出来的。同时，这种特异性抗原的出现通常也意味着患者治疗后有较好的预后。虽然这种抗原相对较少，鉴定方法相对困难，但由于这是患者个体肿瘤独特的抗原，因此对患者的治疗可能有更大的意义。

（二）肿瘤相关性抗原

TAA 是指存在于肿瘤组织或细胞，同时正常组织或细胞也可微量表达的抗原物质。这类抗原在肿瘤细胞的表达量远超过正常细胞。过表达抗原、分化抗原和癌—睾丸抗原（CT 抗原）多属于此类。

1. 过表达抗原

这类抗原在多种组织和细胞上均有表达，只是在肿瘤中有明显的过度表达，即细胞恶性转化时其表达量显著增加。如原癌基因编码的跨膜蛋白 HER－2/neu 是表皮生长因子受体家族成员之一，它在细胞生长、增殖、黏附和移动等生命活动中起重要作用。研究发现，HER－2 约在 30% 的乳腺癌中有高表达，在卵巢癌、结肠癌、肺癌、胰腺癌和前列腺癌中等也发现有 HER－2 不同程度的过表达。另外，研究的较为深入的甲胎蛋白（α-fetoprotein，AFP）和癌胚抗原（carcinoembryonic antigen，CEA）等过表达抗原也可协助肿瘤的临床诊断及疗效判断。

2. 癌—睾丸抗原

癌—睾丸抗原（CT 抗原，cancer-testis antigen）是 1991 年 Bruggen 等利用基因转染技术首先发现的，这是目前鉴定出来的肿瘤抗原中数目最多的一类。这类抗原通常表达于男性生殖细胞，而在其他正常体细胞中不表达。目前已证实 CT 抗原存在于黑色素瘤、膀胱癌、乳腺癌、肝癌和肺癌等多种肿瘤中。

CT 抗原在正常组织中仅表达于睾丸中的精原细胞和精母细胞，偶尔表达于卵子或胎盘的滋养层细胞。现已发现有 96 个 CT 抗原，分别有 15 个基因家族和 31 种基因编码。大多数 CT 抗原的编码基因位于 X 染色体上，如 MAGE，GAGE 和 NY-ESO-1 等。已有研究证实，肿瘤组织中 CT 抗原的表达与其启动子区域的低甲基化密切相关。

CT 抗原可降解为各种抗原肽，通过 MHC-Ⅰ类分子呈递于肿瘤细胞表面，被 CD28 T 细胞识别。CT 抗原的免疫原性较强，而且其表达模式的特性与肿瘤有着密切的关系，因此，现在很多学者致力于筛选 CT 抗原作为肿瘤的标记，并应用于免疫治疗。

3. 分化抗原

分化抗原又称为组织特异性抗原，是细胞在分化、成熟的不同阶段出现或消失的抗原的总称。这类抗原在某些特定的组织中表达，因此它也可出现在这些组织细胞来源的肿瘤细胞上。第一个分化抗原酪氨酸激酶是在黑色素瘤中鉴别出来的，黑色素瘤是研究这类抗原的良好模型。通常黑色素细胞分化抗原的抗原肽也是由 MHC-Ⅰ类分子呈递于肿瘤细胞表面，被 CD28 T 细胞识别，但某些也可由 MHC-Ⅱ呈递，为 CD24 T 细胞识别。

二、肿瘤抗原的加工、递呈与识别

（一）抗原递呈细胞

抗原递呈细胞（antigen-presenting cell，APC）是指能捕捉、加工和处理抗原，并将处理后的抗原肽片段递呈给特异性淋巴细胞的一类免疫细胞。这类细胞能辅助和调节 T 细胞、B 细胞识别抗原并对抗原产生应答，因此又称为辅助细胞（accessory cell），简称 A 细胞。抗原递呈细胞主要包括树突状细胞（dendritic cell，DC）、巨噬细胞（macro-phage，M）和 B 淋巴细胞。

1. 树突状细胞

树突状细胞（dendritic cell，DC）是由 Steinman 和 Cohn 于 1973 年分离和鉴定的，因其成熟时伸出许多树突样或伪足样突起而得名。其外形不规则，细胞核大，胞质较少，线粒体丰富。DC 存在于除脑组织外的所有组织和器官，具有较大的异质性。

DC 来源于骨髓中的 CD34$^+$ 造血干细胞，未成熟 DC 具有极强的抗原吞噬能力，随着抗原被吞入胞内，幼稚 DC 逐渐分化为成熟 DC。而成熟的 DC，其吞噬作用逐渐减弱，抗原递呈能力逐渐加强，同时，表达高水平的共刺激因子、黏附因子和细胞因子。DC 在成熟的过程中，逐渐由接触抗原的外周组织迁移到次级免疫器官，通过 MHC 限制性途径把抗原递呈给 T 细胞，激发免疫应答。

近年来研究发现，应用肿瘤相关抗原或抗原多肽体外冲击致敏 DC，以使肿瘤抗原在体外能被有效地摄取、加工和处理，再将致敏的 DC 回输或免疫接种于载瘤宿主，促进机体内的 T 细胞充分活化，可诱发特异性的抗肿瘤免疫反应。已有研究报道，DC 与肿瘤的发生、发展有着密切关系，大部分实体瘤内浸润的 DC 数量多，则患者预后好。

2. 巨噬细胞

巨噬细胞（macrophage，M）也是一类重要抗原递呈细胞。静止状态的 M 仅表达低水平的 MHC-Ⅱ类分子。激活的 T 细胞产生的 IFN-等细胞因子可刺激 M 表面的 MHC-Ⅱ类分子的表达。M 表面还表达有 IgFc 受体、补体受体及细胞因子受体，它们与相应配体结合，促使 M 发挥吞噬、识别抗原以及抗体依赖细胞介导的细胞毒作用等。在抗肿瘤免疫中，巨噬细胞参与调节细胞的特异性免疫应答。

3. B 淋巴细胞

B 淋巴细胞简称 B 细胞，来源于哺乳动物骨髓干细胞或在禽类的法氏囊内发育生成，故又称囊依赖淋巴细胞（bursa dependent lymphocyte）或骨髓依赖性淋巴细胞。

B 细胞成熟后，会离开骨髓进入次级免疫器官的非胸腺依赖区，参与淋巴细胞的再循环。在抗原的刺激下，B 细胞可被激活，介导体液免疫应答，同时 B 细胞也可作为 APC，发挥其摄取、加工和递呈抗原的作用。B 细胞表面不仅表达 MHC-Ⅰ类分子，同时也能持续表达 MHC-Ⅱ类分子，可将抗原递呈给 $CD4^+$ T 细胞。通常 B 细胞是再次免疫应答过程中最为重要的 APC，可通过 BCR（B cell receptor，BCR）途径和非特异性胞饮过程摄取抗原。

（二）主要组织相容性复合体

同种异体移植物移植后会发生免疫排斥反应，这是由细胞表面的同种异型抗原诱导的，这种抗原即为组织相容性抗原或移植抗原。机体内与排斥反应有关的抗原系统多达 20 种以上，其中能引起剧烈而迅速的排斥反应的抗原称为主要组织相容性抗原（major histocompati-bility complex，MHC）。不同种属的哺乳类动物其 MHC 及编码的抗原系统有不同的命名，小鼠的主要组织相容性抗原系统称为 H-2（histocompatibility antigen-2，H-2）系统，人的则称为人白细胞抗原系统（human leucocyte antigen，HLA）。它们的组成结构、分布和功能等很相似。人类 MHC 的认识在很大程度上来自对小鼠 H-2 复合体的研究。

当 HLA 作为基因时，即称为 HLA 复合体，它位于 6 号染色体短臂（6p21.31），是人体最为复杂的基因复合体，具有多态性。根据其功能可将其分为三类基因群，即经典 HLA-Ⅰ类基因、经典 HLA-Ⅱ类基因和免疫功能相关基因。也有学者习惯上将 HLA 复合体分为Ⅰ、Ⅱ和Ⅲ三个功能区，每一区内的 HLA 基因分别编码 HLA-Ⅰ、HLA-Ⅱ和 HLA-Ⅲ类抗原分子。

1. HLA-Ⅰ类抗原分子

HLA-Ⅰ类抗原分子由 HLA-Ⅰ区的基因编码，Ⅰ区有 A、B 和 C 位点，其编码的抗原分子为一种跨膜的糖蛋白，它广泛分布于人体有核细胞及血小板表面，尤其在外周血白细胞和淋巴细胞表面的表达量最高。HLA-Ⅰ类抗原分子即为我们常说的 HLA Ⅰ类分子，它主要是将抗原呈递给 $CD8^+$ T 细胞。

2. HLA-Ⅱ类抗原分子

HLA-Ⅱ类抗原分子由 HLA-Ⅱ区的基因编码，Ⅱ区有 Dp、Dq 和 Dr 位点，其编码的抗原分子也为一种跨膜的糖蛋白，其分布范围较窄，主要表达于激活的 T 细胞、B 细胞、单核巨噬细胞和树突状细胞的表面。HLA-Ⅱ类抗原分子即为我们常说的 HLA Ⅱ类分子，它主要是将抗原呈递给 $CD4^+$ T 细胞。

3. 免疫功能相关基因

免疫功能相关基因主要与机体的免疫应答及调节有关，包括经典的Ⅲ类基因、抗原加工递呈相关基因、非经典Ⅰ类基因和炎症基因等。经典的Ⅲ类基因主要是编码血清补体成分的基因。

（三）黏附分子

黏附分子（adhesion molecule，AM）是指由细胞产生、存在于细胞表面，介导细胞与细胞或细胞与细胞外基质间相互接触和结合的一类分子。黏附分子大多为膜表面的糖蛋白，少数为糖脂。黏附分子的免疫生物学功能包括：参与调节免疫细胞的分化和发育、参与调节免疫应答、参与调节炎症反应、参与调节淋巴细胞的归巢和再循环、参与调节免疫细胞的凋亡。

1. B7 分子

B7 分子即 B 淋巴细胞激活抗原分子，是分子量为 44 - 54kD 的跨膜糖蛋白，是机体内最重要的黏附分子之一，包括 B7 - 1（CD80）、B7 - 2（CD86）和 B7 - 3。B7 - 1（CD80）和 B7 - 2（CD86）有 25% 的氨基酸同源。B7 - 1 主要分布在 B 细胞、激活的单核巨噬细胞、树突状细胞、激活的 T 细胞及 NK 细胞的表面；B7 - 2 在静止的 B 细胞上表达水平较低，激活后其表达水平可迅速升高。B7 分子在 T 细胞表面的受体为 CD28 和 CTLA - 4（CD125），二者与 T 细胞的亲和力不同，CTLA - 4（CD125）与 T 细胞的亲和力约是 CD28 的 20 倍，但 CTLA - 4（CD125）的表达时间晚于 CD28，其表达量也较低。B7 与 CD28 结合后可为 T 细胞的激活提供协同刺激信号并增强激活 T 细胞分泌淋巴因子，而其与 CTLA - 4 结合则产生相反的效应。两种效应相互作用，最终影响免疫反应的上调或下调，达到 T 细胞活性的自限性，从而维持机体的免疫稳态。研究表明，来自上皮的肿瘤细胞一般不表达或低表达 B7 分子，而在 T 细胞的激活过程中，若无 B7 分子的共刺激信号则会导致 T 细胞特异性无应答，这也是肿瘤细胞不能有效激活 CTL 的重要原因。将 B7 基因导入 B7 阴性的瘤细胞，使之具有完备的专业 APC，就可以解决瘤细胞呈递抗原但不激活 CTL 的难题。以往，大多数肿瘤疫苗临床效果不明显，主要就是由于肿瘤细胞的固有缺陷，即专业 APC 的不完备。

2. 细胞黏附分子

细胞黏附分子（intercellular adhesion molecule，ICAM）也属于免疫球蛋白超家族黏附分子，包括 ICAM - 1（CD54）、ICAM - 2（CD102）和 ICAM - 3（CD50），都是淋巴细胞功能相关抗原-1（LFA - 1）的配体。LFA - 1 属于白细胞黏合素家族成员，它广泛分布于 T 细胞、B 细胞、粒细胞、单核细胞和活化的巨噬细胞的表面。ICAM - 1 为单链跨膜糖蛋白，广泛分布于树突状细胞、巨噬细胞和内皮细胞等多种细胞表面，IL - 1、IFN -和 TNF 等细胞因子可促进其表达。

LFA - 1 和 ICAM - 1 介导的跨膜双向信号传递在淋巴细胞渗出、活化、黏附、免疫监视、免疫突触形成中都起到重要作用。LFA - 1 和 ICAM - 1 的结合同 B7 与 CD28 的结合一样，也能为 CD4$^+$T 的活化提供协同刺激信号。除多种正常细胞外，很多肿瘤细胞表面也可表达 ICAM - 1 分子。研究表明，肿瘤细胞中表达 ICAM - 1 可能与肿瘤组织内淋巴细胞的浸润有关，同时增强与白细胞之间的黏附作用，有利于肿瘤细胞在血管内停留。TNF 和 IFN -等可促进某些肿瘤细胞表达 ICAM - 1，因此，ICAM - 1/ LFA - 1 在介导免疫细胞活化及免疫细胞接触并杀伤肿瘤细胞的过程中具有重要作用。

（四）抗原递呈细胞对抗原的摄取、处理和提呈

T 细胞不能直接识别完整的抗原分子，而抗原递呈细胞（APC）可摄取抗原，并将其处理成多肽片段，以抗原肽-MHC 复合物的形式，表达于 APC 的表面。抗原肽-MHC 复合物与 T 细胞接触过程中，被 T 细胞的抗原识别受体（TCR）识别，从而将抗原信息传递给 T 细胞。除了单核巨噬细胞、树突状细胞等专职的 APC 外，其实肿瘤细胞本身也可作为 APC。根据抗原的来源不同，可将抗原分为内源性抗原和外源性抗原两种。前者是指在 APC 内新合成的抗原，如病毒抗原，肿瘤抗原等，而后者则并非由 APC 合成，而是来源于 APC 外的抗原。这两种抗原通过 APC 加工和递呈的机制不同，分别为 MHC-Ⅰ类途径和 MHC-Ⅱ类途径。

1. MHC-Ⅰ类途径

MHC-Ⅰ类分子主要参与内源性抗原的递呈过程。内源性抗原在胞浆中被蛋白酶水解成肽段，在热休克蛋白 HSP70 和 HSP90 的帮助下，水解后的肽段借助抗原肽转运体（transporter of antigenic peptides，TAP）转运至粗面内质网腔（rER）中，然后经由 HSP90 传递给 rER 中新合成的 MHC-Ⅰ类分子，形成抗原肽-MHC-Ⅰ分子复合物，表达于 APC 细胞表面，最后递呈给 $CD8^+$ T 细胞。

2. MHC-Ⅱ类途径

MHC-Ⅱ类分子主要参与外源性抗原的递呈过程。外源性抗原经胞饮、吞噬或受体介导的胞吞作用进入 APC 后，在胞内形成吞噬体（phagosome），吞噬体与溶酶体融合形成吞噬性溶酶体。抗原蛋白质被溶酶体中的水解酶降解，形成免疫原性肽段。由 rER 合成的 MHC-Ⅱ类分子被转运至吞噬性溶酶体内，与处理过的外源性抗原多肽结合，形成抗原肽-MHC-Ⅱ类分子复合物，在高尔基复合体的协助下，该复合物被转运至 APC 细胞表面，供 $CD4^+$ T 细胞的 TCR 识别，激发抗原特异性免疫应答。

通常，内源性和外源性抗原在细胞内会遵循不同的途径进行加工和递呈，但在某些情况下，抗原的递呈也存在交叉，即内源性抗原能通过 MHC-Ⅱ类分子提呈，外源性抗原也能通过 MHC-Ⅰ类分子提呈。抗原经 APC 加工处理后，其关键性的、可被特异性淋巴细胞所识别的肽段即抗原表位被充分显露出来，从而大大提高了其免疫原性。

三、抗肿瘤免疫机制

Burner 免疫监视学说指出，机体在生长发育的过程中，体细胞会时常发生突变，并产生有恶性表型的瘤细胞，但一般都不会发生肿瘤，这主要是因为机体的免疫系统可通过细胞免疫机制识别并特异地杀伤突变细胞，使突变细胞在未形成肿瘤之前即被清除，但当宿主免疫功能低下或受抑制时则不能清除突变细胞，从而形成肿瘤。

肿瘤发生后，机体可通过多种免疫效应机制发挥抗肿瘤作用。机体的抗肿瘤免疫机制包括细胞免疫和体液免疫两方面，二者密切联系、相互影响、相互协作共同杀伤肿瘤细胞。多数学者认为，细胞免疫在抗肿瘤免疫中起主导作用，体液免疫通常只是在某些情况下起协同作用。但由于不同组织来源的肿瘤，其免疫原性有较大差别，因此在诱导机体产生免疫应答时也会有所差别。对于免疫原性强的肿瘤，特异性免疫应答是主要的，而对于免疫原性弱的肿瘤，非特异性免疫应答则可能显得更为重要。除了肿瘤本身的免疫原性外，宿主的免疫状态或其他某些因素通常也会影响机体抗肿瘤免疫应答的产生及其强度。

（一）细胞免疫机制

广义上讲，凡是由免疫细胞发挥效应，清除异物的作用即可称为细胞免疫。狭义上细胞免疫是指由 T 细胞介导的免疫，即 T 细胞受到抗原刺激后，增殖、分化、转化为致敏 T 细胞，当相同抗原再次进入细胞中时，致敏 T 细胞对抗原的直接杀伤作用及致敏 T 细胞所释放的细胞因子的协同杀伤作用。在抗肿瘤细胞免疫机制中起作用的效应细胞除了包括 T 细胞、自然杀伤细胞和巨噬细胞外，中性粒细胞、嗜酸性粒细胞和树突状细胞也参与抗肿瘤作用。

1. T 细胞

在抗肿瘤细胞免疫中，T 细胞介导的特异性免疫应答起重要作用。由于 T 细胞并不能直接识别完整的抗原分子，因此，要诱导、激活 T 细胞介导的抗肿瘤细胞免疫反应，肿瘤抗原就需要经过 APC 的摄取、加工，将其处理成免疫原性多肽，形成 MHC 分子-抗原肽复合物，表达于 APC 表面，才能被 T 细胞识别，继而激发抗原特异性的免疫应答。在 T 细胞的激活过程中，至少需要双重信号的刺激即 T 细胞共刺激信号学说。T 细胞表面的 TCR 与 MHC 分子-抗原肽复合物特异性的结合提供了第一信号，在这一过程中 TCR 不仅要特异性的识别 APC 所提供的抗原肽，还必须同时识别 MHC 分子-抗原肽复合物中的 MHC 分子，这也即我们常说的 MHC 限制性。位于 APC 表面的共刺激分子 B7、ICAMs、LFA-3 等与 T 细胞膜上的相应受体结合为 T 细胞活化提供了第二信号，其中最重要的协同刺激分子为 B7/CD28。第二信号对 T 细胞的活化同样非常重要，如果缺乏第二信号的刺激，T 细胞通常会进入免疫无应答状态。

抗原致敏的 T 细胞只能特异地杀伤、溶解带有相应抗原的肿瘤细胞，并受 MHC 限制。T 细胞包括 MHC-I 类抗原限制的 CD8$^+$ 细胞毒性 T 细胞（cytotoxic T lymphocyte，CTL）和 MHC-II 类抗原限制的 CD4$^+$ T 细胞。

CTL 是机体重要的抗肿瘤效应细胞，可直接发挥细胞毒作用，杀伤带有致敏抗原的肿瘤细胞。杀伤过程受 MHC-I 类分子限制，具有高度特异性。CTL 杀伤肿瘤靶细胞的机制主要有：①分泌型杀伤，也即通过渗透性细胞溶解的途径，CTL 细胞释放穿孔素（perferin）和颗粒酶（granzyme）进入靶细胞，引起细胞肿胀、破裂；②非分泌途径又称细胞凋亡途径，激活的 CTL 表达 Fas 配体（Fas ligand，FasL，CD95）与肿瘤细胞上的 Fas/apo-1 分子结合，促进肿瘤细胞凋亡；③活化的 CTL 可分泌淋巴因子间接地杀伤肿瘤细胞。研究表明，CTL 的细胞数与被杀伤的肿瘤细胞数成正相关，当机体内只有少数瘤细胞时，CTL 介导的抗瘤效应可将其清除。

CD4$^+$ T 细胞（辅助性 T 细胞，TH）主要是通过分泌细胞因子激活其他效应细胞和诱导炎症反应而发挥作用。CD4$^+$ T 细胞也不能直接识别肿瘤抗原，而是依赖 APC 摄取、加工，形成相关的肿瘤免疫原性肽，与 APC 胞内的 MHC-II 类分子结合为复合物，递呈在 APC 膜上，CD4$^+$ T 细胞的 TCR 与该复合物结合，同时在 CD28/B7 复合物传导的第二信号的作用下，抗原对其进行特异性激活后才分泌淋巴因子，激活 B 细胞、巨噬细胞、NK 细胞发挥抗肿瘤作用。

2. 自然杀伤细胞

自然杀伤细胞（natural killer cell，NK）是一类在肿瘤早期起作用的效应细胞，也是机体抗肿瘤的第一道防线，是 CTL 抗肿瘤机制的强有力补充。NK 细胞是细胞免疫中的非特异性成分，它不需预先致敏即能直接杀伤或分泌细胞因子而杀伤肿瘤细胞，其杀伤作用无 MHC 限制性，不依赖抗体，故称为自然杀伤活性。通常未致敏的 NK 细胞杀伤的瘤谱较窄，只是对少数血液来源的肿瘤有效。当 NK 细胞被 IL-2、IFN 等细胞因子激活后，其杀伤瘤谱和杀伤效率都将大大提高。

NK 细胞是血液和组织中非常有效的免疫监视细胞，它能杀伤实体组织中的瘤细胞，减少转移瘤数目。NK 细胞杀伤靶细胞的主要机制：①通过释放穿孔素和颗粒酶引起肿瘤细胞溶解；②通过 NK 细胞表面的 TNF 和 FasL 与肿瘤细胞表面的相关受体结合，诱导肿瘤细胞的细胞凋亡；③释放 NK 细胞毒因子（NKCF）、肿瘤坏死因子（TNF）使靶细胞溶解破裂；④通过抗体依赖细胞介导的细胞毒作用（ADCC）发挥抗瘤作用。

3. 巨噬细胞

巨噬细胞（M）在抗肿瘤免疫中不仅是作为递呈抗原的 APC，而且也是吞噬、溶解和杀伤肿瘤的效应细胞。M 抗肿瘤作用的最大特点是对肿瘤细胞的杀伤有选择性，不损伤正常细胞，特别是激活的 M 功能更强。研究表明，某些患者的肿瘤组织周围巨噬细胞的浸润通常与其预后呈正相关。巨噬细胞杀伤肿瘤细胞的机制有：①活化的 M 与肿瘤细胞结合后，通过释放溶酶体酶直接杀伤肿瘤细胞；②活化的 M 可分泌肿瘤坏死因子（TNF）等细胞毒性因子间接杀伤肿瘤细胞；③M 通过 ADCC 效应杀伤肿瘤细胞；④处理和递呈肿瘤抗原，激活 T 细胞，分泌细胞因子，调节其他免疫细胞的功能，促进抗肿瘤免疫反应。

除上述杀伤性细胞外，天然细胞毒细胞（natural cytotoxic cell，NC）、淋巴因子激活的杀伤细胞（lymphokine activated killer cells，LAK）等也参与机体的抗肿瘤免疫。

（二）体液免疫机制

体液免疫是 B 细胞介导的，通过效应 B 细胞（浆细胞）分泌抗体，并与抗原发生特异性结合来清除抗原，在这一过程中，主要是血清或血浆中的抗体发挥免疫效应，故称体液免疫。B 细胞在参与免疫反应时，一方面可作为免疫效应细胞介导体液免疫，另一方面是作为 APC，特异性的识别抗原，递呈给 T 细胞，以协助细胞免疫。总体来说，抗肿瘤抗体虽然能通过以下几种方式发挥作用，但 B 细胞介导的体液免疫并不是抗肿瘤的重要因素。

1. 激活补体系统溶解肿瘤细胞

细胞毒性抗体（IgM）和某些 IgG 亚类（IgG1、IgG3）与肿瘤细胞结合后，可激活补体，溶解肿瘤细胞，即补体依赖性细胞毒性反应（complement dependent cytotoxicity，CDC）。细胞毒性抗体与肿瘤细胞表面的抗原结合后，可引起补体级联反应，形成攻膜复合物，使肿瘤细胞被溶解。

2. 抗体依赖性细胞介导的细胞毒作用

IgG 类抗体与肿瘤细胞表面的抗原结合后，通过其抗体分子的 Fc 段，能使多种效应细胞如巨噬细胞、NK 细胞、中性粒细胞等发挥 ADCC 效应，使肿瘤细胞溶解。ADCC 对肿瘤细胞的杀伤仅需要较少的抗体分子即可启动，比 CDC 效应产生的快而强，在肿瘤形成早期即可在血清中检出。

3. 抗体的调理作用

吞噬细胞在有抗体（IgG）存在的情况下，可通过其表面 Fc 受体而增强吞噬结合了抗体的肿瘤细胞。

4. 抗体封闭肿瘤细胞上的某些受体

细胞恶变后，其表面表达的某些受体与对应配体结合后可刺激肿瘤细胞生长。而其抗体则可封闭这些受体，从而抑制肿瘤细胞的生长。如转铁蛋白可促进某些肿瘤细胞的生长，其抗体可通过封闭转铁蛋白受体，阻碍其功能，从而抑制肿瘤细胞的生长。

5. 抗体改变肿瘤细胞的黏附特性

抗体与肿瘤细胞抗原结合后，可修饰其表面结构，干扰肿瘤细胞的黏附特性，阻止其克隆形成以及与血管内皮的黏附，从而有助于控制肿瘤细胞的生长和转移。

四、肿瘤免疫逃逸

虽然机体的免疫系统能够产生抗肿瘤免疫应答，但许多肿瘤细胞仍可以通过一种或多种机制逃避免疫系统的攻击或不能激发特异性抗肿瘤免疫应答，从而使得肿瘤仍可在体内生存和增殖。由于肿瘤细胞的异质性，因此肿瘤细胞的免疫逃避方式也多种多样。

（一）肿瘤细胞的"漏逸"和"免疫刺激"

在肿瘤生长初期，体内仅出现少量的肿瘤细胞，在这种情况下，少量的肿瘤细胞非但不能激发机体产生免疫应答，反而可能会通过分泌细胞因子来刺激肿瘤细胞不断生长，此种现象即为免疫刺激（immunostimulation）。而一旦肿瘤细胞迅速生长，超过机体的抗肿瘤免疫效应，免疫系统没有足够的能力清除大量的肿瘤细胞，此即为肿瘤细胞的"漏逸"（sneaking through）。上述两种情况都有助于肿瘤细胞逃避有效的免疫监视。

（二）肿瘤细胞的免疫原性降低

1. 肿瘤抗原的缺陷和调变

大多数肿瘤细胞只有较弱的免疫原性。肿瘤抗原包括肿瘤特异性抗原（TSA）和肿瘤相关抗原（TAA）两种。TSA 与正常细胞表面蛋白的差异较小，且表达量较低，因此其免疫原性非常弱，难以诱发机体产生有效的抗肿瘤免疫应答。肿瘤细胞虽能表达大量的 TAA，但它们多为胚胎期的正常成分，机体对其存在先天性的免疫耐受，同样也不能有效激发机体的免疫应答。此外，免疫细胞或分子可能使某些肿瘤抗原表达减少或丢失，从而使肿瘤细胞不能被免疫系统识别，逃避免疫系统的识别和杀伤，这种现象即为免疫调变（antigen modulation）。肿瘤抗原缺失和调变都会导致宿主难以识别肿瘤细胞克隆，从而使其扩增成为优势性细胞群。

2. 肿瘤抗原的封闭和覆盖

抗原覆盖是指肿瘤细胞表面抗原可能被其他分子所覆盖，经覆盖后的肿瘤抗原不能被宿主的免疫系统所识别，从而逃避了机体的抗肿瘤免疫，也可称为肿瘤细胞表面抗原的封闭。研究发现，在许多上皮性肿瘤如乳腺癌、膀胱癌、直肠癌和卵巢癌中，肿瘤细胞可改变其表面的黏蛋白分子的表达，黏蛋白分子可以覆盖在肿瘤细胞的表面，阻碍免疫细胞和抗体与肿瘤抗原的接触，使 ADCC 作用和免疫效应细胞不能激活。另外，肿瘤患者的血清中存在一些可封闭肿瘤细胞表面的抗原决定簇成分的封闭因子（blocking factor），这些封闭因子可以是封闭性抗体，也可以是可溶性的肿瘤抗原，此外，肿瘤抗原/抗体复合物也可通过其抗原部分与效应细胞结合而封闭效应细胞，从而阻断免疫应答。上述这些机制都可使肿瘤细胞的免疫原性降低，淋巴细胞的识别和激活更为困难。

3. 肿瘤细胞 HLA 表达的异常和抗原呈递的障碍

研究发现，肿瘤细胞表面的 HLA 的表达有不同程度的降低，且分化程度低的肿瘤细胞 HLA 的表达更弱，而转移的肿瘤细胞 HLA 的表达最弱。目前，已在部分黑色素瘤、头颈部肿瘤、大肠肿瘤、前列腺癌和乳腺癌中发现了 HLA-Ⅰ类分子的缺失。尽管在大多数肿瘤中存在 HLA-Ⅰ类分子的低表达和缺失情况，但在不同肿瘤中的发生频率差异较大（16％～50％）。虽然 HLA-Ⅰ类分子在不同肿瘤中异常表达的方式不尽相同，但通常都是使 TAA 的表达和呈递发生改变，导致肿瘤细胞对 CTL 的敏感性降低和丧失，从而使肿瘤细胞得以逃避宿主的免疫攻击。

HLA-Ⅰ类分子表达异常的机制主要包括 MHC 基因表达调控异常、2-m 等位基因的缺失、HLA-Ⅰ类分子的合成障碍以及抗原加工分子 TAP 和 LMP 分子的异常。研究发现，在人类肿瘤中普遍存在 TAP-1 的表达减少，肿瘤细胞抗原加工能力下降，不能将特异性抗原递呈给 T 细胞，从而使其逃避免疫监视。通常 HLA-Ⅰ类分子和 TAP 的低表达常预示肿瘤的临床进程加快和预后不良。

4. 免疫共刺激分子表达异常

T 细胞的激活需要双信号，第一信号为特异性的抗原识别信号，第二信号为协同刺激信号。协同刺激信号由 T 细胞膜上的 CD28 与配体 B7 结合所提供。肿瘤细胞由于缺乏共刺激分子 B7，因而不能激活 T 细胞，最终导致机体不能有效地清除体内有免疫原性的肿瘤细胞。已有研究表明，缺乏 B7 分子的肿瘤细胞转染 B7 基因后，肿瘤生长受到明显抑制。但近来也有研究证实 B7 家族的新成员 B7-H1 在肺癌、卵巢癌和结肠癌等组织中大量表达，B7-H1 在肿瘤细胞中的表达可引起活化的 T 细胞凋亡，从而逃避机体的抗肿瘤免疫反应。

（三）肿瘤表达免疫抑制因子和诱导淋巴细胞凋亡

1. 肿瘤细胞表达免疫抑制因子

诱骗受体 3（decoy receptor-3，DcR3）是肿瘤细胞表达的一种免疫抑制因子，它是细胞膜表面的一种膜蛋白，属于肿瘤坏死因子受体家族的一员。DcR3 是一种可溶性受体，它能竞争性地与 CTL 和 NK 细胞表面的 FasL 结合，阻断 Fas/FasL 的作用，抑制 FasL 诱导的细胞凋亡，有助于肿瘤细胞逃避机体免疫系统的清除。近年来研究发现，在结肠癌、肺癌、胃癌、原发性肝癌、胰腺癌和神经胶质瘤等恶性肿瘤中都有 DcR3 的大量扩增。

2. 诱导淋巴细胞凋亡

研究证实，在脑胶质瘤、结肠癌、肝癌和黑色素瘤等肿瘤细胞中，Fas 的表达水平显著降低，而 FasL 的表达水平却不同程度地升高。肿瘤细胞低水平的 Fas 使肿瘤细胞可以逃脱淋巴细胞 FasL 的攻击，而高水平的 FasL 却可以直接作用于免疫细胞，使肿瘤局部的浸润性 T 淋巴细胞发生凋亡。

肿瘤细胞逃避免疫监视的机制非常复杂，除上述原因外，树突状细胞的功能缺陷、肿瘤抗原诱导的免疫耐受以及肿瘤局部微环境中的抑制因素等都有助于肿瘤细胞的免疫逃逸。研究肿瘤的免疫逃逸机制对于研究肿瘤发生发展原理、提高机体免疫状态、逆转肿瘤的逃逸、设计新的治疗策略具有极大的促进作用。

五、问题与展望

如今，肿瘤免疫学已有近百年的发展历史。近二十年来，伴随着分子生物学、生物工程和免疫学基础理论的发展，肿瘤免疫学已成为最活跃的生命科学研究领域之一。人类肿瘤抗原的确立、抗原递呈与免疫识别理论的突破、树突状细胞（DC）免疫生物学的进展和人类基因组 MHC 测序的完成为肿瘤免疫学的腾飞准备了条件。

但是，肿瘤免疫是一个复杂的生命过程，其中尚有很多未知的机制需要探讨，肿瘤的免疫诊断和免疫治疗方面的难题亟待解决。

首先，肿瘤特异性的免疫治疗有赖于肿瘤抗原的鉴定和识别。目前，已发现的肿瘤抗原数目和种类都很有限，大多局限于黑色素瘤等几种有限的肿瘤中，如何扩大肿瘤抗原的鉴定范围和种类尚需解决。另外，肿瘤的免疫治疗基于机体免疫系统的监视和杀伤能力，如何提高肿瘤细胞的免疫原性，改善机体的免疫功能缺陷，防止肿瘤免疫逃逸的发生，也是肿瘤免疫学迫切需要研究并加以解决的主要问题。

21 世纪，肿瘤的免疫治疗研究成果频出，前景喜人。与化疗和放射治疗相比较，肿瘤免疫治疗具有特异性强、副作用小的特点。从理论上讲，每一位肿瘤患者都可以从免疫治疗中获得益处。目前，基因重组细胞因子治疗、单克隆抗体治疗、过继性免疫治疗以及免疫基因治疗等手段已广泛进行临床研究，但这些治疗措施仅对少数类型肿瘤有效，如何确定免疫治疗的适应证，如何去除免疫抑制，提高抗肿瘤免疫反应等问题仍困扰我们，限制了肿瘤免疫治疗的临床应用。

另外，机体的各种免疫细胞和细胞因子始终是处于机体的免疫网络中来发挥作用的，我们应立足整体，设计合理的综合治疗方案，使肿瘤的免疫治疗真正造福于人类。如今，肿瘤免疫学的发展已为肿瘤的免疫诊治和预防奠定了基础。我们相信，在 21 世纪肿瘤免疫学必然会有新的突破性进展，为肿瘤的防治作出巨大贡献。

第二节　肿瘤生物治疗

肿瘤生物治疗（biotherapy）是当前肿瘤学科中最年轻、发展最快的领域。它是以肿瘤发生发展中的关键分子为靶点，利用核酸、蛋白质或调节生物反应的小分子化合物作为治疗介质来抑制或阻止肿瘤生长的治疗方法。肿瘤的生物治疗具有符合生理、低毒和在理论上高效的特点，近年来已逐渐成为继手术、放疗和化疗之后治疗恶性肿瘤的第四种模式。2000 年在美国举行的"国际肿瘤生物治疗及基因治疗年会"的总结报告曾指出："生物治疗是目前知道的唯一一种有望完全消灭癌细胞的治疗手段，21 世纪将是肿瘤生物治疗的世纪。"

随着肿瘤生物学的进展，肿瘤生物治疗的概念已不再局限于免疫治疗，它从基因和蛋白水平解释肿瘤异常生物学行为的机制，依据肿瘤细胞和正常细胞在分子水平的差异，通过调节肿瘤生长、分化、凋亡、侵袭、转移等生物学行为，实现肿瘤特异性治疗。目前，肿瘤生物治疗主要包括免疫治疗、基因治疗和抗血管生成治疗等。

一、肿瘤的免疫治疗

肿瘤的免疫治疗是通过人为的干预，来调动机体的免疫系统对肿瘤细胞进行杀伤和控制。截至 2010 年 3 月，全球大约有 950 个肿瘤免疫治疗方案处于开发中，其中部分产品已经实现了产业化并在临床应用。肿瘤免疫治疗主要包括肿瘤疫苗治疗、细胞过继回输治疗、细胞因子技术和免疫毒素技术。

（一）肿瘤疫苗治疗

肿瘤疫苗治疗是通过免疫的方式，在病人体内诱导肿瘤特异性淋巴细胞发挥作用。肿瘤疫苗的设计有两个先决条件，一是要选择合适的肿瘤抗原，二是要选择肿瘤抗原的给予方式，二者对于肿瘤疫苗能否激发免疫反应都十分重要。

现阶段研究较多的肿瘤疫苗有：肿瘤全细胞疫苗、肽疫苗、蛋白质疫苗、DNA 疫苗、热休克蛋白疫苗、肿瘤基因工程疫苗、抗独特型肿瘤疫苗和以树突细胞为基础的肿瘤疫苗等。目前，已有多个针对膀胱癌、结肠癌、黑色素瘤、肾细胞癌等的治疗肿瘤疫苗在美国、法国、俄罗斯、荷兰等国上市。在临床试验中，以肿瘤特异性或肿瘤相关性抗原作为疫苗主要抗原成分的肿瘤疫苗免疫治疗，已取得了一些疗效。如针对黑色素瘤的特异性抗原疫苗 MelanA，gp100 和酪氨酸酶等，已经进入 Ⅲ 期临床试验。另外，抗独特型疫苗的三期试验也正在进行之中，且在结肠癌、卵巢癌、乳腺癌及一些血液系统的肿瘤中显示了一定的疗效。从目前报道的黑色素瘤的临床研究结果看，抗独特型疫苗对 20％～30％左右的患者有效。相对而言，DNA 疫苗的抗肿瘤临床试验报道的结果较少，仅有少量的 Ⅰ/Ⅱ 期临床试验结果报道。2006 年，世界上第一个宫颈癌疫苗"Gardasil"被批准上市，该疫苗能预防人乳头瘤状病毒（HPV）16/18 型感染，免疫时效长达 5 年以上，这在一定程度上降低了宫颈癌的发病率。目前，我国也正开展宫颈癌疫苗的前期试验，疫苗有望五年后在我国普及。另外，我国自主研制的抗原致敏的人树突状细胞（APDC）疫苗治疗方案已经完成了 Ⅱ 期临床试验，总共治疗了 150 多例大肠癌患者，即将进入 Ⅲ 期临床试验阶段。2010 年 5 月世界首个前列腺癌症治疗性疫苗——Provenge 获美国 FDA 批准上市销售，患者采用 Provenge 治疗之后 3 年总体生存期比对照组延长 37％。专家称，这是肿瘤个体化的免疫治疗方案获得的重大突破，它的成功上市将极大推动肿瘤生物治疗的进展。

（二）细胞过继回输治疗

细胞过继回输治疗是通过离体致敏、扩增并回输病人自身肿瘤特异性淋巴细胞，来达到杀伤肿瘤细胞的目的。在肿瘤患者体内存在的特异性及非特异性免疫调节网络通常会限制免疫活性细胞的扩增，而利用体外培养等手段可在体外活化、扩增大量的抗肿瘤免疫细胞，然后回输给肿瘤患者，提高患者抗肿瘤免疫力，以达到治疗和预防肿瘤复发的目的。过继性免疫细胞治疗对细胞免疫功能低下的患者，如大剂量化疗、放疗后，骨髓移植后，病毒感染损伤免疫细胞数量及功能的患者，尤其是血液或免疫系统肿瘤的患者更为适合。

目前，用于过继细胞免疫治疗的免疫效应细胞包括自然杀伤细胞（NK）、巨噬细胞（M）、淋巴因子激活的杀伤细胞（LAK）、细胞因子诱导的杀伤细胞（CIK）和肿瘤浸润性淋巴细胞（TIL）等。

LAK 是指由 IL-2 激活的淋巴细胞。IL-2 具有多种免疫调节效应，过继细胞免疫治疗的方法也是建立在 IL-2 的应用之上的。在早期研究中，将大剂量的 IL-2 直接用于肿瘤患者，结果发现 IL-2 对 21％的黑色素瘤患者具有临床效果，但大剂量 IL-2 的治疗也同时具有严重的副作用，如肾衰、严重口炎和全身反应等。后来研究发现，IL-2 在体外可刺激外周血中的部分单核细胞，使其特异性的活化、扩增，并具备杀伤肿瘤细胞的作用，这些细胞即为淋巴因子激活的杀伤细胞（LAK）。LAK 细胞的成功掀起了过继性免疫效应细胞治疗研究的热潮。LAK 细胞治疗效果较好的肿瘤为黑色素瘤、恶性淋巴瘤、卵巢癌和结肠癌，但对其他肿瘤的疗效较差。另外，虽然 LAK 在体外能识别杀伤肿瘤细胞，但转输到某些癌症患者体内时，其抗瘤效果却不甚理想。如在 LAK/IL-2 治疗转移性肾癌的Ⅲ期临床试验中，LAK/IL-2 并不优于 IL-2 单药，因此 LAK/IL-2 治疗已被废弃。

TIL 是继 LAK 之后的一种新的免疫活性细胞，它是一群存在于肿瘤间质中的异质性淋巴细胞。从切除的瘤组织或癌性胸腹水中分离淋巴细胞，体外经 IL-2 诱导激活和扩增即可得到 TIL，其杀伤肿瘤细胞的活性比 LAK 细胞增强 50～100 倍。但 TIL 过继回输的方法在很大程度上受到肿瘤特异性浸润细胞的可获得性、体外扩增能力、体外培养后功能的可维持性的限制，另外，与 LAK/IL-2 的治疗相似，LAK/IL-2 治疗转移性肾癌的Ⅲ期临床试验中，TIL/IL-2 并不优于 IL-2 单药。

CIK 细胞是 1991 年由美国斯坦福大学 Schmidt Wolf 等首次报道。将人外周血单个核细胞在体外用多种细胞因子如抗 CD3 单克隆抗体、IL-2 和 IFN-γ 等共同培养一段时间后获得的一群异质性细胞即为细胞因子诱导的杀伤细胞（CIK）。CIK 细胞不但具有 T 淋巴细胞的抗瘤活性，还具有 NK 细胞的非 MHC 限制性杀瘤优点，CIK 细胞被认为是新一代抗肿瘤过继细胞免疫治疗的优选细胞。由于 CIK 在杀伤肿瘤细胞的同时并不伤害正常细胞，因此对于手术切除、介入、射频等治疗的同时或治疗后的病人疗效更佳。它还能调节和增强全身免疫机能，在体内长期发挥抗肿瘤的活性，在消除体内的肿瘤细胞的同时，防止肿瘤复发及转移。统计结果显示，经过 CIK 细胞治疗的肝癌患者，其复发的风险降低了 41％。目前，在北京大学人民医院血液科，CIK 细胞治疗白血病的总体有效率在 60％～70％。

（三）细胞因子治疗

细胞因子（cytokines，CKs）是由多种细胞（包括活化的免疫细胞和非免疫细胞）分泌的小分子蛋白质的统称，它具有调节细胞生长分化、调节免疫功能、参与炎症反应等多种生物活性。目前发现的细胞因子有上百种，它们的生物学活性各异，而且由于其受体的种类繁多，所以即使一种因子往往也具有多种生物学活性，它们共同构成细胞因子网络。

细胞因子治疗一方面是通过增强肿瘤细胞表面的肿瘤相关抗原、MHC 分子或黏附分子的表达来提高肿瘤的免疫原性，另一方面则是通过直接刺激免疫效应细胞而增强免疫反应，获得抗肿瘤效应。某些细胞因子注射体内后可调节、增强一种或多种免疫细胞的功能，发挥更强的抗肿瘤免疫功能。现在临床常用的细胞因子有 IL-2、TNF、IFN 和 CSF 等。目前，细胞因子治疗已从单细胞因子治疗研究向多细胞因子联合治疗方向过渡。

（四）免疫毒素技术

免疫毒素是由细胞表面分子的配体（如抗体、黏附分子和生长因子等）与细胞毒素融合形成的融合蛋白，它可以透过细胞膜。免疫毒素技术通常是利用抗体与肿瘤细胞的特异性结合将毒素蛋白导向和攻击肿瘤细胞,这种方法对体积较大的实体瘤疗效差,而对肿瘤负荷低的肿瘤(如骨髓移植后)疗效较好,这主要与免疫毒素的分子量大,对肿瘤的穿透力差有关。

细胞毒素包括细胞内酶、穿孔素(使细胞质外溢)和可结合于细胞表面、改变信号通路的毒素等三类。目前,在肿瘤细胞株、动物模型和人体上已经对免疫毒素的抗肿瘤活性进行了相关研究,某些药物已经进入临床前和临床研究阶段。贝伐单抗(Bevacizumab)是 2004 年初美国 FDA 批准的单抗新药。贝伐单抗与 5 - 氟尿嘧啶联合应用治疗转移性大肠癌,多项临床试验结果提示贝伐单抗与化疗存在协同作用。Ⅰ/Ⅱ期临床试验结果表明血管内皮生长因子(VEGF),单抗贝伐单抗治疗和推迟乳腺癌、大肠癌、肾癌、非小细胞肺癌和前列腺癌患者的疾病进展时间,但目前仍缺乏实验室指标预测和监测贝伐单抗或其他血管生成抑制剂的药效作用。西妥昔单抗(Cetuximab)也是 2004 年 1 月美国 FDA 批准生产的治疗伊立替康(CPT11)耐药的转移性大肠癌的药物,表皮生长因子(EG-FR)嵌合型抗体西妥昔单抗单药二线治疗 EGFR 阳性、CPT11 耐药的转移性大肠癌的有效率为 10%。目前,免疫毒素仍是新型药物,相信随着基因工程的进展以及人们从基因组学和蛋白质组学获得知识的不断丰富,未来治疗肿瘤的免疫毒素技术会不断得到改善和提高。

肿瘤免疫治疗是基于机体的免疫系统具有监视和杀伤肿瘤细胞的能力。实验及临床研究均提示机体的免疫系统具有清除肿瘤的作用,特别是在原发性肿瘤手术切除后,用免疫疗法来杀灭剩余的瘤细胞,可最大限度地消除肿瘤复发、转移的因素。与化疗和放射治疗相比,肿瘤免疫治疗具有特异性强、副作用小的特点。经过多年基础与临床实验研究,肿瘤免疫治疗取得了很大进展,呈现出诱人的发展前景。但是由于肿瘤的发生发展过程非常复杂,影响因素多,还有很多问题有待于深入研究解决。例如,有效的肿瘤免疫治疗如何大规模应用?如何将有效的抗肿瘤免疫治疗与传统的手术、放疗和化疗结合?相信随着研究的进一步开展,这些问题终将会逐一解决。

二、肿瘤的基因治疗

肿瘤的发生发展是一个多基因参与、多步骤形成的复杂病理生物学过程,在这一过程中,由于某些原癌基因的激活、抑癌基因的失活以及凋亡相关基因的改变导致细胞增殖、分化和凋亡失调而形成肿瘤。基因治疗(gene therapy)是指通过对人体遗传物质进行修正、补充或改造以达到治疗疾病的目的。早期的基因治疗的概念比较局限,主要是针对单基因遗传病的治疗。近年来,基因治疗已扩展到肿瘤、感染性疾病、心血管疾病、自身免疫性疾病等。2009 年,"基因治疗又回来了"成为《科学》杂志当年评选的十大科技进展之一。时至今日,全世界共批准了 1579 项基因治疗临床试验方案(其中Ⅱ期和Ⅲ期临床试验共 300 多项)。在这众多方案中,针对肿瘤的占了总数的 2/3(720 项),显示出了针对肿瘤的基因治疗是基因治疗研究的热点。

目前,在基因治疗领域美国处在领先地位,我国基因治疗临床试验基本与世界同步。国家"863"计划、"973"计划、国家自然科学基金曾大力度地对基因治疗研究和临床试验进行了资助。经过多年努力,我们在基因导入和基因治疗临床试验等方面都取得了很大进展,并建立了几个国家基因治疗示范基地。我国研制的 p53 重组腺病毒抗癌制剂

（Gendicine）是目前全世界唯一上市的基因治疗药物。目前我国已有了 30 余个具有自主知识产权的基因治疗方案，近几年内将进行临床试验。基因治疗在先天性失明、恶性肿瘤、联合重症免疫缺陷、肾上腺脑白质变性、帕金森氏症等一系列重大疾病治疗领域取得了重大技术突破。

（一）基因治疗的策略

基因治疗从分子生物学角度可分为两种方式：一是将基因的异常序列进行矫正和置换；二是基因的添加和增补。据此，肿瘤的基因治疗策略可分为五种，包括基因替代、基因修复、基因添加、基因补充和基因封闭。前两种基因治疗策略用于人类均涉及伦理学问题，所以目前临床使用的主要是后三种方式。其中，基因添加是针对肿瘤的特异性分子靶点设计肿瘤治疗方案，具有治疗特异性强、效果显著、基本不损伤正常组织的优点，这种肿瘤靶向治疗是肿瘤治疗中最有前景的方案。

（二）基因治疗的目的基因

如何选择有效的目的基因，如何将该基因高效特异地导入靶组织/细胞中表达而达到治疗目的，是基因治疗的关键。目前可用于基因治疗的目的基因越来越多，包括免疫相关基因、抑癌基因和癌基因、抗血管生成基因、自杀基因和多药耐药基因等。

1. 免疫相关基因

在肿瘤的发生发展过程中，机体的免疫系统会出现对肿瘤细胞的免疫耐受状态，出现这种状态的原因可能是肿瘤细胞本身的免疫性不强，或抗原递呈细胞不能提供足够的共刺激信号，或机体的细胞因子分泌不足等而导致肿瘤免疫逃逸的发生。因此，人类白细胞抗原、共刺激分子、肿瘤抗原和细胞因子这四类基因都可作为免疫基因治疗的目的基因。

MHC/HLA 是激活 T 细胞的第一信号，B7 等共刺激分子是激活 T 细胞的第二信号。肿瘤细胞表面 MHC-Ⅰ类抗原或 B7 等共刺激分子表达的降低或缺失都会降低肿瘤细胞的免疫原性，使得 CTL 不能识别肿瘤抗原，从而逃避宿主的免疫攻击。因此我们可以将一些与免疫识别有关的基因（如 HLA、B7 等）转染到体外培养肿瘤细胞，经照射后再植入肿瘤患者体内，或者将表达 HLA、B7 的病毒载体或质粒 DNA 与脂质体复合物直接注射到瘤体内，以增强机体免疫系统对肿瘤细胞的识别，诱导宿主的免疫应答。目前，HLA 转染的肿瘤细胞和共刺激分子转染的肿瘤细胞已可以作为肿瘤疫苗用于黑色素瘤、头颈鳞癌、慢性淋巴细胞白血病等肿瘤的临床试验治疗，并已获得初步疗效。

2. 抗血管生成基因

肿瘤的生长和存活依赖于生成的血管为它所提供的氧气和营养物质，因此，实体肿瘤的发生、发展、转移与复发均有赖于新生血管的形成，没有血管的生成，肿瘤最大也只能长至 1～2mm。血管内皮生长因子（VEGF）是作用最强且专一的促血管生成因子，它可选择性刺激内皮细胞分裂，并能增加微血管的通透性。将 VEGF 受体胞外段基因导入肿瘤组织，使其表达可溶性 VEGF 受体，从而通过中和 VEGF 取得抗血管生成效果；还可以利用反义核酸、核酶或 RNAi 技术封闭 VEGF 或 VEGF 受体表达，都可以达到抗肿瘤血管生成的目的。除了 VEGF 外，angiostatin 和 endostain 也是前期临床中最常用的内皮细胞生长抑制因子。Sauter 等研究了腺病毒介导的 endostain 基因对裸鼠异体移植 Lewis 肺癌的作用，发现 Lewis 肺癌减小了 78%，而且用 endostain 载体进行治疗可防止肿瘤在肺内的微小转移。另外，研究还发现，两种抗血管生成因子同时使用或抗血管生成因子与其他疗法联合应用能使小鼠的存活时间明显延长，抑制肿瘤形成。抗血管生成基因疗法具有高效低毒，不易产生耐药性，不受肿瘤细胞周期的影响等优点，因此在肿瘤基因治疗中具有良好的应用前景。

3. 自杀基因

自杀基因是一类来源于病毒、细菌或真菌的基因，它的蛋白产物能使无毒性的化疗药物前体转变为毒性形式，对靶组织产生杀伤效应。自杀基因疗法就是将自杀基因导入肿瘤细胞，使肿瘤细胞产生某些酶类，将原来无毒的抗病毒药物或化疗前体药物转化成细胞毒性产物而杀伤宿主细胞。单纯疱疹病毒胸苷激酶（thymidine kinase，TK，HSV-TK）基因是最常用的自杀基因，其基因产物能将一系列核酸类似物（如丙氧鸟苷 GCV、无环鸟苷 ACV）磷酸化，使其阻断 DNA 的合成，导致细胞死亡。由于真核细胞中没有 TK 基因，因此，将 TK 基因导入肿瘤细胞表达，能特异性杀灭肿瘤细胞。已有研究证实，把腺病毒介导的 HSV-TK/GCV 注射到有前列腺癌的小鼠体内，可明显抑制前列腺癌的生长，并能使癌的肺转移率降低约 40%，对治疗失败或发生转移的前列腺癌患者用此方法进行治疗，也取得了较好的临床效果。胞嘧啶脱氨酶（CD）基因也是常有的自杀基因，其产物可将胞嘧啶代谢为尿嘧啶，使无毒的 5-FC 转化为有毒的 5-FU。自杀基因的抗肿瘤作用不仅引起导入细胞死亡，还可以通过旁观者效应杀伤邻近未导入基因的肿瘤细胞，扩大杀伤效应。

4. 抑癌基因和癌基因

通过基因添加和基因补充策略恢复抑癌基因的功能，或通过基因封闭策略抑制癌基因功能，均能达到抑制肿瘤生长的效果。p53 是目前研究较多的抑癌基因之一，p53 基因治疗的临床试验在肿瘤基因治疗中也占了很大比例，目前已用于肺癌、肝癌、黑色素瘤、乳腺癌和其他恶性肿瘤的实验性治疗中。为了提高疗效，常将 p53 基因治疗与放疗、化疗或某些细胞因子联合应用，美国 ONYX 生化制药公司研究的腺病毒为载体携带 p53 基因的 Onyx-015 已进入Ⅲ期临床试验，临床疗效较好。

（三）基因导入的方法

如何将目的基因高效率地输送到靶细胞、并在其中有效表达是基因治疗中一个最基本的问题。目前常用的方法有：物理/化学方法（非病毒载体）、病毒载体及二者相结合的方法。在选择载体时，要从基因表达的时间长短、靶细胞导入效率和可能产生的毒副作用等方面综合权衡。

1. 非病毒载体（物理/化学方法）

用于基因治疗的非病毒载体主要是质粒载体，采用裸 DNA 注射、脂质体共转染和受体介导的基因导入等手段可将目的基因导入到机体的靶细胞内，其中脂质体共转染是最常见的方法。由于脂质体在体内可降解，对机体无毒，没有免疫原性，可被细胞生物膜利用，不会导致炎症反应，因此是基因治疗载体研究热点之一。目前利用脂质体作为载体进行的基因治疗已有Ⅱ期临床试验结果的相关报道。

2. 病毒载体

病毒载体是目前研究和使用最为广泛的基因转移载体，临床基因治疗研究中有 70%

以上都是采用的病毒载体。根据病毒核酸不同可分为 DNA 病毒载体和逆转录病毒载体。逆转录病毒是一类 RNA 病毒，该类载体具有免疫原性小、能稳定整合、在转移过程中不易受胞内 DNA 酶降解、插入基因表达时间长等优点，但逆转录病毒导入效率较低，靶向性较差，而且很多学者担心逆转录病毒的安全性，因此，该载体目前仍多用于体外转染。单纯疱疹病毒（HSV）是 DNA 病毒，对神经系统细胞易感，故该类载体主要用于神经系统疾病的基因治疗，目前，应用 HSV 载体进行的神经胶质母细胞瘤、头颈部肿瘤、黑色素瘤的基因治疗已进入 II 期临床试验。腺病毒为 DNA 病毒，腺病毒载体的优点是转染效率高、可制备的病毒滴度高、对分裂和非分裂细胞都有感染性。该类载体在临床基因治疗中应用广泛，目前已有 275 个使用腺病毒载体的基因治疗进入临床试验，在已进入 II/III 或 III 期的基因治疗临床试验中，腺病毒载体的使用超过了 50%。但该类载体的缺点是无靶向性，而且具有较高的免疫原性，常引起机体较强的免疫应答，而且由于其不整合到染色体上，因此常随着细胞分裂而丢失，这些都限制了其在临床上的应用。

　　基因治疗作为一种崭新的治疗手段，为攻克癌症带来了希望，但在实际应用中，还有很多问题有待解决。如何改造基因治疗载体，解决病毒载体的安全性问题，是未来基因治疗研究和临床试验的一大热点。目前肿瘤基因治疗的研究大多处于 I 期临床试验，少数进入 II/III 期临床试验。我们要充分认识肿瘤发生的复杂性，选择适合的治疗方式，从多方面入手，建立联合治疗方案，才能使目前的基因治疗具有突破性的发展，基因治疗才能真正用于临床，造福于肿瘤患者。相信随着基因的靶向表达、调控、输送等关键技术的不断突破，未来 5~10 年将是全球基因治疗临床应用的重要时期，预计将会有一批具有重要影响的基因治疗产品用于恶性肿瘤的治疗。

三、抗血管生成治疗

　　血管生成是指在原有组织血管结构基础上形成新血管结构的过程。肿瘤的血管生成是指肿瘤细胞诱发的毛细血管新生以及肿瘤中毛细血管网的形成。肿瘤血管生成是复杂的病理生理过程，此过程受到血管生成刺激因子和抑制因子的双重调节。血管生成刺激因子有血管内皮生成因子（VEGF）、转化生长因子（TGF）、碱性纤维母细胞生长因子（bFGF）、血小板源性生长因子（PDGF）等；血管生成抑制因子有血管生成抑素、内皮抑素和组织金属蛋白酶抑制因子等。已有研究证实，血管生成对肿瘤的生长和转移都起到关键作用。抗血管生成治疗以肿瘤新生血管为作用靶点，切断肿瘤生长转移所需要的营养，从而控制肿瘤生长。据统计，美国癌症处方中 60%~70% 都含有抗肿瘤血管生成药物。

　　围绕肿瘤血管生成的研究主要集中在寻找肿瘤血管特异性靶点和与此靶点相关的药物研究上，目前抗肿瘤血管生成的治疗主要是以抑制血管外基质的降解为靶点、以抑制血管生长因子为靶点、以抑制血管生长因子的细胞受体为靶点和以肿瘤血管内皮细胞为靶点。迄今国际上已有 20 种以上的抗肿瘤血管生成药物在进行临床期的评价，其中以抑制血管生长因子或相关受体为靶点的药物最多。现阶段，单独使用这些药物在实验动物模型上都有较明显的抑制肿瘤生长和转移的作用，但对人肿瘤的疗效却不十分明显，因此，临床上多采用与其他抗癌药物联合应用的治疗方法。近年来，我国在抗肿瘤血管生成治疗领域也取得了诸多进展，如通过基因转染的方法将内皮抑素导入到动物的血管内皮细胞，干扰其血管生成；利用免疫缺陷小鼠建立人缘化的肿瘤血管生成模型等。

2004 年，安维汀®（贝伐珠单抗注射液），全球首个抗血管内皮生长因子抗体，成为通过美国 FDA 批准的第一个抗肿瘤血管生成药物，目前已被批准用于五种肿瘤的治疗：结直肠癌、非小细胞肺癌、乳腺癌、恶性胶质瘤和肾细胞癌。它能精确抑制血管内皮生长因子的生物活性，阻止其与受体相互作用从而发挥对肿瘤血管的多重作用。目前全球已有超过 80 万患者接受过其治疗。该药物也已获得我国 SFDA 批准，用于治疗转移性结直肠癌适应证。

尽管抗肿瘤血管生成治疗研究呈现出诱人的应用前景，但仍有许多问题亟待解决，如寻找肿瘤血管生成的特异靶点，如何建立一种能够多途径、多环节、多因子干扰肿瘤血管生成的方法等。目前，大多数抗肿瘤血管生成实验是在动物模型上进行的，而人体肿瘤则处于相对缓慢的生长状态，临床应用抗肿瘤血管生成药物需要较长时间，如此长期的治疗是否会引起某些毒副作用还有待继续观察。另外，抗血管生成治疗通常只是抑制肿瘤的生长，不能彻底杀死肿瘤细胞，因此，从目前的研究情况看，抗血管生成治疗应与常规放化疗联合应用，以达到最佳治疗效果。

除上述治疗手段外，单克隆抗体导向疗法也是肿瘤生物治疗学中的一个进展颇快的分支。用伊马替尼治疗胃肠间质瘤，吉非替尼和厄洛替尼治疗非小细胞肺癌，西妥昔单抗治疗结肠癌以及曲妥珠单抗治疗乳腺癌等分子靶点治疗都成功地提高了患者的生活质量，延长了生存时间。

综上所述，肿瘤生物治疗在细胞免疫治疗、基因治疗、抗血管生成治疗和分子靶点治疗等方面均取得了许多重要进展，肿瘤生物治疗的新理论、新技术、新方法和新药物正以惊人的速度从实验室走向临床。肿瘤生物治疗具有安全、有效、无毒副作用、适用范围广、可抵抗化疗药物的免疫抑制作用，增强对化疗药物的敏感性，提高化疗的疗效等优势，被认为是目前肿瘤综合治疗模式中最活跃、最有前途的手段。目前，我国已经有 3 个自主研发的肿瘤生物治疗产品上市销售，用于多种恶性肿瘤的治疗及肿瘤病人的镇痛。另外，我国还有 20 多项自主研发的肿瘤基因治疗、免疫治疗、细胞治疗技术或治疗方案处于临床试验不同阶段，数十项处于临床前评价阶段。随着肿瘤生物学的进步，肿瘤的生物治疗为肿瘤患者带来了新的希望，我们在欣喜的同时，还应认识到肿瘤生物治疗存在的问题和不足，不忘紧密结合临床，深入开展应用性研究，完善已有的技术理论，发展新技术，使生物治疗真正成为人类战胜肿瘤的重要手段。

第十一章　肿瘤中医药治疗概论

一、中医肿瘤学发展简史

恶性肿瘤作为严重威胁人类生命和健康的大敌，已经发现数千年，中国医学对肿瘤的记载，要比其他国家早一千多年，其认识之深刻和论述之详细，可谓古代医学之最。早在三千多年前的甲古文中，就有"瘤"的病名记载，嗣后，《内经》中就有昔瘤、石瘕、积聚、噎膈、反胃等十余种肿瘤病症的记载。至唐代孙思邈《备急千金要方》首先对其进行了分类，即瘿瘤、骨瘤、脂瘤、石瘤、肉瘤、脓瘤、血瘤 7 种。宋代赵佶《圣济总录卷·九十三》在大金牙散的治疗病症中就有"恶疮肿瘤"。这是肿瘤一词的首次出现。他还在其他篇章中解释了瘤的含义："瘤之为义，留滞而不去也。"《卫济宝书》（1171 年）首见"癌"字，《仁斋直指附遗方论》对癌的症状、病性进行了较细致的描述："癌者，上高下深，岩穴之状，颗颗累垂，毒根深藏。"历代医家对肿瘤的病因、病机、诊断、治疗、康复、预防等方面都有相当的认识、经验和论述，真知灼见，代有发展。至于明清，抗癌名家辈出，分科分病研究，临床实践丰富，理论已趋深入，为 20 世纪肿瘤学术迅速发展奠定了基础。20 世纪 20～40 年代，中医借鉴了西医有关肿瘤的认识，对肿瘤病因、病机、预后及治疗方面有了新的认识，多采取西医诊断、中医治疗，例如刘野樵、刘民叔、朱南山、丁甘人、张山雷、恽铁樵等医家都有一定的肿瘤诊治经验，但总体上看来，还是长于辨证论治，缺乏针对肿瘤这一类疾病的特异性方法，可谓辨证有余，辨病不足。

20 世纪 50～60 年代，开始了专方专药治疗肿瘤的临床与实验研究。在以施今墨为代表的老中医用传统方法治疗肿瘤疗效有所提高的同时，史兰陵创制了成药神龙丸、贾堃创制了平消丹用于治疗食道癌、胃癌、肺癌等，开现代以毒攻毒治疗恶性肿瘤之风。而上海中医学院附属曙光医院则取得了辨证与辨病相结合，治癌与增强机体的抗病能力相结合，运用理气行血、养阴清热、消食化瘀法治疗晚期食道癌有一定效果经验；另一方面，筛选有抗癌作用的中草药并进行动物试验的工作拉开了序幕，1963 年雷海鹏等报告了 358 种植物药、中药单方和复方的抗癌筛选结果。

20 世纪 70 年代，大样本的临床观察研究开始进行。上海中医学院附属曙光医院继续以上法治疗晚期食道癌 182 例，生存 1 年以上者 27 例，占 14.83%。80 年代，据全国 21 个单位统计，中医药治疗肝癌 1 年生存率已由 1973 年的 5.4%，提高到了 1981 年的 10%～20%，上海市 1975 年普查 82 万人，对 1097 例甲胎蛋白（血凝法）阳性对象随访 1 年，有 8.5% 出现肝癌，而同样 270 例用中药治疗随访 1 年，仅有 2.6% 出现肝癌。70 年代时用中药三尖杉提取物三尖杉酯碱和高三尖杉酯碱治疗非淋巴细胞性急性白血病和用青黛中分离出靛玉红治疗慢性粒细胞白血病取得了较好的效果。

20 世纪 80 年代以来，中医治疗恶性肿瘤取得长足的进展，一方面，对当时很多晚期恶性肿瘤单纯用中医治疗的患者增多，发现中医中药能延长晚期肺癌的生存期、改善症状、提高生活质量，尤其对晚期非小细胞肺癌，单纯的中医治疗在近期疗效和远期疗效均优于化疗。另一方面，中医有效地配合手术和放化疗，提高疗效及生存质量，延长生存期，减轻症状和毒副反应，如 1987 年各单位报告了 1600 例恶性肿瘤患者使用益气滋阴、生津润燥、凉补气血、健脾和胃、滋补肝肾等扶正培本法配合放化疗，有明显的减毒效应，因而能顺利完成放化疗过程。其中涌现了一批临床研究成果，如用甲基斑蝥胺治疗原发性肝癌、用蟾酥治疗癌痛、三品一条枪锥切治疗宫颈癌等。理论研究方面，肿瘤的中医诊法特别是舌诊，还有中医肿瘤的治法研究都有一定的创新。实验研究方面成就突出，至 20 世纪 80 年代末，我国先后筛选了 3000 余种中草药和 200 个复方，其中 100 余种制剂进行了实验研究和临床验证，如直接杀伤癌细胞的冬凌草、鸦胆子、山豆根、仙鹤草、龙葵、肿节风；能增强机体免疫功能的有茯苓、香菇等的真菌多糖，人参、黄芪等飞真菌类多糖，还有白花蛇舌草、莪术等；与放化疗合用减毒增效作用的贞芪扶正冲剂等；有提高患者生存质量，延长生存时间的四君子汤、八珍汤等。

20 世纪 90 年代至 21 世纪前 10 年，中医肿瘤学的研究基本上是 20 世纪 80 年代研究的细化、扩大和延伸，是在 80 年代中西医结合形式的基础上进一步深入研究而取得高水平的成果。如一批 SFDA 批准的新药，如参一胶囊、康莱特注射液、榄香烯注射液、羟基喜树碱注射液、亚砷酸注射液等展现出抗肿瘤新药发展的强劲势头。另外在循证医学的基础上，许多中医肿瘤临床的大样本多中心随机对照双盲的临床实验开展，为中医学、为恶性肿瘤患者提供更好的疗效、更好的生活质量和更长的生存期提供更科学的数据。2008年发布的《中华中医药学会标准肿瘤中医诊疗指南》为肿瘤中医标准化作出了有益的探索。

二、肿瘤的中医病因

中医学认为，肿瘤虽然是局部的病变，实是全身性疾病在局部的反应。中医学根据历代医家对肿瘤病因的认识和论述，结合临床实际，将肿瘤的病因概括：正气亏虚、内伤七情、饮食劳倦和外感六淫。

(一) 正气亏虚

正气，是指人体的生命功能，而相对于病邪而言则是指抗病和康复能力，它是由人体的脏腑经络、气血津液、生理活动的综合作用而产生的。正气亏虚的形成是由于先天禀赋不足或后天失养而产生的。《内径》有"正气存内，邪不可干，邪之所凑，其气必虚"的论述，当人体正气存内，阴阳平衡，脏腑功能协调时则难以发生癌瘤，正气不足可以导致多种肿瘤的发生发展，反过来肿瘤发生后又能很快地损耗人体的正气，正气不足和肿瘤进展互为因果。肿瘤发病之初就存在"正气存内的基本因素"。

(二) 内伤七情

七情是指喜、怒、忧、思、悲、恐、惊，属于正常的生理活动，一般情况下不足以致病，但长期或突然剧烈的七情超出生理调节范围，就会造成人体气血阴阳、脏腑经络的功能失调，导致疾病发生。临床上常见的乳岩、噎膈、骨肉瘤、失荣、积聚、石瘕等均可由于情志过度变化，最终导致或促进各类肿瘤的发生发展。

(三) 饮食劳倦

饮食失节、饮食不洁、饮食偏嗜均能影响脾胃的功能，最终导致肠胃功能失调，积滞内停而成积聚症瘕、另外也会导致气、血、痰三者互结，变生肿块。过劳、过逸可造成正气虚弱，脏腑经络气血功能失调，也是肿瘤形成的一个因素，如《素问·宣明五气篇》曰："久视伤血，久卧伤气，久坐伤肉，久立伤骨，久行伤筋，是谓五劳所伤。"

（四）外感六淫

六淫即风、寒、暑、湿、燥、火六种外感病邪的总称。在正常情况下六淫为六种正常的气候，对人体无害，但当机体适应能力下降或出现剧烈或反常的气候变化时，六淫就会成为致病因素。《灵枢·九针论》曰："四时八风之可与经络之中，为瘤病者也。"六淫之邪侵袭人体，客于经络，扰及气血，使阴阳失调、气血逆乱、津液代谢失调而致气滞血瘀，痰湿凝聚，日久成积，发为肿瘤。

事实上，肿瘤的发生、发展，是以上多种因素综合作用的结果。这些致病因素，导致脏腑功能失调，阻碍气血运行，造成气滞血瘀、湿聚痰凝、邪毒内结，积久而形成肿瘤。

三、肿瘤的中医病机

病机是指疾病的发生、发展、变化及其结局的机制。肿瘤的中医病机，就是在内虚的基础上，在前述的多种致病因素相互作用下，导致机体阴阳失调、脏腑经络气血功能障碍，引起病理产物聚结而发生质的改变。肿瘤本身是一个全身为虚、局部属实的全身性疾病。总体上可以将肿瘤的病机概括为以下几个方面。

（一）正气虚弱

肿瘤对于宿主来说为邪气，因此肿瘤和正气的关系其实就是邪和正的关系。正气亏损的原因，一是机体本身的正气不足，无力抗邪所致；二是邪气对机体的侵害，耗伤了正气。正气虚弱引起癌瘤的机制是：由于人体的正气亏虚，病邪亢盛，机体抗邪无力，不能制止邪气的致癌作用，机体不断受到病理性的损害，癌肿就发生发展。同时，人体正气虚弱，脏腑生理功能失调和紊乱，气滞、痰湿、瘀血等病理产物自生成为癌肿的病理基础。

（二）脏腑失调

人体脏腑功能协调，则气、血、精、津化生有源，生命活动正常。若脏腑功能失调，则导致瘀血、浊气、痰湿内生，凝滞体内，久之变生癥瘕积聚，遂成肿瘤；而肿瘤存于体内，又能导致气血紊乱，脏腑失调。两者互为因果，形成恶性循环，但其中脏腑功能失调是主要方面。

（三）气滞血瘀

气血是生命活动的基本物质，气血之间生理上相互联系，病理上相互影响。气的升降出入是生命活动的基本形式。若气机运行不畅，气血失调，气滞血瘀，瘀结日久，必成癥瘕积聚。肿瘤形成后，由于阻滞经络气血正常运行，会进一步加重气滞血瘀，所以气滞血瘀是肿瘤发生发展的主要病机之一。

（四）痰湿凝聚

痰湿既是病理产物，又是致病因素。痰湿都是水液代谢异常所产生的病理产物。水液凝聚而成痰，水液弥漫而成湿，两者性质相同。人体的痰湿之邪，有外感湿邪而得者，有食伤脾胃，脾失健运而水湿内停而得者。其水湿不化，积久不散，凝聚为痰，痰湿随气机升降流行，至脏腑、筋骨、皮肉，蕴结日久，乃形成肿瘤。

（五）热毒蕴结

火热为阳盛所生，热多为外淫，火常自内生。热为火之渐，火为热之极，外感诸邪侵袭人体、内伤七情及脏腑功能失调，均可化热化火。火热为阳邪，最易耗气伤津、灼阴动血，且常易与痰湿、瘀血兼夹蕴结于肌肤、经络、脏腑，而导致气血不畅，脏腑失调，积聚日久，致成肿瘤。

上面的阐述是肿瘤发生发展过程中五种最常见的病机，但是在临床实践中要注意肿瘤是一个全身性疾病。肿瘤仅仅是全身性疾病的局部表现，我们在辨证论治时不能单纯着眼于局部病灶，而是应该具有整体观念，另外在肿瘤发生发展过程中，以上病机也会相兼为病、互相影响、互相转化、互为因果。因此在肿瘤的治疗中要综合考虑。

四、肿瘤的中医诊断

肿瘤的中医诊断包含两个方面，即辨病和辨证。

（一）辨病

目前肿瘤的中医辨病均采用西医的命名，在四诊的基础上已经主动引入检验医学、影像诊断学和病理学，比如小细胞肺癌、肝癌、非霍奇金淋巴瘤等，这有利于肿瘤治疗的标准化和规范化。

但是在中医肿瘤的发展历程中，肿瘤的传统中医病名在中医药古籍中记载甚多，由于受当时医学科技发展的局限，肿瘤的中医辨病在命名方面常常以肿瘤病灶的形状、患者的症状和病因等加以命名和分类。以肿瘤病灶形状命名的有：乳岩、茧唇、失荣、癥瘕、脏毒、阴菌等；以病因和症状命名的有：噎膈、反胃、肺积、伏梁、积聚等；其他还有疣、息肉、痰包等病名记载。历代文献中肿瘤病名与西医中相近或类似病名比较见表 11-1。

表 11-1 历代文献中肿瘤病名一览表

中 医 病 名	西医中相近或类似病名
乳岩（乳石痈、石奶、翻花石榴发）	乳腺癌
妒乳	乳腺湿疹样癌
鼻渊（鼻痔、脑漏、鼻息肉、控脑砂）	鼻咽部肿瘤
喉瘤（喉疳、喉岩、锁喉疮、破头症、开花疔、喉蕈、单松累症、双松累症）	咽喉部的乳头状瘤、纤维瘤、血管瘤
舌菌（口菌、牙岩、莲花风）	舌癌
瘰瘤、石瘿	淋巴结转移癌、各种肉瘤、甲状腺癌及部分皮肤转移癌相近似。或为良性的纤维瘤、海绵状血管瘤、骨瘤、甲状腺腺瘤等
耳蕈（耳痔、耳菌、耳挺）	外耳道肿瘤
眼胞菌毒（因风成毒、眼胞气疸、鸡冠蚬肉、睛凸）	眼眶及眶内恶性肿瘤、部分肉芽组织增生的良性病变
噎膈（膈噎、膈证、噎食）	食管癌或贲门癌
反胃（胃反、翻胃）	胃窦部肿瘤
伏梁（心积）	肝、胆、胰、脾及胃的肿瘤
肺积（息贲）	肺癌
脾积（痞气）	肝癌、肝脾肿大
肝积（肥气、肝痈、肝胀、癖黄）	肝脏肿瘤
肾岩（肾岩翻花、翻花下疳、外肾岩）	阴茎癌
失荣（失营、脱营、恶核）	恶性淋巴瘤、鼻咽癌、腮腺癌、颈部淋巴结转移癌

续表

中 医 病 名	西医中相近或类似病名
石瘕	子宫肌瘤及盆腔、腹膜后的各种肿瘤
肠蕈	卵巢肿瘤或盆腔肿物
脂瘤	脂肪瘤或皮脂腺囊肿
痰核	脂肪瘤、慢性淋巴结核及炎症
阴菌（阴蕈、阴茄、失合症、阴中息肉、崩中漏下、带下病）	子宫、宫颈、阴道及外阴部良性、恶性肿瘤以及结核、炎症等
胎瘤	小儿血管瘤
脏毒（痔菌、翻花痔疮、锁肛痔）	直肠癌、肛管癌、痔疮、直肠息肉
石疗、石疽、黑疗、翻花疮	体表的恶性肿瘤、黑色素瘤、癌性溃疡
骨疽	骨肿瘤、骨结核
痣、疣、息肉、赘生物	良性肿瘤

由表 11-1 可以看出：肿瘤中医的辨病由于受当时医学科技发展的局限，往往以肿瘤病灶的形状、患者的症状和病因等给出病名的诊断，这个命名系统具有明显缺陷：由于缺乏检验学、影像诊断学和病理学的参与，多为描述性诊断，很多病名不能明确甄别肿瘤的良恶性质；病名所指的疾病范畴有重复，而且包含了很多肺肿瘤性质的疾病，不利于临床规范化诊断治疗的发展。不过了解这些传统的病名对于继承和发掘古医籍中的中医肿瘤学是有价值的。

（二）辨证

辨证即是认证、识证的过程。所谓辨证，就是根据四诊所收集的资料，通过分析、综合，辨清疾病的病因、性质、部位，以及邪正之间的关系，概括、判断为某种性质的证，最终为确定治疗方法服务。辨证是中医认识肿瘤的主要方法，中医治疗肿瘤的优势在于辨证论治。要获得正确的"证"，需要详实全面的"诊法"和合理的"辨证方法"。

中医诊法即望、闻、问、切四种诊察疾病的方法，目的是收集疾病的发生症状、体征及其他既往相关信息，为辨证提供依据。

1. 望诊

望诊是观察患者精神、色泽、形态、皮肤黏膜和舌象等变化的一种方法。中医认为"有诸内必形诸外"，体内发生变化，必然会反映到体表。口唇主要体现消化和生殖系统肿瘤征象，消化系统肿瘤常见到眼球结合膜充血，拇指食指两甲紫纹多见于食道癌、胃癌出现症状前 2～3 年，食指无名指甲紫纹见于肝癌。舌质上看早期癌症亦多表现为淡红舌，但多见晦暗、瘀斑、裂纹、齿痕等，肝癌线在原发性肝癌中，舌两侧边缘或紫色或青色或有不规则的斑点黑点，边界清楚，易于辨认。癌症的舌体以肿大和裂纹舌为主，舌苔以黄苔和黄腻苔为主。舌质反应脏腑的器质性改变，舌苔多反映功能性改变，注意动态观察舌象十分重要，舌苔由厚变薄，或由晦暗变明润，或有无苔变薄苔，说明疾病向愈，反之则加重。

2. 闻诊

闻诊是指通过听声音和嗅气味两个方面以诊察疾病的方法。

3. 问诊

问诊是通过询问患者或陪诊者，了解疾病发生、发展、治疗经过和效果，现有症状和其他与疾病有关的情况，以诊察疾病的方法，简便实用的"十问歌"可为初学者借鉴。值得注意的是肿瘤的发热问题，肿瘤发热的原因，除了阻塞感染引起发热外，很多是因为肿瘤本身引起的发热，早期发热是肿瘤细胞分泌致热因素所致，晚期发热是肿瘤生长旺盛，癌组织内部供血不足，癌细胞死亡引起。肿瘤本身引起的发热，具有一定的规律性，其规律是，申时至亥时（下午 3 点至晚上 11 点）低热，体温在 36.7～37.6℃波动。掌握这个规律对于诊断早期癌症很有意义。

4. 切诊

切诊是用手直接检查患者的身体各部位以及脉象，以诊察疾病的方法。值得注意的是恶性肿瘤从发生开始，脉象上就有其特殊的征象，并能基本判断其病位，为临床早期诊断提供了重要线索。癌症早期脉象的典型表现是，在其对应的脉位上，用浮取之法，在申时至亥时有"小数"，而且无神、无根或无胃气。对应的脏腑分别是：左寸主心与小肠，左关主肝与胆，右寸主肺与大肠，右关主脾与胃，双脉主肾、膀胱、命门，而且每个脉位的挠侧代表脏，尺侧代表腑。脉象的变化往往早于其他变化。

中医临床认识和治疗疾病，既辨病又辨证，但主要不是着眼于"病"的异同，而是将重点放在"证"的区别上，证是对机体在疾病发展过程中某一阶段病理反映的概括，包括病变的部位、原因、性质以及邪正关系，反映这一阶段病理变化的本质。中医认为，同一疾病在不同的发展阶段，可以出现不同的证型；而不同的疾病在其发展过程中又可能出现同样的证型。因此在治疗疾病时就可以分别采取"同病异治"或"异病同治"的原则。"同病异治"即对同一疾病不同阶段出现的不同证型，采用不同的治法。"异病同治"是指不同的疾病在发展过程中出现性质相同的证型，因而可以采用同样的治疗方法。这种针对疾病发展过程中不同质的矛盾用不同的方法去解决的原则，正是辨证论治实质的体现。

临床常用的辨证方法大概有以下几种，八纲辨证、气血津液辨证、脏腑辨证、六经辨证、卫气营血辨证、三焦辨证、经络辨证。其中八纲辨证是各类辨证的总纲。

五、肿瘤的中医治则

(一) 整体观念

中医强调人体是一个有机的整体，对待肿瘤的形成也应从整体观念出发，肿瘤是一个全身性疾病，而肿块只是肿瘤病的一个局部表现。肿瘤是一种因虚致病、因虚致实、本虚标实的疾病，虚是全身性的，实是局部的。全身和局部兼顾是中医治疗学的特色和优势。

(二) 治未病

首先考虑患者的整体症候，通过四诊收集资料，结合现代医学检查，进行辨证分型，将局部变化表现的肿瘤的诊断，融合到辨证之中，这是中西医在诊断过程中对恶性肿瘤认识的最大区别。中医对肿瘤治未病的方法主要表现在：未病先防，以补益脾肾为主；既病防变；已变防进。在肿瘤早期，体质尚可，正气不虚时，以祛邪为主，中期祛邪扶正并重，晚期扶正为主。恶性肿瘤通过一定的治疗，正气亏虚的情况是可以逆转的，因此扶正与祛邪何者为主，可随着治疗情况而不断调整。

六、肿瘤的中医治法

1. 活血化瘀法

主要适应证是肿块经久不消，坚硬如石，凹凸不平，唇舌紫暗或瘀斑，静脉怒张，皮肤暗黑，有斑块粗糙，肌肤甲错，局部刺痛，固定不移，日轻夜重，脉涩滞。有其一便可以确定为瘀血症，此时可用活血化瘀法，常用药有：丹参、赤芍、桃仁、红花、郁金、当归、乳香、没药、川芎、三棱等。特别注意的是，胃癌可以大胆使用活血药，肝癌、肺癌要注意防止大出血，如果没有血瘀症，滥用活血药，会伤正气，导致癌症转移。应用活血药可以改善肿瘤患者的高血凝状态，改善微循环，某些有活血化瘀作用的中药可以直接杀灭癌细胞，本法可以使抗癌药更好地发挥作用，或减少扩散和转移。另外，单独使用无抗癌作用的活血化瘀药，有可能促进肿瘤的扩散，因此必须和抗癌药配合使用，正气虚弱者要配伍补益药，出血患者、月经过多、孕妇慎用。

2. 化痰散结法

脾肺津液不布，水湿内停，兼之邪热熬灼，随凝结成痰，凡人身上中下有块者，多是痰，故肿瘤与痰滞作祟有关。符合本型治疗的恶性肿瘤多是巨块型。本型药物杀灭癌细胞，善于消散囊肿及良恶性肿瘤，有减少或控制恶性肿瘤炎症分泌物的作用。常用药物有：天竺黄、昆布、海藻、石菖蒲、远志、贝母、海浮石等。

3. 清热解毒法

无论气滞血瘀、痰湿凝聚或热毒内蕴、正气亏损，久之都能瘀成邪毒。清热解毒要分清患者的体质状况，阴虚体质者主要用甘寒清解之品，而湿热体质多采用苦寒解毒之品。另外，本品药性多寒凉，易伤脾胃阴阳气，有脾胃虚弱，胃纳不佳，肠滑易泻及阳气不足者慎用或配伍健脾药等。常用的解毒药有半支莲、白花蛇舌草、半边莲、龙葵、双花、公英、地丁、山豆根、夏枯草等。

4. 扶正培本法

气虚、阳虚者，机体功能衰退，血虚、阴虚者，体内精血津液亏虚。扶正补虚就是调整机体的阴阳气血，从而提高机体抵御肿瘤的能力，控制肿瘤的发展。正气不足是所有恶性肿瘤的基本病因，扶正培本应贯穿肿瘤治疗的全过程。食欲不振，脾不健运是癌症的通病，加之癌症的消耗，只有脾胃健运，使生化之源不竭，才能耐受祛邪药的攻伐。对恶性肿瘤，气阴两虚是最常见的正虚，因此益气养阴之法最常用。

第十二章 肿瘤的介入治疗

第一节 概　述

一、肿瘤介入治疗概述

肿瘤介入治疗学是 20 世纪 80 年代初新兴的一门临床多学科相互交叉的医学学科，自其起步、发展之初，就与肿瘤学诊治紧密地相互结合起来，随着材料科学的发展，医学技术的进步，介入治疗学为肿瘤学的治疗提供了越来越多的手段。近些年来，肿瘤介入治疗随着医疗设备的不断更新而发生着突飞猛进的发展和进步。

在过去的 20 多年里，由于数字减影血管造影（digital subtraction angiography，DSA）、计算机体层成像（computer tomography，CT）、磁共振成像（magnetic resonance imaging，MRI）、超声（ultrasound）、电子内镜正电子发射（PET）等现代影像设备的应用以及介入材料、器械，如导管、导丝、活检针、支架、植入式药盒、各种消融治疗技术等的迅速发展，使得肿瘤介入诊断和治疗新技术、新项目不断推出和完善。随着先进介入设备和器械的不断推出并成功应用于介入临床诊断和治疗，以及介入技术与其他学科的相互融合，如介入治疗技术与基因技术、生物工程技术的结合等，使得肿瘤介入治疗已呈现出不断发展的兴盛态势。

二、肿瘤介入治疗技术分类

按照学科角度定性来说，肿瘤的介入治疗隶属于介入放射学（interventional radiology）范畴，是介入放射学中最为重要的分支。介入放射学就其技术而言，有血管性治疗和非血管性治疗之分。同样，肿瘤的介入治疗也可分为血管性和非血管性。

肿瘤血管性介入技术是在血管造影检查的基础上发展起来的。1953 年，Seldinger 创立的经皮血管穿刺技术奠定了现代介入技术的基石。20 世纪 70 年代以后，多名知名国外专家将栓塞技术广泛运用于全身各个部位的肿瘤和血管性病变中。到 20 世纪 70 年代中后期，已有肝脏、肾脏等脏器恶性肿瘤栓塞化疗的报道；1979 年，日本介入放射学家 Nakakuma 等把碘化油与抗癌药混合后注入肝癌供血动脉，再用明胶海绵栓塞该动脉，使肝癌的介入治疗取得了突破性的进展，已被医学界公认为不能切除肝癌和肝癌术后复发的首选治疗方法。肿瘤的血管性介入治疗也广泛应用于临床。

肿瘤的非血管性介入治疗技术是在医学影像监导下对非心血管部位作介入诊治的方法，主要包括经皮肿瘤穿刺活检、经皮肿瘤内化疗药物注射、经导管病灶引流术、腔内支架植入术等内容。此外，近几年来，肿瘤非血管介入治疗技术发展很快，肿瘤射频消融、冷冻消融、氩氦刀治疗、放射性粒子植入术、介入性热化疗、肿瘤疼痛的介入神经阻滞治疗、淋巴介入治疗等作为肿瘤综合治疗的一部分也开始广泛地应用于临床。

三、肿瘤介入治疗的优点

肿瘤介入治疗具有其特殊的临床优势，结合肿瘤治疗的特殊要求，无论是血管性介入治疗还是非血管性介入治疗，已经广泛地应用于临床，其主要的治疗优势主要包括以下几方面。

1. 定位准确，疗效明确

由于所有操作均在医学影像设备监导下进行，使操作的器械或注药导管能准确到达肿瘤部位，进行和完成预定的诊断和治疗，其效果显著。例如，对中晚期原发性肝癌等的治疗，肝动脉化疗术、肝动脉栓塞术或肝动脉化疗栓塞术等血管内介入治疗的疗效明显优于传统的静脉化疗。而对于小肝癌采取的无水乙醇注射治疗或者射频消融治疗措施，使得介入治疗的疗效完全可以和传统手术治疗相媲美，而且不良反应发生较轻、并发症少；对于肿瘤性出血性疾病，可以通过对出血血管进行造影后栓塞治疗，即刻便可以达到止血的目的，其治疗疗效显著；肿瘤所致的外压性管腔狭窄，经腔隙内支架植入技术实施以后，管腔可以立即复通，而使得肿瘤有关的梗塞症状会迅速解除。

2. 治疗重复性好

肿瘤的生物学行为决定了目前恶性肿瘤的治疗往往需要多次、反复的治疗或多学科综合治疗，介入治疗因其具有微创性、副作用小和并发症少的原因可对肿瘤组织进行多次或多种方法的治疗。

3. 微创治疗优势

目前应用于肿瘤诊疗的介入技术创伤较小，切口小或无，多数方法主要是经过皮穿刺即可完成治疗，如各种射频消融治疗、穿刺引流和药物注射治疗技术等；通过生理性腔道即可将导管或支架等送入胆道、食管、泌尿生殖道等完成因肿瘤所引起的腔道狭窄的开通性治疗；通过血管穿刺可进行全身脏器选择性或超选择性血管插管，完成多种肿瘤及肿瘤相关病变的诊断和诊疗。

4. 副作用小，并发症少

由于介入治疗是在影像学引导下进行，属于局部治疗为主的微创性治疗，因此，无论是经动脉灌注化疗或者栓塞治疗，还是消融治疗以及管腔开通性治疗等由治疗所造成的并发症发生率和对全身的影响，也都较通常内科和外科治疗为低。鉴于肿瘤介入治疗的各项技术具有定位准确、安全、有效、微创性、并发症少等特点，目前已成为肿瘤综合治疗中的重要方法之一。

四、肿瘤介入治疗的发展、存在问题

恶性肿瘤的多学科综合治疗是指根据病人的身体状况（如 KPS 评分）、肿瘤的具体部位、病理类型、侵犯范围（临床分期）和发展趋势，结合细胞生物学的改变，有计划地、合理地应用现有的多学科的各种有效治疗手段，以最适当的费用取得最好的治疗效果，同时最大限度地保证和改善病人的生活质量。充分利用各种手段的不同机制来提高治疗效果的指数，强调有计划地合理采用不同学科所有的有效治疗方法，遵循治疗效果和生活质量并重的原则。

肿瘤介入治疗是一门新兴的医学学科，各种新的介入治疗方法不断涌现。和任何事物的发展规律一样，肿瘤介入治疗在不断发现新问题和不断解决新问题的循环反复中，不断

向新的深度和广度发展。因此不仅要大力加强介入临床研究，同时也要大力开展介入实验研究和介入器材研究与开发。随着影像设备和新技术的开发、运用，将会进一步影响肿瘤介入治疗的全过程，如适应证和方法的选定、影像引导技术的发展等（适时、适形、立体）。新的有效抗肿瘤药物的发现以及对肿瘤耐药性的研究，生命学科如分子生物学、生物技术和基因工程的进展都将推动肿瘤介入放射学的基础研究和临床工作的进程。随着新一代计算机、人工智能技术、电子内镜技术、介入微创技术、微创腔镜等技术迅速发展，介入治疗又将面临新的挑战和机遇，形成新的分支学科。不同学科之间的相互借鉴、相互渗透与融合将是今后肿瘤介入放射学的一个发展趋势和获得不断发展动力的必须途径。

第二节　肿瘤血管内介入治疗

肿瘤的血管介入治疗技术（vascular interventional technique）是在医学影像设备的导引下，利用穿刺针、导丝、导管等器械经血管途径进行诊断与治疗的技术。该技术是通过改良 Seldinger 技术（Seldinger technique），由血管途径进入人体的动脉或者静脉血管系统，选择或超选择肿瘤的治疗目标靶血管，对肿瘤进行治疗。

肿瘤的血管性介入治疗主要以经动脉或静脉途径的化疗药物灌注和/或栓塞剂栓塞治疗为主，在肿瘤介入治疗中占有重要的地位，也是目前肿瘤介入治疗的主要内容之一。其方法主要是通过经皮血管穿刺介入技术（Seldinger 技术或者 Seldinger 改良技术），从适合的部位、有利的途径进入人体的动脉或者静脉血管系统，选择或超选择肿瘤的目标靶血管，并实施肿瘤供血区域的高剂量化疗药物单次灌注或持续性灌注，并可以针对肿瘤的血管情况进行适当的栓塞治疗。通过此技术可以最大限度地减少治疗操作的损害，增加药物的局部灌注量，提高药物的局部作用浓度，改善治疗疗效，减少药物的毒副反应。肿瘤动脉靶血管的栓塞治疗可以选择性地阻断肿瘤组织的局部动脉供给，达到姑息性治疗的目的，栓塞术也可以用于对出血性疾病进行治疗和对手术前肿物进行新辅助治疗。其他的血管内介入治疗还包括因肿瘤引起的血管管腔狭窄后的再通成形术、肿瘤隔离灌注技术等。随着技术的发展及多学科的综合治疗，肿瘤的血管内介入治疗已经与基因治疗、生物免疫治疗、中药治疗相结合，使得对肿瘤的治疗手段多样化、先进化。

肿瘤的血管性介入治疗主要应用于肺癌、食管癌、肝癌、肝转移癌、胃癌、肾癌、结肠癌、胰及十二指肠肿瘤、宫颈癌、卵巢癌、膀胱癌、肢体肿瘤等的诊断与治疗。

一、经导管肿瘤内药物灌注化疗

1. 经导管动脉内灌注化疗

经导管动脉内灌注化疗（transcatheter arterial infusion TAI）是指经肿瘤供血动脉超选择插管进行灌注化疗药物进行的局部和全身治疗，是肿瘤介入治疗中最常用的方法。体内的肿瘤性病变多由动脉主要供血，动脉内注射给药，可选择性地把药物直接导入肿瘤组织内，减少了经静脉注射治疗后的局部治疗药物稀释，同时也避免了部分药物的"肝脏首过效应"，最大地发挥药物的细胞毒性作用。传统的经静脉途径全身化疗，药物进入肿瘤局部的浓度与动脉给药相比差异较大，而化疗药物的局部作用浓度与肿瘤的治疗疗效直接相关，因此通过动脉给药所得的局部血药浓度显著高于同样剂量的静脉给药，从而可增加抗肿瘤效应并减轻毒性反应。

2. 适应证与禁忌证

经导管肿瘤内药物灌注化疗无其独特的化疗禁忌证，与静脉化疗的禁忌证相似，除此以外，只要病人能耐受介入穿刺、插管等技术，一般无绝对的禁忌证。主要适应于动脉导管能抵达的实体肿瘤，常用于头颈部恶性肿瘤、肺癌、肝癌、胰腺癌、胃癌、大肠癌、盆腔肿瘤、骨肉瘤等恶性肿瘤的姑息治疗；术前辅助化疗；各种恶性肿瘤切除后复发的预防性化疗。

二、经导管肿瘤动脉栓塞与化疗栓塞

肿瘤介入治疗中所说的经导管动脉栓塞术（transcatheter arterial embolization，TAE）与经导管动脉化疗栓塞术（transcatheter arterial chemo-embolization，TACE），是指将某种固体或液体栓塞物质（含有或不含有化疗药物）通过导管选择性有控制地注入到瘤体的供血血管内，或在灌注化疗药物后同时栓塞血管，达到肿瘤化疗及血管的闭塞、阻断肿瘤血供的一种介入技术。这种技术特别适用于那些失去手术机会或不宜手术的肝、肺、胃、肾、盆腔、骨与软组织恶性肿瘤。

栓塞治疗恶性肿瘤的机制主要是阻塞靶血管使肿瘤产生缺血坏死。阻断肿瘤的血液供应就能有效地抑制肿瘤的生长，诱发、促进和加速细胞的凋亡和坏死，激发肿瘤抗原性，诱发免疫性反应。化疗栓塞技术将动脉灌注化疗和局部动脉栓塞有机结合在一起，在不同水平上栓塞肿瘤血管及阻断肿瘤血供，还可通过栓塞物缓慢释放化疗药物，起到较长时间较高药物浓度的局部化疗作用，并且可以显著降低体循环中的化疗药物浓度，进一步减轻全身化疗毒性。

（一）栓塞剂的种类

临床常用的肿瘤动脉栓塞剂种类较多，一般根据不同的需要进行选用。以下几种栓塞剂较多被临床所采用，现介绍如下。

1. 液态栓塞剂

主要包括液态的无水乙醇、碘化油和水溶性平阳霉素等。这类栓塞剂的共同特点为液态，容易通过各种管径的导管直接注射。

（1）无水乙醇（Ethanol）。无水乙醇是一种良好的血管内组织坏死剂。可通过很细的导管注入或者混合一定比例的造影剂以适当的速度动脉注入，无水乙醇具有强烈的局部作用效应，它破坏和腐蚀血管内皮及血管内的血细胞，引起血管内皮组织坏死脱落、血细胞裂解以及肿瘤组织蛋白质变性和凝固性坏死。栓塞后不易形成侧支循环，被认为是一种很好的长效栓塞剂。其栓塞能力与到达靶血管内的瞬间浓度有关。注射时的速度与用量取决于病变的大小、血管的粗细。经导管注入时要尽可能超选择性插管、管尖接近病灶，在注射无水乙醇前必须认真测定注射所需压力或用球囊导管阻断近端血流，谨防返流至正常血管内，以免引起其他器官栓塞坏死。注射速度一般为 $1\sim2ml/s$，每次 $4\sim6ml$，注射后停止 $5\sim10min$，再试注造影剂观察效果，满意则应停止。注射前可先注射少量局麻药，以减少疼痛反应。血管内注射无水乙醇其最危险的并发症是乙醇返流到非靶器官和栓塞器官所引起的异位梗阻性坏死以及脓肿形成。

（2）碘化油（liodized oil）。临床上碘化油的应用一般少有单独栓塞使用，多数情况下将碘化油与化疗药物经充分混悬后制备成碘化油-化疗药物乳剂，将其经导管注入富血管性肿瘤，如肝癌、海绵状血管瘤，其存留在肿瘤组织血窦内的时间明显延长达数天至数月。由于碘化油具有一定的极性、电荷差异性、嗜肿瘤血管内皮细胞等特点，碘油所携带化疗药物可以选择性地滞留于肿瘤的作用，称为靶向作用，同时也使化疗药物对肿瘤的作用时间延长（缓释作用）。目前临床上以超液化碘油（lipiodol）应用最多。

（3）平阳霉素。平阳霉素是一种水溶性抗癌药，静脉注射的主要副作用为血管内皮损伤。利用这一副作用，可将其作为栓塞剂或血管硬化剂用于动脉血管栓塞或硬化治疗。其栓塞机制为：一定浓度的平阳霉素与血管内皮接触一定时间后，引起内皮细胞变性坏死，继而形成血栓造成局部小血管闭塞。其血管栓塞作用的特点为：迟发渐进性和有选择性，只引起滞留区的小血管发生栓塞，对排空较快的正常血管和大血管的影响可较快恢复。将平阳霉素与碘混合制成平阳霉素碘油乳液，可延长其滞留在病变血管内的时间和提高局部浓度，以加强其栓塞作用。

2. 可膨胀栓塞物

这类栓塞剂具有良好的可压缩性，经压缩通过导管到达靶器官的血管后可迅速膨胀复原，停留于与其直径相当的血管，所形成的网眼可容纳血细胞并促进血栓形成，共同完全栓塞。常用的此类栓塞剂有明胶海绵（gelatin sponge）及用明胶海绵块剪成的明胶海绵条和明胶海绵颗粒。海绵条（1~10mm）或颗粒（1~2mm）无毒、无抗原性、摩擦系数小，栓塞 2~3 周后血管可部分或完全开通，属短期栓塞剂，常用于栓塞较大的分支血管；而明胶海绵粉剂微粒则可栓塞直径 $100~200\mu m$ 的微小动脉。

3. 微小栓塞物质

微小栓塞物质是指包括微粒、微球、微囊在内的直径在 $50~750\mu m$ 大小的颗粒状微小栓塞剂，主要用于栓塞毛细血管床或小动脉末梢。临床常采用的有聚乙烯醇（polyvinyl alcohol foam，PVA）微粒、葡聚糖凝胶（dextrue）、丝裂霉素葡聚糖、顺铂微粒、真丝微粒、喜树碱微粒等。微球作为栓塞剂常有两种类型，一种是单纯微球，如 PVA（PVA 微粒是一种较为微小的栓塞剂，粒径在 $50~950\mu m$ 不等，常用规格为 $350~750\mu m$，呈粉末状，用于栓塞末梢血管，可在血管中长期存留并机化成为自体组织的一部分，被视为长期栓塞剂）、dextrun；另一种是将抗肿瘤药物与微球制成一定大小的小囊，经导管注入。

抗癌药物微球一方面可阻断血流，使肿瘤组织坏死；另一方面逐渐释放出抗癌药物，达到杀死肿瘤细胞的目的。其优点是：药物在病变部位浓度高，持续时间长，全身药物副作用小。微球在临床上主要用于肿瘤性疾病在栓塞治疗，尤其是肝癌的栓塞治疗。但在栓塞时要特别注意有无较大的动静脉瘘存在，以防微球经瘘口进入静脉再回流到右心引起肺梗死。

4. 弹簧圈

金属弹簧圈（coil）类属永久性栓塞物，目前有多种材料、多种规格、多种形状的金属弹簧圈。肿瘤介入中最常用的金属弹簧圈是不锈钢弹簧圈（steel coil，简称钢圈），它是用不锈钢丝压制成弹簧状而成，其尾部或四周缠有线绒状物质用以网络血液有形成分，起来加速血栓形成的作用。其直径有 2mm、3mm、4mm、5mm 和 8mm 等多种，拉直长度 3~5cm 不等，可栓塞相应大小的血管，要根据靶血管的直径选用。通常情况下钢圈是套放在金属杆内,应用时将金属杆前端插入导管头的注射孔,用导丝的硬头端插入金属杆将其推送入导管内约 20～30cm 的位置,再注射生理盐水将其冲入到栓塞位点。注入钢圈3～5min 后手推造影剂,如见血管仍然通畅而未能阻断血流,可按实际情况追加至数个。导入靶血管后除了机械性阻塞外,还可刺激血管内膜增生,形成永久性栓塞。目前已有微弹簧圈与顺磁性弹簧圈可以使用。

5. 其他栓塞物质

有学者报告采用某些中药作为动脉血管栓塞剂治疗恶性肿瘤也取得了良好的效果,如白芨粉和鸦胆子油。白芨粉是中药止血剂,又发现其薜荔多糖成分具有广谱抗癌作用,其干燥粉末消毒后与造影剂混合成糊状,经导管注入动脉内,具有栓塞动脉血管和抑制肿瘤细胞的双重作用。其黏稠度可调,黏稠度稀者能进入细小血管。鸦胆子油是具有血管栓塞作用的中药油性抗癌剂,常与碘油、多柔比星等混合使用,并有阻止建立侧支循环的作用。

(二)动脉栓塞的临床应用

对恶性肿瘤施以栓塞术主要为达到以下两个目的,首先是通过阻断肿瘤血供以杀灭肿瘤或延缓其生长,通过灌注化疗与血管栓塞并用,可收到局部化疗与栓塞的协同效果;其次是治疗因肿瘤破坏引起的出血。

1. 治疗富血性肿瘤

栓塞术在各种富血性良恶性实体瘤的治疗中,可起到相对根治性治疗和辅助性治疗作用。相对根治性栓塞治疗是指通过栓塞术达到肿瘤完全消失或明显缩小、并且在相当长的时期稳定,不需进一步治疗,如对小肝癌的节段性肝动脉化疗栓塞、肝血管瘤的平阳霉素、碘油硬化治疗。术前辅助性栓塞治疗,适用于体积较大,血供丰富,预计术中出血多,手术难度大的良、恶性肿瘤。要求尽可能地将供血动脉完全栓塞,又尽量减少对周围组织的损伤,为手术后的康复打下基础,如鼻咽纤维血管瘤术前的单纯性动脉栓塞、恶性骨肿瘤保肢术前的动脉化疗栓塞。对巨大肿瘤进行栓塞,使其缩小,为二期手术切除创造机会。

2. 止血

肿瘤性病变可以引起出血,肿瘤直接侵蚀破坏血管或富血的肿瘤糜烂引起出血,如肺癌咯血、肠道肿瘤致消化道出血、子宫癌肿引起阴道流血等。活动性出血时含造影剂的血液外溢、病变部位的血管异常增多、增粗、集聚或血管内血栓、肿瘤血管与肿瘤染色等征象有助于对出血病变的定位诊断。在明确诊断后可行出血动脉的超选择性栓塞,栓塞术止血的机制相当于手术结扎出血的血管。介入栓塞不仅可收到即时确切止血的疗效,而且可同时对肿瘤进行局部化疗、阻断肿瘤的血液供应,收到积极的治疗效果。当肿瘤患者因基础病变引起出血,如肝硬化肝癌患者合并食管静脉曲张时,部分性脾动脉栓塞或胃冠状静脉栓塞都可以是治疗的内容之一。当肿瘤破裂(如肝癌破裂)引起大出血,经动脉栓塞是有效的紧急治疗措施。栓塞剂通常用明胶海绵颗粒,可直接阻塞出血的小动脉,阻塞远端压力下降并常伴有血管收缩痉挛、血栓形成,达到止血目的。术后 1～2 周血管再通,局部可恢复正常血供。动脉性出血经动脉栓塞即时效果明显,静脉性出血大多可通过栓塞其局部的动脉达到止血目的,毛细血管性出血表现为较大面积的渗血,经静脉血管灌注血管收缩药和止血剂有望逐渐减少出血或完全止血。

对于肿瘤病变引起的出血进行动脉栓塞治疗，需要注意以下不容忽视的问题：病变定位准确，出血靶血管判决精确，不致误栓；栓塞范围准确，不能任意扩大栓塞所累计的区域；区分必要栓塞血管与非必要栓塞血管。如肺癌大咯血时参与供血的支气管动脉是必须栓塞的血管，而不直接参与出血的支气管动脉则为非必须栓塞血管；一般不宜采用动脉主干栓塞止血，因主干阻塞后其远端压力骤降，侧支血供较易快速建立，出血复发率高；出血动脉直径超过 2mm 时，明胶海绵颗粒难以栓塞时，应加用金属弹簧圈栓塞，弹簧圈以置于接近出血部位的血管内为宜；当用固体栓塞剂栓塞困难时，可考虑使用液体栓塞剂。

3. 消减内分泌性器官肿瘤病变引起的功能紊乱

介入栓塞治疗可以以最小损伤程度进行疾病的治疗，阻断肿瘤引发的异常性激素分泌，具有较好的手术替代作用，临床上主要用于，如甲状腺肿瘤引起的甲状腺功能亢进；卵巢动脉栓塞治疗卵巢肿瘤引起的女性激素紊乱；睾丸动脉栓塞治疗前列腺癌；胰腺动脉栓塞治疗功能性胰岛细胞瘤引起的低血糖综合征。

4. 栓塞肿瘤引起的动静脉瘘

使注入的抗癌药不直接经短路血管快速排空，如肝癌患者的中央区形成肝动脉-门静脉瘘、肝动脉-肝静脉瘘时，所注入的碘油抗癌药乳液常通过瘘口迅速排除而难以进入瘤组织或难以较长时间滞留于肿瘤内，可以经导管用明胶海绵或簧圈或无水乙醇栓塞瘘口，也可经皮穿刺注射无水乙醇栓塞瘘口。

（三）化疗栓塞

所谓化疗栓塞是指应用携带化疗药物的栓塞剂进行的局部动脉治疗，使高浓度药物较长时间作用于肿瘤组织并有效减少肿瘤的动脉血供，使肿瘤受到化学毒性和营养断绝的双重打击，从而达到更理想的治疗效果的方法。目前化疗栓塞采用比较多的方式有：用抗肿瘤药物浸泡的明胶海绵进行栓塞化疗；用超液化碘油（lipiodol）与抗癌药制备微血管水平栓塞剂进行栓塞化疗，或再加上明胶海绵颗粒近侧血管栓塞，称为 Lp - TAE；抗癌药物微球或微囊进行栓塞化疗等。用于制备微球、微囊的抗癌药，通常有铂类如顺铂，蒽环类如多柔比星、丝裂霉素等。有些学者也把局部灌注化疗药物后同时进行局部动脉血管栓塞者归入化疗栓塞。

以超液化碘油作为抗癌药物载体，利用肿瘤血流虹吸效应可将其选择性释放进入肿瘤内并能长期滞留，对恶性肿瘤进行 Lp - TACE 治疗，其优异作用已经得到肯定。Lp - TACE 不仅用于肝癌的治疗，也应用于多数富血供实体瘤的介入治疗中，如肾癌、恶性骨肿瘤、软组织恶性肿瘤等。用非离子型造影剂如有维显等作为抗癌药物溶剂制备 Lp 抗癌药乳液，因非离子造影剂含有的亲水基团和亲油集团，像手拉手一样把水溶性抗癌药和碘油拉在一起，因此，可以制备出比用生理盐水作为化疗药物溶剂稳定性更强的乳液。这种乳液的制备方法是先用适量非离子型造影剂溶解抗肿瘤药物，然后和超液化碘油机械性混合制成乳液，或再加入稳定剂单硬脂酸铝制成乳剂。将药物碘油乳剂注入肿瘤内，可产生"油栓"栓塞肿瘤血管床，被碘油包裹的抗肿瘤药物缓慢释放，形成局部高浓度抗癌药物长时间与肿瘤细胞接触，起到化疗与栓塞的双重治疗作用，而且高浓度的碘化油便于用X线照片随访观察。有研究发现在肝细胞癌的胞质、细胞核发现混合抗癌药的碘油颗粒，说明肿瘤细胞可吞噬碘油，以油包水状态的抗癌药碘油颗粒被肿瘤细胞吞噬后可起到直接杀灭肿瘤细胞的作用。在肝癌患者 Lp - TACE 时，碘油可通过肝窦进入肿瘤区域门静脉、门静脉及肝静脉的瘤栓内，起到加强治疗作用，如同时加上明胶海绵栓塞更有利于延长碘油乳剂的局部栓塞作用，可进一步增强疗效。

化疗药物微囊和微球具有化疗和栓塞的双重抗癌作用，因此，在恶性肿瘤的化疗栓塞方面受到关注。所谓微囊是将固体或液体化疗药物作为芯料，利用高分子物质或共聚物作为囊材包裹于药物表面，使成半透性或微型胶囊，其直径一般为 $50\sim400\mu m$。制作方法有喷雾干燥法、静电沉积法、界面缩聚法等。微球是将化疗药物和载体如白蛋白、明胶、淀粉、乙基纤维素、PVA 等混合在一起，经乳化、交联反映或热降接等方法制作而成，直径为 $50\sim500\mu m$。微球与微囊分为可降解与不可降解两类，可降解类栓塞作用相对短暂，而不可降解类可作为永久性栓塞剂。目前国内可资利用的商品性药物微球和微囊不多，多由药理学工作者和介入放射工作者共同研制使用，远不如使用 Lp - TAE 加明胶海绵模式进行化疗栓塞容易和普及，因而其实用价值还相当有限。

三、肿瘤介入生物与免疫治疗

细胞过继免疫方法治疗恶性肿瘤的效果如何取决于多方面因素。不同的治疗途径对治疗的效果和副作用也可能有不同。临床常用的免疫治疗途径有静脉滴注、瘤内注射、腔内导入和动脉介入灌注等。

传统的治疗方法主要采用静脉滴注的途径，由于效应细胞在体内较分散，难以达到集中杀灭肿瘤的效果。介入治疗方法借用导管把效应细胞或生物调节剂沿动脉输送到肿瘤域内，既可保证足够数量的效应细胞集中在肿瘤区域发挥最大的杀伤效应，又可避免全身应用因剂量问题可能发生的毒副作用，这是介入治疗的优势。将介入疗法与免疫治疗结合，可以在增强患者机体免疫功能的同时提高肿瘤局部杀伤作用。

研究表明，应用免疫活性细胞如淋巴因子激活的杀伤细胞（lymphokine-activated killer cell，LAK）和细胞因子（cytokine，CK）进行动脉灌注治疗原发性肝细胞癌的方法是安全有效的，而且比单用碘油加化疗药的传统介入治疗方法的疗效好。此外，有多个学者报道免疫治疗应用于局部瘤内注射或腔内灌注，对于局部肿瘤消退及消除癌性胸腔积液、腹水有明显的效果，用于治疗胸腔积液、腹水有效率达 80％以上。

根据各家报道资料，采用肝动脉插管灌注细胞因子 IL - 2（白细胞介素）和 LAK（淋巴因子激活的杀伤细胞）细胞治疗原发性肝细胞癌和转移性肝癌，或腔内导入治疗癌性胸腔积液、腹水，其疗效明显优于全身治疗，且毒副作用轻。

随着医学科技水平的进一步发展，将肿瘤免疫治疗方法和肿瘤的介入疗法结合起来，通过增强患者自身机体免疫机能、增加肿瘤细胞的抗原性以及动作介入手段增强治疗的靶向性等多种治疗手段的结合为肿瘤的治疗提供了更多的选择。

四、肿瘤介入导向基因治疗

在影像技术导引下通过介入方法将基因治疗载体注入肿瘤局部是目前应用最广，也是最成熟的一种定向基因导入和基因治疗的方法，目前几乎所有用于肿瘤基因治疗临床试验的载体基因治疗方案都是采用这一方法。目前利用影像介入技术进行肿瘤定向基因的血管介入治疗方式主要有：肿瘤主要供血血管插管导入和内支架介导的基因转移。

（一）肿瘤供血动脉的血管灌注

采用肿瘤主要供血血管灌注是一种较常用的基因治疗给药途径。这种途径在肝癌治疗中特别重要。肝脏具有双重供血系统，正常肝组织75％由门静脉供血、25％由肝动脉供血，但是对于肝脏恶性肿瘤，几乎100％由肝动脉供血。这为经肝动脉将基因载体导入肿瘤提供了方便。除了肝癌采用肿瘤主要供血血管灌注进行基因治疗临床试验外，其他肿瘤（如胃癌、宫颈癌等）也有通过该途径进行临床试验的报道，也未见与载体和给药途径相关的毒副作用，并观察到了一定的疗效。

（二）其他借助介入治疗手段进行的基因转移

内支架是临床用于支撑体内狭窄管腔或新建通道的内用假体，从20世纪90年代开始用于治疗恶性肿瘤所致的管腔狭窄。利用内支架作为转基因的介质可使目的基因集中转染支架接触的局部细胞，减少非特异性基因转移带来的不良后果。具体做法是首先在支架上胶粘一层明胶、胶原、纤维素等亲水性物质或者在支架上覆上一层亲水性膜，然后将基因载体（病毒载体或质粒载体）吸附在支架上，通过置入体内进行定点的基因转移。有人还在支架涂层或支架膜上交联基因载体的特异性抗体，以增强支架对基因载体的吸附。尽管目前这种定点基因转移的方法主要用于心血管疾病的基因治疗研究，但是这种方法也可以用于恶性肿瘤。

尽管基因治疗研究二十多年的迅速发展，已开始由理论探索走向临床试验，但基因治疗要想成为继手术、化疗和放疗之后肿瘤治疗的一种新的常规疗法，还存在很大差距，还有很多理论和技术上的问题有待解决。

第三节　放射性粒子置入

肿瘤的影像导向下放射性粒子介入治疗是核素内照射治疗的一部分，它不同于一般意义的放射性核素导向（或称靶向）治疗。核素（粒子）介入治疗是指在影像指示下或在手术直视下，利用穿刺、植入或插管技术，经过组织间质、体腔、血管等，依据放射生物学、放射剂量学的原理把高强度的放射性核素（粒子）引入病灶内，直接对病变组织进行内照射。

核素介入治疗源于1905年，居里夫人用自己制作的第一枚镭针治疗肿瘤。1930年，Paterson和Parer总结前人的经验，建立核素插植规则和剂量计算方法。1940年以后，有人把磷直接注入肿瘤组织进行治疗。20世纪80年代后期，核素介入治疗有了进一步发展。目前，肿瘤的放射性粒子介入治疗、放射性胶体介入治疗、放射性微球介入治疗等应用已相当广泛。而此章节主要介绍放射性粒子的介入治疗的相关内容。

一、概述

放射性粒子植入治疗属于内照射中近距离治疗内容之一，实为癌症组织间照射，堪称"体内 γ-刀"的粒子永久性植入性放射治疗。放射性粒子组织间近距离治疗肿瘤有近百年的历史，由于早期放射性粒子治疗肿瘤使用的多是高能核素，如Co、Ra等，这些核素释放 γ 射线，防护颇难处理，对患者和医护人员造成严重损伤，同时由于缺乏治疗计划系统和相关的定位引导设施，治疗精度大打折扣，临床应用进展缓慢。近20年来，由于新型、低能核素如 ^{125}I、^{103}Pd 相继研制成功，计算机三维治疗计划系统的出现和超声、CT引导系统的发展使粒子治疗焕发了青春。放射性粒子组织间近距离治疗肿瘤具有精度高、创伤小和疗效肯定等优势，临床应用显示了广阔的前景。

粒子植入可以分为暂时性插植和永久性插植两种，暂时性插植治疗剂量率一般为 $0.5\sim0.7Gy/h$，治疗方法多为分次高剂量率照射，使用后装治疗机完成，大多亦需要再次手术取出施源导管；永久性插植治疗的剂量率一般为 $0.05\sim0.10Gy/h$，选择粒子的活度为每粒（$1.11\sim3.7$）$\times10mBq$（$0.3\sim1.0mCi$）。通过术中或 CT、B 超引导，根据计算机提供的三维立体种植治疗计划，利用特殊的设备直接将放射性粒子种植到肿瘤区域，粒子可永久留在体内，达到 3 个半衰期后不用取出。

目前放射性粒子植入治疗中应用最多的是^{125}I，对于快速增殖的肿瘤，用^{103}Pd 放射性粒子治疗更好。^{125}I 的半衰期 60.2 天，γ 射线能量为 35.5keV，易于放射防护和保存。^{103}Pd 的半衰期较短，仅 17 天，射线能量为 20-30keV。^{103}Pd 粒的 115Gy（10 周）剂量与^{125}I 粒子 160Gy 剂量相当，但剂量率明显高于^{125}I，适于治疗生长快速的肿瘤，在临床粒子植入治疗中发挥越来越重要的作用。

二、放射性粒子治疗肿瘤的原理

一般而言，肿瘤细胞因为基因不稳定（肿瘤本身即是因为基因缺损引起生长脱序而产生），对放射线比较敏感，而且受到伤害后修补的机制也不完全。所以，放射线治疗最主要就是利用两者的差异，达到治疗肿瘤却又不过度伤害正常组织的目的，近距离治疗通过放射线的直接效应或通过产生的自由基的间接作用来破坏 DNA 双链。当肿瘤细胞分裂时，由于其 DNA 的完整性受损，无法进行细胞分裂而死亡。放射性粒子产生的 γ 射线杀伤肿瘤细胞的生物学机制主要是高线形能量传递（LET）射线直接作用于肿瘤细胞 DNA 分子使链的 DNA 分子单链断裂、双键断裂，失去繁殖能力。在肿瘤细胞生长过程中，只有一小部分细胞在持续繁殖，在繁殖周期内 DNA 合成后期及有丝分裂期阶段，少量的 γ 射线即能破坏肿瘤的繁殖能力，繁殖周期中其他阶段的肿瘤细胞，对 γ 射线敏感度较差，静止的肿瘤细胞，对 γ 射线相对不敏感。肿瘤组织间植入放射性粒子所产生的 γ 射线能量虽然不大，但能持续地对肿瘤细胞起作用，因此能不断地杀灭肿瘤干细胞，经过足够的剂量和半衰期，能使肿瘤细胞全部失去繁殖能力，从而达到较彻底的治疗作用。

三、放射性粒子治疗肿瘤的优势

（1）与手术配合的互补效应。手术中加用植入放射性粒子是治疗方法中最常用的途径，其所达到的最大效果是肿瘤整体的杀灭。

（2）提高肿瘤治愈的彻底性。肿瘤侵润邻近重要脏器时，即使能切除瘤体也只是一种姑息手术，预后很差。手术中加用放射性粒子植入，在淋巴通道、残存肿瘤组织和肿瘤接壤部位上植入粒子，有望获得彻底的治愈效果。

（3）减轻手术创伤、缩短手术时间，减少术后并发症。术中穿刺技术植入放射性粒子对正常组织的创伤极小，无须充分显露手术视野和避免盲目的大范围脂肪清扫操作，能较大程度地减轻手术创伤和对正常组织的干扰，有助于患者术后的顺利康复。在肿瘤的姑息切除中，用穿刺技术植入放射性粒子，操作简单、无须顾虑肿瘤的残留大小，极大减少正常组织的误伤程度，术后并发症发生率相应减少，减轻了患者的术后护理难度和工作量。

（4）无法手术切除及应用化疗、外放疗效果不佳的肿瘤，应用微创方法植入放射性粒子达到手术切除的目的。

（5）保留机体功能及形态的效应。

（6）与化学疗法的互补效应。

四、放射性粒子治疗与传统的外放疗的区别

外放疗设备虽然进展很快，对受呼吸而上下移动的胸腔内恶性肿瘤的治疗，仍存在着放射剂量不均匀的缺陷，而且其放射源强度太大，引起患者机体的并发症较明显；而"粒子刀"的粒子直接种植在瘤体中，放射剂量均匀，不受活动影响，而且极少损伤正常组织。

外放疗不能避免分次短时的不足之处。外放疗分次短时照射只能对肿瘤繁殖周期中一部分时相的细胞起治疗作用。照射结束后，其他时相的肿瘤细胞仍能很快恢复繁殖能力。肿瘤细胞受任何刺激，都能激发静止期细胞转为活跃期细胞，而且细胞倍增时间明显缩短，因此在两次照射之间隙内仍能迅速增长，直接影响外放疗的治疗效果。而"粒子刀"的粒子在瘤体中有效持续照射肿瘤细胞长达 180 天，直至全部杀灭肿瘤细胞。

五、放射性粒子植入适应证、禁忌证

（一）适应证

（1）原则上所有局部肿瘤直径在 6.0cm 以下实体癌都适用粒子源治疗；瘤径 6.0～10.0cm，周围转移卫星灶<3 个，酌情考虑。

（2）未经治疗的原发癌如前列腺癌、晚期喉癌；无法手术的原发病例，如巨块型肝癌、肺癌、鼻咽癌等。

（3）局部或区域性癌的延伸扩散部分，特别是累及重要组织，难以切除者。如脑深部的肿瘤，中、晚期胰腺癌。

（4）复发或转移性癌，病灶较孤立者，如直肠癌 Mile's 手术后盆腔复发，肺的多发转移肿瘤。

（5）化疗耐药患者；外照射效果不佳或失败的病例；由于剂量或组织耐受等原因造成的癌残留灶。

（6）肿瘤局部扩散或区域性扩散，增强根治性效果，进行预防性植入；行癌根治术后在其淋巴汇流区预防性植入，如乳癌根治术后在腋窝的植入。

（7）局部进展期难以用局部治疗方法控制，或者远处有转移但局部有严重症状者，为达到姑息治疗目的，可以行粒子植入治疗与外照射综合治疗。

（8）患者不愿意进行根治性切除的病例，如甲状腺癌、子宫内膜癌、舌癌等。

因此，粒子植入介入治疗应用于以下肿瘤：①头颈部肿瘤，包括舌癌、鼻咽癌、上颌窦癌、泪腺癌、口咽癌、扁桃体癌；②胸部肿瘤，包括食管癌、肺癌、乳腺癌；③消化道肿瘤，包括胃癌、肝癌、胰腺癌、胆管癌、直肠癌；④神经系统肿瘤，包括胶质细胞瘤；⑤泌尿生殖系统肿瘤，包括前列腺癌、子宫颈癌、子宫内膜癌、阴道癌等。

（二）禁忌证

（1）严重的心、肺、肝、肾功能不全，或明显恶病质，预计生存期不足 6 个月。

（2）有出血、凝血功能障碍或患有血液病等不宜进行放射治疗者。

（3）穿插部位皮肤溃烂感染。

（4）瘤径大于 10.0cm，慎行粒子源植入。

（5）放疗不敏感的肿瘤。

（6）病灶累及大血管、主支气管等重要结构。

六、操作技术、方法

在介入治疗过程中，各种穿刺技术的一般操作规程外，还必须遵守以下操作程序：准确计算放射性粒子的活度；针对不同形式的放射性核素，应遵循特定的操作方法。如放射性粒子在植入治疗过程中，根据剂量要求，要及时调整其放射性粒子的数量、分布等；采取必要的放射性防护措施，避免工作人员放射性损伤；放射性的废物处理必须按照国家有关法规执行。具体操作过程：

1. 术前准备

选择影像引导设备，将患者影像学检查的图像资料输入治疗计划系统（treatment planning system，TPS）。设定处方剂量（prescripbed dose，PD），制订靶区剂量分布计划，确定植入的粒子数量、活度以及分布图。根据肿瘤病灶的位置、大小以及与周围组织结构关系，选择穿刺点，确定进针角度和路径。

2. 手术过程

对穿刺点消毒、局部麻醉，按拟定的进针计划穿刺肿瘤，行影像检查，确定穿刺针位置是否符合 TPS 计划，确定后，使用导针将粒子种植于肿瘤各个部分。手术结束后再行影像检查，确定是否符合 TPS 预定计划。

常见的并发症有局部疼痛、术后低热、出血、临近组织器官受损、瘘管形成、感染等。

七、注意事项、疗效评价

放射源发射出来的射线具有一定的能量，它可以破坏细胞组织，从而对人体造成伤害。当人受到大量射线照射时，可能会产生诸如头昏乏力、食欲减退、恶心、呕吐等症状，严重时会导致机体损伤，甚至可能导致死亡。但当人只受到少量射线照射（例如来自天然本底辐射的照射）时，一般不会有不适症状发生，也不会伤害身体。国际原子能机构根据放射源对人体可能的伤害程度，将放射源分为 5 类。其中第 4 类放射源属低危险源，基本不会对人造成永久性损伤，但对长时间、近距离接触这些放射源的人可能造成可恢复的临时性损伤。第 5 类放射源属极低危险源，不会对人造成永久性损伤。^{125}I 粒子源属第 4 类、第 5 类。因此，这种体内 ^{125}I 粒子源，基本不会对人造成永久性损伤。^{125}I 粒子源植入陪护及家属可能会受到附加的照射。因此在 ^{125}I 粒子产生照射的有效期内（约 120 天）应注意与病人保持 40cm 以上的安全距离（距离增加一倍，照射量率则将降为原来的四分之一）。儿童及未生育者应尽量少与病人密切接触，并不能作为病人的陪护者。

实践证明，放射性粒子植入技术既可以作为恶性肿瘤的首选治疗，也可以对外科手术切除后的残余或复发病例行姑息性治疗，或与其他肿瘤治疗方法联合应用。该技术具有创伤小、安全性高、靶区组织剂量分布均匀、对正常组织损伤小等特点，具有广阔的临床应用前景。

第四节 肿瘤消融技术

肿瘤介入射频消融治疗（radiofrequency ablation，RFA）是指在医学影像导向下，经皮将消融电极深入肿瘤组织中，利用高频电流的物理原理，在治疗区域内转化为热能，得到破坏肿瘤以至根治为目的的一种微创治疗方法。

一、RFA 原理

肿瘤 RFA 是近年来用来治疗实体肿瘤的一种新的微创技术，射频消融是一种物理性消融方法，通过影像引导或手术直视将射频电极直接插入肿瘤组织，利用高频电流（＞10kHz）使活体中组织离子随电流变化的方向产生振动，从而使电极周围有电流作用的组织离子相互摩擦产生热量。在局部温度达到 45～50℃时，组织脱水，活体细胞蛋白质变性，细胞膜崩解；达到 70℃时，组织产生凝固性坏死；100℃时，局部组织开始碳化。RFA 电极在局部组织中位点的温度可升高到 90℃以上，肿瘤细胞迅速发生蛋白变性并凝固形成坏死灶，得到破坏肿瘤以至根治为目的一种微创治疗方法。

二、RFA 途径、操作

在治疗过程中，根据病人的病情，选择 B 超、CT 等影像导引经皮穿刺、胸、腹腔镜或开胸、腹途径将射频电极插入肿瘤组织直接杀灭肿瘤细胞，从而达到治疗目的。

RFA 的具体操作方法：病人在局部麻醉或静脉全身麻醉后，在 CT 或超声的引导下，在皮肤作一穿刺点，将电极针穿刺入肿瘤组织，开启射频发生器，另外双下肢各接一个电极作为地线，自动计算射频能量的大小进行射频治疗。每次射频时间为 12min，对于较大的肿瘤可根据肿瘤大小和几何形状进行多次射频消融或联合其他治疗方法以达到彻底破坏肿瘤的目的。

三、RFA 并发证、适应证

一般认为射频治疗并发证发生率有 5％左右，常见的有疼痛、发热、胸腔积液、皮肤灼伤等；且大多反应轻，经对症处理可很快缓解。

由于 RFA 具有微创、疗效确切、副作用小、痛苦少、安全性高、并发证少、恢复快、操作简便、术后生活质量好、治疗范围广、住院时间短、易于重复治疗等特点而备受瞩目。另外 RFA 无放、化疗等治疗的副作用，与无水酒精注射、微波、冷冻等物化治疗相比，肿瘤杀灭率更高，安全性更好。因此，随着 RFA 技术的完善，其治疗效果明确，越来越引起临床医师的关注和重视，其在肿瘤治疗领域中运用也越来越深入，现在已广泛运用于多种实体性肿瘤的治疗中，目前 RFA 主要适用于：

1. 肝癌

不适宜手术切除的肝癌特别是肿瘤直径小于 3～5cm 以下的肝癌；转移性肝癌转移灶在 3 个以下，且单个肿瘤在 3cm 以下。经过大量病例的经验积累，现国际上对于肝癌治疗已达成共识，射频治疗安全、有效。对小肝癌的治疗效果与手术治疗相当，对大肝癌和晚期肝癌结合化疗等治疗也有肯定的疗效。

2. 肺癌

周围型肺癌，肿瘤直径小于 3～5cm 以下；转移性肺癌转移灶在 3 个以下，且单个肿瘤在 3cm 以下。

3. 肾脏肿瘤

确定肿瘤位于单肾，高龄或因其他原因而禁忌做肾脏全切或部分切除者，或肿瘤较小尚未侵犯肾门及中央集合系统者。

4. 骨样骨瘤、骨转移

适用于大多数位于四肢骨骼和骨盆的骨样骨瘤。以及各种原因引起的骨转移瘤。

5. 头颈部、纵隔、盆腔实体肿瘤

由于肿瘤的位置、范围、虚弱的全身状况或多次手术史，已失去外科切除指征患者。

6. 胰腺肿瘤

包括治疗小的内分泌肿瘤及姑息治疗不可切除的胰腺肿瘤。

7. 其他实体肿瘤

四、消融治疗和其他介入治疗的相关关系

消融治疗在实体肿瘤综合治疗中发挥作用显著，消融治疗与栓塞化疗可增加治疗肿瘤疗效的主要因素有：增加细胞外的自由基产生；增加血管内皮细胞膜的通透性，有利于化疗药物转向细胞内；增加化学药物向细胞内输送和脂质体内化学药物的沉积；消融治疗破坏细胞膜的 MDR（multidrug-resistant）泵的功能（尤其是界于被消融与消融的区域）。

介入消融治疗和化学治疗的协同作用。行全身多疗程化疗后，肿瘤仍有局部残留，对于局部实体性肿瘤进行消融治疗从而得到根治的效果，对较大肿瘤进行经皮射频消融治疗，其目的在于减少肿瘤的负荷，同时肿瘤坏死后产生免疫原性，刺激机体免疫系统对肿瘤的杀伤作用。

五、肿瘤消融治疗目前存在的问题与发展趋势

（1）射频消融治疗能使消融电极范围内的肿瘤局部温度升高到 90℃ 以上，理论上能保证局部肿瘤完全坏死，但需要注意的是如肿瘤有非常丰富的动脉血供，影像学上表现为肿瘤强化及染色明显，这时有效消融范围内的局部温度可能难以上升到理想状态，通常处理这种情况是采用动脉栓塞的方法减少肿瘤血供，增加局部温度，此种方法已为临床所证实疗效显著，对肝癌的治疗运用 TACE（transcatheter arterial chemoembolization，经皮动脉化疗栓塞术）联合 RFA 治疗，即首先行 TACE 术阻断动脉血供，再行消融治疗。肝癌的介入治疗模式也转变为 TACE 与 RFA 有机序贯治疗的模式。但是目前存在的主要问题是在肿瘤动脉血管难以栓塞的情况下，即会影响肿瘤的完全坏死率。这可能要与抗肿瘤新生血管联合运用才能发挥较为显著的作用。

（2）在肿瘤靠近大血管时（如下腔静脉），血液流动引起的局部温度难以达到有效范围内，这时为了使肿瘤完全坏死，可能要联合其他治疗方法方能有效促使肿瘤完全坏死。

（3）肿瘤的部位也影响肿瘤的完全坏死，如肿瘤靠近膈顶、肝门区、心底区时，为了使消融治疗得到理想的结果，必须在精确的影像学定位下才能完成，因此，我们主张运用 CT 定位，其效果明显优越于常规的 B 超定位。

（4）肿瘤体积过大的情况下（肿瘤直径大于 5cm），肿瘤经 RFA 治疗难以一次使肿瘤完全坏死，这时需要行叠加治疗或多次射频消融治疗，同时需要与其他治疗方法联合运用才能最大限度使肿瘤坏死。临床上发展的方向是增加射频消融仪的功率，对射频消融电极进行进一步的改造，使其有更大面积的作用范围，提高其治疗效果。

（5）在射频设备方面，消融电极、消融时间与温度的设定均直接影响治疗效果。早期的单电极，治疗直径小于 1.6cm，消融区域小，现在的多电极阵可根据病灶范围形成不同的直径球体，扩大了射频消融的范围；冷循环电极通过在电极表面设置冷却装置，避免电

极表面结痂，也扩大了消融范围。随着射频设备与治疗技术的进步，有效热消融的范围也扩大了，更有利于肿瘤的治疗。

（6）目前，CT 或 B 超引导下的消融治疗大多是在局部麻醉联合镇静剂的运用下完成的，但在射频消融过程中部分患者疼痛非常明显，难以进一步完成消融治疗，这时要考虑在全身麻醉下行消融治疗。

（7）消融治疗的发展趋势是向"适形"消融、消融治疗有机联合其他治疗方式、消融治疗在实体肿瘤领域上增大的方向发展，对消融治疗的分子生物学变化将有更为深刻的认识。

第五节 氩氦刀治疗

氩氦刀是近年来在美国研制成功的氩氦超导技术系统，是世界上第一个模拟太空火箭制导技术，是当前唯一可精确直接杀死癌细胞的准确可靠高精度治疗仪器，它的研制成功，是癌瘤治疗史上的一次新突破。

一、氩氦刀工作原理及特点

氩氦刀并非真正的手术刀，是采用全监控准确定位微小创伤经皮穿刺治疗癌瘤的新高科技的治疗系统。选择出 4～8 支超导并具有温差电偶监测的超导针，在胸腔镜、腹腔镜、膀胱镜、X 光、B 超或 CT 的引导下直接准确地定位穿入癌瘤组织，在电子计算机的监控下，在 3min 内立即将癌瘤组织细胞冷冻至 $-195℃$，几分钟内将癌瘤组织冻成冰球，癌瘤组织细胞破裂坏死。然后高压氦气快速释放，使处于冰球状态的病变组织急速升温解冻，导致细胞膜破裂、蛋白质变性，细胞死亡。

氩氦刀在医学上的突破还在于其独特的高压氦气快速加温系统。它的发明，不仅可以解决超低温对正常组织的冷冻伤害这个难题，更可急速加热处于超低温状态的病变组织，从而施行快速热疗。当加热至一定温度时，又可再进行快速冷冻。此种冷热逆转疗法，对病变组织的摧毁尤为彻底。同时又可以调控肿瘤抗原，激活抗癌瘤免疫反应，这就形成一次治疗、两种方法、三种效应的高疗效，是世界上第一个，也是唯一兼具超低温冷冻和热疗双重效能的医疗系统。

氩氦刀治疗癌瘤成功率高，通过微创穿刺技术，对病人的损伤小、不开刀、不出血或少出血；良好的成功率和较低的并发症率；对正常器官组织细胞无毒性；手术损害轻微，病人恢复快；可重复及反复做，可单独施行，也可与化放疗或手术疗法结合；效果显著，操作容易，易于病人接受；冷热交替治疗，效果更彻底；免疫治疗效果。因此，这种微创手术可以大大减轻病人的痛苦，延长病人的生命。

二、适应证、禁忌证

从理论上讲，只要穿刺的冷冻部位不会伤及大血管、重要神经和临近脏器者，均可实施这种治疗，且不受肿瘤性质的限制。例如：①肺门区以外的肺癌、胸部肿瘤；②肝门经外的肝原发和转移癌（4 个病灶以内）、肝血管瘤；肾癌；③直肠癌术后复发；前列腺癌、前列腺良性增生；④不宜手术的乳腺癌；⑤口内癌；⑥面、颈部肿瘤及全身各部软组织肿瘤；⑦颅内颞、顶部 4cm 以内的胶质瘤；⑧腹、盆腔可穿刺的肿瘤等。一次治疗一般在

6cm 以内，否则需分次治疗。

氩氦刀无论对早期或晚期癌症病人均适合。对早期癌症，如无血行和淋巴结转移，尽早行氩氦刀治疗可达根治目的，一次将肿瘤全部切除。对晚期癌症，或老年人，或其他治疗失败的病人，氩氦刀仍可应用，达到姑息性切除肿瘤的目的，减轻瘤负荷。即使病人已经出现远位转移，如脑转移、肝转移、骨转移等，实行氩氦刀后，切除了大部分原位肿瘤，病人的一般状况可以得到很大改善。

一般来说，对于肿瘤已有多脏器转移，全身情况较差和肝、肾功能不全者，不宜作这种治疗，除此以外，氩氦刀没有很严格的禁忌证。

三、操作技术

根据 CT、MRI、彩超等影像学检查，充分了解病变的位置、大小、比邻关系，确定探针的型号、数量及穿刺入路。在影像设备的导引下穿刺植入探针，确定探针位于肿瘤的靶点后，启动氩气冷冻，持续冷冻 15min 左右。在影像设备的监测下，冰球范围覆盖肿瘤组织并超过其边缘 1cm。然后切换氦气升温，使冰球溶解。再次重新启动冷冻系统，行第二次冷冻—升温过程。术后常规影像学检查，了解冰冻效果，检查有无出血等并发症的发生。

常见的并发症包括不同程度的疼痛、出血、一过性血压升高、心率加快、术后发热等，个别患者还可能出现胸腔积液、腹水、胆瘘等。

四、疗效评价及展望

氩氦刀治疗癌瘤成功率高，通过微创穿刺技术，不用开刀，较少损伤周围正常组织，出血少，治疗彻底，疗效确切，所冻之处肿瘤无不死亡。属于物理性治疗，没有任何副作用。治疗期限短，一般一次治疗即可结束，观察 2～3 天即可出院，因而非治疗性开支少。病人恢复快，痛苦少。

国外研究资料显示，氩氦刀对于多种局部癌瘤的治疗，病人的生存率明显增高，生活质量明显改善，使众多的癌瘤患者生命得以延长，健康状况得到保障。缺点：因需要经皮穿刺，还是有一定损伤；5cm 病灶一般要冷冻 7cm 直径，基本上可以达到手术切除的效果，但较大且不规则的病灶，"冷切"效果不如手术彻底。

同其他任何治疗手段一样，冷冻消融时对组织细胞的摧毁无选择性，在肿瘤消融过程中要注意对邻近重要结构的保护，避免对正常组织的过多损伤，同时要考虑对器官功能和代谢的影响。其次，氩氦刀靶向治疗是局部治疗技术的一种，而肿瘤却是一种全身性疾病，在治疗过程中，应注意综合治疗技术的应用，应根据肿瘤的发生部位、大小、是否有邻近器官的侵犯和远处转移、患者的身体状况等因素，选择其他不同的辅助治疗方法。可以相信，随着各种肿瘤治疗技术的综合运用，可以有效地控制肿瘤的生长，延长患者生命。

第十三章 肿瘤的急症、并发症治疗

第一节 肿瘤急症的内容以及处理原则

肿瘤急症（Oncology Emergencies）是指肿瘤患者在肿瘤疾病发生、发展的过程或治疗中出现的一切危象或者危及生命的并发症。从这个意义上讲，肿瘤急症的范围十分广泛，它几乎涵盖了各系统的肿瘤常见并发症，由于患者的疾病处于一个动态的过程，随着疾病进程的发展，这些常见并发症都可以进一步加重，并产生可能危及患者生命的现象。

肿瘤急症的内容主要包括两个方面。其一，由肿瘤本身所引起的疾患，如上腔静脉综合征、脊髓压迫综合征、恶性体腔积液和高钙血症等。第二，主要是指由各种治疗手段，如手术、放射治疗、化疗、靶向药物治疗、介入等引起的急性并发症。这些并发症发生迅速，进展快，缺乏临床特异性，但是，这部分并发症具有一定的治疗诱因和与治疗相关的临床表现，可以提示临床诊断。较之于肿瘤治疗而言，肿瘤急症和肿瘤并发症治疗更加具有积极的治疗意义。

由于肿瘤急症、并发症的发生原因、发病机理、临床表现具有多样性的特点，对于临床肿瘤并发症的分类学研究也就存在着分类标准的多样性和困难性。对肿瘤并发症的研究分类以往多根据研究者的不同研究角度、研究重点、研究方法和方向进行。实际上，这种分类对于指导临床诊疗而言意义不大。一般很少有人对于肿瘤并发症的分类学进行过深的研究，或者利用分类学来指导临床的肿瘤诊疗工作。

一、按照发病机理分类

1. 肿瘤自身因素直接引发的并发症

（1）肿瘤压迫或梗阻重要脏器。肿瘤瘤体、转移淋巴结、转移病灶等对机体重要组织、器官的压迫，或者占位性病变所导致梗阻性病变。此类并发症的发生多数为临床肿瘤"急症"，又主要以肿瘤淋巴结转移、转移病灶以及其他特异性、特征性表现为多见。主要包括：上腔静脉综合征、下腔静脉综合征、脊髓压迫症、神经和/或神经丛压迫、颅内压增高症、肠梗阻、阻塞性黄疸、泌尿道梗阻和阻塞性肺炎等。

（2）肿瘤直接侵蚀血管、淋巴管、空腔脏器及其脏器间连接、延续。主要表现为肿瘤组织直接侵袭性生长所引发的血管破裂、淋巴管溢漏、空腔脏器穿孔及其脏器间异常的连通。主要表现为血管破裂性出血、血尿、血便、乳糜性胸、腹水、食管瘘、气管瘘、食管气管瘘、直肠阴道瘘、直肠膀胱瘘、肠穿孔等。这些症状和相关体征具有提示疾病部位、生长类型、病情、疾病分期和预后等作用。

（3）病理性骨折。主要是指原发病灶的肿瘤细胞直接侵犯或者肿瘤转移至四肢长骨、脊髓组成骨、破坏骨以及周围组织器官的结构，限制骨、关节的功能。临床实际的骨转移性病灶一般可以导致四肢长骨、脊椎承重骨、骨盆组成骨的结构、功能受损，其引发的病理性骨折或者压缩性骨折的临床表现和影响更加明显、更加突出。

（4）肿瘤代谢相关的并发症。由于肿瘤特殊的生物学行为所导致的由于肿瘤直接或间接所引发的与肿瘤相关的或与肿瘤诊疗相关的表现。包括：肝癌患者多见的多种肿瘤可以产生、分泌的类胰岛素样细胞因子所引发的低血糖或低血糖昏迷；与骨转移或血液性疾病相关的高钙血症；肿瘤垂体肿瘤引起的生长发育异常；白血病引起的高尿酸血症；化疗敏感性肿瘤治疗中所引发的肿瘤溶解综合征等。

（5）肿瘤相关的免疫功能异常。肿瘤可以直接造成机体的防御机能下降，也可引发各种自身免疫性疾病。

2. 肿瘤间接引起的并发症

（1）肿瘤对神经系统的远隔效应。神经系统没有转移的情况下出现的神经精神症状，其产生机理与多种因素相关，包括肿瘤影响代谢及内分泌功能，肿瘤代谢产物毒性作用，免疫反应，病毒感染，维生素缺乏等。临床表现为：亚急性小脑变性、癌性灰质性脑脊髓炎、进行性多灶性白质脑病、光感受器变性、亚急性坏死性脊髓病、类运动神经元疾病、多发性肌炎、癌性周围神经病等。

（2）异位激素综合征与代谢紊乱。主要是由于部分内分泌组织、器官发生恶性肿瘤占位或者肿瘤细胞侵及、转移所导致的内分泌异常表现。包括：嗜铬细胞瘤危象、异位促肾上腺皮质激素综合征、抗利尿激素分泌异常综合征、高血糖素瘤综合征、肾上腺危象、类癌综合征、艾-卓综合征等。

（3）肿瘤的非特异性皮肤、肌肉表现。包括与肿瘤相关性的带状疱疹、皮肌炎、类癌综合征的皮肤改变、重症肌无力、药物性皮肤黏膜反应。

3. 肿瘤造成的心理与精神并发症

（1）反应性焦虑症：包括急性焦虑障碍（惊恐发作）和广泛性焦虑。

（2）反应性抑郁症。

（3）其他精神问题：肿瘤相关性精神问题的内容相当广泛，包括肿瘤诊疗前、中、后患者的各种精神改变。在这些问题中，部分问题常与非肿瘤病人特殊性心理状态的表现相接近或一致，因而不被人们所重视，极易引发更为严重的精神性疾病。主要包括，易激惹、孤独感、失助感、被动依赖、多疑、条件反射性呕吐、性心理及性功能障碍、投射反应、记忆障碍、情感障碍知觉障碍、瞻妄、幻觉状态、急性痴呆、神游、类木僵状态、缄默状态、类躁狂状态、兴奋状态、思想奔逸、情感高涨、认同问题、自杀。

4. 肿瘤的医源性并发症

肿瘤的医源性并发症主要是肿瘤诊疗过程中由于医疗行为的干预而导致的与治疗目的无关或者治疗所引发的一系列副反应、伴随综合征等。这部分并发症是肿瘤诊疗过程中最为常见的，多数情况下可以采取积极、有效的措施将并发症发生率降低到最低、程度减轻甚至于完全可以避免。这也是可控的一部分肿瘤并发症。

（1）手术治疗相关的并发症：倾倒综合征、术后血栓形成、术后所致的管腔狭窄等。

（2）放射治疗相关的并发症：放射性脑病、放射性脊髓病、放射性皮肤黏膜损坏、放射性中耳炎、放射性水肿、放射性气管炎、放射性食管炎、放射性肺炎、放射性肠炎等。

（3）化学治疗相关的并发症。包括化疗药物所导致的消化道恶心、呕吐、腹泻、便秘，骨髓抑制，化疗药物所导致的心脏、肺、肝脏、肾脏等药物性损害。此外，尚包括由于化疗药物本身特殊的化学结构、作用特点所引发的药物性不良反应。

（4）生物治疗相关的并发症。主要包括药物性发热、骨痛、周身不适、类上感样反应、水钠潴留以及血液性毒性反应等。

（5）内分泌治疗相关的并发症。主要与内分泌制剂使用过程中激素水平调节失衡、激素药物性不良反应相关。包括：子宫内膜增厚、肾上腺增生、类皮酯醇增多症、水钠潴留、性功能异常或障碍等。

（6）中医药治疗相关的并发症：传统概念的中医药治疗常把人们带入中医中药治疗无毒或低毒的误区。其实，中医药治疗与西医药治疗相一致，可以发生由于药物性因素以及诊疗手段所引发的各种并发症及不良反应。由于中药的成分复杂，组方变化多样，又具有同病异治、异病同治等特点，药物性毒性更加难以具体、明确、不易量化。

（7）各种侵入性操作相关的并发症。主要包括治疗相关性损伤、副损伤等。

（8）诊断相关的并发症。与诊断性操作技术以及诊断性药物、器械性损伤相关，包括：各种诊断性操作过程中引发的机体有创性损伤，如出血、感染、血管损害、淋巴管损害、神经副损伤、造影引发的血管损伤、造影剂过敏、造影剂肾病等。

二、肿瘤急症、并发症的处理原则

由于肿瘤急症具有发展速度快、危害性大、直接危及患者生命等特点。因此，在临床上对其治疗强调：及早发现、早期诊断、争取最佳治疗时机。此外，在诊治中应恰当而迅速地采取各种可行的治疗措施进行治疗，这样的目的是最大限度地减轻患者的痛苦，改善病人的生活质量，争取延长生存期。

第二节 上腔静脉综合征

上腔静脉综合征（Superior Vena Cava Syndrome，SVCS）是上腔静脉或其周围的各种不同病因引起的完全性或不完全性上腔静脉阻塞，致使流经上腔静脉的血液回流到右心房完全或者部分受阻所造成的一组临床征象。主要表现为上肢、颈部以及颜面部的淤血水肿，以及上半身的浅表静脉的曲张，是肿瘤科较常见的急性或亚急性病症之一。有可能危及病人生命，一般应从速处理。以往的书籍、文献中对于上腔静脉综合征也有称为"上腔静脉阻塞综合征"或"纵隔综合征"。

一、解剖学基础

上腔静脉位于纵隔右缘，侧面观它居中偏前，处于气管前方，成人上腔静脉长约 6～8cm，宽 1.5～2.0cm。它由左、右头臂静脉（无名静脉）在右侧第一胸肋后方汇合而成，然后沿胸骨右缘垂直下行，在右侧第五胸肋关节处注入右心房。据报道，上腔静脉起点平第一肋的占 91.4%，止点在第三肋的占 48.6%，沿右胸骨线行走的占 86.6%。当其穿入心包腔之前，收纳的主要属支为奇静脉。奇静脉直接收纳右侧诸肋间静脉，还直接或通过半奇静脉和副半奇静脉收纳左侧诸肋间静脉；收纳纵隔，特别是后纵隔的静脉。因此，上腔静脉是主要的静脉管道，它汇集头、颈、上肢、胸部的血液，返流至右心房。

上腔静脉管壁薄、压力低，且被固定在上纵隔的右前方，它在胸骨的后方紧邻右主支气管和升主动脉，前面有纵隔淋巴结，后面是右侧或气管旁淋巴结，完全被淋巴结链所包绕。因此上腔静脉及其主要属支奇静脉最易受到纵隔内肿大的淋巴结压迫。

上腔静脉有较丰富的侧支循环，如果受到压迫，它有可能开通以下四条侧支循环：①乳内静脉通路。由此与腹壁深静脉、膈肌静脉、肋间静脉、胸壁浅静脉沟通，向奇静脉和髂外静脉引流。②椎静脉通路。椎内和椎静脉丛引流肋间和腰骶丛静脉，部分与乳内静脉、奇静脉相通。③胸腹壁静脉通路。侧胸壁、胸腹壁、上腹及旋髂前上静脉，通过与乳内静脉的交通支回流。④奇静脉通路。奇静脉、半奇静脉和腰静脉等，沟通上、下腔静脉。由此可见，奇静脉是上腔静脉最重要的侧交通路。有人用狗做实验，在奇静脉以下水平结扎上腔静脉，则狗不能存活；若在奇静脉以上结扎则能耐受。

对于上腔静脉的长时间阻塞可以引发不可逆的血栓形成，和血栓形成引发的血管内阻塞一样，上腔静脉受到外压所引发的阻塞的部位与临床症状、体征以及静脉回流与侧支循环建立相关。阻塞位于奇静脉入口处的上方的时候，受阻的血流主要经过奇静脉通道重新汇入阻塞部位的下端的上腔静脉和右心房；阻塞的部位在奇静脉的入口下方的时候，受阻的血流主要通过奇静脉、半奇静脉逆流到腰静脉而注入下腔静脉；上腔静脉和奇静脉的入口如果都被阻塞，可以形成通过内乳静脉通路、胸外侧静脉通路和脊柱静脉通路等深浅两组静脉形成的引流上半身血液的侧支循环。

二、病因

上腔静脉综合征的病因学发展是随着人类疾病谱的改变而发生着变化的，20世纪中叶，统计分析，发生上腔静脉综合征的病因主要集中在良性疾病，其中又以主动脉瘤，尤其是梅毒性主动脉瘤为多见，其次是纵隔炎。此两项约占全部上腔静脉综合征发病率的40%～45%。随着时间的推移，人类的疾病谱已经发生了很大的变化，目前肿瘤已经成为严重威胁人类健康的主要疾病，因此，在上腔静脉综合征的病因中肿瘤性疾病因素已经成为主要因素。

1. 恶性肿瘤疾病

据统计分析，目前肿瘤因素所致的上腔静脉综合征约占发病病因的90%以上，甚至最近的研究显示肿瘤性因素大约超过97%，其中，75%为肺癌，尤其是小细胞肺癌，恶性淋巴瘤也占有相当高的比例。肺癌（尤其是小细胞肺癌）的发生率大约为3%～5%，恶性淋巴瘤患者SVCS的发生率为3%～8%。在并发上腔静脉综合征的患者中，大约9%～20%的是胸腔内转移性肿瘤，多数发生在乳腺和睾丸的恶性肿瘤。此外，胸骨后的甲状腺腺瘤、胸腺瘤以及支气管囊肿和结节病等病变的压迫也可以引发相关症状。

2. 非恶性肿瘤性疾病

非恶性肿瘤性病变引起的SVCS仅占全部的3%左右，但发生率在不同的医疗单位中可能有所差异，在一般的、普通、综合性医院其发生率要高于肿瘤专科医院。较常见的原因有甲状腺肿、慢性纵隔炎（特发性纵隔纤维化）、原发性上腔静脉狭窄或血栓形成、主动脉瘤等。不论是良性疾病还是恶性疾病所引发的上腔静脉综合征，较好地鉴别SVCS的病因，对治疗和预后均具有重要意义。

三、临床表现

上腔静脉综合征的临床表现主要集中在上腔静脉压迫迅速发生和/或侧支循环失代偿

上。主要会表现在静脉回流障碍，气管、食管以及喉返神经受压，以及其他的血栓、中枢神经系统受损的相关症状。

1. 静脉回流障碍

面颈部以及上肢出现充血和非凹陷性浮肿、"披肩状"浮肿、结膜水肿、颈部增粗、胸腹壁浅表静脉扩张以及发绀。坐位或者站立的时候，上述症状、体征可以得到轻度缓解或减轻，常伴有头昏和头胀。对于已经发生阻塞或者长时间的上腔静脉阻塞，上述症状、体征会加剧，引起血流瘀滞、静脉压力增加，在严重的 SVCS 时，静脉压力可高达 27～67kPa（200～500mmHg），血栓形成，最终导致脑水肿、颅内压升高，甚至可以引发腹腔积液、心包积液。这也是 SVCS 病人死亡的主要原因。由于回心血量的减少，患者可出现呼吸困难。

2. 静脉曲张和侧支循环的建立

上腔静脉出现急性阻塞以后，可以引发其静脉属支的血液回流障碍，受阻的远端静脉压力升高，最终导致侧支循环的形成以及静脉曲张的发生。上述情况的发生与阻塞的部位相关。阻塞位于奇静脉入口处的上方的时候，受阻的血流方向仍然可以正常，主要经过奇静脉通道重新汇入阻塞部位下端的上腔静脉和右心房，颈胸部可以出现静脉曲张；阻塞的部位在奇静脉的入口下方的时候，受阻的血流的方向向下，主要通过奇静脉、半奇静脉逆流到腰静脉而注入下腔静脉，胸腹壁的静脉可以出现曲张；上腔静脉和奇静脉的入口如果都被阻塞，可以形成通过内乳静脉通路、胸外侧静脉通路和脊柱静脉通路等深浅两组静脉形成的引流上半身血液的侧支循环，侧支循环的建立可以与门静脉相沟通，同时可以出现食管、胃底、贲门的静脉曲张。

3. 气管、食管以及喉返神经受压

部分患者可以因为气管、食管以及喉返神经受侵而出现咳嗽、呼吸困难、进食不畅，声音嘶哑以及 Horner 综合征表现（同侧眼睑下垂、瞳孔缩小、眼球内陷、脸部以及胸壁无汗等表现）。同时，由于静脉压力增高，淋巴回流受阻和肺门淋巴液逆流而发生肺水肿等症状，而且极易合并感染，引发发热。

4. 中枢神经系统受损表现

上腔静脉的阻塞往往可以导致不可逆的静脉血栓形成，以及包括脑水肿、颅内压增高、椎弓根压迫等中枢神经系统受损害的表现，部分患者可以出现意识和精神的改变。

四、诊断与鉴别诊断

SVCS 具有典型的临床症状和体征，诊断一般并不困难。凡充血、水肿出现于面、颈、上肢与上胸部，患者有颈静脉怒张，前胸部和/或腹部浅表静脉曲张，并兼有呼吸困难、咳嗽、胸痛等症状与体征，胸部 X 线检查揭示纵隔增宽，即可初步诊断为 SVCS。腹壁浅静脉曲张情况及年龄对估计病因及阻塞部位有一定帮助。

出现 SVCS，在 40 岁以下的患者多为恶性淋巴瘤，在 40 岁以上的患者多为肺瘤。但在无原发肿瘤病史，肺内看不到原发病灶时，病因诊断可能有困难，应认真询问病史、症状和体检，做必要的辅助检查，可排除为数虽少但却极为重要的良性疾病。

常用的辅助检查包括：

1. 影像学诊断

（1）X 线胸片。对大多数病例能提供有诊断意义的信息。Parish 等研究指出：SVCS 患者胸片正常者只有 16％，多数有上纵隔增宽与胸腔积液。SVCS 合并有肺部病变或肺门淋巴结病变约占 50％，一般在上纵隔（右侧占 75％）显示有肿块。20％～50％的患者可伴有胸腔积液（多为右侧）。

（2）CT。由于纵隔内各种组织多层次重叠，普通 X 线胸片或断层摄片上常难以显示其内的病变，故纵隔有 X 线检查的"盲区"之称，以致部分 SVCS 在胸片上表现为纵隔正常，而 CT 横断面可避免上述缺陷。胡华成综述依靠 CT 诊断的常见纵隔肿瘤有胸腺瘤、畸胎瘤、胸内甲状腺、神经原性肿瘤、囊肿性肿瘤、恶性淋巴瘤、肿大的淋巴结以及含脂肪的病变等。

（3）磁共振成像（MR）。能将血管与周围软组织肿块明确地区别开来，结合冠状和矢状面图像。较 CT 更能了解肿瘤形态特征；尚能描述肿瘤被膜的厚度、内部有无变性、与周围组织的关系及有无浸润等，对良恶性病变鉴别也有裨益。

（4）上腔静脉造影。可了解上腔静脉有无栓塞、受压等。对 SVCS 的诊断有一定益处。

2. 细胞学或病理学诊断

（1）细胞学检查。对肺癌特别是小细胞肺癌的诊断，痰细胞学检查与组织学检查一样正确。浅表淋巴结肿大时（如锁骨上淋巴结），针吸细胞学检查可明确其是否为转移癌，间接作出 SVCS 的病因诊断。有胸腔积液者亦可通过做胸腔积液的细胞学、生化及细菌学等检查帮助诊断。

（2）经胸腔纵隔针吸活检（TNB）。可用于难以定性的肺部肿块或浸润性病变及纵隔肿瘤的诊断，在 CT 或超声导向下行纵隔 TNB，一定程度上能避免较大损伤的发生。

3. 其他检查

支气管镜刷洗及活检、食管镜检、纵隔镜以及开胸探查术等损伤性诊断方法虽有一定危险性，但有必要时尚需积极进行，因确定诊断对进一步治疗与预后的判断有重要意义。Jahangiri 等报告 14 例有 SVCS 的患者，所有非损伤检查方法未能确诊，而行纵隔镜检 13 例获得了组织学诊断，并认为此项检查是一种安全、有效的技术。此外，小细胞肺癌（SCLC）和非霍奇金淋巴瘤（NHL）常累及骨髓，骨髓活检有助于诊断与分期。

4. 上、下肢静脉压力测量

静脉压测定对诊断具有一定的帮助。SVCS 的周围静脉压可达到 $1.47～4.9kPa$（$150～500mmH_2O$），若同时发现两侧上肢静脉压差大于 $0.098kPa$（$10mmH_2O$），更支持 SVCS 的诊断。注意呼吸对水柱波动的影响，可了解有无下腔静脉旁路。奇静脉阻塞伴下腔静脉侧支循环形成的情况下，吸气时水柱抬高，呼气时降低，恰与正常情况下形成鲜明的对比。

鉴别诊断主要在于区别 SVCS 的病因是恶性肿瘤或良性病变。根据病史、起病缓急、阻塞程度与侧支循环形成状况，影像学检查，特别是胸部正、侧位摄片以及内镜或手术活检和细胞学检查，大多数情况下可以作出两者之间的鉴别。

在综合医院要更重视恶性肿瘤的诊断。在肿瘤专科医院则要重视非恶性肿瘤的诊断。

因多种原因可导致的 SVCS，如：①肺门淋巴结核，在儿童及青年多见，常有低热、盗汗等中毒症状，结核菌素试验阳性，抗痨治疗有效；②胸内甲状腺肿，有可疑的时候可以进行放射性核素[131]I 扫描检查；③前纵隔良性肿瘤，如囊肿、畸胎瘤与胸腺瘤等，病史与影像学检查可提供重要的诊断线索；④慢性纵隔炎，又称特发性纵隔纤维化，可由结核、梅毒、组织胞浆菌病、结节病、外伤后纵隔出血与锁骨下静脉留置导管等多种原因引起，一般进展缓慢，早期通常无症状。X 线检查除有纵隔胸膜增厚或上纵隔增宽外，病变区可见钙化阴影。

如果对 SVCS 没有足够的警惕，下列情况亦易引起误诊：仅面部肿胀明显时可误作为肾炎或肾病；面部及上胸部肿胀时，可被误诊为柯兴综合征；SVCS 以刺激性咳嗽为突出症状者可误诊为支气管炎；颈部肿胀明显可能误诊为甲状腺肿；SVCS 患者常值病情晚期，若伴严重的贫血、低蛋白血症性水肿和心脏疾患，很易与心包填塞、充血性心力衰竭混淆。此类情况下可同时测定上、下肢的静脉压 SVCS 为上肢静脉压高，而后者下肢静脉压高。两侧上肢静脉压相差大于 0.098 kPa（10mmH$_2$O），也强烈提示上腔静脉阻塞。

五、治疗

SVCS 的发生属于肿瘤急症范畴，SVCS 的治疗应该及早进行，原则上根据 SVCS 的病因和病人的身体状况，合理地、有计划地应用现有的治疗手段，这样不仅可以改善 SVCS 的临床症状，而且因为引发 SVCS 的病因多数属于化疗、放射治疗敏感的肿瘤，因此应力图治愈原发肿瘤而达到治疗的目的。对于部分暂时不能确定临床诊断的患者，也可以先行有针对性地处理，同时尽快确定诊断，实施治疗措施。

SVCS 绝大多数是恶性肿瘤所致，且主要为肺癌和恶性淋巴瘤。适当的综合治疗是控制各种恶性肿瘤遵循的原则，SVCS 也不例外。SCLC 及 NHL 应首选联合化疗，病灶和邻近淋巴结区放疗可增强局部病变的控制。SCLC 所致的 SVCS 应首选放疗并按 CT 资料设计治疗计划，总量超过 50Gy。手术治疗只有 SVCS 迅速恶化保守治疗无效或某些良性病变是适应证。介入治疗也是可以考虑的一种暂时缓解措施。

（一）内科治疗

1. 一般措施

对于临床高度怀疑或者诊断明确的 SVCS 患者，应加强患者的一般性处理。对于部分症状较轻的患者，有时候一般性措施的实施就可以取得明显的疗效，其主要包括：体位限制、低盐饮食、利尿、抗凝、糖皮质激素的应用。

具体内容包括：应该要求患者保持卧床，采用半坐卧位、高枕卧位、头部抬高，以减少上半身的静脉血流量；持续性吸氧；减少心输出量和静脉压力；限制液体及钠盐摄入量，使用利尿剂，利尿剂的使用可以减少抗利尿激素的分泌，减少液体潴留和消除水肿，但是需要注意的是，利尿剂使用中需要避免过度的利尿，以免发生脱水加重和诱发血液的黏滞性增高；大剂量糖皮质类固醇使用，一般用地塞米松 10～20mg，连续 3～7 天，能暂时性减轻呼吸困难，缓解与肿瘤坏死和放疗有关的水肿及炎症反应，进而改善阻塞情况，而且对淋巴瘤和小细胞肺癌有协同治疗作用；使用止痛与镇静剂，可能减轻胸痛及呼吸困难而致的焦虑与不适；若估计有血栓形成，可加用溶解纤维蛋白的药物，如肝素和丙酮苄羟香豆素等。

2. 化疗

化疗对某些化疗敏感的肿瘤，如 SCLC、NHL 和生殖细胞肿瘤有明显的效果。这些肿瘤约占 SVCS 的 50%，即使出现 SVCS，也有治愈的可能。化学药物治疗可以作为放射治疗的主要辅助治疗手段，也可以作为引起 SVCS 的主要治疗措施。尤其对于恶性淋巴瘤、小细胞肺癌、生殖细胞性肿瘤所引发的 SVCS，可以作为首选的治疗手段。SVCS 的首程化疗剂量一般选择较大，适宜采用冲击治疗的方法，同时可以配合选择使用大剂量的肾上腺皮质激素。

注射化疗药物时，必须避免注射上肢静脉，特别是不可注射右侧或明显肿胀侧的上肢静脉，以避免因血流缓慢而致药物刺激加重，甚至引起血栓形成或静脉炎。宜选用下肢的小静脉，如下肢静脉穿刺有困难，可以考虑双侧股静脉穿刺中心静脉置管，实在无静脉可用的情况下，最后可选用左上肢静脉。

(1) SCLC。化疗一般先采用氮芥，也可采用 CE、CAP 方案。Ohnoshi 等在 1993 年探讨性研究 CAV-PE 混杂应用治疗 SCLC 患者，疗效好的局限期病人加胸部放射 50Gy，只有获 CR 患者再行预防性脑放射 30Gy。Maddox 报告有 SVCS 的 SCLC 患者以联合化疗或并用放疗是 SCLC 的标准治疗方法。

(2) NHL。临床获得 CR 疗效的比例虽不低，但缓解后仍易复发。诱导缓解较好的方案甚多，但公认的标准方案尚在探索中。化疗可作为 NHL 所致 SVCS 的首选治疗，因它既有局部、又有全身治疗作用，有人主张用局部放疗巩固疗效，认为对大细胞淋巴瘤纵隔肿块大于 10cm 者是有益的。M. D. Anderson 医院治疗继发于 NHL 的 SVCS，单用化疗或放疗、或化疗加放疗均能在 2 周内获得改善。出现吞咽困难、声嘶或喘鸣是有 SVCS 的淋巴瘤患者的不良预后因素。Lango 等报道 Pro-MACE-CytoBOM 方案治疗中、高恶 NHL，CR 率达 86%，5 年以上无瘤生存及总生存率为 69%，并认为是安全、有效的第三代化疗方案。这实际上是两个不同的化疗方案混杂应用。

(3) 其他恶性肿瘤引起的 SVCS，也应根据病人的机体状况及肿瘤的病理类型，临床分期以及既往曾经化疗使用方案等因素进行积极治疗。

(二) 放射治疗

源于恶性肿瘤的 SVCS，放疗仍是目前的首选治疗方法。放射治疗既可以缓解 SVCS 的症状，又可以延长无复发生存期，甚至可以取得根治的效果。一般开始用大剂量治疗 2~4 次，每次 3~4Gy，随后改为 1.5~2.0Gy/d，总量 30~40Gy。放射总量主要按肿瘤类型的病变程度来决定，淋巴瘤 20~40Gy，上皮肿瘤如肺鳞癌或腺癌，往往需要较大剂量，如 50~60Gy/5~7 周方能获局部控制，如病变广泛且有胸外扩散，放疗作为姑息疗法则总量应小。如果病变可完全包括在放疗范围内，放疗有可能根治时则宜用大剂量。放疗野应包括纵隔、肺门和一切邻近肺实质病变。对淋巴瘤的放疗野，一般要扩大到邻近有淋巴结区域包括颈部、纵隔和腋下。如果病变在肺上叶或上纵隔淋巴结肿大则锁骨上淋巴结应包括在放疗野内。放疗效果通常出现快，往往 3~4 天症状有不同程度的改善，1 周内 90% 的病例自觉症状好转，2/3 的患者出现客观疗效。一般恶性淋巴瘤的疗效要比肺癌好。如果疗效不显著应注意是否有血栓形成。

（三）化疗加放疗

对 SVCS，化疗和放疗联合应用效果较好。一般氮芥静脉注射，接着局部放射，再联合化疗 4～6 周。联合治疗中大约 90％以上的多数患者放射 1～2 次或化疗 1～2 周，症状明显改善，疗程结束时症状基本消失。治疗后平均缓解期放疗加化疗较长为 12.2 月，而单用放疗或化疗为 6.5 月。缓解期与原发灶的病理类型密切相关，恶性淋巴瘤、肺鳞癌较长，平均分别为 11.4 月和 9.7 月；小细胞性肺癌和肺腺癌较短，分别为 5.8 月和 4.3 月，这与各种类型肿瘤细胞的生物学特征和转移规律不同，也与肿瘤细胞对化疗与放疗效应有异相关。化疗缩小肿块后再用放疗，可缩小放疗野，保护更多的正常肺组织。

（四）手术治疗

绝大多数的 SVCS 目前均采用放疗和/或化疗进行治疗，故只有应用放疗和/或化疗未获满意效果之后方考虑手术。手术治疗的优点是可以迅速有效地解除上腔静脉的阻塞，继而获得可靠的组织病理学诊断，但是，这种上腔静脉阻塞部位的移植分流术，难度比较大，出血等并发症和死亡率较高，因此对于是否采用手术治疗措施应谨慎决定。是否采用手术治疗，需视病变的性质、内科治疗效果以及症状严重程度而定。

1. 手术的适应证

手术的适应证具有一定的差异，尚未完全统一，目前多数学者推荐认可的手术指征包括：①良性肿瘤应积极手术治疗；②良性病变引起、内科治疗无效或诊断不明，应予手术；③恶性肿瘤引起，估计能将原发病灶与受累的上腔静脉一并切除者，可予手术；④恶性肿瘤无法切除，姑息疗法亦无效，而出现短时间的意识障碍、呼吸困难等危急症状且进行性加重者，谨慎考虑采用手术；⑤侧支循环过度扩张或者破裂出血者。

2. 治疗方法

SVCS 的手术治疗方法主要包括有分流术和移植术两大类。具体包括：①上腔静脉或者无名静脉与右心耳之间的分流术；②上腔静脉或者无名静脉与心包内上腔静脉吻合术；③奇静脉直接与右心耳或者心包内的上腔静脉吻合术；④奇静脉的远端直接吻合到下腔静脉；⑤颈静脉和右心耳或者心包内上腔静脉内之间的血管移植；⑥大隐静脉与颈外静脉的吻合术。移植技术中所采用的血管可以使用人造的血管，也可以使用同种异体主动脉或者自体的静脉，外科治疗的技术难度较大，并发症较多，临床选择需要谨慎而为之。

（五）介入性血管内支架置入

近几年来，随着介入放射学技术的不断发展和成熟，血管内各种内支架置入技术和血栓预防性栓塞技术的成熟，不少作者采用支架技术解决 SVCS，这项技术主要解决的是上腔静脉的解剖学、血液动力学的暂时性问题，对疾病本身的肿块没有什么帮助。但是，这种立竿见影的解决方式，为肿瘤的进一步治疗提供了可能和便利，也是值得尝试的办法。此外，对于部分通过内科保守治疗、化疗、放疗均未获得缓解的病例，此方法的采用，可以立即解决实际工作中的最大困难，为进一步更换治疗方案争取了宝贵的时间。

综上所述，SVCS 原因不明的患者，除一般措施外，在任何特殊治疗之前应力求确诊。凡无原发肿瘤病史，肺内看不到病变时，应重视鉴别诊断，排除少见的、但很重要的纵隔等处良性病变，同时积极对症治疗，为病因学检查创造必要的条件。良性疾病引起的 SVCS，一般有较长的潜隐过程与良好的预后。

第三节　脊　髓　压　迫　症

脊髓压迫症（Spinal Cord Compression，SCC）系指脊髓、马尾、神经根或者血管受到肿瘤性或者非肿瘤性因素的压迫后，出现的脊髓水肿、变性以及坏死等病理学变化，最终导致脊髓功能丧失而出现的一系列的症状与体征。这是一组占位性椎管内病变，具有着明显的渐进性的临床表现。主要表现为受压迫平面以下的肢体的运动、反射、感觉、植物神经功能以及神经营养功能障碍的一系列的症候群。

一、病因

脊髓压迫症的原因很多，包括非肿瘤性因素和肿瘤性因素两大类。近些年来，恶性肿瘤的发病率逐年升高，临床上脊髓压迫症的肿瘤性发病因素所占的比例逐渐增多，目前已经成为最为常见的因素，约占脊髓压迫征的 1/3 到 1/2 左右。

1. 非肿瘤性因素病因

非肿瘤性因素的病因主要包括：脊柱损伤所导致的椎体脱位、骨折、血肿，寄生虫性的肉芽肿、结核、脓肿，椎间盆突出、脊髓血管畸形以及部分先天性脊髓病变所导致的物理性、化学性损伤等。

2. 肿瘤性因素病因

肿瘤性因素主要包括：椎管内肿瘤包括发生于椎管内的各种组织，如脊髓、神经根、脊膜、椎管壁组织来源的各种原发或继发肿瘤肿瘤，在这其中，原发性肿瘤约占 75%～95%，继发性肿瘤约占 5%～25%。椎管内肿瘤的发生可以在脊髓的各个节段。其中，颈段肿瘤的发生率为 13%～26%；胸段肿瘤的发生率约为 42%～67%；腰骶段肿瘤的发生率约为 12%～28%。引起脊髓压迫症的肿瘤可位于椎体本身或椎管内，硬膜内脊髓外的多为脊髓膜瘤、神经纤维瘤，硬膜外的肿瘤 95% 以上为转移癌。髓内肿瘤多为原发性，如神经胶质瘤、室管膜瘤、脂肪瘤。脊椎是骨骼转移中最常见的部位，估计癌症病人 40% 有椎体转移，8%～41% 以脊髓压迫症为首发症状。癌症病人尸检发现 70% 提示脊柱转移。引起脊髓压迫症的原发癌依次为肺癌、乳腺癌、恶性淋巴瘤、多发性骨髓瘤、前列腺癌、肾癌、结肠癌、甲状腺癌、胚胎性癌、神经母细胞瘤。

二、发生机理

脊髓压迫病因对于脊髓的影响主要包括机械性压迫和血液供应障碍。机械性压迫在临床上表现突出，症状表现较快，几乎与机械性损伤同步出现，致伤性较强，压迫被解除以后功能恢复较慢。对于脊髓灰质而言，其耐受压迫的程度明显高于脊髓白质，传导束中的细纤维即感受痛觉和温觉的神经纤维的耐受性明显强于较粗的神经纤维。白质以及粗纤维对于损伤的作用发生较慢，阻断血液供应以后大约 1～5min 可以出现临床相关症状，恢复血液供应以后，其相关症状、功能的恢复也较为快速。对于与脊髓相关的动脉或者静脉受到压迫的时候，产生的瘀血、供血不足、缺氧、营养供应障碍等情况，均可以进一步导致脊髓变性、软化、坏死。在对缺血的耐受方面，白质、细纤维的耐受性明显高于灰质以及粗纤维。

随着对脊髓压迫主要原因和影响因素的研究深入，上述两方面的因素在脊髓压迫的发生机制中的地位也发生了一定的改变。新近研究发现，单纯性压迫已经不再是主要原因，转移瘤生长或向周围软组织侵犯，可以引起椎静脉系统压力增高，进而使脊髓静脉血液瘀滞，局部血管栓塞而使脊髓血供障碍，这是引起脊髓压迫所致的脊髓麻痹的主要原因，因此一旦发生脊髓麻痹，即使手术减压，脊髓的功能也不可能完全恢复。

脊髓受压以后发生的一系列的病理学变化除了与脊髓的受压部位、压迫方式相关以外，还与压迫病变的生长速度有关。临床上根据致病性因素所发展的速度和快慢的不同，可以将脊髓压迫分为急性压迫、亚急性压迫和慢性压迫三种类型。

1. 急性压迫

急性压迫多数由于外力性损害、损伤，转移性肿瘤，急性的硬脊膜外脓肿，椎管内出血所造成的。主要是由于占位性改变在1～3天的短时间内迅速地增加，增加的体积已经超过了脊髓腔的储备空间。这样的形态学改变使得静脉受压，回流受阻，受压迫区域的神经细胞、胶质细胞以及神经轴突发生肿胀；动脉的供血也可以发生障碍，导致缺血、缺氧的发生，引发代谢性的障碍，随着脊髓水肿的进一步加重，其严重程度会进行性加重。这样的损伤可以使得受压平面以下的脊髓与中枢神经系统之间部分性地失去联系，细胞发生萎缩，神经纤维脱髓鞘，脊髓体积缩小。这样的情况渐进性发展可以造成脊髓功能的丧失。

2. 慢性压迫

慢性压迫的发生多数情况下考虑为肿瘤性因素所致，其中包括恶性肿瘤和良性肿瘤。椎管内的良性肿瘤，如神经鞘瘤、脊膜瘤、脂肪瘤、良性畸胎瘤等。此部分患者的发病速度较为缓慢，脊髓针对肿瘤生长的速度也可以对应的发生渐进性的适应和一定的代偿能力，也可以由代偿性的侧支循环建立而获得足够血氧供应。此外，随着椎管内脂肪组织的消失，椎管扩大，椎板、椎弓根和锥体的变薄，骨质受到肿瘤组织的侵袭等一系列的变化，可以使得脊髓的受压在某种程度上获得减轻。这样就可能出现患者在发生脊髓压迫的相当长的一段时间里不会出现明显的症状或者仅仅出现较为轻微的临床症状，当出现临床症状或者相应的临床症状渐进性加重的时候，其症状再表现为进行性的加重表现，一般难以恢复。

3. 亚急性压迫

临床上的病程时间、临床表现一般介于急性压迫和慢性压迫之间。对于肿瘤发生的脊髓压迫，除了部分良性肿瘤所引发的直接压迫和部分肿瘤性因素所引发的急性压迫以外，临床上尚包括肿瘤转移所造成的脊髓压迫情况。肿瘤转移至脊髓的途径包括：肿瘤转移至脊柱，瘤体及其正常受压脊柱骨组织突入椎管；肿瘤转移至椎旁引起椎间隙狭窄，椎间盘突出进入椎管；经血循环或淋巴系统直接进入椎管等多种途径。

三、临床分期

1. 疾病早期

疾病的早期又称为临床刺激期。在此时期，椎管内的占位性病变较小，表现为相应的结构刺激性症状，主要包括：神经根痛和感觉障碍。95％病人疼痛是最先出现的症状，髓外肿瘤尤其如此，开始多为一侧发生，呈间歇性，用力或改变体位等任何引起脑脊液压力增高或神经根受牵拉的情况，均可诱发或加重疼痛。随着肿瘤生长可发展为双侧性及持续性疼痛，休息时更为明显。体检病变椎体可能有棘突压痛或叩痛，常见于硬膜外肿瘤。感觉障碍表现为束带感、肢体发麻、发冷、烧灼或针刺感。有些病人表现为相应神经根支配的肌力下降或肌肉萎缩。

2. 脊髓部分受压期

随着疾病的发展，突出的症状是脊髓的传导束症状。髓外肿瘤所致的感觉障碍常自下逐步向上发展。髓内肿瘤则由上而下逐步发展，绝大多数的感觉、运动障碍均表现在同一侧更加严重或者呈现对称性分布。典型者可出现脊髓半切综合征，即病变水平以下的上运动神经元性瘫痪、深感觉障碍和病变对侧水平以下 2～3 节的痛、温觉减退。

3. 脊髓完全受压期

病变进入到晚期，可以出现脊髓横断性损伤，病变水平以下完全瘫痪，出现感觉、运动消失等神经功能障碍，在肿瘤病人主要是自主神经功能障碍，如便秘、排尿困难或尿失禁等。

四、临床表现

1. 感觉障碍

（1）疼痛。疼痛的发生是脊髓压迫最为常见的临床症状，也是常见的首发性症状。疼痛的发生可以从疾病的早期，即刺激期开始，延续整个疾病的全程，直达疾病的晚期。大多数的髓外肿瘤患者的疼痛表现为沿着神经分布区域扩散的神经根疼痛。髓内肿瘤则往往因为直接刺激脊髓内后角细胞或者感觉传导束，而表现为酸痛或者烧灼痛。

（2）感觉异常。患者可以出现麻木感、蚁走感、束带感、寒冷感、奇痒感，并可以出现感觉错乱等表现。

（3）感觉缺失。患者可以出现痛觉、温度觉、触觉以及本体感觉的缺失。

2. 运动障碍

运动障碍主要表现为不同程度的肌无力和瘫痪，可以伴有肌肉松弛、肌肉萎缩、肌张力和腱反射的异常。在肿瘤的发生以及侵袭部位，可以表现为下运动神经元的瘫痪，即弛缓性瘫痪，尤其以颈膨大和腰膨大部位更加突出。肿瘤压迫平面以下，出现上运动神经元瘫痪，即痉挛性瘫痪的发生。

3. 反射异常

肿瘤所在的节段出现反射减弱或者消失，在此节段以下，浅反射消失，深反射亢进，并可以出现病理性反射。

4. 植物神经功能紊乱

包括膀胱、直肠功能的障碍，出汗异常，瞳孔改变，血管舒缩和立毛肌反射异常等。

5. 其他相关性症状

主要包括棘突压痛、三叉神经和后组颅神经的损害的相关性症状，蛛网膜下腔出血和颅内压增高等症状。

6. 不同平面的椎管内肿瘤的临床特点

①$C_{1\sim4}$占位：颈枕部痛，头颈活动受限，面部呈洋葱皮样麻木，呼吸困难，胸锁乳突肌、斜方肌萎缩，四肢呈上运动神经元性瘫痪；②$C_5\sim T_1$占位：四肢瘫、臂部肌萎缩和 Horner 综合征等；③$T_{2\sim8}$占位：上胸至上腹部有神经根痛伴束带感，下肢呈上运动神

元性瘫痪，腹壁反射消失；④$T_{9\sim12}$占位：两侧背部、下腹部神经根痛伴束带感，中、下腹壁反射消失。前屈时腹直肌上部收缩正常、下部瘫痪，出现脐孔上移，即 Beever 征阳性；⑤$T_{12}\sim S_2$占位：下肢神经根疼痛，双下肢迟缓性瘫痪，提睾反射（$L_1\sim S_2$）、膝反射和/或踝反射消失，肛门括约肌松弛，偶伴尿失禁；⑥圆锥部：早期仅有括约肌功能障碍、阳痿、鞍区麻木。晚期可有双下肢弛缓性瘫痪，症状常呈对称性；⑦马尾部：腰痛，坐骨神经痛，可为单侧或双侧括约肌功能障碍。

五、诊断与鉴别诊断

1. 临床诊断

脊髓压迫的临床诊断包括诊断及病灶定位诊断和疾病的定性诊断两部分内容。临床上对于怀疑有脊髓压迫症的病人，首先需要详细地了解病史，并进行详细的临床查体，尤其注意进行有针对性的神经系统的检查。这是进行本疾病诊断的首要条件。对于部分良性肿瘤所致的慢性脊髓压迫，其临床表现不甚明显，神经系统检查可能出现阴性结果，这样就需要借助于影像学检查手段对确定可疑的病变节段，进行平片、CT、ECT、MR 等影像学检查，个别病人可能要作脊髓造影。椎体压迫症的患者脑积液多正常，腰穿检查主要目的在于排除软脑脊膜转移。在申请影像学检查之前，需要临床医生先予以大致的定位。

2. 鉴别诊断

表现为脊髓压迫症的病人，近期有原发癌病史，影像学检查确定脊椎有椎体破坏或占位性病变，容易作出转移癌的诊断。但如果事先没有肿瘤病史或原发癌治疗后已无病生存很长时间，则应注意除外以下疾病：

（1）腰椎间盘突出。病情急者有外伤史，病情缓者常反复发作。以 $L_{4\sim5}$ 及 $L_5\sim S_1$ 最常见，直腿高举试验阳性，脊柱侧弯，腰椎生理性前凸消失，局部疼痛在活动时加重，卧床休息时减轻。通常无自主神经功能障碍。脊髓肿瘤一般无明显外伤史，症状常波及双侧，可能伴自主神经功能障碍，下肢感觉运动障碍常局限于某一神经根分布区。

（2）颈椎病。以 $C_{5\sim6}$ 为多见，常有一侧或双侧上肢的神经根性疼痛及麻木感，肱二头肌或肱三头肌反射减弱。头颈牵引可减轻症状，X 线可见椎间隙变窄。

（3）胸椎小关节紊乱症。中年以后发病。当椎体小关节、韧带以及椎间盘出现退行性变化后，椎间盘易因外伤、姿势不良等导致移位而挤压或刺激脊神经和交感神经而发生本症。疼痛由脊柱向前胸放射，颇似肋间神经痛，在咳嗽、弯腰、低头时可加重。X 线检查椎体边缘有骨质增生、骨刺形成。查体在受累胸椎棘突有触痛和叩痛、椎旁有肌紧张或索条状物，脊柱前弯时疼痛可加重。

（4）脊椎结核。多见于青年人，有食欲不振、消瘦、午后潮热、盗汗等结核中毒症状；局部疼痛，在用力时加重，局部有叩击痛和压痛；肌肉痉挛，姿势异常和运动受限；椎体寒性脓肿。X 线检查见：中心型可有死骨、空洞形成，周围骨质疏松，但有骨质致密呈磨砂玻璃状；边缘型多呈现溶骨性破坏，严重者可呈楔形压缩甚至椎体消失，椎间隙可模糊、变窄甚至消失。脊柱角状后突畸形，几乎为脊柱结核所特有；椎体侵犯的频率从高到低为：腰椎，胸椎，颈椎，骶尾部。无肿瘤病史而以椎体破坏为唯一表现者，需作病灶活检或针吸细胞学检查以明确诊断。

（5）骨质疏松症。主要发生于老年人和绝经后妇女、甲状旁腺功能亢进、长期使用糖皮质激素、长期卧床、长期使用肝素影响胶原结构等，均可以导致骨质疏松。其特点为单位体积内骨组织减少，但存下的骨组织有正常钙化，钙盐和基质的比例正常。常见的症状是腰痛、背痛、乏力，其程度与骨质疏松呈正相关。血清钙、磷及碱性磷酸酶多正常。X线表现为骨小梁数量减少，骨密度降低，椎体的骨质疏松比长骨和颅骨明显，椎体中央部分凹陷呈鱼尾状改变，可有椎体塌陷压缩、病理性骨折。骨皮质变薄但没有侵蚀是其特点（肿瘤多有皮质破坏），如无肿瘤病史，有时可能不易与椎体转移癌鉴别，必要时应行椎体活组织检查。

对于原发灶不明的肿瘤病人，要排除以下情况：①多发性骨髓瘤。病部位与临床表现同多发性骨转移相似，尿本周蛋白阳性、血清蛋白电泳的高比例单峰，骨髓检查可作出确诊。②椎管内肿瘤。症状发展迅速，较早出现下肢瘫痪、大小便失禁。疼痛剧烈，夜间明显，下肢疼痛、感觉和运动障碍不局限于某一神经根分布、支配区，腰部的症状与体征较少。椎管内肿瘤常需要与脊髓蛛网膜炎相鉴别；盆腔后腹膜脏器原发或继发肿瘤可出现腰背痛，当后腹膜肿瘤压迫坐骨神经干时，甚至可产生下肢放射性疼痛。原发灶已经明确但多方检查不能证明脊椎有肿瘤侵犯时，应通过 B 超、CT、MR等除外此类情况。

六、治疗

肿瘤相关的脊髓压迫症绝大多数系椎体转移，以往多主张采用非手术治疗，如手术也只施行单纯椎板减压，近年随着脊椎内固定器械的研制发展，ECT 能相对早期发现转移灶，有许多学者主张积极手术治疗以切除病灶重建脊椎的稳定性。

1. 对症治疗和一般性处理

（1）控制疼痛及放射治疗。对于因为恶性肿瘤骨转移所引发的疼痛以及脊髓压迫，非手术治疗的首选方法为放射治疗，这同样也适用于椎体压迫症。单纯性的应用放射治疗适合应用于脊髓压迫症状较轻，临床症状进展较为缓慢的部分椎管内肿瘤患者，尤其适宜于对放射线较为敏感的原发性肿瘤和转移性肿瘤。对于治疗中同时伴有的疼痛可以给予适当的止痛剂、镇静剂配合使用，如选择安定、苯巴比妥、安乃进等。

（2）药物缓解椎体压迫。最常使用的药物是地塞米松和甘露醇。对于确诊的患者，即刻可使用大剂量地塞米松 10～20mg 静注，然后改 5～10mg，每天 4 次。有人主张其剂量可以使用 100mg/天。据报告，单次使用大剂量地塞米松后 30 分钟至 2 小时内给予放疗，能避免放疗后产生的症状一过性加重现象。也可甘露醇与地塞米松合用。激素治疗时应注意药物性消化道溃疡、应激性溃疡、电解质紊乱等情况的发生，需要同步给予药物性预防。

（3）自主神经功能障碍的对症处理。主要是针对病人可能存在的便秘、尿潴留等症状给予对症处理，三环抗抑郁剂及其他可加重便秘、尿潴留的药物，应慎用或不用。

（4）注意预防肺炎的发生，泌尿系感染以及褥疮等并发症的发生，必要的情况下给予药物协助改善呼吸道症状，以及预防性多增加水的摄入，达到物理性尿路清洁的目的。

（5）支持治疗。对于疾病较重或者疾病晚期的患者，可以尽可能地进行经消化道高营养治疗，给予高蛋白、高维生素饮食，并注意酸碱平衡以及水电解质的稳定。

（6）药物性神经营养支持。对于具有脊髓压迫的患者可以常规地给予部分神经营养药物，最大限度地营养神经的生理性功能，缓解神经损伤的程度，常用的药物包括：三磷酸腺苷、辅酶 A、胞二磷胆碱、维生素 B 族元素、地巴唑、加兰他敏等药物，这些药物对于协助脊髓的功能恢复均具有一定的作用。

2. 手术治疗

（1）手术指征。①脊髓压迫原因不明，手术兼有探查和解除脊髓压迫的双重作用；②仅有 1～2 个椎体受累；③患者一般情况尚好，能耐受手术；④放疗及糖皮质激素治疗无效者，或放疗后复发；⑤已知原发肿瘤对放疗不敏感者，如结肠癌、肾细胞癌等；⑥放疗后肿瘤体积缩小，但腰背痛不缓解需作固定术者；⑦患者术后能存活 3 月以上，手术的利弊应告知病人或家属并获得他们的治疗知情、同意。

（2）手术之前应明确椎体受累程度及其稳定性如何。Harrington 等人根据脊椎破坏程度和有无神经损害症状将脊椎转移分为五级，具体包括：Ⅰ级：无明显神经损害；Ⅱ级：有骨质破坏，但脊椎无塌陷或不稳定；Ⅲ级：有主要神经损害，脊椎破坏不明显；Ⅳ级：骨破坏塌陷并导致脊椎不稳定，伴有疼痛，但无明显神经损害；Ⅴ级：脊椎破坏不稳定，同时有明显的神经损害。

（3）手术方式。单纯后路减压术术式简单，创伤较小，但它使脊椎的稳定性进一步破坏，最好能同时行脊髓内固定。脊髓前路手术减压效果肯定，但除颈椎外，通常需要开胸、剖腹或胸腹联合切口才能切除病灶，手术损伤较大，对于晚期肿瘤病人一般是不适合的。脊髓压迫症术后仍可考虑放疗，因为手术不可能彻底清除肿瘤。

3. 化学治疗

化学治疗对于缓解脊髓压迫的作用效果不甚十分理想，对于治疗上需选择对于化疗敏感或者相对敏感的肿瘤进行。对于胶质细胞瘤和肉瘤的治疗，可以应用脂溶性烷化剂进行，如亚硝脲类药物 BCNU 或者 CCNU。对于转移瘤术后的病人，可以根据肿瘤的原发病理选择相应的化疗方案进行治疗，如小细胞肺癌、恶性淋巴瘤、乳腺癌、多发性骨髓瘤等。

4. 预后

预后与下列因素有关：①原发肿瘤发展较慢者预后较好。②肿瘤部位。颈段肿瘤可致肋间肌麻痹产生肺部并发症，膈神经麻痹而产生呼吸障碍，腰骶段肿瘤易产生泌尿系统感染及褥疮，亦可危及生命。胸段肿瘤预后相对较好。③肿瘤对化疗、放疗、内分泌治疗的敏感性，能被这些治疗控制的肿瘤预后优于不敏感的肿瘤。④术前病人一般状况好的预后也较好。⑤有精心护理及良好的康复措施者预后较好。

第四节 颅内压增高

脑组织、脑脊液和血液等颅腔内容物对于颅腔壁产生的压力称为颅内压，颅内压主要是由硬脑脊膜的弹力和血管性压力作用于颅脊腔系统而产生。正常的成年人侧卧位时候腰椎穿刺测定的压力约为 0.7～2.0kPa（7～20mmHg），儿童约为 0.5～1.0kPa（5～11mmHg）。由于各种原因所致的颅内压持续性增高达到 2.0kPa（20mmHg）以上就可以认定为病理状态，即可以诊断为颅内压增高（increased intracranial pressure）。

一、病因

颅内压增高主要与脑体积的增大、颅内血容量增多、脑脊液量增多、颅内占位性病变和颅腔容积变小等因素有关。其中，颅内肿瘤是目前导致颅内压增高的最主要的、常见的原因之一。

1. 颅内占位性病变

颅内占位性病变的常见原因有：①颅内肿瘤的增大引起颅腔内容物的增多；②肿瘤压迫脑脊液的循环通路，造成部分或者完全性的梗阻性脑积水；③肿瘤压迫较大的静脉或者静脉窦，使得静脉回流障碍和淤血而导致静脉压增高，尤其以大脑大静脉受压时更加严重；④原发肿瘤以及转移瘤周围的脑组织水肿。

2. 常见颅内肿瘤

统计资料表明，在成年人中，颅内恶性肿瘤约占全身恶性肿瘤的1.5%，居于全身恶性肿瘤的第11位；在儿童中，颅内肿瘤所占有的比例明显较大，约占全身肿瘤的7%，约占全部颅内肿瘤病例的20%，是仅次于白血病的第2位常见的恶性肿瘤。

二、颅内肿瘤的病理学分类

颅内肿瘤学的病理学分类对于指导临床颅内压增高的控制以及临床肿瘤治疗具有积极的意义。其分类主要包括：脑胶质瘤约占颅内肿瘤的40%以上，居颅内肿瘤发病的首位，其中，又以星形细胞瘤最为常见，其次为多形性胶质母细胞瘤，室管膜瘤居于第3位；脑膜瘤是颅内发生率仅次于脑胶质瘤的居第2位的肿瘤，约占颅内肿瘤的17.6%，脑膜瘤多数为良性，恶性脑膜瘤或者恶变者仅占1%~2%；垂体瘤约占颅内肿瘤的12.35%；神经纤维瘤约占颅内肿瘤的9.99%，绝大多数见于前庭神经，小脑桥脑角部位最多见；先天性肿瘤约占颅内肿瘤的10.26%，以颅咽管瘤最为常见，另外还有上皮样囊肿、皮样囊肿、生殖细胞肿瘤、脊索瘤等；血管性肿瘤约占颅内肿瘤的1.89%；转移瘤约占颅内肿瘤的6.19%，原发性肿瘤中以肺癌最为多见，其次为胃肠道恶性肿瘤和乳腺癌。近些年来，随着人们生活水平的提高以及人们生活习惯的改变，肺癌、乳腺癌等恶性肿瘤的发生率明显提高，随着恶性肿瘤诊疗水平的提高，很多患者的生存期明显延长，使得脑转移的几率明显提高，因此，目前颅内转移瘤所占的比例已经有大幅度的升高；其他肿瘤约占颅内肿瘤的1.23%。

三、病理生理

颅内压增高时，颅腔内容物、脑血流量以及脑脊液会发生一系列的病理学以及病理生理学改变。这其中颅内容物在容积代偿过程中起到了主要的作用。主要表现为：第一，脑脊液的吸收加快；第二，脑脊液被排挤出颅腔而流入脊髓蛛网膜下腔。血液，主要是颅内静脉系统的血液被挤出颅外。由于脑组织仅仅能在较长时间的受压的情况下可以发生萎缩以及很少量的水分的减少，因此其作用是极小的。

在颅内压增高以及生理性调节的过程中，存在颅内容积压力关系的"颅内容积/压力关系曲线"。颅内容积增大的早期，颅内容积的代偿功能较强，颅内压增高不明显，随着容积代偿功能被逐渐消耗到达临界点的时候，容积的增加会陡然增加颅内压。这种关系在临床上尤其需要我们重视。颅内压增高的患者，颅内容积处于临界点的时候，患者用力咳嗽、排便、躁动不安或者体位不正等均可以令患者的颅内压力急剧地升高，发生颅内高压危象。相反，对于紧急的时候采用行之有效的措施减少颅内少量的容积，也可以迅速地缓解颅内高压危象。

此外，机体还可以通过血管的自动调节和全身性血管加压反射来进行脑血流量的调解，保持脑的血流供应。颅内压增高时脑血管阻力增大，脑血流量相应减少，具有稳定颅内压的代偿作用。颅内压进一步增高时脑血流量还会进一步地降低，但是，脑血流量过低会引发脑组织的缺氧，加重脑水肿的发生，使颅内压进一步地增高。

颅内压增高与脑功能损害之间具有密切的关系。颅内压的增高可以导致严重的脑功能损害，其主要机制包括：首先，颅内压增高严重的时候影响了脑血流量，导致了脑组织缺血、缺氧；其次，小脑幕切迹疝或者枕骨大孔疝可以导致脑干受压、移位、缺血，从而引发相应的脑损害发生。在临床上，颅内压增高导致的并发症主要包括：大脑去皮层状态与脑死亡，脑移位和脑疝，缺血性脑水肿，肺水肿和消化道出血，等等。

四、临床表现

颅内压增高依照其发病和进展时间可以分为急性和慢性两大类。由于颅内肿瘤因素引发的颅内压增高的表现大多数呈现慢性、渐进性的发展，因而出现典型的颅内压增高的"三主征"或者"三联征"，即头痛、呕吐和视神经乳头水肿。这些症状以及其他症状的表现形式取决于肿瘤的性质、大小、生长部位、生长速度、伴随脑水肿的程度和病人的全身情况，分述如下。

1. 头痛

头痛是颅内高压的最为常见的症状，其原因主要是由于脑膜、血管或者颅神经受牵拉或者挤压的刺激所致。这种疼痛经常为渐进性加重的阵发性头痛，多数于清晨或夜间发生或者加重。患者诉说的头痛部位一般在额颞部或者枕颈部，咳嗽、用力或者低头活动的时候时常使得头痛加重。

2. 呕吐

患者的呕吐症状一般和头痛伴发，呕吐呈现喷射性，呕吐后其头痛或者不适的症状不见有所改善。严重的患者可以不见进食，进食后就发生呕吐，因此，可以引发患者的营养情况。后颅窝的肿瘤尤其容易引发呕吐发生，对于部分小儿患者，常以反复发生的其他因素无法解释的频发呕吐为颅内肿瘤的首发症状。患者发生呕吐的原因主要是由于延髓的呕吐中枢与迷走神经受到刺激所致。

3. 视神经乳头水肿

视神经乳头水肿是颅内压增高较为特异的客观体征。主要由颅内压增高引起的视网膜静脉血液回流障碍所致。表现为视神经乳头周围边缘模糊不清，生理凹陷消失，视盘隆起，静脉充盈扩张，甚至出现出血和渗出。早期、中期的患者视力可以正常，晚期则继发性出现视神经萎缩、视力下降，周边视野向心性缩小，最后可以导致失明发生。

4. 癫痫发作与库欣（Cushing）反应

30%左右的颅内肿瘤患者出现有癫痫样症状，部分患者甚至是以此症状为首发症状就诊。此种癫痫样症状发作可以是由肿瘤本身所引发的，也可以是因为肿瘤的原因导致颅内压增高所致的间接症状。对于部分患者，还同时伴有 Cushing 反应，主要见于急性的颅内压增高，主要表现为血压增高、脉搏缓慢、呼吸深慢。一般情况下，伴随有 Cushing 反应发生的患者，提示疾病进展很快，病情凶险，随即而来的将是发生脑疝，多为先兆信号，应予以积极有效的处理。

5. 精神症状与意识障碍

常见的精神障碍或者精神症状主要包括淡漠、忧郁、幻觉、注意力不集中、意识障碍、性格改变、智力减退和焦虑狂躁等。意识障碍主要是由于颅内压增高以后大脑皮层的功能障碍以及脑干受压或者缺血缺氧所致，也可以同时出现嗜睡、昏睡、谵妄甚至昏迷。

6. 脑疝

脑疝的发生是颅内压增高最为严重的并发症，其中以小脑幕切迹疝和枕骨大孔疝压迫重要的神经中枢和对于生命的严重威胁最为严重。脑疝的发生主要是在肿瘤的生长过程中，肿瘤组织发生严重的出血、坏死或者囊性变，致使瘤体短时间内迅速增大，脑水肿突然发生、加剧，病情严重的时候即可以发生脑疝，包括小脑幕切迹疝和枕骨大孔疝。

7. 其他症状

颅内压增高的时候，还可以因为部分原发疾病的原因而出现外展神经麻痹、耳鸣、头昏、头晕和猝倒等情况发生。在小儿患者有头围增大、颅缝增宽、囟门饱满隆起以及额眶部浅静脉扩张等表现。

五、诊断

对于颅内压增高的诊断主要包括三个方面的内容：即确定是否具有颅内压增高以及增高的程度，定位诊断和定性诊断。由于颅内压增高具有较为特殊的症状和体征，结合临床一般资料首先进行临床分析判断，其次是进行特殊的具有针对性的检查。

1. 病史

询问病史是否具有颅内高压的相关症状是进行临床诊断的重要依据。典型的三大主征可以提示诊断。颅内的肿瘤大多数可以出现局灶性的定位征象，如运动障碍、感觉障碍、语言障碍、局限性癫痫、视力和视野障碍、共济失调和内分泌功能障碍等。

2. 体格检查

视神经乳头水肿是颅内压增高的主要客观体征，结合详细的体格检查和神经定位体征检查对于诊断具有积极的意义。

3. 腰椎穿刺

腰椎穿刺进行脑脊液生化以及压力测定可以发现压力明显升高，蛋白含量轻度增高或者正常，细胞计数可以正常或略有增高。但是，值得提示的是，此时进行腰椎穿刺可能具有导致诱发脑疝发生的危险。因此，凡是可以具有颅内压增高的患者，选择进行腰椎穿刺检查应慎重，权衡利弊或者选择其他非损伤性因素。

4. 头颅平片

头颅平片的检查可以发现很多颅内压增高的间接征象，包括颅缝增宽、脑回压迹增多、蝶鞍骨质吸收等，还可以具有肿瘤钙化、颅骨局部破坏或者增生等肿瘤定位征象。头颅平片的阳性率一般为 $50\% \sim 90\%$，此方法简单、易行，但是其阳性率容易受到摄片技术等因素的影响，目前临床也较少使用，多数被 CT 检查所取代。

5. 脑电图与脑地形图检查

对于位于大脑半球凸面的肿瘤具有较好的、正确的定位价值，但是对于中线、半球深部和幕下的肿瘤较为困难。

6. 放射性核素检查

放射性核素检查对于肿瘤位于大脑半球的表面、血管较为丰富的肿瘤，如脑膜瘤、恶性胶质瘤等具有较高的诊断阳性率。但是，对于核素制剂限制以及解剖定位上的不够准确、精确，此项技术的目前临床上也较少使用。

7. CT 与 MR 检查

CT 平扫以及增强扫描检查可以清晰地显示颅内肿瘤的大小、部位、数目、体积、周围水肿情况以及与其他脑组织之间的毗邻关系等信息，并且对于大多数肿瘤患者可以作出定性诊断。其方法简单、易行，已经成为目前颅内肿瘤、颅内疾病诊断的首选检查方法。MR 检查则更加具有先进性，无放射性损害，无骨性尾影，有多成像参数和多方面的切层成像，对于小脑、脑干、蝶鞍区以及颅椎结合部位的肿瘤诊断尤其具有优势，优于 CT 检查。

六、治疗

对于临床可疑颅内压增高的患者，要求其卧床休息并严密观察，密切注意病人的意识、瞳孔、血压、脉搏、呼吸、体温变化等，对于具有条件的单位还可以进行颅内压监测。

1. 一般性处理

对于意识清醒的患者，主张采用头高体位，床头抬高 15～30 度，以利于颅内静脉的回流。对于昏迷的患者一般采取侧卧位或者侧仰卧位，以利于涎液以及呕吐物的流出，防止误吸发生。对于昏迷的患者，还需要重视保持呼吸道通畅，及时地清除呼吸道的内分泌物，必要的情况下应该果断进行气管切开，氧气吸入，纠正脑缺氧，减轻脑水肿的发生和程度。限制每日液体的输入量，静脉输液量以 1500～2000ml 为宜，并注意输液中糖盐比例的适宜。除外诱发颅内高压的诱因，注意保持大便的疏通，主张进行药物性导泻治疗，一般不进行高压灌肠，防止发生颅内压短时间急剧增高。

对症治疗在颅内压增高患者中具有积极的意义，对症处理好患者的部分临床症状，可以在提高患者生活质量的基础上，保证治疗的顺利进行。此外，也避免了治疗中相关诱因的加重病情和诱发脑疝的发生。剧烈头痛的患者可以使用镇静剂，如强痛定，禁忌使用吗啡、杜冷丁等具有抑制呼吸作用的强镇痛药物。躁动患者可以使用苯巴比妥、安定等药物。有癫痫症状的患者可以选择使用苯妥英钠、苯巴比妥、丙戊酸钠和卡马西平等药物。对于昏迷的患者，尚需要注意对症补液和补充必要的离子，保持水电解质的平衡。

2. 降低颅内压

对于颅内肿瘤患者，颅内压的增高是威胁患者生命的最为直接的原因。颅内高压诊断明确以后，在各种治疗的早期、治疗中期乃至治疗结束，都需要进行不同治疗措施和强度的降低颅内压治疗，而且，这种治疗是十分有必要的，甚至决定于其他治疗措施实施与否。

（1）药物治疗。对于颅内压增高程度较轻，临床症状不甚明显的患者，可以采用一般性的脱水药物进行治疗，包括口服的利尿剂，如氢氯噻嗪、氨苯碟啶、呋塞米等。对于具有意识障碍和颅内压升高症状较为明显的患者，应静脉给予较强的脱水剂，包括：20％甘露醇、25％山梨醇、30％尿素、10％甘油、50％葡萄糖以及呋塞米等药物进行静脉快速滴注。也有报告采用20％的人血白蛋白或者浓缩血浆静脉使用对于消除脑水肿也具有较好的作用。对于应用药物性治疗的患者，临床上尤其需要重视监测患者肾功能的损害情况和水电解质的平衡状况，防止医源性并发症的发生。

（2）激素治疗。临床上治疗性激素的使用主要是地塞米松，成年人的首次用量为10mg，静脉滴注，以后为5mg，每6小时肌注或者静脉滴注进行维持，每日的总剂量大约为20mg左右。氢化考的松稀释后静脉滴注，100～200mg/天，最大剂量可以达到300mg/天，大剂量的使用一般维持3～5天为宜。

（3）降温治疗。对于高温和昏迷的患者，适当使用冬眠降温治疗。使用冬眠降温治疗可以降低体表温度，有利于防止和减轻脑水肿的发生。使用冬眠药物使得体温降低到32℃的时候，脑组织的耗氧量会大幅度地降低，达正常值的65％～70％，脑脊液压力降低约为37％。具体使用方法为：应用氯丙嗪100mg、异丙嗪50mg或者杜冷丁100mg静脉注射，30min可以重复一次，并加用苯巴比妥钠100mg等诱导入眠至无寒战反应的深眠状态，加用冰敷或者冷水敷，维持冬眠，小儿维持时间约为12小时，成年人约为1～3天。体温的复温可以采用去除各种冬眠手段自然复温的方法进行。

3. 病因治疗

对症性控制颅内高压具有积极作用，但是，各种控制手段都具有一定的极限，限制的时间和程度与疾病的病情和颅内压增高的程度相关。对于颅内肿瘤的病因性治疗才是获得满意性控制的主要手段。其中，外科手术治疗是治疗的基础，其他的治疗方法还包括放射治疗、化疗等综合治疗手段，这些也都是降低颅内压的最根本的治疗方法之一。

（1）手术治疗。凡是具有手术切除可能性和手术切除指征的颅脑肿瘤，都应该在积极控制病情的基础上进行手术治疗，可以说，手术治疗对于这一部分患者是首选的治疗方法。对于具有脑疝表现的患者，手术也可以作为进行紧急治疗的治疗措施之一而使用。手术切除肿瘤，不仅可以降低脑组织容积，达到降低颅内压的目的，还可以对获得的组织进行病理学检查，明确病理学诊断，为进一步的治疗提供准确的依据。实施手术切除的患者，应该不只满足降低颅内压力的目的，在手术中还应尽可能地保留肢体的运动、感觉功能，在避免严重病残发生的基础上做到完全将肿瘤切除或者将肿瘤切除的越多越好。对于生长在难以切除的部位的肿瘤，如脑干肿瘤，可以采取姑息手术治疗，如进行去骨瓣减压术、脑脊液分流术，暂时性缓解颅内压增高的症状，并为进一步的其他治疗提供治疗的条件和时机。

（2）放射治疗。放射治疗可以普遍应用于颅内肿瘤的治疗。尤其是近些年来，随着放疗设备的更新和放射治疗技术的不断改进，目前部分肿瘤的放射治疗已经达到十分令人满意的疗效。临床上对于各种脑胶质瘤、垂体腺瘤、胚细胞瘤、脊索瘤以及部分脑转移瘤的放射治疗有效。在各种脑胶质瘤的放射治疗中，放射治疗的敏感性依次为：髓母细胞瘤，少枝胶质细胞瘤，室管膜瘤，星形细胞瘤，多形性胶质母细胞瘤。颅内的生殖系统肿瘤来源的转移瘤对于放射也具有较强的敏感性。垂体肿瘤中以嗜酸性细胞瘤最为敏感。颅咽管瘤对射线的敏感性不甚明显，但是术后的放射治疗却可以显著地延缓肿瘤的局部复发和增强抑制肿瘤囊液的分泌。临床工作中，熟悉肿瘤对于放射线的敏感性可以指导选择适宜临床诊疗的具体治疗措施，提高治疗的疗效。

（3）化学治疗。化学治疗作为颅内肿瘤综合治疗措施之一，具有一定的效果。在颅内肿瘤治疗上被选择的药物首先主要考虑其必须具有较好的脂溶性以通过血脑屏障的特点；其次，具有较强的广谱治疗效果。基础研究表明，脑原发性肿瘤和脑转移性肿瘤在其发生、发展过程中，对于血脑屏障就已经发生了较为明显的破坏，此外，在针对肿瘤的放射治疗中，血脑屏障被进一步的破坏。这样，即使平素具有较低通过血脑屏障的药物，在颅内转移或者进行放射治疗以后，其脑脊液中的药物浓度会明显提高，提高局部药物浓度可以较好地提高治疗疗效。

目前使用的药物主要包括亚硝尿类药物：氯乙亚硝尿（BCNU）、环己亚硝尿（CC-NU）、甲环亚硝尿（Me-CCNU）；鬼臼噻吩甙（VM-26）、拓扑替康（TPT）、丙卡巴肼（PCB）。其他抗肿瘤药物包括羟基尿（HU）、顺铂（DDP）、阿霉素（ADM）、长春新碱（VCR）等。治疗方案具有联合方案或者序贯治疗方案等。临床上有报告对于脑胶质肿瘤术后采用放射治疗与动脉内序贯使用抗肿瘤药物可以有效延长脑瘤存活时间的报告。

第五节 心 脏 压 塞

一、流行病学

心脏与其他脏器相比，其转移瘤的发生率相对较低。虽然进入血液以及淋巴循环的肿瘤细胞最终都会经过静脉到心脏。但由于心肌不断运动的揉搓作用及不断产生乳酸和快速血流等因素，心肌和心包转移的发生率相对较低。晚期恶性肿瘤转移到心包和心肌的为$0.1\%\sim21\%$，有报道尸检3327例中，心脏有肿瘤病变占5.1%，其中心包受累为45%，心肌受累为32%，心肌和心脏同时受到侵犯的占22%。心包腔的存在增加了心肌转移的几率。

常侵犯心脏或心包的恶性肿瘤有肺癌、乳腺癌、白血病、霍奇金病与非霍奇金淋巴瘤、恶性黑色素瘤、胃肠道癌和肉瘤，尤以肺癌和乳腺癌最为常见。尸检有心包转移的病人中，肺癌占35%，乳腺癌占25%。Press等总结了789例病人中，结果与此大致相似。

心包压塞（pericardial tamponade）是指心包腔内积聚过多的液体，而使得心包内的压力升高，达到一定的限度以后，引发心室的舒张充盈受限，导致心脏的搏出量降低，体循环静脉压、肺循环压增高等心脏受压的一系列临床急症。以心包压塞的原因分析，感染性因素在近些年来已经明显下降。

二、病理生理

心包腔是由脏层和壁层心包膜组成的潜在腔隙，正常含有30ml左右的液体，起润滑作用，心包腔对于作用于心脏上的重力起到平衡及缓冲的作用。心脏压塞主要是在这个潜在的腔隙内充满了液体和其他成分。心包压塞对于血液循环的影响不仅取决于心包积液的量，更主要的是取决于其增长速度。快速增长的心包积液，超过了心包被压伸展的能力，心包腔内的压力会快速增高。快速增长的心包积液即使仅为$100\sim250ml$，也可以引发明显的心包压塞的症状。相反，缓慢增加的心包积液，即使心包积液量达到1000ml，心包压塞的症状可能会很轻或是基本没有任何临床表现。

一般而言，心包腔内的压力超过 1.33kPa（10mmHg）即可以出现心包压塞症状。心包压塞的时候，心包腔内的压力急剧升高，心脏舒张充盈受限而引发体循环静脉压和肺静脉压升高，心脏搏出量降低。在代偿阶段，心率代偿性增快以维持心脏搏出量，当心脏的压塞进一步加重的时候，心搏量进一步减少，导致周围血管阻力增加以及动脉压下降，主要表现为收缩压降低，舒张压改变不明显，脉压差变小。由于心肌舒张功能受限，心肌内的冠状动脉、静脉受压以致供血不足，引发一系列临床症状，严重者可出现休克、死亡。

三、临床表现

心包积液的特异性的临床表现较为少见，往往为其他晚期肿瘤的症状所掩盖，或与其他心脏病难以鉴别。甚至不少病人在生前没有得到准确诊断，癌性心包积液确诊率不足30％。肿瘤病人心包积液症状与病程缓急密切相关。心包积液和心包压塞的主要临床症状较多，包括：发热、乏力、呼吸困难、胸痛、咳嗽、心悸、端坐呼吸、疲乏、虚弱、焦虑和意识错乱、谵妄、呃逆、少尿以及水肿，多数症状缺乏特异性。心包压塞的体征包括：心动过速、心音减弱、颈静脉怒张、周围性水肿和心包摩擦音；随着心包填塞的发展，可以出现低血压、心律不齐和中心静脉压增高。奇脉的出现是心包填塞的标志，表现为吸气时收缩压下降 10mmHg 以上，患者会有低排出量表现。肿瘤病人心包积液的另一特点是，心音低钝遥远，奇脉较少见。心电图所见低电压也只有 50％ 左右。此外，治疗有效的病人有可能发生缩窄性心包炎。由于压迫周围邻近器官，如肺、气管、支气管、食管和大血管，这种压迫可以引发肺淤血，出现呼吸困难加重，咳嗽、咳血丝痰甚至咯血。此外，部分患者还可以伴以吞咽困难、声音嘶哑为首发症状。

四、诊断

由于心包积液和心包压塞缺乏特异性的临床症状和体征，因此临床诊断上除了需要详细询问病史以外，主要依赖临床相关辅助检查手段。临床上对于有患者出现难以解释的心脏病症状和体征，特别是在已明确肺癌、恶性淋巴瘤、乳腺癌等恶性肿瘤诊断时，应高度怀疑心脏转移的可能性，需要在认真体检的基础上尽早进行相关的辅助检查。目前临床上常用的手段包括：影像学检查、心电图、超声心动图、纤维心包镜和诊断性心包穿刺术等。

1. X 线影像学检查

对于成年人而言，一般心包积液超过 250ml 时候才可以看见心影扩大，心脏边缘的正常轮廓消失，呈现烧瓶状或者球形，透视情况下可以随着体位的变化而改变，心脏的冲动减弱或是消失，肺野清晰。目前，临床上确定心包积液和心包压塞诊断很少直接利用 X 线影像学检查，多数情况下是在进行其他检查和诊疗过程中发现异常现象而引发对于此症的再认识和警觉。

2. 心电图

大约 50％ 的患者心电图表现出现窦性心动过速，肢体导联低电压，部分患者可出现早搏和房室传导阻滞等心律失常表现。此外，由于心脏悬浮在心包积液中，心脏可以出现转动性钟摆样运动，心电图或者连续性心电监护上可看到"心电交替"，是心包积液心电图诊断较为有力的证据。

3. 超声心动图

由于心脏超声以及超声心动图检查方法确切、直观、迅速、可靠并且无任何创伤等特点，目前已经成为诊断心包积液和心脏压塞的首选方法。正常人心包腔内液体量约30ml，超过50ml时应考虑有心包积液的可能。二维超声可以看见舒张期右心房或者右心室塌陷，左心房或者左心室则在收缩期塌陷；彩色多普勒超声则可以见到"血流奇脉"现象，正常情况下，通过主动脉瓣口的血流速度变化幅度应小于20%，发生心包积液或者心包压塞时，变化幅度可达40%以上，可以出现类似于"奇脉"的表现。

4. 纤维心包镜

内窥镜技术可以清晰地观察到心包腔内脏层和壁层的病变，必要时还可以进行活检，镜检后可以利用检查入路置入引流导管，腔内冲洗或者心包腔内药物注射。可以说，纤维心包镜检查对于心包疾病具有诊断和治疗双重作用，具有较高价值的介入性诊治方法。

5. 诊断性心包穿刺

诊断性心包穿刺技术一般用于心包积液量超过200ml的病例，此心包穿刺较为安全，临床应用时最好在超声即时监控的情况下进行。抽出的心包积液，可以进行各种相关检查。癌性心包积液大多为血性，也可为浆液性，但较少见，细胞学检查常能查到癌细胞。结合病史即能作出明确诊断，但是细胞学阴性不能排除心包转移的存在。如细胞学阴性，心包积液的生化检查有一定鉴别诊断价值。漏出性心包积液基本可肯定不与肿瘤直接相关（其重要意义是不能对心包腔内使用化疗药物及硬化剂）。

6. 其他检查方法

对于心包积液以及心脏压塞的检查手段较多，临床报告的结果差异也较大，如心导管检查、心血管造影检查、心肌扫描、心内二氧化碳造影检查、CT、ECT及MR等检查技术。其中，CT和MR有助于发现心包内积液以及肿瘤结节，并可以观察原发肿瘤的大小、部位、与邻近器官间的结构关系以及明确纵隔淋巴结的转移情况，对于明确心包积液的原因与性质具有积极的意义。

五、鉴别诊断

肿瘤病人的心包积液通常有五种类型：①周围型，系恶性肿瘤直接侵犯和/或转移所致；②中心型，纵隔肿瘤压迫、妨碍淋巴和静脉回流而产生心包积液；③严重的营养不良和低蛋白血症，此类病人一般同时有其他浆膜腔的积液；④其他因素，如伴同存在的严重感染等，在已经明确为肿瘤的病人中少见；⑤由放射治疗引起。

以下因素需要经常作出鉴别诊断的情况还有：

1. 原发性心脏、心包肿瘤

这种情况甚为少见，但临床意义较大，因原发性心脏肿瘤多系良性，可经适当的手术治疗而获得根治。原发性心脏肿瘤中，良性肿瘤有黏液瘤最多见，约占30%，其他肿瘤包括：横纹肌瘤、纤维瘤、脂肪瘤和畸胎瘤等；恶性者以肉瘤和间皮瘤为主。原发心包肿瘤中心包间皮瘤和心包囊肿最为常见。诊断主要根据病史与临床表现、各种影像学检查，特别是超声心动图对心脏肿瘤的诊断很有价值，必要时行放射性核素显像与细胞病理学检查。

2. 各种心脏疾病

特别是有心包积液时，首先要区别是否有感染性心包疾病，如结核性、化脓性、病毒性等心包炎；其次要排除非感染性心包疾病、类风湿性心包炎和代谢障碍性心包炎等。此外，尚须与心肌梗死或外伤引起的心内膜血肿等进行鉴别。此时详细的病史特别重要。

3. 放射性心包炎

放射性的心包炎一般较少见，接受放射治疗达到 150Gy/44 次以上的患者可以引发放射性心包炎。而且放射性心包炎的发生还与多种因素相关，主要包括：单独应用前照射野给予根治剂量的照射治疗。由于解剖性原因所致，心包偏前，要使得纵隔中间平面剂量达到治疗剂量的 45Gy，心包所受到的照射剂量必将超过此剂量，放射性心包炎的发生几率也会有明显的提高；对于纵隔内巨大肿瘤存在时，心包的大部分结构包括在放射治疗野之内，尤其对于部分患者，在进行常规照射治疗以后还需要进一步的给予追加照射，则更加容易出现放射性心包炎。因此，对于曾接受或正在接受纵隔或者心脏区域放疗的患者，若出现渗出性心包积液而细胞学检查阴性，应慎重区别它是癌转移还是放疗所致。甲状腺癌放疗后有少数患者发生黏液性水肿累及心脏，有此病史者亦需注意鉴别。

六、治疗

对肿瘤心脏转移的治疗，主要是针对心包积液。当患者没有相关的症状或症状较轻，没有血流动力学异常的，应该进行全身治疗，尤其是对于化疗敏感的肿瘤如淋巴瘤、白血病、小细胞肺癌和乳腺癌等。放射治疗则适用于淋巴瘤、乳腺癌、肺癌相关性的心包积液。对于心包积液的治疗效果评价推荐使用超声心动图进行监测。

1. 对症支持治疗

这与一般的心包积液处理相同，包括绝对卧床休息。给予镇静剂或止痛剂减轻患者的紧张情绪和中、重度疼痛的发生。在监测电解质水平的基础上，适当使用糖皮质激素与利尿剂，同时控制感染，补充适量的蛋白质与维生素。对于轻度低血压者，可以静脉内快速输注生理盐水或乳酸林格氏液以增加右心室充盈压，使之超过心包腔内压力，以短时间提高心脏输出量，维持正常的生命体征并为其他治疗提供进一步开展、实施的时机。急性放射性心包炎可以采用非甾体类抗炎药物或激素保守治疗。

2. 解除心包填塞

解除心包积液和心包填塞最简便最有效的措施是立即心包穿刺抽液。心包穿刺抽液可以立即降低心包腔内的压力，减轻心包积液对心脏的负荷，缓解或恢复心脏的正常的舒张功能。有时抽出 50~100ml 后，就可以看见临床症状的明显改善。一次较大量的心包积液抽出，最多达 200ml 的也是安全的。对于心包积液增长速度迅速的患者，治疗上也可以考虑心包腔内留置引流导管进行持续性心包积液引流术，待排液确切停止后再予以拔管引流导管。值得注意的是，在没有明确诊断之前，应在心包积液标本中加进抗凝剂送检，项目包括细胞分类、生化及细菌学检查、细胞学、病理学检查等。

心包积液的持续引流是目前使用较多的方法，采用留置内置导管的方法进行缓慢的持续开放性引流，可以免去多次操作的麻烦和不安全因素，也使得心包积液的引流速度稳定，减少单次引流所带来的不良反应，也可以作为药物注射和再引流的途径。引流过程中须每日记录引流液体量，当 24 小时内引流量＜50ml 时，可以考虑关闭导管观察或拔除导管。

3. 心包腔内注入化疗药物

心包积液内查到癌细胞或临床能肯定为肿瘤性的心包积液，则可在心包内注入化疗药物。选用药物的原则是有效、低毒，且对原发肿瘤敏感。常用的有氮芥、噻替哌、5-氟尿嘧啶、丝裂霉素、顺铂、氨甲碟呤和平阳霉素等。以上药物可选用其中 1～2 种，以生理盐水稀释后注入心包腔内，并同时给予地塞米松 5mg，视疗效间隔 3～7d 重复使用。硬化剂如滑石粉、四环素等，因有缩窄性心包炎之虞，现已少用。在给药之前，务必回抽确定针头仍在心包腔内，因为药物漏出到心肌内可能发生严重的并发症，甚至死亡。

4. 放射治疗

外放射对放疗敏感肿瘤所致的心包积液有效，有报告半数患者可得到控制，常用治疗剂量为 2500～3500cGy/2.5～3.5w，但心包积液症状严重不能搬动的患者应在对症处理有效后才能进行。内放射可采用 ^{198}Au、^{32}P、^{90}Y 心包内注射，但因放射防护问题未能得到广泛应用。

5. 全身化疗

小细胞未分化肺癌、恶性淋巴瘤、乳腺癌等化疗敏感的肿瘤，可用全身联合化疗加病变部位的放射治疗。

6. 手术治疗

由于发病病程、病期的原因，肿瘤病人发生心包积液时一般属于中晚期，不少患者的一般情况已经难以耐受手术，故适应证的选择受到了限制。临床上应严格限制在以下几种情况：重症缩窄性心包炎；心包积液增长过快、心包穿刺及其他非手术治疗不能控制症状的心包积液；诊断难以明确的心包积液。外科手术治疗的方法，目前有人提倡行剑突下心包开窗术或心包造口术，尤其适合预计生存期较长的患者，并可以在手术同时留取标本进行进一步诊疗研究。也有学者在心包造口术的同时心包内注入博来霉素和四环素等硬化剂进行治疗，并认为此手术方式风险不大，能为绝大多数病人接受。对于复发的心包积液可以采用经胸腔胸膜心包开窗术和心包腹膜分流术进行治疗。对于放射性心包炎的患者常用心包切除术来解决。

七、预后

出现癌性心包积液但无纵隔及肺部病变者，原发肿瘤又对放疗或化疗敏感，通过积极的全身与局部治疗，可望缓解症状并获得相当长的生存期。有全身包括纵隔及心脏转移者，预后往往恶劣。但由于癌性心包积液的疗效优于其他浆膜腔积液，即使是对化疗和/或放疗不敏感的肿瘤，也不应该放弃治疗，以减轻病人痛苦，提高生存质量。有人报告，肿瘤性心包积液发生后，中位生存期为 9～13m。当然这受心包积液诊断的早晚和患者的全身情况以及治疗效果的影响，心脏其他部位的转移，生前诊断不易，相关资料较少，预后更加难以估价。

第六节　高 钙 血 症

血清钙正常值为 2.25～2.74mmol/L，临床上将血清钙浓度超过 2.75mmol/L 即定为血钙升高，即高钙血症（Hypercalcemia）。超过 3.7mmol/L 为重度升高，可以引起高钙血症危象，主要表现为极度的软弱、精神失常、进行性加重的氮质血症甚至昏迷。高钙血症是肿瘤病人中最常见的代谢危象，国外文献报告 10%～20%患者在疾病某个阶段可发生，是肿瘤并发症治疗中的主要内容。相对而言，我国以及亚洲地区肿瘤患者的发生率比较欧美等西方国家要低得多，多数发生在乳腺癌、多发性骨髓瘤、非小细胞肺癌、肾上腺样瘤等疾病。高钙血症影响多器官功能，并引起许多病理生理改变，要比肿瘤本身更易危及生命。及时发现、早期诊断与紧急处置、综合治疗的意义更大。

一、发病机理

引发高钙血症的疾病较多，临床上可以将此类疾病分为肿瘤性疾病和非肿瘤性疾病两大类。临床上非肿瘤性疾病主要包括：①原发性甲状旁腺机能亢进；②医源性高钙血症；③结节病；④甲状腺功能亢进；⑤肾上腺皮质功能不全；⑥其他非肿瘤性疾病因素引发的高钙血症。这些因素在临床肿瘤工作中经常会与肿瘤因素同时、伴发或者序贯出现，需要在临床实践中进行鉴别。

肿瘤病人高钙血症的发病机理尚不完全清楚。肿瘤相关高钙血症的现代观点认为：不论肿瘤诱发的骨破坏是否存在，肿瘤细胞分泌的各种循环因子才是与本病发生有关的主要因素。过去曾根据有无骨转移将其分为两类：一类是由于癌细胞直接破坏骨；另一类是由于不同的"体液介质"所致。但在临床上，骨受累和高钙血症的频率与严重性几乎没有相关性，这种区分实际上没有多少意义，肿瘤细胞分泌的各种"体液介质"或"循环因子"才是与发病有关的主要因素。目前认为肿瘤相关高钙血症的发病相关的激素和细胞因子包括：甲状旁腺激素（parathormone，PTH）、异位甲状旁腺激素（ectopic parathyroid Hormone）、异位甲状旁腺激素相关蛋白（parathyroid hormone related protein，PTHrp）、前列腺素 E、破骨细胞激活因子（osteoclast activating factor，OAF）、转化变生长因子（the transforming growth factor，TGFS）、白细胞介素-1、白细胞介素-6、肿瘤坏死因子。

肿瘤病人长期卧床，骨更新加速，破骨细胞活性增加，成骨细胞的活性和骨化作用相对减低，能加重高血钙。原有肾脏功能损伤者排泄钙的能力下降，易发生高钙血症。

此外，在部分血液系统肿瘤，如霍奇金病、非霍奇金淋巴瘤、多发性骨髓瘤等实体瘤患者血清中发现多种肿瘤细胞分泌的细胞因子也可以引发血钙的增高。其中包括：1,25-二羟基维生素 D_3、克隆刺激因子（CSF）、淋巴毒素（LT）和破骨细胞激活因子（OAF）。

二、临床表现

血清钙正常值为 2.25～2.74mmol/L，2.75～3.0mmol/L 为轻度升高，3.1～3.7mmol/L 为中度升高，超过 3.7mmol/L 为重度升高，并且可能引起高钙血症危象。

高钙血症的临床表现几乎包括各个系统，极易与药物副作用或晚期患者的衰竭症状，特别是脑转移的表现相混淆。

1. 神经、精神症状

早期表现为头昏、失眠、情绪不稳定、记忆力减退、软弱、淡漠、忧郁、腱反射减退，部分时候也可以表现为神经精神兴奋样症状。

2. 消化系统症状

常伴有食欲减退、恶心、呕吐、便秘等症状。严重的高钙血症可以伴有腹部胀满甚至于肠绞痛。高血钙的情况下可以刺激促胃液素的分泌而较容易发生消化性溃疡。钙质在胰管等碱性环境中可以促进形成磷酸钙或者碳酸钙，阻塞胰管，加之对于胰泌素和促胃液素的分泌，可以诱发胰腺炎的发生。

3. 肾脏症状

高血钙可以使得肾脏的浓缩功能受损，肾小管的重吸收功能减退，从而引起多尿、脱水、烦渴和氮质血症；尿液中钾的排泄量增加可以引发低钾性碱中毒；尿钙的排泄增加可以引发肾结石以及肾钙化，长期、严重者病例可以导致慢性肾功能衰竭。

4. 高血钙危象

当血钙值达到 3.7mmol/L 以上重度升高时，可能引起高钙血症危象。表现为全身软弱、倦怠、昏睡、木僵、精神失常、心律失常、氮质血症以及昏迷等，甚至死亡。

5. 实验室检测

血清钙大于 2.75mmol/L；尿钙增高，大于 62.4mmol/24h；血清碱性磷酸酶以及羟脯氨酸增高，血清磷降低，PTH 水平增高。

6. 心电图检查

心电图表现为 ST 段缩短或者消失，P 波和 T 波倒置，Q－T 间期缩短，P－R 间期延长，严重的病例可以引发因为心肌的应激性过高而易于发生急性心动过缓、房室传导阻滞以及室性早搏的发生。此种表现与使用洋地黄类药物的表现极其相似，临床需要对应用药物治疗史进行鉴别诊断。

7. X 线、CT 以及 MR 等影像学技术

影像学主要表现在原发恶性肿瘤的相关各自的特点，此外，X 线、CT 以及 MR 检查中还可以看见骨膜下皮质吸收、脱钙、软骨钙化、钙化性关节炎、多发性或者反复性的尿路结石等间接征象。

临床上，高钙血症与不同临床肿瘤类型之间的关系：①实体瘤和骨转移伴高钙血症：乳腺癌、肺癌、肾癌骨转移常伴有高钙血症，但高钙血症的严重性与转移性骨破坏的程度没有必然的关系；②有高钙血症但临床无骨转移依据，常见有肺癌（主要为鳞状细胞癌和大细胞癌）和肾癌；③血液系统肿瘤病人：多发性骨髓瘤易发生高钙血症，淋巴瘤和急性淋巴细胞性白血病有时也发生高钙血症。

三、诊断与鉴别诊断

1. 诊断

高钙血症没有特异的症状与体征，重要的是在出现上述有关临床表现时，是否考虑到本症的可能。及时测定血清钙、磷及其他电解质，血尿素氮、肌酐、白蛋白/球蛋白、PTH 等有助于诊断。高血钙、低血磷及 PTH 升高，证明可能系异位激素综合征，游离钙比总钙测定更有意义，因为高钙血症的临床表现仅与离子钙浓度有关。此外，患者常有

不同程度的肾功能损伤。

血清钙 80%～90% 与蛋白质结合，判断血清钙水平时，须注意血清白蛋白浓度，血清白蛋白浓度波动 10g/L 时，血清钙水平便有 0.2mmol/L 的波动。

2. 鉴别诊断

临床上除肿瘤性因素以外的非肿瘤性疾病主要包括：①原发性甲状旁腺机能亢进引发的轻度高钙血症，以及注射甲状旁腺激素或者同时伴有甲亢时引发的高钙血症；②因为医疗性或意外性因素，如维生素 D 中毒、维生素 A 中毒、锂或铍中毒、乳制品等补钙过多以及碱性药物的大量使用，长期使用噻嗪类利尿剂等引发的医源性或意外性高钙血症；③结节病；④甲状腺功能亢进；⑤肾上腺皮质功能亢进行次全切除术后患者，曾大剂量使用皮质激素治疗后患者以及患有"艾迪生病"等患者表现出肾上腺皮质功能不全；⑥其他，如急性肾功能不全、Paget 病、嗜铬细胞瘤、骨硬化病、家族性高钙血症、乳酸综合征、肾移植术后、多发性内分泌肿瘤综合征、小儿特发性高钙血症、肢端肥大症、失用性骨质疏松以及霉菌、分枝杆菌感染、结核病、球孢子菌病、HIV 感染、肉芽肿病等因素也可以引发的高钙血症。其中最重要的就是与原发性甲状旁腺功能亢进的区别。

四、治疗

（一）高钙血症的治疗原则

高钙血症的治疗以针对原发肿瘤为主，包括手术切除肿瘤，放疗、化疗、激素治疗与应用生物反应调节剂，单用或联合应用。但是，对于部分中晚期的肿瘤患者，对原发肿瘤进行治疗一般显得束手无策，此时的一般性对症处理也极其重要。

（二）药物性降钙的治疗原则

由于高钙血症的引发因素较多，治疗上针对发病原因进行针对性治疗具有积极的意义，既可以尽快地解决高钙血症所造成的相关症状和体征，同时也可以节约盲目性治疗的药物浪费，更为治疗赢得了宝贵的时间。①对于急性血钙增高病例，治疗上主要采用补充生理盐水以及使用强的髓袢利尿剂增加钙在尿液中的排泄的同时，应用鲑降钙素或者加用光辉霉素来抑制骨的吸收；②对于亚急性或者慢性的血钙升高，临床上一般依据可能造成血钙增高的原因进行有针对性的治疗；③对考虑由于 PTH 类物质引发的低磷酸盐型高钙血症，治疗上可以使用双膦酸盐、光辉霉素、肾上腺皮质激素进行治疗，无效病例改用顺铂或者硝酸镓；④对于血液肿瘤或乳腺癌等肿瘤，疑由 OAF 等淋巴因子或者维生素 D 而引发的高钙血症，治疗上主张使用肾上腺皮质激素、光辉霉素，无效病例直接采用硝酸镓；⑤对于可疑由 PG 引发的高钙血症的患者，治疗上可以应用阿司匹林、吲哚美辛或者肾上腺皮质激素进行治疗。

（三）高钙血症的具体治疗措施

1. 一般措施

低钙饮食，临床应该予以强调，但是其临床应用的价值不是很大，因癌性高钙血症病人从肠道吸收钙并不是主要途径。应最小程度地限制活动，不活动可加剧高钙血症和使得血钙进一步增加。停用任何可增加血清钙的药物，特别是噻嗪类药物，维生素 A、维生素 D，维甲类化合物以及乳腺癌等病人应用的 TAM。有明显肾病和氮质血症的病人，为了控制严重的高钙血症，必要时候也可以应用血液透析或腹膜透析，而且这种治疗宜早不宜晚，主张尽快进行。

2. **特殊治疗**

（1）生理盐水与利尿剂的使用。钙具有拮抗利尿激素的作用，高钙状态损害肾小管的浓缩功能，出现多尿、细胞外液容量不足和钙滤过负荷减少。通过静脉途径补充生理盐水等液体可以有效地稀释血钙浓度。对于具有脱水或不显性失水的患者，需要按失水情况补给生理盐水。24 小时以内可补给 2000～4000ml，在开始补给 1000～2000ml 后可给予呋塞咪 40～80mg，静注，以后可依照病情每 2～6 小时，重复使用一次，补液和利尿剂应同时使用，可以增加血液循环容量，抑制钙在近曲肾小管的重吸收，增加尿钙的排泄。生理盐水除了可以纠正失水，增加肾脏滤过，改善全身循环，并可以防止出现高钠血症和心力衰竭。液体应用速率取决于临床对脱水程度、心血管功能以及肾脏排泄能力的估计。应该指出的是，单纯意义上的补液和利尿治疗对于高钙血症治疗的有效性不足 20％。但是，此项措施在高钙血症的综合性治疗中却是最基础的治疗手段。

（2）糖皮质激素。可增加尿钙的排泄，减少肠道对钙的吸收，对肿瘤和骨可能有直接作用。它对淋巴增殖系统肿瘤、血液肿瘤治疗具有针对性，如对白血病、淋巴瘤和多发性骨髓瘤的疗效最佳，乳腺癌伴发的高钙血症（特别是应用某些激素后急速出现的）亦有效，但其他实体瘤的治疗效果仍存在分歧。一般可用强的松 40～120mg/天或相当于此剂量的其他制剂。激素类药物的起效缓慢，维持时间较短，一般多需要与其他降钙类药物联合使用。

（3）光辉霉素。是一种具有抗肿瘤作用的抗生素，也是治疗癌性高钙血症的主要药物。它可抑制 DNA 及 RNA 的合成，对破骨细胞有直接毒性，因而降低骨吸收；还因降低血清钙和碱性磷酸酶，进而减少骨的更新，使尿钙和羟脯氨酸下降；有或无骨转移病例均有效。常规性使用剂量为 $25\mu g/kg$ 体重，迅速静脉输注或 4～24 小时以上持续静脉滴注。通常一次用药约 75％ 的患者可以在 24～48 小时内出现治疗疗效，血钙可以降低或达到正常水平。但是，一般维持时间不超过 5 天。如果 48 小时血钙还不降低，可重复应用一次。光辉霉素要求严格静脉内使用，杜绝药物漏出血管以外，防止出现药物性软组织坏死。

（4）双膦酸盐。双膦酸盐是无机焦磷酸盐的非水解类似物。静脉注射无机膦酸盐是一种降低血钙最快和最有效的方法。相关副作用不大。应用膦酸盐使血钙下降，主要通过膦酸盐与钙结合，形成钙膦酸复合物沉着于骨质，并增加胶原合成和骨质形成，减少胃肠道对钙的吸收、促进钙转入细胞内等作用。此种治疗主要并发症是低钙血症、低血压、肾衰竭。发生率与应用剂量和输注速率有关，故最好延长静脉注射时间。

双膦酸盐的种类很多，主要包括第一代的双膦酸盐：羟乙二膦酸、氯膦酸盐；第二代药物：帕米膦酸二钠；第三代药物：伊班膦酸盐、唑来膦酸盐；第四代药物：利塞膦酸盐。这些药物的有效率一般在 70％～95％ 以上。生物效价与治疗疗效之间无明显的相关性，较高代别的药物和高效价药物的有效维持时间似乎更长一些，静脉使用更加方便。部分高级别的双膦酸盐，如伊班膦酸盐较少引发肾脏毒性，因此更加适宜在肾功能不佳的患者中使用。口服给药对于预防和维持治疗则更加具有实用的意义。

（5）前列腺素合成抑制剂。消炎痛或阿司匹林等前列腺素合成抑制剂，治疗因前列腺素分泌过多所致的高钙血症有效。但有溶骨性转移的患者，即使证明有过多的前列腺素产生疗效亦差。

（6）降钙素。降钙素是甲状腺滤泡旁细胞（c细胞）分泌的一种多肽。其主要作用是通过抑制破骨细胞的对骨的重吸收和增加肾脏对钙的清除而使得血钙降低。用药后6～9小时可发挥最强作用，约有80％的患者的血钙可以降低，但是很难获得正常血钙水平。降钙素通常会在治疗应用几个小时或者几天以内出现"逃逸"现象而失效，但是，降钙素可以与糖皮质激素或者光辉霉素合用产生协同的治疗作用，也可以和双膦酸盐联合应用，对治疗癌性高钙血症效果更好。

（7）依地酸二钠（EDTA）。EDTA可以和静脉注射的磷酸盐形成与钙离子的络合物，从而由循环系统被清除。该药物起效快、用药的安全性不稳定，肾功能不全者慎用，目前已经较少使用。

（8）硝酸镓。硝酸镓中的"镓"可以通过抑制破骨细胞皱襞细胞膜上的ATP酶依赖性质子泵，从而抑制破骨细胞的骨吸收。这一作用不需要循环中PTHrp的存在，标准剂量的硝酸镓比帕米磷酸二钠更加有效，二者可以分别使得72％和59％的患者的血钙值降低到正常水平。

（9）顺铂。顺铂是一种广谱的抗肿瘤药物，具有细胞毒的作用。新近研究发现，顺铂抗肿瘤治疗的同时还具有治疗癌性高血钙的作用，其治疗的安全性较好，疗效持久。

第十四章　肿瘤疼痛综合征

第一节　概　述

国际疼痛学会（International Association for the Study of Pain，IASP）关于疼痛的定义：疼痛是一种主观感受，它是一种与组织损伤或者潜在组织损伤相关联的不愉快的主观感觉和情感体验，或者是组织损伤的一种症状表现。疼痛知觉是一种不愉快的主观感觉和情感体验，是大脑的功能表现之一。疼痛反应是皮质下多级神经系统和躯体非神经组织对伤害性刺激的生理性和病理性反应，包括肌反应、炎症反应、电反应、生化反应、心理反应等多个方面。因此部分学者建议在关于疼痛的定义中还应该强调疼痛反应，即疼痛是一种与组织损伤或者潜在组织损伤相关的不愉快的主观感受和情感体验以及保护性或者病理性反应。对于这个概念的确定似乎更加符合疼痛的生理和病理学反应特点。

据世界卫生组织（WHO）的统计，全球每年新发生恶性肿瘤患者约 1000 余万，其中死亡约 600 万以上。在恶性肿瘤患者中每年至少有 500 万以上的患者在遭受疼痛的折磨。在新就诊的患者中，约 25％可以出现疼痛，在患者接受治疗过程中约 50％的患者会出现不同程度的疼痛，70％～90％的晚期恶性肿瘤患者以疼痛为主要的临床症状，30％具有难以忍受的剧烈或重度疼痛。我国目前尚无癌症疼痛发生率的准确统计，但据 1997 年全国卫生事业发展情况统计公报，我国城市癌症死亡率为 136/10 万，农村为 108/10 万，由此可以推断出我国目前正在忍受癌症疼痛折磨的病人数量之众。

癌症的疼痛控制日益受到医学界和社会的重视，2000 年美国第 106 次国会批准 2000～2010 年为"疼痛控制与研究的十年"（Decade of Pain Control and Research）；欧洲联盟也确定 2000 年为疼痛年（2000 Europe Against Pain）；国际疼痛学会从 2004 年起将每年的 10 月 11 日定为"国际镇痛日"；2001 年 2 月在第 2 届亚太地区疼痛控制会议上有学者提出"消除疼痛是患者的基本人权"；2002 年第 10 届国际疼痛大会上达成共识：疼痛已经被列为除呼吸、血压、脉搏、体温以外的第五大生命指征；我国目前对疼痛的研究尚缺乏明确的认识和足够的重视，医学界准备响应"国际镇痛日"的倡议，决定将 10 月 11 日～17 日定为"中国镇痛周"，并已经完成了多次（年）活动。及时正确地处理疼痛，有助于改善病人的心理状态、行为状态，使他们对后续的治疗抱有信心，为原发病症的治疗创造必要的先决条件。疼痛治疗应当属于肿瘤综合治疗的一个重要组成部分，在多数情况下，各种积极而有针对性的抗肿瘤治疗既能控制疼痛，也可因为积极、有效的治疗而延长病人的生存期。对于晚期肿瘤患者，满意的控制疼痛可使患者在有限的宝贵生命中，生活质量得到改善而活得更有价值，甚至维护患者的人格、尊严。正因为如此，控制癌症疼痛与癌症的早期预防、早期诊断和治愈癌症的治疗被并列为世界卫生组织的四项重点规划。

随着医学技术的进步和对疼痛认识的逐步深入，现有的药物治疗、手术、介入和微创技术水平已经可以使 95%～99%的癌症疼痛能够得到较为满意的缓解和控制。然而，癌症疼痛的机理、表现和处理十分复杂，涉及疼痛生理学、疼痛药理学、疼痛心理学、疼痛诊断治疗学等多项分支学科，本章仅对相关涉及的机制性问题给予一定的介绍，重点在于介绍相关诊疗技术、手段以及方法，侧重临床实用性。

第二节　肿瘤疼痛的生理与心理机理

疼痛是人类与生俱有的感觉，由于它在疾病发生、发展过程中的特殊性，人类对疼痛的诊断和治疗给予了极大的关注。对疼痛机理的研究主要集中在近半个世纪，这其中，最具有代表性的成果有 Melzeck 和 Wall 的闸门控制学说，吗啡受体、内源性止痛物质的发现。这些成果使人们对疼痛的认识、治疗具有重要影响。

一、痛觉的外周机理

痛觉的外周机理是指分布于身体不同部位的各种感受器把致痛物质的刺激转换为相应的信息，并由相应的感觉神经纤维向中枢神经系统传导的过程。

1. 致痛物质

可致痛性物质很多，主要包括钾离子、氢离子等各种离子，5 -轻色胺（血清素）、组织胺、缓激肽、P 物质和乙酰胆碱等。临床上，常规性使用的各种消炎止痛类药物的主要作用机理就在于控制各种内、外源性致痛物质的释放和作用。

2. 痛刺激转换为痛传入冲动

在外伤、炎症、缺血等伤害性刺激因子的作用下，损伤组织可直接释放出某些致痛物质，游离神经末梢的细胞表面的蛋白质残基，可以结合致痛化学物质（如 K^+、H^+、肽类及胺类物质等），改变其构象和电化学性质。感受器实际上是游离神经末梢，感受器被激活的结果就是产生痛传入冲动。

3. 痛觉的传导

痛觉的传导是通过神经纤维和神经传导系统来实现的。神经纤维按照它们的粗细、传导速度、感受器类型分为 Aβ、Aδ 和 C 类纤维。躯体痛觉的疼痛冲动同时由 A、C 两类纤维传导，内脏疼痛的冲动则单由 C 类纤维传导。痛觉冲动从感受器经传入神经纤维上传到大脑皮质，需通过特异性传导系统和非特异性传导系统，两者统称为上行传导系统。

肿瘤病人的内脏疼痛相当多见，传导内脏痛觉的神经分别是：①食管与气管：迷走神经；②胸腔脏器（心、肺）：下颈和上胸交感神经；③腹腔脏器（肝、胰、肠、胃）：内脏神经和髓前神经；④盆腔脏器（膀胱、直肠、子宫）：$S_{2～4}$ 副交感神经。各种止痛手术及麻醉技术的原理，就是破坏以上这些神经传导通路。

二、中枢神经系统对疼痛的调制

中枢神经对伤害性传入冲动具有抑制作用，其机理与节段性传入冲动对疼痛的抑制和下行抑制机理相关，所有上行的感觉信号都被来自脑的下行机理所调制。起抑制作用的具体物质为内源性阿片多肽，它可以激活以 5 -羟色胺为递质的下行纤维，发挥抑制作用；也可以直接与脊髓后角和三叉尾核的阿片受体结合，直接抑制痛觉的发生。临床上所采用的针刺、电刺激、吗啡类药物等进行疼痛治疗就是利用能提高脑脊液内的内源性阿片多肽含量，产生镇痛作用。动物及人脑内存在着对吗啡类药物具有亲和力的物质，称为阿片受体，也存在可产生类似吗啡生物效应的其他肽类物质，即内啡肽、脑啡肽、强啡肽，这些物质被统称为内源性阿片样物质。

三、有关痛觉的学说

有关痛觉的学说很多，最具代表性的是特异学说、型式学说和闸门控制学说。

1. 特异学说

特异学说由 Von Frey 提出，主要论点是：疼痛的发生起自特殊的痛觉感受器，通过感觉神经和特殊传导通路，将冲动传至特殊的中枢结构，并作出反应。特异学说对疼痛的生理特点阐明得较为清楚，但不能完全阐明痛觉的全部机理。

2. 型式学说

型式学说由 Goldschneider 提出。该学说认为：疼痛并无特殊的感受器，而是非特异性感受器受到超强刺激之病理状态下非伤害刺激的反应总和。其结果是向中枢发放大量冲动，这些冲动具有时间和空间的特定构型。如果总输出超过了临界水平，即在中枢整合为疼痛。此外，该学说还认为脊髓中存在着多种突触传入系统，他们的相互作用、影响、制约可产生病理性疼痛。

3. 闸门控制学说

闸门控制学说为 Melzack 和 Wall 共同创立。该学说认为：疼痛的产生取决于刺激所兴奋的传入纤维的种类和中枢的机能结构特征，取决于以下三个系统的相互作用，包括：①后角中的胶质细胞区（SG）；②后角中的第一级中枢传递细胞（T）；③后索纤维向中枢的投射。闸门控制学说强调疼痛是痛觉信号在脑内各级中枢整合的结果而非个别中枢结构的独特功能。

四、疼痛的心理机理

疼痛是人的一种主观感受，精神和心理因素直接影响疼痛的感受与反应，有时甚至是疼痛的唯一原因。大量的事实表明，疼痛与众多心理活动有密切联系，这也为疼痛的治疗提供了一个重要的手段和途径。疼痛受到心理因素影响较大，主要包括对疼痛的认识，并直接影响到疼痛的程度和治疗的效果。情绪和信念也可以明显地影响病人对疼痛的感受和反应，境遇对患者疼痛的影响也是一个重要的因素，许多患者的疼痛与其境遇有着直接的关系。患者各人对疼痛的感受以及以往对疼痛的承受和经历情况不尽相同，感受疼痛的轻重以及描绘疼痛的词汇也就千差万别。注意和分心也是影响患者疼痛的重要因素，注意力集中到疼痛的体验上，其对疼痛的感知也要强烈很多，这也是解释夜间的疼痛明显高于白天的原因。性格也是影响疼痛感受的影响因素，这与患者的家庭教育、家庭环境以及性格养成有很大影响，刚强、坚毅、有自制力、性格内向型的人能忍受严重的疼痛而不动声色，反之则明显加重。由社会文化形成的观念等社会文化因素亦与疼痛的感受有关，其中突出表现在某些宗教信徒的信仰方面。

第三节　肿瘤性疼痛的病因与临床表现

肿瘤性因素所引发疼痛的原因主要包括以下几个方面：①肿瘤直接引起的疼痛；②肿

瘤诊断过程中引起的疼痛；③肿瘤治疗所引起的疼痛；④与肿瘤间接有关的疼痛；⑤与肿瘤无关的伴发症；⑥心理及社会因素。

一、肿瘤直接引起的疼痛

1. 骨骼的浸润和转移

肿瘤对骨骼的累及主要包括肿瘤组织直接或间接的骨浸润和转移。其产生疼痛的原因包括：骨骼直接受累和局部伤害感受器的直接激活；肿瘤压迫邻近的神经、血管和软组织；肿瘤骨浸润时起成骨和溶骨作用的 PGE_1、PGE_2 也同时是较为强烈的致痛剂。此外，骨巨噬细胞、降钙素和钙代谢的变化、转移癌的激素受体状态亦调节和影响骨浸润的疼痛。肿瘤骨转移的发生一般较为隐匿，除了极其特殊的解剖学因素以外，很少在疾病的早期即可以表现出明显的临床症状，病人大多数在相当长的时间内表现出非特异性的临床症状，如出现则可能表现为以下综合征。

2. 神经系统受累

（1）周围神经受累。周围神经受累主要包括单发性周围神经受累和多发性神经受累。单发性周围神经受累主要包括腹膜后肿块，常侵及椎旁间隙，其症状有时与神经根性病变相似。多发性神经受累多是由多发性骨髓瘤所引起的神经病变。

（2）神经丛受累。主要是由于肿瘤累及不同的神经丛区域，其中以臂丛综合征最为复杂。其突出的症状是进行性加重的患侧肩部、椎旁及上肢疼痛，感觉和运动异常则与臂丛损伤的节段有关。不同的臂丛神经节段会发生与之相对应的临床症状，有助于疾病部位的定位。肿瘤浸润臂丛的典型代表是 Pancoast 综合征。臂丛综合征的另一个原因是臂丛放疗后纤维化，放射剂量及时间对本病的鉴别诊断有帮助。臂丛也是再发癌和放射诱发肿瘤的好发部位，对原发肿瘤治疗多年后的该部位疼痛应提高警惕，并需与急性臂丛神经炎、手术或麻醉期间的臂丛神经损伤等相鉴别。腰骶丛综合征中约 2/3 系腹腔内肿瘤所致，1/3 为其他部位的转移癌引起。根据受累神经丛的部位，疼痛呈节段或非节段性分布。

（3）脊髓压迫症、软脑、脊膜转移和颅内转移。

3. 内脏器官受累

（1）血管浸润。肿瘤浸润血管及淋巴管，导致血管痉挛和淋巴管炎，刺激血管周围的感受器，产生烧灼样疼痛。疼痛部位常较弥散，有时可见反射性营养不良的体征。

（2）血管闭塞。肿瘤压迫引起动脉缺血、静脉淤血，使血管闭塞，所引流的部位水肿，脏器的筋膜间隙膨胀，可产生十分严重的疼痛。血管闭塞的疼痛部位常弥散并逐渐加重。

（3）空腔脏器或实质性器官中管道梗阻。空腔性脏器的梗阻使平滑肌强烈收缩，导致张力增加与缺血而产生疼痛，且常出现牵涉痛。胰腺、肝脏等实质性脏器中的管道，如肝管、胰管梗阻，疼痛产生的机理类似，但更加严重。

（4）包膜、滑膜牵张。最突出的例子是肝脏肿瘤，原发癌和转移癌的增大可使包膜内压力升高并受到牵拉而感到疼痛。当然，包膜本身也可直接受到肿瘤的局部浸润。骨肿瘤可牵张相应的包膜或滑膜，刺激机械性伤害感受器。包膜、滑膜牵张引起的疼痛性质与肿瘤内在位置有关，若肿瘤离体表较近，疼痛尖锐，容易定位；若肿瘤位置较深，多系钝痛伴牵涉痛。

（5）黏膜炎症坏死。此种类型疼痛较剧烈，一般局限于患处。多见于唇、口腔、咽、面部、胃、肠及泌尿道的肿瘤。

（6）实性器官坏死。典型的例子是胰腺癌。胰腺的原发或继发肿瘤阻塞压迫导管，以致胰酶外溢对胰腺组织发生自身消化作用。

（7）浆膜浸润。肿瘤的浆膜浸润一般指胸膜、心包膜和腹膜。心包和胸膜腔的积液不常伴有疼痛，可能与液体的润滑作用有关。但腹腔积液常有腹痛，原因是肿瘤直接影响周围神经。肿瘤引起的炎症、内脏活动受限等也可能造成疼痛。肿瘤腹膜转移及腹腔积液的疼痛多为持续钝痛，如有急腹痛，需排除化脓性感染、脏器穿孔、梗阻。

二、肿瘤诊断引起的疼痛

肿瘤的诊疗过程中对患者进行的一系列检查，包括采血化验、腰穿、骨穿、穿刺细胞学检查、组织病理学检查、胸腔穿刺检查、腹腔穿刺检查、内窥镜检查等有创性检查，这些均可以产生短暂但通常能够忍受的疼痛。对于必要情况下进行的更大的有创操作，如开放活检等，自然可以引起更加剧烈的疼痛发生。病人在接受检查时的心理状态和身体的功能状况明显影响其对疼痛的感受，对病情的恐惧和对检查方法的错误认识会加重疼痛，消瘦、因各种原因使病人不能保持适当的体位都影响对检查的耐受能力。

三、肿瘤治疗引起的疼痛

1. 急性期疼痛

治疗后不久至数周内出现的疼痛，如术后疼痛、化疗引起的黏膜炎、放疗引起的食管炎等，其表现比较明显，疼痛程度易于评估，诊断较为容易，而且这样的疼痛的持续时间一般不长，多数为自限性。这一类疼痛一般被认为是治疗过程中难以避免的，是为了治愈肿瘤所必须付出的代价，因而在疼痛防治中常未能引发临床医生的重视，也较少地予以充分的处理。事实上，治疗引起的急性疼痛，可能会在心理上对病人产生程度不同的副作用。

2. 迟发性疼痛

治疗结束后数周到数月，其至数年后出现的迟发性疼痛，有时临床上不易区别这种疼痛究竟是治疗的并发症抑或肿瘤复发。与顽固难治的治疗相关的慢性疼痛，对病人生活质量的损害与肿瘤直接引起的疼痛并无不同。几乎所有的抗肿瘤治疗都有可能引起疼痛。

四、与肿瘤间接有关的疼痛

1. 肺性肥大性骨关节病

又称 Bamberger - Marie 综合征，可由原发或继发的肺部肿瘤等引起，典型特征为杵状指、趾，长骨骨膜炎。症状包括受累骨的疼痛、肿胀、压痛，多见于胫骨、腓骨、尺骨及桡骨。患者可能出现类似于风湿病的多关节炎，晚期躯干骨亦可受累。本病的诊断关键在于医师应对本病保持警惕。肺性肥大性骨关节病的发病机理不明，但清除原发病灶后可使之消失。

2. 疱疹后神经痛

疱疹好发生于肿瘤所在部位或以前放疗过的部位，化疗可能促进其发生。疱疹消退后患处皮肤持续性疼痛是本病的特征。疼痛有三种形式：①感觉缺失区持续烧灼样痛；②痛感异常；③间歇性电击样疼痛。

3. 由生活能力丧失引起的疼痛

便秘、褥疮是其典型代表。

五、与肿瘤无关的伴发症

1. 肌筋膜痛

在肿瘤患者中常见，疼痛多为局限性钝痛，与异常的紧张及邻近病变的牵扯等因素有关，按摩、牵引、局部注射、理疗等疗法有效。

2. 骨质疏松

老年肿瘤患者常同时伴有骨质疏松，骨折、卧床、营养不良、使用糖皮质激素等因素，可加重骨质疏松。有时肿瘤引起的早期病理性骨组织破坏、压缩性骨折与骨质疏松在X线上难以区别，若没有肿瘤病史则确诊更加困难，有时则需要椎体活检方能鉴别。

3. 其他骨、关节退行性病变。

六、精神与心理因素

疼痛区别于其他感觉类型的一个重要特征是它的强烈的情感色彩，疼痛的程度与伤害性刺激的强度并非完全一致。在慢性疼痛的初起阶段，患者常表现为焦虑，随着病情进展，就会产生抑郁症状或者焦虑和抑郁混合存在，持续的焦虑、抑郁、悲伤，同样是强烈的致痛性因素。社会因素对癌症疼痛也有重要影响。长期的治疗，使得患者的社会地位、经济收入、医疗及营养费用、家庭支持、朋友支持、社会和家庭保障等都会发生一系列的变化。对死亡的恐惧和对后事的牵挂，也可能成为患者焦虑和抑郁的原因。这些都是明确的社会因素干预。因此，癌症疼痛源于躯体方面，但心理及精神因素不可忽视，故Saunders提出"总的疼痛"这一概念，涵盖了引发疼痛的各个方面的原因。和肿瘤治疗一样，癌症疼痛综合征同样需要综合处理。

第四节　疼痛的诊断与鉴别诊断

一、病史、体检和辅助检查

癌症疼痛病因复杂多样，其诊断原则与其他疾病是相同的。患者的年龄、性别、起病以来的全部病史以及既往史、家族史以及患者的诊断、治疗用药史，对于分析疼痛的原因都很有用。疼痛的位置、范围、程度、时间，疼痛的性质、影响疼痛的因素、伴随症状与体征，更是疼痛诊断和鉴别诊断所必需的。由于疼痛同心理和精神因素有密切联系，在诊断癌症疼痛的同时，尚需对此予以足够的注意，并作出相应的评价。

为了了解疼痛对身体功能和生活质量的影响，合理使用止痛措施，评价止痛效果，有必要重视疼痛程度的具体划分。临床上，疼痛及其程度还不能通过客观检查作出准确判定，而只能通过病人的主诉或观察病人的反应来判断。病人的体位、表情、血压、脉搏、呼吸、瞳孔可大致代表急性疼痛的程度。但对于慢性疼痛，这些体征往往不可靠，往往要更多地依靠病人的主诉。

疼痛的划分可以根据是否需使用止痛措施来划分，也可以使用视觉类比量表（visual analogue scale，VAS）对疼痛进一步量化。纪念斯隆-凯特林癌症中心疼痛评价卡（The Memorial Pain Assessment Card）与VAS类似。

此外，临床上尚有许多因素影响病人的疼痛，如进食、活动、变换体位、睡眠、治疗、心理与精神状态等，找出这些因素有助于疼痛的诊断和治疗。部分患者还可以伴随各种症状与体征，有助于疾病的定位、诊断和鉴别诊断。对于肿瘤患者的疼痛，应强调根据病史及体检结果选择相应辅助检查，以尽可能作出疼痛的病因与定位诊断。

二、诊断

1. 确定疼痛性质、病因

诊断肿瘤病人的疼痛，首先要明确疼痛的良、恶性。良性疼痛系指各种非肿瘤疾病引起的疼痛，恶性疼痛系指由癌症直接或间接引起的疼痛，常统称为癌症疼痛综合征。肿瘤病人的疼痛病因十分复杂。

2. 确定疼痛程度

结合病人的主诉和认真的临床检查，一般能对疼痛程度作出大致的划分，若能配合VAS 的使用，结果将更为可信。国外流行的 McGill 疼痛问卷（McGill Pain Questionaire）因形容词众多且汉语很难表达而不适合国内临床。

3. 疼痛的神经科及疼痛起源的分类

这些分类方法有助于疼痛的合理治疗。根据疼痛的神经科分类，疼痛可分为传入（神经）阻滞性疼痛、根性痛、神经丛痛、脊髓压迫症、马尾圆锥综合征、内脏痛、放射痛、头痛等；根据疼痛起源的分类，疼痛可划分为外周原性疼痛（peripheral pain）、神经源性疼痛、脊髓源性疼痛、中枢性疼痛（central pain）、心理源性疼痛（psychogenic pain）。大多数肿瘤患者兼有一种以上类型的疼痛。肿瘤病人还有两种较为特殊的疼痛：①幻肢痛：指患者截肢后仍感觉原肢体疼痛。几乎所有截肢患者均有幻肢觉，但只有 50% 以下的患者出现幻肢痛。②盆腔软组织疼痛：最常见于直肠癌术后病人，轻者表现为会阴部和生殖器周围胀塞感，严重者诉枪击样痛。座位和便秘可加重疼痛，有些病人可能有直肠尿道瘘或直肠阴道瘘存在，并伴直肠或阴道分泌物增加。疼痛的原因有局部肿瘤复发、继发感染，焦虑可使之加重。

4. 疼痛的心理学评价

疼痛受心理和精神因素影响很大，其程度与病情的严重性并不总是成正比，临床上经常见到疼痛轻微而病情严重，或疼痛严重但不能发现明显肿瘤病灶或病情并未明显危及身体健康的情况。肿瘤病人的心理和精神问题主要是反应性焦虑（症）、抑郁（症），症状自评量表（SCL-90）和医院焦虑抑郁评定量表（HAD）等虽可借用来评价肿瘤病人的精神症状，但它们都是为躯体相对健康的人设计的，使用上毕竟有其局限性。鉴于目前还没有专门的肿瘤病人心理评价量表，临床上多采用《简明疼痛问卷调查》（Brief pain questionnaire，BPQ，也即 Wisconsin Brief Pain questionnaire），供临床医师参考使用。

第五节　肿瘤疼痛的放疗和化学治疗

对于一般性的急性疼痛，治疗上可以直接找出病因并尽可能地去除或者采取对病因进行治疗的方法，基本上可以达到满意的疼痛控制、治疗效果，通常不采用单纯性止痛治疗尤其是药物治疗。然而，肿瘤性疼痛综合征大多属于慢性疼痛，引起疼痛的原因也较明确，但常无有效办法对原发因素根除，治疗在多数情况下只能是对症处理并以预防性止痛为主，这可能是肿瘤性疼痛与其他疼痛治疗上的主要不同之处。癌症疼痛的治疗已积累了很多经验，治疗手段大致可归纳为针对肿瘤本身的治疗和针对肿瘤并发症的治疗两大类。治疗方法也可以分为外科手术、放射治疗、化学药物治疗、止痛药物治疗、心理、行为干预治疗以及对症性治疗等多个方面。

一、放射治疗

放射治疗对于控制肿瘤性疼痛具有很多独到之处，可以具备放射治疗适应证的患者，放射治疗可以显著控制肿瘤性疼痛的发生或缓解疼痛的程度。但是，放射治疗控制肿瘤性疼痛的具体机理尚不十分清楚。临床上发现：放疗对肿瘤浸润压迫神经引起的疼痛疗效确切；对放射线敏感的原发肿瘤产生的压迫与浸润，甚至可收到根治的效果；即使部分肿瘤对放射线具有相当的抗拒，通过放疗也可以使得肿块缩小，达到减轻疼痛症状的目的。如指征选择得当，放疗缓解疼痛的有效率在 $71\%\sim100\%$，但完全缓解仅有 $25\%\sim50\%$。70% 以上缓解期可达 3 个月，且可保持满意生活质量。$50\%\sim60\%$ 不再发生疼痛直到死亡。乳腺癌孤立性骨转移，根治性放疗后可以获得 $2\sim3$ 年的长期缓解。Poulsen 等人总结众多作者的结果表明，缓解率与原发肿瘤无关。

1. 放疗止痛的适应证

放射止痛主要适用于：①骨转移癌、脊椎转移癌：放疗对骨转移癌、椎体转移癌的效果最好，病人放疗前如能活动，放疗结束后绝大多数可保留活动能力。放疗前下肢轻瘫者，放疗后半数可恢复活动能力。但放疗前已经具有截瘫者，放疗后一般不能恢复活动能力；②脑转移癌及原发脑肿瘤；③肿瘤及肿大淋巴结引起的脊髓神经根压迫；④胃、胰腺癌等肿瘤的后腹膜浸润和淋巴结的转移；⑤肺癌的臂丛神经浸润。

2. 剂量与方法

照射野一般只需包括病变部位，估计能有较长生存期者，可考虑行根治性放疗，总剂量 $40\sim50Gy$。但以控制疼痛为目标的姑息性放疗的剂量、时间、放射治疗的方法尚缺少有说服力的研究。需注意的是，局部放疗 $1\sim2$ 天后，有时疼痛反而剧烈，可能与局部组织充血水肿，骨膜受到牵拉有关。广泛性骨转移是否采取放疗有不同意见。转移灶局限在半身骨骼的可行半身放疗。放疗期间注意恶心呕吐、血象下降等反应，并给予对症、支持治疗。肿瘤骨转移即将发生骨折者，及时放疗可阻止病理性骨折，从而使病人免于手术。

二、同位素治疗

同位素治疗有内照射和腔内治疗两种形式。内照射治疗又称选择性照射治疗。放射药物通过口服或静注引入体内后，选择性地聚积于特定器官或病变组织，再衰变放出 β 射线达到治疗作用。腔内治疗又称为放射胶体治疗，主要用来治疗癌性胸、腹腔积液。常用的同位素治疗包括：除甲状腺癌以外的各种肿瘤的骨转移，可使用 ^{32}P、^{90}Y、^{89}Sr 等；甲状腺癌及其转移灶采用 ^{131}I 治疗；多发性骨髓瘤、恶性淋巴瘤患者采用正 ^{32}磷酸钠治疗；肝转移癌的 ^{90}Y 治疗以及白血病的正 ^{32}磷酸钠治疗等。

三、化学治疗

化疗可通过缩小或消除肿块的压迫、梗阻而缓解疼痛。对于化疗极其敏感的恶性肿瘤患者，即使病人的病期已很晚，KPS 较低，仍有部分病人可望通过化疗获得较长期的缓解甚至治愈，如绒毛膜上皮癌、白血病、恶性淋巴瘤、睾丸癌、卵巢癌、肺小细胞未分化癌、乳腺癌、多发性骨髓瘤等。因此，对化疗敏感的肿瘤，化疗止痛的适应证可适当放宽，只要 KPS≥40 分，年龄小于 75 岁（部分高龄患者如身体状况较好也可不受此年龄限制，或适当再放宽），无严重并发症，皆可采用化疗，以最大限度地减少肿瘤因素所致的疼痛的发生。

第六节　肿瘤疼痛的内分泌治疗

肿瘤的内分泌治疗是通过药物、手术、放疗等手段改变患者体内的激素水平、状态或者平衡，以达到稳定、控制甚至消灭肿瘤之目的，因而有可能从根本上或在一定程度上消除肿瘤疼痛的原因。但目前临床上内分泌治疗通常只局限于对乳腺癌、前列腺癌、子宫内膜癌、甲状腺瘤等激素依赖性肿瘤的治疗上。肾癌、结肠癌、胰腺癌、恶性黑色素瘤、胃癌和肝癌等可能具有激素依赖性，内分泌治疗尚在研究和探索阶段。内分泌治疗的起效较为缓慢，从治疗开始到初见疗效尚需要较长的时间，因此，在见效之前应注意止痛药物的继续应用，以保证止痛治疗和效果的连续性。

目前，临床上采用的内分泌治疗在方法上分为四大类，主要包括：①抗激素治疗：给予大剂量的与目标激素化学结构相近但功能不同的药物，拮抗相应激素的生理作用；②给予大剂量的与目标激素相同的外源性激素，从而饱和肿瘤细胞的受体，改变内分泌系统的反馈机理，以达到治疗目的，称为附加激素治疗（additive hormone therapy）；③切除内分泌腺体，如卵巢、睾丸、肾上腺、垂体，以消除血液循环中的性激素及其前体，称为消除激素治疗（ablative hormone therapy）；④抑制激素产生的治疗。LHRH 类似物的问世，使这种治疗成为可能。其主要机理是抑制垂体的 LHRH 受体，或降低细胞表面的受体数量，结果是 LH 分泌减少，性腺分泌的激素也随之受到抑制。

一、乳腺癌的内分泌治疗

乳腺癌是肿瘤中内分泌治疗效果最好的，研究最为明确，使用频率最高的肿瘤之一。几乎所有的内分泌疗法都可应用于乳腺癌。

1. 抗雌激素治疗

代表性的药物是三苯氧胺（TAM）。TAM 结构与雌激素相似，作用机理是通过与血循环中雌激素竞争结合肿瘤细胞的 ER，抑制其随后的 DNA 转录和复制，使肿瘤细胞的分裂和蛋白合成受阻。伴有疼痛的晚期或不能手术的乳腺癌病人，有以下情况之一者，均可使用 TAM：①ER 和/或 PR 阳性，病变范围不广泛，病情发展较慢；②虽未做 ER 和 PR 检查，但系绝经后患者；③绝经前患者，但转移或复发的时间距手术时间已超过 3 年，或仅出现淋巴结、软组织或骨组织的单个转移灶；④以往的内分泌治疗曾经有效。TAM 可使部分患者的病情稳定或缓解。其中，软组织、淋巴结转移的效果最好，有效率约 35%～40%；骨及胸膜转移次之，有效率为 25%～39%；脑转移最差。在年龄方面，临近绝经、绝经后病人的效果比绝经前患者好。TAM 的疗效更多地受激素受体状态的影响。

2. 其他激素治疗

（1）孕激素。孕激素治疗乳腺癌机理可归纳为：①直接细胞毒样作用；②阻止 ER 合成和重新利用，从而降低 ER 的数量；③通过生物反馈机制，降低 LH、ACTH 及催乳素的分泌；④作用于细胞生长分化相关的调节蛋白；⑤孕激素可改变肿瘤细胞的周期，延长 G_2 期，而 G_2 期是细胞周期中对放射线最敏感的。孕激素和 TAM 都可作为晚期乳腺癌的内分泌第一线治疗药物，但绝经前的病人，应首选 TAM，尤其是 ER 阳性。单独应用孕激素应慎重，孕激素在体内可转变为雌激素，以免雌激素升高而促进肿瘤生长。对绝经后病人，尤其是绝经 3 年以上者，可单独应用大剂量孕激素。临床上最常用的孕激素为醋酸甲羟孕酮（甲孕酮，安宫黄体酮，MPA）和醋酸甲地孕酮（MA）。

（2）雌激素。雌激素的作用机理主要是通过改变机体内分泌环境而抑制癌细胞生长。动物实验证明，低浓度的雌二醇促进乳腺癌细胞生长，高浓度反而抑制其生长；大剂量的雌激素使细胞质内的 ER 不能得到补充，从而抑制 DNA 的合成。雌激素目前主要用于 TAM 治疗失败的老年乳腺癌病人，必要时可与孕激素合用。其有效率在 70 岁以上患者，皮肤、软组织转移，生长速度慢的肿瘤，ER 阳性，手术到复发间期长的人群中疗效较好。

（3）雄激素。雄激素可以抑制垂体的 LH 及 FSH，而使乳腺组织萎缩；乳腺癌细胞有约 20% 存在 AR 受体；雄激素在体内可转变为雌激素，起类似雌激素治疗的作用；雄激素还有刺激骨髓增生的作用，可以改善病人的贫血，促进食欲，纠正患者的一般状况。雄激素治疗的适应证为：去势治疗后病情又复发或肿瘤转移的病人；闭经前后患者的骨转移；晚期病人的支持治疗等。

3. 消除激素治疗

双侧卵巢切除即去势治疗。切除卵巢的方法有手术和放射两种。外科去势的优点是切除卵巢组织彻底，起效快，术后可能有短期的绝经后症状。放射去势需历时数周后方始生效，起效较晚，其疗效不如外科手术去势治疗肯定，放射去势方法简便，容易被患者接受，但有 1/3～1/2 病例在放射后重新有月经来潮导致治疗失败。此外，临床上尚有双侧肾上腺切除术、药物肾上腺切除、垂体切除术等技术，目前临床很少使用。

二、前列腺癌的内分泌治疗

手术途径的内分泌治疗主要包括：睾丸切除术、肾上腺切除、脑垂体破坏性手术等。睾丸切除术可以使得血浆雄激素水平下降至 50ng/100ml 水平并长期维持。其优点是简便、可靠、价廉，能去除体内雄激素的主要来源。药物性治疗的目的就是对抗、抑制、减少雄性激素的合成、分泌，可选择的药物很多，包括：氨基导眠能、己烯雌酚、磷酸雌二醇氮芥、酮康唑、Lirazole、安体舒通、LHRH 类似物（亮丙瑞林/Leuprolide、长效亮丙瑞林、戈舍瑞林/Goserelin、乙基酰胺/Buserelin、高那瑞林/Gonadorelin）以及抗雄激素药物，如醋酸氯羟甲烯孕酮（Cyproterone Acetate，CPA）、醋酸甲地孕酮（Megestrol Acetate，WGA）、甲孕酮（安宫黄体酮，甲羟孕酮，Medroxyprogesterone Acetate，MPA）和醋酸氯地孕酮（Prostal Chlormadinone）等。

三、子宫内膜癌

子宫内膜癌的内分泌治疗主要有孕激素类制剂和抗雌激素类药物。常用的孕激素的有效率为 37%，能使 50% 以上患者的疼痛减轻或消失。主要包括甲孕酮（安宫黄体酮）、甲地孕酮（妇宁片）和 17-羟孕酮（Delalutin）。以上三种药物只需选用一种，治疗显效时，可改为维持量长期使用（至少 3 年）。此外，抗雌激素药物，如 TAM 也具有治疗作用，有效率约为 36％左右。孕激素还可与雌激素的合用。生理剂量的雌激素可促进肿瘤生长，但大剂量的雌激素除有抑制肿瘤细胞作用外，还可通过促使 PR 的合成而增加孕激素的效果。孕激素治疗曾获得缓解又复发的病例，可以考虑给予雌激素，原则与 TAM 相似。

四、卵巢癌的内分泌治疗

卵巢癌的分类颇为繁杂，其中组织病理类型为浆液性、黏液性、子宫内膜样、透明细胞等上皮性癌约占 85％～90％，甲孕酮、甲地孕酮、TAM 均可应用于这些卵巢肿瘤。给予外源性 LHRH 如氟硝丁酰胺、戈舍瑞林可使垂体释放的 RH 和 FSH 先暂时升高，随后急剧下降，进而使卵巢分泌的雌激素水平降低而达治疗目的。

五、甲状腺癌

乳头状癌及滤泡状癌约占甲状腺癌的 90％。这两种类型癌的分化较好，仍保留正常甲状腺的一些功能。由它们引起的癌性疼痛，甲状腺素制剂有较好效果，如甲状腺素（T_4）和干燥甲状腺粉片。

第七节　肿瘤三阶梯止痛药物治疗

止痛药物是控制癌症疼痛的主要手段，合理、适宜、得当的药物应用可使 90％以上病人的疼痛得到缓解。通常将控制癌症疼痛的药物分为三类：即非甾体类消炎止痛药（non steroid anthnflammatory drugs，NSAID）、麻醉性止痛药和辅助性止痛药。

止痛药物的使用一般主张遵循"WHO 三阶梯止痛原则"为核心的规范化止痛治疗。疼痛的规范化治疗是指按照 WHO 以及其他权威的学会推荐的、公认的疼痛处理原则和方法，进行癌痛的治疗。规范化治疗的基本原则是：早期、持续、有效地消除疼痛；限制药物不良反应；将疼痛及治疗带来的心理负担降低到最低；最大限度地提高生活质量。

WHO 三阶梯止痛治疗的原则：口服给药、按时给药、按阶梯给药、用药个体化和注意具体细节。在临床实践的操作过程中，还会遇见很多的实际困难，这就要求临床医师必须进行更加细致、细心的观察与评估，耐心进行滴定，及时、恰当的预防和处理不良反应，使得患者在获得镇痛治疗效果的同时，不良反应最小，从而提高患者的生活质量。

三阶梯止痛方法中，对于轻度疼痛，可以选择非阿片类止痛药物±辅助药物；中度疼痛，选择弱阿片类止痛药物±非阿片类止痛药物±辅助药物；重度疼痛选择强阿片类止痛药物±非阿片类止痛药物±辅助药物。在目前使用止痛治疗药物的同时，还应该给予必要的辅助性药物，治疗爆发性疼痛的药物和预防不良反应的药物。规范化治疗最终需要达到的标准又称为"3-3-3 标准"，即疼痛强度<3，最好达到 0；24h 内疼痛危象次数<3，因此，需要解救药物次数<3；阿片类药物剂量滴定达到稳态时间最好在 3 天内完成。

WHO 推荐，吗啡是治疗重度癌痛的"金标准"用药。吗啡的医疗消耗量是衡量一个国家或地区癌痛控制状况的重要指标；欧洲姑息治疗学会（EAPC）推荐口服吗啡是治疗中重度癌痛的首选用药，即释吗啡可以用于处理爆发性疼痛，缓释或控释性吗啡可以用于治疗基础疼痛。采用吗啡控释或缓释剂型治疗癌痛可以减少用药次数，方便患者的长期服用；延长药物的有效作用时间，改善患者的夜间睡眠；由于患者血药浓度保持相对的稳定，从而减少不良反应和耐药性的发生，更不宜"成瘾"。因此口服控释或缓释剂型给药就更加适合慢性长期癌痛的治疗。

在癌痛治疗过程中，对于癌痛的爆发性疼痛的定义：在阿片类药物治疗的癌痛患者稳定的疼痛形成（持续痛，Persistent Pain）的基础上，所出现的短暂而剧烈的疼痛。一项全球性的调查研究中，在肿瘤患者中，癌痛的爆发痛的总体发生率为 65%。爆发性疼痛的机理和癌痛的机理相似，可以是肿瘤本身所引起的，也可以是肿瘤诊治过程中引起的并发症。药物治疗可以很好地控制基础持续性疼痛，缓解爆发性疼痛，目前尚没有已经发表的证据支持非阿片类止痛药物和抗抑郁药物具有治疗爆发性疼痛的效果。即释吗啡可以用于处理爆发性疼痛，缓释或控释性吗啡可以用于治疗基础疼痛。

一、非甾体类消炎止痛药（NSAID）

NSAID 是以阿司匹林、萘普生、扑热息痛为代表的一类消炎镇痛药物，它们的共同特点是抑制 PGE_2 的合成，减轻炎症介质对有害感受器的刺激而达到止痛作用。NSAID 作为控制癌症疼痛的第一阶梯药物和癌症疼痛治疗的基础用药，具有解热、止痛以及抗炎的作用，经常地用于轻度疼痛，或与麻醉性止痛药合用于中度至重度的癌症疼痛。NSAID 对肿瘤骨转移引起的疼痛尤其有效，对下列情况引起的疼痛也有效：①骨膜受到机械性牵拉；②肌腱、肌肉或皮下组织机械性受压；③胸膜及腹膜机械性受压。此类药物常以口服或直肠等方式给药，并且有价廉易得、久用不产生耐药性的优点。但是具有剂量极限性，即"天花板效应"，如阿司匹林达到 900～1300mg，止痛效果不再增加。故不宜盲目增加剂量。常用的 NSAID 包括：阿司匹林、消炎痛、布洛芬、萘普生和扑热息痛（醋氨酚，对乙醚氨基酚）等。

二、麻醉性止痛药

本类药物按作用方式可分为三类：①吗啡样激动剂：通过与阿片受体结合而产生止痛作用。如吗啡、哌替啶、可待因等，是临床最为常用的一类；②拮抗剂：也与阿片受体结合。但对抗吗啡样激动剂的作用，本身无止痛作用；③激动—拮抗复合剂：介于前两者之间，如镇痛新等。此类药物对已有吗啡耐受的病人无效。且有剂量相关性幻觉症状。故不大常用。按止痛效果分类，本类药物可分为弱麻醉性止痛药和强麻醉性止痛药，前者的主要代表是可待因。后者的主要代表是吗啡。麻醉性止痛药物的共同特点：①病人可以产生耐药，在用药 2 周内即出现；②增加剂量可使止痛作用增强；③可导致药物性依赖，产生戒断综合征；④副作用类似。

临床常用的弱麻醉性止痛药包括可待因、氨酚待因和丙氧氨酚复方片（商品名：达宁）。强麻醉性止痛药有吗啡、哌替啶（度冷丁）、强痛定、二氢唉托啡、曲马多、美散痛、叔丁啡、镇痛新和芬太尼等。

吗啡可以作用于大脑至脊髓的各个部位，影响情绪和行为的阿片受体，提高痛觉传导区阿片受体痛阈，从而改变对疼痛的反应，对躯体和内脏疼痛都有效。口服吗啡时应强调必须按时规律用药，其口服的生物利用度较低，肌注与口服的剂量比例一般掌握在 1∶2～3 左右。控释吗啡（Controlled release Morphine，CRM）止痛时间能维持 12h，与其他中枢神经系统抑制剂如抗焦虑药、抗抑郁药配伍使用时，应酌情减少各自的剂量。

哌替啶（度冷丁）为合成的麻醉性止痛药，具有阿托品样作用，止痛效力是吗啡的

1/8，其作用时间比吗啡短，有效止痛时间为 3～4h。哌替啶副作用与其毒性代谢产物 Normoperidine 在体内聚集有关，其半衰期为 12～16h，积聚过多可致中枢神经系统兴奋性增加，表现为轻微的情绪改变，继之震颤、局灶性肌阵挛，偶有惊厥。Normoperidine 经肾排泄，故肾功能不良者应慎用。也是不推荐慢性疼痛治疗的主要原因之一。

三、使用止痛药的原则

止痛药物的使用应该遵循"WHO 三阶梯"止痛治疗的原则：即，口服给药、按时给药、按阶梯给药、用药个体化和注意具体细节。

1. 口服给药

是首选的、主要的无创性给药途径，简便、经济、易于接受，保持稳定的血药浓度，可以达到与静脉给药同样的疗效，更加易于调整剂量、更加具有自主性，不易产生"成瘾性"，不易产生耐药。

2. 按时给药

即按照规定的时间间隔给药，无论给药当时病人是否发生疼痛，不是按需要给药，保证疼痛连续缓解。

3. 按阶梯给药

选择镇痛药物应该遵循从低级向高级顺序提高的原则，即第一阶梯→第二阶梯→第三阶梯，不同程度的疼痛应该选择相应的阶梯止痛药物，第一阶梯的止痛药物的代表阿司匹林、扑热息痛，第二阶梯代表药物为可待因，第一、二阶梯药物都具有剂量限制性的"天花板效应"，以吗啡为代表的第三阶梯药物没有剂量限制性"天花板效应"。

4. 用药个体化

对麻醉性药品的敏感性个体之间具有较大的差异性，所以阿片类药物没有标准使用剂量，凡是能使疼痛得到控制、缓解并且副作用反应最低的剂量就是最佳使用剂量。

5. 注意具体细节

对于使用止痛药物的患者应该注意加强监护，密切观察其反应，以达到患者获得最佳疗效而发生的毒副反应最小，提高患者生活质量的目的。

三阶梯止痛方案的疗效，可以使得 80% 以上的癌症患者的疼痛得到有效的缓解，75% 以上的晚期癌症患者的疼痛得到解除。

四、止痛治疗中注意事项

1. 鉴别慢性非癌症疼痛与癌症进展性疼痛

应当重视鉴别慢性非癌症疼痛与癌症进展引起的疼痛。强麻醉性止痛药物可以较为满意地控制癌症引发的各种疼痛，其效果肯定，对于其他非肿瘤性因素引发的直接相关疼痛也具有明确的治疗效果，但是这种治疗却不一定是必要的，盲目应用强麻醉性止痛药物治疗非肿瘤性因素引发的疼痛可能是有害无益。此外，在患者身体条件允许的情况下或者具有针对性的通过相应抗肿瘤治疗也是癌症疼痛可能获得缓解的主要手段。

2. 慢性癌症疼痛的确定

如果确定是慢性癌症疼痛，在治疗之初就应该给予正确的疼痛程度评估和止痛药物使用评价，及时提供患者所需要的止痛药物，而且，在治疗之初就应给予足以缓解疼痛的治疗剂量，从而达到较为满意的止痛控制效果。

3. 按时给药

即定时给药，肿瘤患者止痛药物的使用应该坚持定时给药的原则，而不是在疼痛发生时才给止痛药。定期给药可阻止或减少明显疼痛、爆发性疼痛的发生，减少全天止痛药物的总需要量，也可以减少应对爆发性疼痛所需要的临时增加药物剂量，提高患者对疼痛阈值的适应性和稳定性。为了避免夜间疼痛，保证患者的夜眠质量，一般也可在临睡前的最后一次给药时增加单次给药$50\%\sim100\%$的剂量，或在夜间加用一次剂量。

4. 灵活掌握药物的使用

掌握所用止痛药的基本药理学，应了解止痛药类型、用法、药动学、作用及副作用，了解同时使用的其他药物、疾病、年龄对止痛药体内代谢及效果的影响。口服给药起效慢，峰值延迟，作用时间长。静注作用最快，维持时间最短。中度以上的癌症疼痛可先肌注止痛药物，尽快控制疼痛后争取改为口服。不少药物在口服时受胃肠道首过效应的影响，剂量还需适当调整。

5. 注意药物使用的个体化

在临床上需要严密注意患者在治疗用药过程中的药物使用个体化。患者对麻醉性止痛药的剂量需求差异很大，尤其对于吗啡、芬太尼等这些没有"天花板效应"的止痛药物，其使用剂量以及剂量增加幅度都会很大，没有一个固定的剂量限定，剂量似乎也无最高限度。对于这样的患者，更加需要加强对疼痛的评估以及止痛药物使用效果的评价。

6. 疗效评价

药物使用以后应认真观察治疗效果。使用止痛药物的患者，一般在几小时内就应该开始进行止痛效果评价，以后每天或每隔两天进行一次评价，每周进行一次小结，以后则视病人情况而定，以尽可能用最小的药物剂量达到最好的治疗效果。如果疼痛没有控制或因给药引起了不能耐受的副作用，就需要考虑试用另一种止痛药物。仍然无效则应考虑其他止痛方法。在观察过程中，可能会有新的疼痛发生，这时要再次明确疼痛的原因，而不只是单纯提高原有的剂量，以免掩盖病情。常用的判断止痛疗效的标准有两个。一是根据止痛药的使用情况，另一个是根据疼痛程度的减轻情况。

7. 药物性副作用以及处理

麻醉性止痛药的副作用主要有：过度镇静、恶心、呕吐、便秘、呼吸抑制。个别患者可发生精神错乱、噩梦、尿潴留、多灶性肌阵挛、烦躁不安等。

8. 药物的更换

对于轻到中度的疼痛，一般先用以阿司匹林为代表的 NSAID，无效时加用可待因为代表的弱麻醉性止痛药。对于中到重度的疼痛，通常需要以吗啡为代表的强麻醉性止痛药。此即 WHO 推荐的"三阶梯止痛疗法"。需要使用强麻醉性止痛药物的病人，吗啡为首选药物。近年来，三阶梯止痛疗法中有所谓的"弱化第二阶梯药物"的说法，即对于重度疼痛的患者可以不经过或极短时间经过第二阶梯药物的使用，而直接、快速达到第三阶梯药物使用。对此观点应具有较科学的分析和对疼痛的正确评价，如果疼痛属于重度疼痛或使用第二阶梯药物疗效不显著，可以按照疼痛阶梯换药而没有必要在第二阶梯过久的停留，但是，对于部分轻、中度疼痛的患者第二阶梯药物完全可以达到满意控制效果时就无须"弱化第二阶梯药物"。

9. 药物依赖

区别药物耐受、生理依赖与心理依赖。使用麻醉性止痛药的病人，很重要的一点是区别药物耐受、生理依赖与心理依赖。对于晚期病人癌症疼痛的控制，正确、合理疼痛评估和治疗手段可以使大多数患者做到完全无痛，少数病人使用止痛药后也可以将剧烈疼痛控制到轻微疼痛或可以忍受的程度。但目前癌症疼痛的控制在许多地方还不理想，主要原因就是医护人员、患者及其家属对止痛药的药物耐受、生理依赖与心理依赖三种现象认识不够，过分担心病人会"成瘾"以及麻醉性止痛药的不适当管制所致。

10. 给药途径及用量

确定特定病人的给药途径与剂量。止痛药多通过口服、肌注给予，但头颈、食管、胃肠以及神经系统肿瘤或并发症，严重的营养不良、智力丧失、虚弱等，均可引起吞咽困难；各种原因引起的恶心、呕吐妨碍口服止痛药；极度消瘦者无法肌注。在这些情况下，可采用舌下给药、直肠给药、阴道给药、连续静脉滴注、连续皮下注射、硬膜外或鞘内给药。当然，硬膜外或鞘内给药主要用于常规给药已不能控制的疼痛。

五、辅助性止痛药

需要特别指出，癌症疼痛的治疗绝不仅仅限于 NSAID 和麻醉性止痛药。例如，吗啡类药物对神经性疼痛常常无效，而抗癫痫药、抗抑郁药和糖皮质激素较为有效；抗抑郁药能阻止 5-羟色胺和去甲肾上腺素的突触摄入，对包括癌症疼痛在内的各种疼痛都有效。浅表烧灼痛是疼痛的主要成分时，抗抑郁药为首选药物；Alprazolam（甲基三唑安定）除有抗焦虑作用外，还有直接的弱止痛作用，对幻肢痛、神经传入阻滞性痛疗效尤其突出；内分泌治疗药物对激素依赖性肿瘤兼有止痛和病因治疗双重价值；联合使用抗抑郁药、抗焦虑药，可提高一般止痛药物的效果，减少后者的用量，有时甚至能避免使用麻醉性止痛药。

辅助性止痛药的类型包括：①抗焦虑及抗抑郁药：如苯二氮卓类药物，三环或四环类抗抑郁药物对于灼痛、麻木痛、神经病理性疼痛有效，改善睡眠；②抗癫痫药、抗惊厥药物：如卡马西平、苯妥英钠等对神经病理性疼痛有效；③糖皮质激素及各种内分泌治疗药物：抗炎镇痛、增加食欲、减轻脑水肿；④NMDA 受体拮抗剂：提高吗啡的疗效；⑤抗心律失常药物：神经病理性疼痛有效；⑥中药等。

六、癌痛治疗的常见误区

1. 使用非阿片类药物更加安全

对于长期使用非甾体类抗炎药物的病人，随着给药时间的延长，会出现一系列的药物对胃肠道、肝、肾、血小板的毒性反应，而且，这种危险性也随之增加。对于慢性癌痛患者需要长期使用止痛药物，阿片类药物应该是最为安全的，长期使用不会因为药物的原因而引发或加重肝、肾等器官的毒性作用。对于非甾体类抗炎药物剂量达到限量时，如果疼痛仍不能满意控制，就应该选择阿片类镇痛药物，剂量限制性药物增加药物使用剂量只会增加药物的毒副反应而无法提高治疗效果。

2. 出现剧烈疼痛的时候才可以使用止痛药物

对于镇痛药物在使用中应该尤其强调：药物使用的及时、按时。只有这样才可以较好的控制血药浓度，维持一个相对恒定的疼痛阈值范围，使药物的使用更加安全、有效，而且需要的止痛药物的强度和剂量也是最低的。长期的得不到有效止痛治疗的患者，容易出现由于疼痛导致的与神经病理性疼痛相关的交感神经功能紊乱，并可以逐渐发展为难治性疼痛。

3. 止痛药物能使疼痛部分缓解就可以了

止痛治疗的目的就是缓解疼痛，改善患者的生活质量，满意的药物控制可以使得90％以上的患者的疼痛达到无痛。止痛治疗的最低要求是无痛睡眠，止痛治疗的更高要求是让患者达到无痛的休息和活动，以真正的实现和改善病人生活质量的目的。

4. 使用阿片类药物出现呕吐、过度镇静等不良反应就应该立即停药

在阿片类药物的副作用中，除便秘以外，阿片类药物的不良反应大多数都是暂时性的和可以耐受的。阿片类药物的呕吐、过度镇静等不良反应一般出现在药物使用的最初几日，随着使用时间的延长多数症状可以自行缓解或消失。此外，阿片类药物的不良反应可以通过积极的预防性治疗，多数可以减轻或避免发生。

5. 使用杜冷丁是安全有效的止痛药物

杜冷丁（哌替啶）的代谢产物去甲哌替啶的止痛作用很弱，相当于吗啡的 1/10，持续作用时间短，约 2～4h，但是他的毒性却增加了 1 倍，去甲哌替啶在体内的半衰期较长，约为 13～18h，其毒性反应为中枢神经的潜在激惹毒性，可以导致精神异常、震颤、神志不清和惊厥等。去甲哌替啶还具有肾脏毒性也值得临床注意。盐酸哌替啶的口服吸收利用率极低，多数肌注给药，不适宜用于癌痛的慢性。因此，WHO 已经将哌替啶列为癌痛治疗不推荐的药物。值得说明的一点是：在急性疼痛或爆发性疼痛的治疗中，是可以临时使用哌替啶的，甚至于可以静脉推注哌替啶以用于缓解疼痛，但是，这一治疗也只是临时的一次使用，不可以作为长期治疗用药，更不建议止痛药物的长期静脉途径使用。

6. 终末期患者才可以使用最大剂量的阿片类止痛药物

阿片类药物的止痛作用的用药剂量个体差异较大，由于此类药物无封顶的"天花板效应"，如果病情发生变化或疼痛加剧，可以通过增加剂量来提高止痛的效果。对于任何重度疼痛的病人，无论肿瘤的临床分期以及预计生存时间的长短，只要是疼痛治疗的需要，都可以使用最大耐受剂量的阿片类药物，以达到理想的疼痛的缓解。可以说，疼痛的出现和疾病的发展程度、轻重程度不一定具有一致性，部分病例早期就可以出现重度疼痛。在所有的病例和疾病均需要最好的止痛。

7. 长期服用阿片类止痛药物不可避免的会发生药物成瘾

肿瘤患者长期使用阿片类止痛药物，尤其是使用口服以及其他长效制剂的按时给药，发生成瘾（精神依赖性）的危险性极小。在临床实际各种工作中，我们应该较好的区分药物的耐药性、躯体依赖性与心理依赖性（精神依赖性）之间的区别，在这其中，心理依赖性的危害性极大。国外 Porter 报告：应用阿片类药物发生精神依赖性的危险性低于 4/10000（4/11882 例）。因此，阿片类药物使用是安全的。

8. 阿片类药物的广泛使用势必造成药物滥用

积极的推行 WHO 的三阶梯止痛治疗原则，合理的使用阿片类止痛药物，不仅可以使得广大肿瘤患者得到理想的止痛治疗，也可以避免或减少阿片类药物的滥用危机。实际上，WHO 自 1982 年发布三阶梯指导原则以来，全球医用吗啡的消耗量由 2.2 吨左右增

加到 30t，并没有增加阿片类药物的滥用危险性。

9. 一旦使用了阿片类药物就可能终身使用该药

肿瘤性因素引发疼痛的病因得到控制以及疼痛消失以后，随时可以安全的停止阿片类止痛药物的使用。吗啡的日使用剂量在 30～60mg 时，突然停药一般不会发生意外。长期、大剂量使用药物的时候，一般主张逐渐减量最后至停药。在最初 2d 时间内减量 25%～50%，继后 2 天减量 25%，直至日使用剂量到 30～60mg 时一次停药。在减量时候，要注意观察患者的疼痛情况，即有无腹泻等激动症状，如果疼痛的评分仍大于 3～4 时，或有戒断症状时就需要缓慢减量。

10. 使用阿片类药物就等同于给予了安乐死

根据肿瘤病情使用阿片类止痛药物，不仅能够有效的控制疼痛，而且能有效降低因剧烈疼痛而导致死亡的危险，提高生活质量，有效延长病人的生存期。研究人员认为肿瘤病人的主诉的身体广泛性疼痛与肿瘤的死亡密切相关。全身广泛性疼痛持续一天就可能使肿瘤死亡的危险性至少增加 20%。积极的进行止痛治疗可以减少因疼痛而致死的危险性，起到了间接延长生命的作用。

11. 肺癌病人能使用阿片类药物

肺癌病人仍然可以安全有效地使用阿片类止痛药物。阿片类止痛药物对呼吸中枢的抑制作用一般仅发生在过量用药，尤其是血药峰值浓度快速上升的情况下，一般是静脉大剂量使用药物，或药物的蓄积性中毒如肾功能不全等。肿瘤病人合理使用阿片类药物很少出现呼吸抑制的原因是疼痛是呼吸抑制不良反应的天然拮抗剂，肿瘤病人的长期使用阿片类药物，很快会对药物的呼吸抑制副反应产生耐受。轻度的呼吸抑制完全可以采用给予患者疼痛刺激，作为治疗的重要解救方式。

12. 麻醉药物管理麻烦，使用烦琐，品种越少越好

阿片类药物是肿瘤疼痛治疗过程中必不可少的药物，其种类、剂型、规格的多样化有利于临床的用药选择以及适应个体化用药。

13. 对肿瘤疼痛的药物治疗是单纯的

疼痛的治疗中应重视对心理及精神问题的处理。对于中晚期肿瘤患者，医生应视姑息治疗为诊治的主要内容。要认识到癌痛是"总疼痛"，它的特点是：引起和加重疼痛的因素除了躯体因素以外，还受到心理、精神、社会、经济因素等多方面的影响。疼痛治疗中，多数病人的忍耐、忍受，医护人员的不投药或较少投药以及只是象征性地投放"安全性"药物都是不合乎适宜的，也是严重违背三阶梯止痛原则的。

14. 对疼痛治疗"全或无"的看法

对疼痛治疗"全或无"的看法是影响疼痛规范化治疗的主要原因之一。"无"疼痛是不可治疗的。肿瘤疼痛治疗不是我的专业。担心阿片类药物的成瘾，不良反应，对麻醉药物管理的烦琐。以上想法的危害，根本不会主动地开展或推动三阶梯止痛及规范化治疗的具体实施。"全"认为阿片类药物是万能的，错误的理解阿片类药物的无极限剂量使用，避免疼痛未得到控制时不进行剂量的滴定，一个使用剂量从头用到尾。此种想法的危害是使得患者的依从性大为降低，对规范化疼痛的治疗缺乏信心以至于放弃。"全或无"的想法使得根据具体情况的药物调节变成了教条。

15. 疼痛的治疗可以采用"轮番作战"或"强强联合"的方式进行

疼痛的治疗过程中应避免所谓的采用"轮番作战"的方法进行，避免一种非甾体类药物换另一种非甾体类药物或者二阶梯的复方制剂的相互转化。这样不光不符合阶梯用药的原则，也使疼痛的阈值不断下调。此外，也应该避免长期使用一种强阿片类药物与另一种强阿片类药物的"强强联合"使用，此种联合应用不能提高药物的治疗效果，反而造成不同类别药物的相对不足，从而引发药物的耐受。在药物使用上应该具有针对性的，选择目标性的药物使用，最大限度地减少药物耐药性、躯体依赖性的发生，达到有效的疼痛控制。

七、老年人用药的注意事项

老年人由于生理特点以及在社会生活中所处的地位，加之基础疾病较多，器官功能较差，对抗肿瘤的治疗顺应性较差，许多抗肿瘤治疗措施难以实施，对肿瘤的姑息治疗依赖性更大一些，因此，对老年人的镇痛治疗显得尤为重要。

在吗啡等三阶梯治疗用药上一般较小剂量药物即可以达到预期效果，其原因与下列因素有关：特异性药物受体结合的差异；药物分布容量较低；蛋白结合能力相对较低；药物清除率较低；疼痛的感知较差。因此，老年人在使用阿片类药物应从小剂量开始，缓慢加量。一般起始剂量是成人的 $50\%\sim75\%$。用长效剂控制稳定疼痛是有利的。当出现爆发性疼痛时，需要解救的剂量也较成年人小，全天的总解救剂量应为每日总剂量的 5%，分次给予。部分药物如氢考酮无毒性代谢产物，疗效佳，耐受性好，适合于老年人常伴发肝肾功能障碍的疼痛治疗，是一种更好的选择。老年人在使用口服吗啡每日剂量在 60mg 以上时，应考虑使用芬太尼贴剂，但也需要警惕呼吸抑制的发生。此外，老年人应避免使用激动—拮抗剂，如右丙氧芬。另外，美沙酮、哌替啶也不推荐在老年病人中使用。

八、儿童病人的镇痛治疗原则

儿童病人的疼痛在世界范围内一直是一个难以处理的问题。1998 年，WHO 组织编纂了《儿童癌症疼痛和姑息治疗》一书。参与编撰的专家认为：疼痛对于儿童癌症病人，无论是在身体还是心理方面都会干扰他们的治疗。通过对病儿、他们的家长和医师的教育，可以减少这些干扰，并提高治疗成功的机会。

儿童肿瘤疼痛的原因和成人疼痛所引发的原因一样，最常见的肿瘤如白血病、淋巴瘤和神经母细胞瘤常引起弥散性骨关节疼痛。对于儿童疼痛的治疗第一步是通过体格检查对疼痛作出评价。对可能致疼痛的因素加以评估，因为儿童可能会对已有的疼痛不会表达，疼痛的程度可以教会儿童通过画线来表达。对于儿童及其家属，心理和社会的支持治疗应当和药物镇痛治疗同等的作用。

阿片类药物的有效剂量对于不同的儿童，甚至于同一病儿在不同的时间差异都会很大。正确的剂量是能够镇痛而不良反应可以耐受，WHO 主张的强阿片类药物是吗啡，替代药品包括氢吗啡、美沙酮、芬太尼。在儿童的镇痛治疗中一般不需要考虑成瘾问题。

在儿童疼痛处理上的障碍和需要改变的错误观点：由于恐惧成瘾，医师常常把阿片类镇痛药物当成最后的一种治疗手段，其结果必然造成具有重度疼痛的患儿得不到有效的镇痛药物；由于对于阿片类药物的代谢认识不足，在使用处方剂量、间隔和途径上不正确，以至于达不到适当的疗效；对患儿认知疼痛和疾病的知识匮乏，不能对所有影响疼痛的因素作出适当的评价，也就谈不上作出适当的处理疼痛的措施；对于简单行为性、认知性和支持性处理可以减轻疼痛认识不足，也就不能教会患儿和家属。

　　WHO 对于控制儿童癌症疼痛的几点建议：癌症患儿的中、重度疼痛应当看做急症，尽快处理；综合应用各种姑息治疗的处理方法；把行为性、认知性、物理和支持治疗与药物治疗合用控制疼痛；定期对疼痛和治疗的效果进行评价、评估；如果可能应考虑对导致疼痛的潜在的原因加以处理；积极的处理由于对疾病进行检查所引起的疼痛；按照 WHO 三阶梯方法，根据疼痛的严重程度选择药物的阶梯和使用剂量；可能的情况下应尽量选择口服用药；纠正因为恐惧对阿片类成瘾而给药不足，病人对阿片类成瘾也应该解释；阿片类的合适剂量是有效控制疼痛的剂量；镇痛药物应当规律地按时给药，而不是按需要给药，更不能对使用药物依照患儿的喜好而更改；足够的镇痛药物可以使得患儿可以整夜安静入睡；应当积极处理不良反应，并且对于治疗有规律地进行不断的评价，调整；阿片类药物在停药时候，应该进行逐渐的减量，避免导致严重的疼痛重复出现或出现戒断症状；临终的癌症患儿的综合处理除了机体的各种症状的姑息治疗，还应该重视病儿的心理、文化和心灵等方面的需求，如果他们需要，他们的愿望应该尽可能地满足。

第十五章 头颈部肿瘤

第一节 鼻 咽 癌

鼻咽癌（Nasopharyngeal carcinoma）是我国常见肿瘤之一。据统计全球 80% 的鼻咽癌发生在我国。在我国南方鼻咽癌的发病率高，约占全部恶性肿瘤的 1.5%～2.6%，男性多于女性。

一、解剖学基础

鼻咽位于蝶骨体及枕骨基底部下方，呈不规则立方形。大小为前后径 2～3cm，左右及上下径 3～4cm，是一个被颅底、颈椎、软腭、鼻腔后部所围绕的深在腔隙。其顶壁、顶后壁由蝶骨底部、枕骨基底部、斜坡和第一、二颈椎构成，双侧壁由咽鼓管及周围软组织构成，前壁为双侧后鼻孔及鼻中隔后缘，底壁为软腭背面。鼻咽癌向周围扩散侵袭首先就是侵袭这些部位。其中，侵犯前壁被认为是"超腔"。

鼻咽腔的淋巴引流非常丰富，且左右交叉，故局限于一侧的鼻咽原发癌会出现双侧或对侧淋巴结转移。鼻咽的淋巴引流最终均到达颈深上淋巴结，所以临床最常见是鼻咽癌出现上颈深部淋巴结转移。

二、病因、病理与分期

鼻咽癌的病因尚不能确定。目前较为肯定致病因素有：遗传因素、EB 病毒感染、亚硝胺等化学因素。普遍认为，鼻咽癌是一种多基因控制的遗传易感性疾病。

鼻咽癌病理以鳞状细胞癌最为常见，约占 95% 以上，此外还有腺癌、未分化癌及少见的囊性腺样基底细胞癌和黏液表皮样癌等。

目前国内外尚未形成统一的鼻咽癌分期标准，国内常用的是 1992 年福州会议分期，国外多采用 UICC 的 TNM 分期。现将两种分期方法列于表 15-1。

表 15-1 鼻咽癌的常用临床分期比较

福州会议分期（1992）	UICC（2002）
T: 原发灶	
	T_{is}: 原位癌
	T_x: 未发现癌灶
T_1: 局限于鼻咽腔内	T_1: 局限于鼻咽腔内
T_2: 局部浸润至鼻腔、口咽、茎突前间隙、软腭、颈椎软组织、颈动脉鞘区部分侵犯	T_2: 肿瘤侵犯软组织 a: 口咽和/或鼻腔　b: 咽旁间隙
T_3: 颈动脉鞘区被肿瘤占据，单一前组脑神经损害，颅底、翼突、翼腭窝、海绵窦侵犯	T_3: 肿瘤侵犯骨结构和/或鼻窦
T_4: 前后组脑神经均受损害，鼻旁窦、眼眶、颞下窝侵犯，颈椎 1～2 直接受侵犯	T_4: 肿瘤侵及颅内和/或脑神经、颞下窝、下咽、眼眶或咀嚼肌间隙
N: 区域淋巴结	

续表

福州会议分期（1992）	UICC（2002）
N_0：无淋巴结转移	N_0：未触及淋巴结
N_1：上颈淋巴结直径<4cm，活动	N_1：锁骨上窝以上单侧颈部淋巴结转移，最大直径≤6cm
N_2：下颈有肿大淋巴结或直径>4~7cm或活动受限	N_2：锁骨上窝以上双侧颈部淋巴结转移，最大直径≤6cm
N_3：锁骨上区有肿大淋巴结或直径>7cm或固定及皮肤浸润	N_3：a：颈部转移淋巴结的最大直径 b：锁骨上窝淋巴结转移
M：远处转移	
M_0：无远处转移	M_0：无远处转移
M_1：有远处转移	M_1：有远处转移
临床分期	
	0：$T_{is}N_0M_0$
Ⅰ：$T_1N_0M_0$	Ⅰ：$T_1N_0M_0$
Ⅱ：$T_2N_{0\sim1}M_0$、$T_{0\sim2}N_1M_0$	Ⅱ：Ⅱa：$T_{2a}N_0M_0$； Ⅱb：$T_{1\sim2a}N_1M_0$、$T_{2b}N_{0\sim1}M_0$
Ⅲ：$T_3N_{0\sim2}M_0$、$T_{0\sim3}N_2M_0$	Ⅲ：$T_3N_{0\sim2}M_0$、$T_{1\sim3}N_2M_0$
Ⅳ：Ⅳa：$T_4N_{0\sim3}M_0$、$T_{0\sim4}N_3M_0$	Ⅳ：Ⅳa：$T_4N_{0\sim2}M_0$、$T_{0\sim4}N_3M_0$
Ⅳb：$T_{0\sim4}N_{0\sim3}M_1$	Ⅳb：$T_{1\sim4}N_3M_0$、$T_{0\sim4}N_3M_0$
	Ⅳc：$T_{1\sim4}N_{0\sim3}M_1$

三、临床表现

鼻咽癌最常见症状有：回缩性血涕、耳鼻症状、颈部包块和头痛等。这些临床症状的发生与肿瘤的局部及侵犯、转移密不可分。现以图 15-1 说明鼻咽癌的侵犯与临床表现之间的关系。

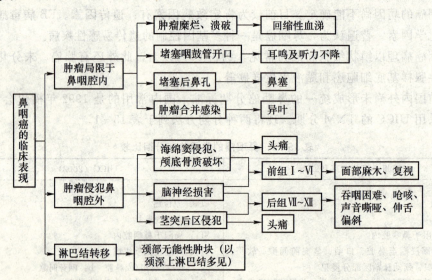

图 15-1 鼻咽癌的临床表现

四、诊断与鉴别诊断

鼻咽癌的诊断有赖于病史、鼻咽部检查、影像学检查、病理学检查、血清抗体检测等。可以明确病理诊断及分期诊断。需要注意鉴别诊断的疾病有：鼻咽部的恶性淋巴瘤、鼻咽纤维血管瘤、鼻咽部结核、鼻咽部增生性病变、颅内肿瘤等。鉴别诊断最重要的依据是活组织病理检查，此外还有鼻咽部检查及影像学检查。

五、治疗

目前鼻咽癌公认的有效根治性手段为放射治疗，或是以放疗为主的综合性治疗。Ⅰ、Ⅱ期鼻咽癌多采用根治性放疗，残存病灶采用局部加量及手术。中晚期鼻咽癌采用同步放化疗等综合治疗以期达到根治性目的，并结合颈部淋巴结清扫术。晚期患者适用综合治疗，放疗一般为局部姑息性，视病情好转可改为根治性放疗，也可联合使用生物免疫治疗。

（一）放射治疗

1. **放射源**

可采用^{60}Coγ射线、直线加速器高能X射线、高能β射线。

2. **照射范围**

应根据临床体检及影像学检查所提供的肿瘤侵犯范围、淋巴结转移范围及肿瘤大小确定照射范围。

（1）原发灶照射范围。应根据具体病变情况设置照射野。T_{1-2}病变：照射野上界至蝶骨体及枕骨体、破裂孔岩尖；后界包括1/2颈椎椎体；下界沿鼻咽后壁至舌骨水平；前界包括筛窦后组、上颌窦后壁、后鼻孔后半部。局部晚期患者原发灶的照射范围应按不同侵犯范围适当扩大边界，但应注意周围临近重要器官的保护，必要时可在面前及局部加量加量。

（2）颈部淋巴结转移区。无论颈部是否有淋巴结转移灶，均应行全颈照射。

3. **剂量**

对于原发灶区域的照射，应尽量给予全野照射50Gy，然后视病灶缩小情况给予原发肿瘤部位缩野加量，尽量达到70Gy。如果局部尚有残存，可采用腔内近距离放疗或立体定向放疗治疗给予加量，也可适用激光治疗或手术治疗。颈部预防照射应达到50Gy，对于已有的转移淋巴结局部加量，但颈淋巴结照射不宜给予过高剂量，最高可达66～70Gy。对于残存病灶，可适当观察2月左右，根据病情选择手术治疗。

照射剂量的分割方法最常用的是常规分割，即每周连续治疗5天，休息2天，1.8～2Gy/天。目前还有部分适用的方法有：超分割照射、后程加速超分割、超分割后程加速、连续加速分割等，这些方法是否优于常规分割尚无定论。

4. **放疗技术方法**

随着模拟CT、放射治疗计划系统的越来越普及应用，三维适形（CRT）及调强放疗（IMRT）在鼻咽癌的治疗中，已经逐步替代了既往适用的普通二维放疗。根据治疗计划设计推动加速器多叶光栅设计照射野，也替代了以往的二维模拟设计及低熔点铅制作的照射野。应用模拟CT及治疗计划系统，放疗医师可以很直观地在影像图像上勾画治疗范围，确定治疗剂量，并用计划系统实现放疗方案，同时对正常组织的受量进行准确控制。对于尚未应用CT模拟及放疗计划系统的单位，在鼻咽癌的放疗中，就需要特别注意照射野的边界范围在平片上的定位，并且在治疗过程中按阶段改变射野的大小及挡铅的部位，以保证肿瘤的治疗剂量，同时还要保护正常组织在受量范围内。

5. 放疗必需的支持及对症治疗

放射治疗是一种损伤性治疗，放射线在杀灭肿瘤的同时也对正常组织造成损伤。如果在治疗过程中及治疗前后未做相应处理，即使治愈了肿瘤，也会给患者留下终生的痛苦。

（1）治疗前。必要的口腔处理。清洁牙齿，修补龋齿，及早拔除残根及无法保留的患齿，并适当使用抗生素治疗牙龈炎等口腔炎症。一般口腔处理后 3 天可以开始放疗，拔牙后则需要休息 2～3 周。对于老年及糖尿病患者需根据具体情况休息更长时间，以免发生严重骨髓炎、骨坏死。

（2）放射治疗中。放射性皮肤、黏膜急性反应于放疗后 1～2 周出现，出现的早晚有个体差异。主要表现为疼痛、黏膜充血、渗出。在放疗结束前，皮肤、黏膜症状都无法完全减轻，常常会加重。治疗主要以对症处理，保持口腔卫生，漱口，局部麻醉类含漱液，间断使用抗生素，必要时采用鼻饲。皮肤保护可使用皮肤保护类乳膏，避免搔抓。

（3）放疗后。由于放疗对皮肤的损伤，放射野皮肤会出现干燥、纤维化、变薄；应对的主要措施是避免刺激及损伤。放疗后特别要进行张口锻炼，否则，待咬合肌群纤维化僵硬，则会出现牙关紧闭，不能进食，可适当使用生物免疫制剂改善。放疗后口干会降低口腔清洁能力，所以，放疗后更要特别注意口腔卫生。

（二）化疗

鼻咽癌的远处转移率高，是致死的主要原因之一。在以放疗为主的治疗中联合化疗，可以提高肿瘤局部控制率，降低远处转移率，以此提高生存率。

鼻咽癌的化疗方式有：新辅助化疗，同步放、化疗，辅助化疗等。在目前的研究结果均显示，同步放、化疗可以提高患者的生存率；新辅助化疗虽然未能明显提高生存率，但可以降低局部复发及远处转移率；而辅助化疗的应用主要作用是晚期患者的姑息治疗。

需要注意的是，化疗虽然一定程度上增加了治疗的效果，但同时也部分地降低了放疗的耐受性，增加了放疗的并发症，所以，在应用的过程中还需根据患者体质情况选用。

鼻咽癌常用的化疗方案有：DF 方案（DDP＋5Fu）、BMD 方案（BLM＋MTX＋DDP）、DMBV 方案（DDP＋MTX＋BLM＋VCR）、DPF 方案（DDP＋PYM＋5Fu）、NP方案（NVB＋DDP）等。

（三）手术及生物治疗

手术治疗主要适用于放疗后未控或复发的患者。生物治疗可在晚期患者综合治疗中应用，也可在治疗后的对症支持治疗中使用。

六、现状与展望

近年来，鼻咽癌的治疗效果有了明显的提高，近半数以上的患者可望治愈。这得益于放疗技术日新月异的发展，同步放、化疗对鼻咽癌生存率的提高也贡献了力量。对鼻咽癌治疗有益的新的放疗技术、分割方法的创新，必将会推动鼻咽癌的治疗向前发展，更有效的化疗药物及生物制剂也会在鼻咽癌的治疗中起到重要作用。

第二节 甲 状 腺 癌

甲状腺癌是常见的头颈部恶性肿瘤，占全部恶性肿瘤的 1.0%～1.5%，居女性肿瘤的第 8 位。女性发病率高于男性，男女发病率之比为 1：3。白人发病率高于黑人，我国发病率低于美国。各种类型的甲状腺癌年龄分布迥异，乳头状腺癌可发生于各年龄段，包括 10 岁以下儿童，滤泡状癌多见于 20 岁以上，髓样癌及未分化癌多发生于 40～90 岁。

一、病因

甲状腺癌的病因多不明确。已知有些髓样癌有家族遗传倾向，部分未分化癌可能来自分化性乳头状腺癌和滤泡状腺癌。可能影响因素包括：①放射线：已知放射线能导致某些肿瘤的发生。有文献报道儿童接受不适当的放疗，成人及儿童直接接触原子弹射线均明显增加其患甲状腺癌的几率；②地方性甲状腺肿：地方性甲状腺肿与甲状腺癌关系密切。在甲状腺肿流行区其病理类型多为滤泡状癌和未分化癌，而对于乳头状腺癌的发病率在甲状腺癌流行区和非甲状腺肿流行区相仿；③其他：单侧甲状腺腺叶切除、碘缺乏、抗甲状腺药物等致甲状腺肿因素可增加甲状腺癌的风险。因此，临床上甲状腺腺叶切除后，给予甲状腺素不但可替代治疗也可起到预防肿瘤复发的作用。

二、临床表现

1. 甲状腺肿块

甲状腺癌早期表现为无症状的甲状腺结节，多为无意中或体检中发现。

2. 声音嘶哑、呼吸困难

甲状腺癌侵犯喉返神经、气管可伴声音嘶哑或呼吸困难。

3. 其他

有的髓样癌可伴长期腹泻、面部潮红，有的有家族史。

4. 临床体征

主要包括：孤立的甲状腺单发实性肿块；甲状腺肿块质地硬、固定、表面不平。有的质地不硬，可为囊性；有颈部淋巴结转移的患者可触及颈部肿大淋巴结。

三、辅助检查

1. 超声检查

B 超可诊断直径 1.0cm 以上的病灶，彩超可发现 0.3cm 以上的病灶。超声检查不但可以检测甲状腺肿块的形态、大小、数目，更可确定其为囊性或实性。

2. 细针穿刺活检 （Fine Needle Aspiration，FNA）

90％的患者可据此作出诊断，FNA 假阴性率约为 10％。但需注意与癌性淋巴细胞浸润相区别。另外甲状腺滤泡状腺癌与滤泡状腺瘤的鉴别为肿瘤包膜和血管侵犯，故细胞学不能鉴别。

3. CT 或 MR

用以明确肿瘤的大小、密度及与周围组织、血管的关系。

4. 放射性核素检查

依甲状腺结节的放射性核素吸收情况，可将其分为 4 类：①热结节：多见于滤泡性甲状腺癌；②温结节：多见于腺瘤、甲状腺肿或甲状腺炎；③凉结节：常见于甲状腺未分化癌、髓样癌、乳头状癌囊变；④冷结节：单个冷结节为恶性可能性较大。

5. 降钙素

血浆降钙素是髓样癌诊断性标志物。如在正常最高值 300pg/L 以上就有诊断价值。

6. 甲状腺功能检测

甲状腺肿瘤术前应常规检测甲状腺功能，术后定期复查。

四、鉴别诊断

异常甲状腺肿大包括癌肿、腺瘤、甲状腺结节肿、甲状腺功能亢进、亚急性和淋巴滤泡性甲状腺炎等。除临床症状和查体外，细针穿刺活检和放射性核素检查可鉴别其良恶性，超声和影像学可明确其与周围组织的关系，实验室检查形成了有益的补充。

五、病理类型及分期

（一）病理类型

1. 乳头状癌

是一种分化较好的甲状腺癌，也是最常见的一种，约占总数的 3/4。典型的甲状腺乳头状癌常伴有同侧颈部淋巴结转移，其转移率为 50%～75%。乳头状癌可局限于甲状腺腺叶内或浸润至腺叶以外，也可经血道转移至肺、脊柱等部位。

2. 滤泡状癌

是以滤泡结构为主要组织特征的另一种分化好的甲状腺癌，占甲状腺总数的 10%～15%。滤泡状癌边界清楚，有包膜。但有时很早就出现血行转移，颈部淋巴结转移约20%，少数浸润和破坏临近组织，可阻塞呼吸道。

3. 未分化癌

是一种高度恶性的甲状腺肿瘤，临床较少见，约占甲状腺癌的 5%～10%。未分化癌多见于老年男性。病程短，发展快是其特点。发现时多已伴吞咽困难、呼吸不畅、颈部淋巴结转移、血行转移等，失去积极治疗的机会。

4. 髓样癌

又称 APUD 癌，是一种来自甲状腺滤泡旁细胞的癌肿，为中度恶性，约占甲状腺癌总数的 3%～10%。约 10% 为家族性。髓样癌可分泌多种生物活性物质，如降钙素、前列腺素和 5-羟色胺等。临床症状除其他甲状腺癌症状外，还可伴有慢性腹泻史，伴有面部潮红，血清降钙素水平高于正常人 4 倍以上等症状。

（二）分期

（1）UICC（2002AJCC）甲状腺癌 TNM 分期。

甲状腺 T 分级：

T_1：肿瘤局限于腺体内，最大直径 $\leqslant$2cm。

T_2：肿瘤局限于腺体内，最大直径 >2cm，$\leqslant$4cm。

T_3：肿瘤局限于腺体内，最大直径 >4cm，或伴有腺外侵犯的肿瘤（如侵犯带状肌或甲状腺周围软组织）。

T_{4a}：无论肿瘤大小，包膜外侵犯至皮下组织、喉、气管、食管、喉返神经。

T_{4b}：肿瘤侵及椎前筋膜或包裹颈总动脉或纵隔血管。

　　　未分化癌均为Ⅳ期。

甲状腺癌 N 分级：

N_x：区域淋巴结无法评估。

N_0：无区域淋巴结转移。

N_1：区域淋巴结转移。

N_{1a}：转移至第Ⅳ组淋巴结（气管前淋巴结，气管旁淋巴结，喉前淋巴结）。

N_{1b}：转移至同侧、双侧、对侧颈部淋巴结或纵隔淋巴结。

甲状腺 M 分级：

M_0：无远处转移。

M_1：有远处转移。

TNM 分期。

甲状腺乳头状癌或滤泡状癌（分化型甲状腺癌）分期：

（45 岁以下，无Ⅲ，Ⅳ期）。

Ⅰ期：任何 T 任何 NM_0。

Ⅱ期：任何 T 任何 NM_1

甲状腺乳头状癌或滤状癌分期（45 岁或 45 岁以上）：

Ⅰ期：$T_1 N_0 M_0$。

Ⅱ期：$T_2 N_0 M_0$。

Ⅲ期：$T_3 N_0 M_0$、$T_{1\sim3} N1_a M_0$。

ⅣA 期：$T_{4a} N_{0\sim1} M_0$、$T_{1\sim3} N_1 b M_0$。

ⅣB 期：T_{4b}任何 NM_0。

ⅣC 期：任何 T 任何 NM_1。

甲状腺髓样癌分期：

Ⅰ期：$T_1 N_0 M_0$。

Ⅱ期：$T_2 N_0 M_0$。

Ⅲ期：$T_3 N_0 M_0$、$T_{1\sim3} N_{1a} M_0$。

ⅣA 期：$T_{4a} N_{0\sim1} M_0$、$T_{1\sim3} N_{1b} M_0$。

ⅣB 期：T_{4b}任何 NM_0。

ⅣC 期：任何 T 任何 NM_1。

甲状腺未分化癌分期（全部为Ⅳ期）：

ⅣA：T_{4a}任何 NM_0。

ⅣB：T_{4b}任何 NM_0。

ⅣC：任何 T 任何 $N M_1$。

六、治疗

甲状腺癌的治疗包括手术治疗、核素治疗、内分泌治疗、放疗、化疗、中药治疗、免疫生物治疗等，其中手术治疗、核素治疗、内分泌治疗是主要的治疗方法。

（一）手术治疗

1. 分化好的甲状腺癌的手术治疗

包括同侧甲状腺叶切除术与全或次全甲状腺切除术；甲状腺完全切除术：适用于第一次手术范围切除不足的甲状腺滤泡癌的择期手术和颈淋巴结清扫术。

2. 髓样癌的手术治疗

髓样癌双侧病变发生率较高，故应进行甲状腺全切术加双侧Ⅵ区颈淋巴结清扫术，选择性Ⅱ～Ⅴ区颈淋巴结清扫。

3. 未分化癌的手术治疗

一旦确诊应快速评估是否能对病灶局部切除，行甲状腺全切或次全切除术并切除局部受累的组织和淋巴结。

（二）核素治疗

放射性碘治疗主要用于分化型甲状腺癌（滤泡癌和乳头状腺癌），术后辅助或不能进行手术且病灶吸碘者；髓样癌和未分化癌的吸碘率低，不推荐进行放射性碘治疗。

（三）内分泌治疗

分化型甲状腺癌是内分泌依赖性肿瘤，外源性甲状腺素可抑制垂体前叶分泌促甲状腺激素（TSH），从而对甲状腺组织的增生和癌组织的生长起到抑制作用。而甲状腺髓样癌起源于滤泡旁 C 细胞，属于非内分泌依赖性肿瘤，不适于内分泌治疗。

（四）放疗

甲状腺癌放疗的意义一直存在争议，目前一般认为对于乳头状癌①年龄超过 45 岁的 T4a（手术发现包膜外侵犯至皮下组织、喉、气管、食管、喉返神经）且没有颈部肉眼残留灶的病人进行放疗；②肿瘤肉眼残存明显而且手术不能切除、单纯依靠放射性核素治疗不能控制者进行放疗，对于滤泡癌，放疗仅推荐用于不能手术的肉眼残存灶；③对于髓样癌中手术不能全切者行术后放疗，对于未分化癌不能手术或姑息手术者，首选高剂量放疗。

（五）化疗

由于化疗对甲状腺癌不很敏感，术后一般不做预防性化疗，主要用于不可手术或远处转移的晚期癌。未分化癌对放化疗有一定敏感性，可结合放疗，可能收到姑息疗效。目前可能有效化疗药物有阿霉素、顺铂、环磷酰胺、氟尿嘧啶、丝裂霉素、博来霉素、紫杉醇、氮烯咪胺。

七、随访

甲状腺癌患者需长时间随访。术后 10～15 年仍有 20％患者复发或转移。

第三节 喉 癌

喉癌（Laryngeal cancer）是头颈部常见恶性肿瘤。近年来喉癌的发病率呈上升趋势，患者男性明显多于女性，北方发病率高于南方，发病年龄集中在 50～70 岁。喉癌的发病与吸烟有明确相关性，此外喉癌的发生与饮酒、人乳头状病毒（HPV）感染、发音疲劳、空气污染、放射线等因素有关。

一、解剖及病理

（1）喉的位置相当于成年人第四到第六颈椎水平，位于颈部中央，舌骨下方，上通咽喉，下接气管。解剖上分为声门上区、声门区和声门下区。

1）声门上区。声带上缘以上的喉腔，包括会厌喉面、舌面，双侧杓会厌皱襞、杓状软骨，双侧室带、喉室。

2）声门区。即双侧声带、前联合和后联合，为喉腔中最小的部分，却是最重要的功能区。

3）声门下区。位于声带下缘和环状软骨下缘之上，呈上窄下宽的圆锥状管腔。

（2）喉旁有两个重要的间隙结构，和喉癌的局部扩散有密切关系。

1）会厌前间隙。呈倒椎体形，位于会厌之前，舌骨会厌韧带之下，舌骨甲状软骨膜之后。声门上会厌癌常会侵犯此间隙。

2）喉旁间隙。左右各一，狭长形，位于甲状翼板内膜和甲杓肌之间，上通会厌前间隙，下达三角形膜。声门上癌常经会厌前间隙发展到此间隙，再侵犯到声门区。

（3）喉的淋巴分布引流

与喉癌的颈部转移有密切关系。

1）声门区。几乎无深层淋巴系统，只有游离缘有稀少的纤细淋巴管，故声带癌的转移率极低。

2）声门上区。淋巴组织最丰富。浅层黏膜内淋巴管双侧交通，深层淋巴管双侧不交通。声门上区淋巴引流多至颈深上淋巴结群，故声门上喉癌多见上、中颈淋巴结转移。

3）声门下区。淋巴组织较声门上稀少。淋巴引流至气管前、颈深中、下组淋巴结，最后可至锁骨上和上纵隔。

（4）因为喉的结构中，多被覆假复层纤毛柱状上皮，因此喉的恶性肿瘤90%以上为鳞癌，且多为高分化。其他少见肿瘤有腺体来源的肿瘤、淋巴瘤、软组织肉瘤等。声门区肿瘤分化程度最好，声门上区分化最差。

需要注意的喉的癌前病变有喉角化症、喉乳头状瘤、慢性增生性喉炎、喉息肉。

二、临床表现与分期

喉癌患者的临床症状主要有：咽喉部不适，包括吞咽不适、咽部梗阻感、进食后咽部异物感等；声音嘶哑，主要由于声带病变或声带受侵导致；颈部肿块。晚期可有咯血或呼吸困难等症状。喉癌的临床表现与肿瘤的发生部位及侵犯范围有关，现将喉癌的临床表现与病变的部位及期别早晚列于表15-2。

表 15-2　喉癌的临床表现

期别	声门上型	声门型	声门下型
早期	咽部异物感、咽部不适	声音嘶哑	起病隐匿、可无症状
中期	肿瘤溃烂、咽喉疼痛、血痰、臭痰	声音嘶哑、逐渐加重	侵犯声带、声音嘶哑、溃疡、刺激性咳嗽、血痰
晚期	侵犯声带、声音嘶哑、呼吸困难		喉鸣、呼吸困难

喉癌的临床分期多采用 UICC（2002）的 TNM 分期方法：

T：原发病灶。

T_x：原发肿瘤不能确定。

T_0：无原发肿瘤证据。

T_{is}：原位癌。

声门上区癌：

T_1：肿瘤局限于声门上一侧，声带活动正常。

T_2：肿瘤累及声门上区一个以上临近结构的黏膜，或声带受侵，或病变超出声门上区，如侵及舌根黏膜、会厌、梨状窝内侧壁，不伴有喉的固定。

T_3：肿瘤限于喉内，声带固定和/或侵犯以下的任何一个结构：环后区、会厌前间隙。

T_{4a}：肿瘤侵及甲状软骨，和/或侵及喉外组织（如气管、颈部软组织，包括舌深部肌肉、带状肌、甲状腺、食管）（可切除）。

T_{4b}：肿瘤侵及椎前间隙、包裹颈总动脉，或侵犯纵隔结构（不可切除）。

声门癌：

T_1：肿瘤限于声带，可以累及前、后联合，声带活动正常。

T_{1a}：肿瘤限于一侧声带。

T_{1b}：肿瘤限于两侧声带。

T_2：肿瘤累及声门上区和/或声门下区，或声带活动受限。

T_3：肿瘤限于喉内，声带固定。

T_{4a}：肿瘤侵及甲状软骨，和/或侵及喉外组织（如气管、颈部软组织，包括舌深部肌肉、带状肌、甲状腺、食管）（可切除）。

T_{4b}：肿瘤侵及椎前间隙、包裹颈总动脉，或侵犯纵隔结构（不可切除）

声门下区癌：

T_1：肿瘤局限于声门下区。

T_2：肿瘤累及声带，声带活动正常或受限。

T_3：肿瘤限于喉内，声带固定。

T_{4a}：肿瘤侵及环状软骨、或甲状软骨，和/或侵及喉外组织（如气管、颈部软组织，包括舌深部肌肉、带状肌、甲状腺、食管）（可切除）。

T_{4b}：肿瘤侵及椎前间隙、包裹颈总动脉，或侵犯纵隔结构（不可切除）。

N：淋巴结。

N_0：临床无淋巴结转移。

N_1：同侧单个淋巴结转移，其最大径≤3cm≥。

N_2：同侧单个淋巴结转移，其最大径>3cm但≤6cm；或同侧多个淋巴结转移，但最大径均≤6cm；或双侧、对侧淋巴结转移，但最大径≤6cm。

N_{2a}：同侧单个淋巴结转移，其最大径>3cm但≤6cm。

N_{2b}：同侧多个淋巴结转移，其最大径≤6cm。

N_{2c}：双侧或对侧淋巴结转移，其最大径≤6cm。

N_3：转移淋巴结的最大径>6cm。

M：远地转移。

M_x：不能确定。

M_0：无远地转移。

M_1：有远地转移。

分期组合：

0 期：$T_{is} N_0 M_0$。

Ⅰ期：$T_1 N_0 M_0$。

Ⅱ期：$T_2 N_0 M_0$。

Ⅲ期：$T_3 N_0 M_0$，$T_{1\sim3} N_1 M_0$。

Ⅳ期：$T_4 N_0 M_0$，$T_4 N_1 M_0$，$T_{1\sim4} N_{0\sim3} M_1$。

Ⅳ$_A$ 期：$T_{4a} N_0 M_0$、$T_{4a} N_1 M_0$、$T_{1\sim4a} N_2 M_0$。

Ⅳ$_B$ 期：T_{4b}任何 NM_0、任何 T，N_3，M_0。

Ⅳ$_C$ 期：任何 T，任何 N，M_1。

三、诊断与鉴别诊断

对于年龄超过 40 岁、有烟酒嗜好的男性，出现上述喉癌的临床表现时，需及时进行必要检查以确诊。

喉癌必要的检查方法包括：

1. 临床检查

观察喉外形，口底、舌部、气管、颈部的形态，触诊颈部是否有肿大淋巴结，推移喉部体察是否固定及喉摩擦音是否存在。

2. 喉镜检查

镜检查包括直接、间接喉镜及纤维光导喉镜。90％的患者可通过喉镜检查发现异常，部分患者可直接获得病理诊断依据。

3. 影像学检查

明确肿瘤部位、大小、范围、淋巴结转移情况及其他部位有无病灶。

通过以上检查，可明确病理诊断，并可做出临床分期诊断。部分患者可于术中快速冰冻获得病理诊断以指导治疗。

需要与喉癌进行鉴别的疾病有：喉结核、喉乳头状瘤、喉角化病、喉息肉、喉淀粉样瘤、声带瘫痪等。多依靠病理进行明确诊断，部分需长期随诊及完善相关检查进行鉴别。

四、治疗

放疗、手术及二者结合的综合治疗是喉癌的主要治疗手段。治疗的原则是，在治愈肿瘤的同时，尽可能的保留喉功能，避免严重并发症的发生。早期患者（Ⅰ、Ⅱ期）建议首选根治性放射治疗，手术可作为复发后的挽救措施，这样可以最大限度地保留患者的喉功能，提高生活质量。中晚期患者可选用手术治疗＋术后放、化疗或者放疗＋残存病灶手术，这其中选择放疗为主的治疗方法可最大限度地保留患者的喉功能，而疗效无明显差别。近来有研究表明，部分晚期患者可进行辅助化疗 2～3 周期后，观察肿瘤如明显退缩，再给予高剂量放疗，其疗效可与全喉切除术类似，而患者的生活质量则明显提高。

（一）放疗

1. 放射治疗的适应证

（1）早期喉癌可首选根治性放疗。

（2）低分化或未分化癌可首选放射治疗。

（3）晚期患者放疗是综合治疗中重要的手段。可选择术前放疗＋手术、诱导化疗＋根治性放疗、手术＋术后放疗。

（4）选择手术根治的患者有以下情况的应进行术后放疗：①手术切缘不净或安全界不够；②局部晚期病变；③广泛性淋巴结转移、淋巴结包膜受侵或转移淋巴结直径大于3cm；④周围软骨、神经及颈部软组织受侵。

2. 放疗技术

射线能量不宜过高，声门癌建议采用 4MV 射线，声门上及声门下癌可采用 6MV 射线，使用楔形板修正剂量曲线。一般采用常规分割方法（一周连续治疗 5 天，2Gy/次），原发灶区域总剂量为 66～70Gy/33～35 次。对于局部晚期患者，根据侵犯范围适当扩大照射野范围，剂量不应少于 70Gy，也可通过计划系统进行同步加量，使局部剂量在分割次数不增加的情况下达到 78Gy。除声门癌不需要进行淋巴结预防性照射，声门上及声门下癌的患者，需常规行引流淋巴结区域预防性照射。淋巴结阳性的患者，转移淋巴结区域需达到治疗剂量，还需预防性照射下站淋巴结引流区。晚期患者也可行术前放疗或术后放疗。术前放疗可给予 40～50Gy，术后放疗一般给予 50Gy。

（二）手术

手术适应证：①有喉阻塞的患者，首选手术治疗，术后根据病情选择适用术后放疗；②颈部转移淋巴结可行颈部淋巴结清扫术，可与原发灶手术同时，或放疗喉单独行颈淋巴结清扫；③放疗喉残存或复发患者可行手术挽救治疗；④计划性行术前放疗＋手术。

（三）化疗

化疗适用于中晚期患者的综合治疗。中晚期喉癌可选择同步放、化疗，诱导化疗＋根治性放疗，术后放、化疗等治疗手段。在患者可以耐受的前提下，以同步放、化疗的疗效最佳。化疗方案以 DF（DDP＋5Fu）方案最常用。

五、预后与展望

早期喉癌的预后较好，尤其声门及声门上区癌的早期病变放疗的疗效与手术相仿，T_1 和 T_2 期的声门癌的单纯放疗 5 年局控率分别为 80％～90％ 和 70％～85％，由于声门上区癌分化较差、淋巴引流丰富、淋巴结较早出现转移，所以放疗后的 5 年局控率较声门癌为差。声门下区癌的疗效也不如声门癌。

晚期癌多采用综合治疗，单纯放疗的疗效不如单纯手术治疗，全喉切除后的患者生存质量下降，为避免全喉切除，采用放疗、化疗和外科的综合治疗越来越得到重视，而做了全喉切除的患者，经过语言恢复锻炼，如：食管发声、人工喉及电子喉等方法，大部分人均能成功，达到交流的目的。

第四节　鼻腔副鼻窦癌

鼻腔副鼻窦癌的发病率比较低，在南非、日本、印度以及中国的部分地区发病率较高，占头颈恶性肿瘤的 3％，占所有恶性肿瘤的 0.2％～0.8％。鼻腔副鼻窦癌中，鼻腔和上颌窦占 80％～90％。

一、解剖学基础

鼻腔在中线处被鼻中隔分为左右两腔，每个腔隙上窄下宽，其前经鼻前孔与外界相通，其后经后鼻孔与鼻咽连接，顶壁为眼眶、筛窦、额窦，外侧壁为上颌窦，向下与口腔为邻。上颌窦位于上颌骨体内，呈不规则的椎体形，分为六个壁，前壁为面部，后壁为翼腭窝，内壁为鼻腔外侧壁，侧外壁为颞下窝前壁，上壁为眼眶的底壁，下壁为硬腭。鼻腔及副鼻窦之间联系紧密，而鼻腔副鼻窦癌以局部生长为主，初期在腔内黏膜生长，继而破坏骨壁扩展到腔外，至晚期时由于肿瘤侵犯范围较广，很难分清肿瘤的起源部位。

二、病因

鼻腔副鼻窦癌的病因目前不是非常清楚，有报告称，长期暴露在木屑环境中的工人多患此病，副鼻窦起源和发生腺癌的几率更高，然而，木屑致癌的原因尚不明确。另外，鼻腔副鼻窦癌的高危险因素还有接触镍粉、次硫酸镍的工人中，患病者多为鳞状细胞癌。暴露于钨和放射性物质也是一个重要的致病因素。

三、临床表现

（一）鼻腔癌

1. 症状

（1）血性或脓性分泌物。一侧鼻腔出血为最常见的症状，由于鳞状细胞癌浅层肿瘤组织感染及坏死，多合并脓性分泌物且有恶臭。恶性黑色素瘤多见血性渗出液。淋巴细胞肉瘤、纤维肉瘤以及恶性涎腺肿瘤较少出现异常分泌物。

（2）鼻塞。为最多见的症状之一，在肿瘤较大的时候出现。多为单侧，但晚期也可压迫鼻中隔并发对侧鼻塞，甚至阻塞咽腔合并呼吸困难。

（3）疼痛。也是主要症状之一，偶尔出现较早期，表现为鼻内痛、上牙痛、头痛或眼及面颊部位疼痛。

（4）其他。由于肿瘤压迫可继发鼻泪管阻塞而致流泪，或合并泪囊炎、额窦炎及上颌窦炎等症状。

2. 体征

（1）鼻腔肿块。鼻腔肿块的表现因病理类型不同而不同，鳞状细胞癌多呈菜花样，常溃破和坏死，质脆、易出血；恶性黑色素瘤常外突，呈淡棕色或黑色，多伴血性渗出液；恶性淋巴瘤及纤维肉瘤的瘤体较大，常堵塞鼻咽腔和两侧鼻腔，表面黏膜常表现完好；恶性涎腺瘤大多呈结节状，早期黏膜正常，晚期也可破溃。

（2）面部形状改变。由于肿瘤不断增大并向周围侵犯，常会造成鼻部变形、面部隆起及眼球突出或移位。

（二）上颌窦癌

1. 症状

（1）异常渗出液。以血性渗出液多见，常少量间断出现，少数有恶臭，常出现在早期，是肿瘤破溃或合并上颌窦炎所致。

（2）鼻塞。较常见，由于鼻侧壁受压所致，少数是鼻腔受侵而致阻塞。

（3）疼痛。常见，多数是由于肿瘤压迫上齿槽神经所致，是上颌窦底壁病变或受侵的症状之一，以牙痛为最常见，依次为患侧头痛、面颌部痛及鼻痛。

（4）面部肿胀。常见，是肿瘤累及面前软组织所致，一般出现较晚，严重者常表现明显的面部变形。

（5）面部麻木及皮肤知觉减退。上颌窦顶壁的肿瘤压迫或侵犯眶下神经所致，在早期即可表现。

（6）张口困难。为肿瘤向后发展，穿破后壁向上颌窦后方扩展累及翼内肌所致。

（7）其他。累及鼻咽可出现听力下降或耳鸣，侵犯翼腭窝可出现顽固性神经痛，侵及口腔可致牙齿松动或脱落。

2. 体征

（1）上颌肿块。是本病的主要体征，常位于尖牙窝上方，质硬，固定，边界不清。

（2）颈部肿块。一种情况是因本病合并感染而在颈部出现的炎性肿大的淋巴结，质软、活动、有压痛，一般经抗炎治疗后好转。另一种是本病转移而来，质硬、固定，且进行性增大，抗炎无效。偶见转移合并感染。

四、诊断与鉴别诊断

早期肿块一般都局限在腔内，缺乏阳性体征，不易觉察，当出现症状时要给予重视。晚期时肿块侵犯较广，虽难以分辨原发部位，但症状和体征较明显，所以诊断不难。

1. CT 检查

CT 检查能够发现肿块及其周围组织密度的细微差别，并能够描绘出正常和异常的解剖结构，具有 X 线摄影无法比拟的精确和全面的肿瘤表现功能，所以目前是头颈部肿瘤诊断的常规手段。

2. 活组织病理检查

鼻腔癌早期可行脱落细胞检查，如有肿块可行钳取病理检查。上颌窦癌早期可行上颌窦穿刺细胞学检查，必要时行上颌窦开窗，以取活组织病检。

临床上要与如下疾病鉴别：

1. 内翻型乳头状瘤

好发于鼻腔副鼻窦的多发性病变，常为多发、弥漫、广基，最常见症状时鼻塞，多数有既往手术史，病理特征是上皮细胞高度增生。本病可恶变。

2. 中线肉芽肿

好发于鼻腔或口腔中线部位的进行性坏死性病变，病因不明。中线肉芽肿是一个临床体征，可出现在多种疾病，例如：wegener 肉芽肿病、淋巴瘤性多发肉芽肿、坏死性肉芽肿性炎症等，需根据病理学及临床表现进行诊断。

3. 上龈癌

早期症状为牙龈黏膜病变，逐渐溃破并形成肿块。影像学可见牙槽突骨质破坏。

五、治疗

由于鼻腔及副鼻窦癌在早期很难发现，在临床上多数是已经累及周围组织的中晚期癌，有些甚至已经不能分辨原发灶，所以临床上大多不能用手术单独治疗，而单纯放疗的疗效又不尽如人意，所以目前临床上常用的是术前放疗合并手术的综合治疗。足量放疗后，肿瘤组织退缩回原发部位或者消失，为诊断提供依据，并为下一步手术创造了条件，又因肿瘤及其周围正常组织没经过手术处理，放射敏感性没有变化，故此种方法疗效显著。一般采用 6MeV X 线，常规分割，术前放疗剂量以 60Gy/6 周为宜，如颈部淋巴结有转移，则包括颈部转移淋巴结，给予 40Gy/4 周，休息 4 周左右后手术，有颈部淋巴结转移者同时行颈部淋巴结清扫。原发于鼻腔的恶性黑色素瘤及涎腺肿瘤一般不作术前放疗，以手术切除为主。恶性淋巴瘤以放疗和化疗为主。

本病的预后主要因素是病期的早晚，在治疗上失败的主要原因是局部未控，其次为淋巴结转移和远处转移。多年来，在鼻腔副鼻窦癌的治疗上探讨了多种途径，方法也经过了诸多改进，但是对原发灶的控制仍不能令人满意，所以当前临床上倡导应用现代化的检查手段，尽量做到早期发现；在肿瘤的放疗中提倡应用调强放射治疗技术；在手术上强调彻底，尽最大可能控制原发灶。

第十六章 胸部肿瘤

第一节 食管贲门癌

食管贲门癌包括食管癌（carcinoma of esopnagus）和贲门癌（carcinoma of cardia）。一般认为凡发生于食道黏膜交界部的癌，如属于鳞癌则归入食管癌，如属于腺癌则归入贲门癌。但手术治疗方式往往基本相似。

食管癌是我国常见的恶性肿瘤之一，占各部位癌死亡的第二位，仅次于胃癌。我国发病率以河南省为最高，此外江苏、山西、河北、福建、陕西、安徽、湖北、山东、广东等省均为高发区。

一、解剖学基础

（一）大体解剖和分段

食管上起于下咽部，下至食管胃结合部，总的长度为 22～24cm。近年来，考虑到临床上手术前或其他治疗前的准确分段以及便于 X 线上确定标志点，国际抗癌联盟（UICC）对食管的分段进行了修改（见图 16-1），分为颈段：从食管入口（下咽部）到胸骨切迹（胸骨入口，距门齿 18cm）；上胸段，食管起自胸骨入口至气管分叉（距门齿 24cm）；气管分叉至贲门入口，这段一分为二，上 1/2（到距门齿 32cm 处）为中胸段食管，下 1/2（到距门齿 40cm 处）为下胸段食管。国内外资料显示，中胸段食管癌最多，占 50％ 左右，下胸段次之（30％），接下就是上胸段（14％）和颈段（6％）。

（二）病理解剖

1. 食管的癌前疾病与癌前病变

（1）食管的癌前疾病为贲门痉挛症、食管裂孔疝、食管憩室、食管息肉与乳头状瘤。

（2）食管的癌前病变为 Barrett 食管、食管上皮增生、食管慢性炎症。

2. 病理分型

食管癌中 90％ 为鳞状细胞癌，少数为腺癌、小细胞未分化癌或肉瘤。

（1）早期。早期主要包括：①隐伏型，病变略显粗糙，色泽变深，无隆起和凹陷；②糜烂型，病变黏膜轻度糜烂或凹陷，与正常组织分界清楚；③斑块型，病变黏膜局限性隆起呈灰白色斑块状，最大直径小于 2cm；④乳头型或隆起型，肿瘤呈外生结节性隆起，乳头状或息肉状突入管腔。肿瘤直径 1～3cm。

（2）进展期。进展期包括：①髓质型，肿瘤比较肥厚，侵入食管周径的大部或全部，病变部位明显增厚，管腔狭窄，癌内面有深浅不等的溃疡；②蕈伞型，瘤体呈蘑菇状或卵圆形突入食管腔内，边缘隆起或外翻，表面有浅溃疡；③溃疡型，癌组织浸润深肌层，溃疡界限清楚，边缘有隆起可引起穿孔；④缩窄型，病变浸润全周，呈环形狭窄或梗阻，病变上段食管明显扩张；⑤管内型，瘤体呈息肉样或带蒂，向腔内生长，外浸较少。

3. 食管癌的扩散与转移

常见淋巴转移和直接扩散，晚期可出现血行转移。

（三）分期

食管癌的临床病理分期，对治疗方案的选择和治疗效果的评估有重要意义。常用食管癌临床病理分期和 AJCC 食管癌的分期法。

1. 食管癌临床病理分期

0 期：病变长度不规定，限于黏膜层，无转移。

1 期：病变长度<3cm，侵入黏膜下层，无转移。

2 期：病变长度 3～5cm，侵入部分肌层，无转移。

3 期：病变长度>5cm，侵透肌层或外层，局部淋巴结转移。

4 期：病变长度>5cm，有明显外侵，远处淋巴结或器官转移。

2.2003 版美国肿瘤联合会（AJCC）食管癌的分期法

（1）原发肿瘤（T）分期。

T_x：原发肿瘤大小无法测量；或痰脱落细胞、或支气管冲洗液中找到癌细胞，但影像学检查和支气管镜检查未发现原发肿瘤。

T_0：没有原发肿瘤的证据。

T_{is}：原位癌。

T_1：肿瘤侵犯黏膜层或黏膜下层。

T_2：肿瘤侵犯肌层。

T_3：肿瘤侵犯食管外膜。

T_4：肿瘤侵犯邻近脏器。

（2）淋巴结转移（N）分期。

N_x：区域淋巴结不能确定。

N_0：无区域淋巴结转移。

N_1：区域淋巴结转移。

注　区淋巴结的定义为：颈段食管区域淋巴结包括颈部和锁骨上淋巴结；胸段食管区域淋巴结包括纵隔和胃旁淋巴结，不包括腹腔动脉淋巴结。

（3）远处转移（M）分期。

M_x：远处转移不能确定。

M_0：无远处转移。

M_1：有远处转移。

注　上胸段食管肿瘤：M_{1a}转移至颈部淋巴结；M_{1b}其他远处转移。中胸段食管肿瘤：M_{1a}无适宜标准；M_{1b}非区域性淋巴转移或其他远处转移。下胸段食管肿瘤：M_{1a}转移至腹腔淋巴结；M_{1b}其他远处转移

（4）TNM 分期。

0 期：$T_{is}N_0M_0$。

Ⅰ期：$T_1N_0M_0$。

Ⅱ_a 期：$T_2N_0M_0$、$T_3N_0M_0$。

II_b 期：$T_1N_1M_0$、$T_2N_1M_0$。

III 期：$T_3N_1M_0$、$T_4N_{0\sim1}M_0$。

IV_a 期：任何 T 任何 NM_{1a}。

IV_b 期：任何 T 任何 NM_{1b}。

二、病因

食管癌可能是环境中多种因素共同作用引起的肿瘤。研究表明，食管癌的发生可能与以下因素有关。

（1）亚硝胺类化合物。近 30 种亚硝胺能诱发动物的食管癌。甲基苄基亚硝胺可作用于食管上皮 DNA，并激活其癌基因；在发霉食物中分离出一种新的亚硝胺，N-3-甲基丁基-N-1-甲基丙酮基亚硝胺，后者具有致突变性和致癌性。亚硝胺最可能是我国食管癌的主要病因之一。

（2）霉菌。研究表明，真菌产生的毒素能与食管上皮 DNA 结合，激活其癌基因；此外，霉菌还能促进亚硝胺的形成。这些可能是霉菌诱发食管癌的重要原因。

（3）饮食习惯。饮酒，吸烟，食用热、硬食物与食管癌的发生有关。

（4）营养不足。如维生素缺乏、食品质量不足、缺钼、缺锌等可能是食管癌的促发因素。

（5）食管慢性炎症。

（6）遗传易感性。

（7）环境因素。

三、临床表现

临床表现早期时症状常不明显，但在吞咽粗硬食物时可能有不同程度的不适感觉，包括咽下食物哽噎感，胸骨后烧灼样、针刺样或牵拉摩擦样疼痛。食物通过缓慢，并有停滞感或异物感。哽噎停滞感常通过吞咽水后缓解消失。症状时轻时重，进展缓慢。中晚期食管癌典型的症状为进行性咽下困难，先是难咽干的食物，继而半流质，最后水和唾液也不能咽下。常吐黏液样痰，为下咽的唾液和食管的分泌物。病人逐渐消瘦、脱水、无力。持续胸痛或背痛表示为晚期症状，癌已侵犯食管外组织。当癌肿梗阻所引起的炎症水肿暂时消退，或部分癌肿脱落后，梗阻症状可暂时减轻，常误认为病情好转。若癌肿侵犯喉返神经，可出现声音嘶哑；若压迫颈交感神经节，可产生 Horner 综合征；若侵入气管、支气管，可形成食管、气管或支气管瘘，出现吞咽水或食物时剧烈呛咳，并发生呼吸系统感染。后者有时亦可因食管梗阻致内容物反流入呼吸道而引起。最后出现恶病质状态。若有肝、脑等脏器转移，可出现黄疸、腹水、昏迷等状态。

体格检查时应特别注意锁骨上有无肿大淋巴结、肝有无肿块和有无腹水、胸水等远处转移体征。

四、诊断与鉴别诊断

（一）临床诊断

除典型临床表现，以下辅助检查有助于诊断。

1. X 线钡餐

X 线钡餐的表现为：①食管黏膜增粗、中断、紊乱直至消失；②龛影形成；③管腔狭窄，狭窄上下部食管可有不同程度的扩张；④管腔僵硬，蠕动减低直至消失；⑤钡剂流速减慢。贲门癌尚应注意：胃小弯受侵范围、胃泡轮廓以及向胃内凸入的软组织阴影。

2. 食管镜

食管镜可分辨各种病变的病理类型，应作活检确诊。临床高度怀疑但活检阴性者，应重复活检。

3. 食管拉网细胞学检查

脱落细胞学检查的阳性确诊率在 90％以上。

4. CT

CT 可显示肿瘤大小、外浸程度与周围组织关系，贲门癌侵犯胃的范围，以及淋巴转移及肝转移的情况。

5. 超声内镜

超声内镜（Endoscopic ultrasonography，EUS）判断食管癌的浸润层次、向外扩展深度以及有无纵隔、淋巴结或腹内脏器转移等，对估计外科手术可能性有帮助。

（二）鉴别诊断

食管癌要与下列疾病相鉴别。

1. 食管慢性炎症

可能有进食梗阻感，钡餐表现为黏膜紊乱，或管壁僵硬，尤其是经过放射治疗后的病人，往往难以和原发食管癌或食管癌治疗后未控相区别，此时食管镜检查十分重要，必须通过病理检查来相区别。

2. 食管良性肿瘤

食管平滑肌瘤，食管腺瘤、食管乳头息肉等，常表现为边缘规则，光整的肿块，为非浸润性生长，X 片及 CT 上表现为边缘光整，突出管腔内或外压状的肿块表现，食管镜检查及病理活检易于鉴别。

3. 食管外压性疾病

如主动脉瘤、胸内甲状腺，纵隔肿瘤、结节病等。常表现为食管外压性改变，但黏膜光整，食管镜见黏膜正常，依赖 CT 检查可区别。但是当纵隔肿瘤侵犯食管时，难以区别。

4. 食管功能失常

神经官能症、功能性食管痉挛、神经性吞咽无力、食管贲门失弛症等，均可产生吞咽困难和进食梗阻症状，通过食管镜检查及影像学检查，结合病史，易于与食管癌相鉴别。

5. 食管其他肿瘤

食管平滑肌肉瘤或其他肉瘤类，常在影像学表现为边缘清晰，光整的肿块，而黏膜表面光整，未见溃疡或糜烂，EUS 检查有助于明确诊断，当然手术后病理检查为理想的诊断方法。

6. 其他良性疾病

食管良性狭窄、憩室、血管瘤、食管静脉曲张等，均有表现为进食梗阻的症状，但食管 X 线钡餐检查表现为黏膜无中断、良性狭窄，通过食管镜检查便于诊断，易于与食管癌鉴别。

五、治疗

(一）手术治疗

1. 适应证

0 期～Ⅱ期及Ⅲ期中 T3N1M0 的食管癌，中下段病变 5cm 以下，上段 3cm 以下，可行根治性切除；Ⅲ期中段 5cm 以上，下段 7cm 以下，肿瘤有明显外侵（T₄）可行手术探查，争取姑息性切除。贲门癌局部侵犯广泛或呈皮革胃，但无明显腹腔其他部位转移，仍可行胸腹联合切口，姑息性全胃切除。

2. 禁忌证

食管贲门肿瘤侵犯范围大，已有明显外侵及穿孔征象及（或）有远处转移；合并有严重心肺功能不全，不能耐受手术，以及恶液质的患者，均视为手术禁忌。

3. 手术方式

（1）食管贲门癌切除及食管重建术。最常用的食管替代器官是胃，其次是结肠。根治性手术切除范围包括切除食管病灶上下至少 5.0cm 的食管长度，以及周围脂肪结缔组织，区域性淋巴结清扫。区域淋巴结清扫包括二野清扫和三野清扫。二野清扫术是给予纵隔和胃上部淋巴结清扫。三野清扫术是包括颈部、胸部和腹部区域淋巴结的清扫。二野清扫范围不如三野广泛和彻底。由此，三野清扫技术越来越受到广泛的推荐。以下为常用的手术方式：①胸、腹、颈三切口颈部吻合，适用于颈、胸上段食管癌切除术；②左或右开胸主动脉弓上吻合，适用于中、上段食管切除术；③左开胸主动脉弓下吻合，适用于下段及贲门癌的切除术；④胸腹联合切口主动脉弓下吻合，适用于贲门癌近端胃大部切除术及皮革胃全胃切除术。

（2）姑息性手术。临床上常用的姑息性手术包括：①旁路手术，开胸探查，下段食管癌或贲门癌不能切除时行胃底与肿瘤上方的食管侧侧吻合术；②食管腔内置管术，对于全身情况差，不能开胸的病人，可经食管行食管狭窄部的置管术；③胃造瘘术，对于肿瘤无法切除，为维持营养，可行胃造瘘经造瘘管灌输肠内营养。

4. 手术后常见的并发症

（1）吻合口瘘。多发生在术后 5～10 天，表现为脓胸或液气胸，一旦发生需及时引流、禁食、抗感染、空肠造瘘。预防在于术前纠正贫血、低蛋白血症，正确掌握吻合技术，术后充分胃肠减压，恰当把握进食时间。

（2）肺部并发症。以肺炎、肺不张和肺功能不全最为常见。处理应以预防为主：术前呼吸道的准备，术中及术毕麻醉师积极清理呼吸道和促进肺的复张，术后鼓励并协助病人排痰并适量应用抗菌素。

（3）手术损伤。术中最常见的损伤是胸导管和喉返神经，一旦发生可以导致乳糜胸和声带麻痹，手术操作中应避免损伤胸导管和喉返神经。

（4）胸腔感染。一旦确诊尽早行胸腔闭式引流。

（5）吻合口狭窄。多发生于术后 2～3 个月，在除外肿瘤复发后可行吻合口狭窄扩张治疗。

5. 术前准备

积极纠正营养不良、贫血及低蛋白血症，术前行肺功能测定和心功能检查，做肺功能锻炼，术前一日进食无渣流食，冲洗清洁食管，术晨置入胃管和十二指肠营养管。

6. 术后处理

术后注意保持胸腔引流管和胃管通畅，持续胃肠减压；术后胸腔引流管引流 24～48h，引流液清亮，没有波动后拔出。术后禁食 3～5 天，静脉高营养支持治疗，肠蠕动恢复后拔除胃管，经十二指肠营养管注入全流食，经口进食前，行口服泛影葡胺食道钡透检查有无吻合口瘘表现，先进全流食，2 周后可进半流食。患者术后前半年，每月门诊复查一次。主要检查患者进食情况，行腹部 B 超检查，了解是否有肝、腹腔转移，锁骨上淋巴结是否有肿大。术后 6 个月时可行钡餐造影或纤维胃镜检查，了解是否有吻合口狭窄。半年后每 2 个月复查一次，2 年后每 3～6 个月复查一次。

（二）放射治疗

1. 适应证

早期或可以手术食管癌，但因内科疾病如心脏病、高血压等不能手术，或不愿手术；局部晚期没有淋巴结转移，可先采取术前放疗，提高手术切除率；颈段食管癌的术前放疗；中晚期食管癌，无手术适应证，行根治性放疗，或同步放化疗；手术后有淋巴结残存可行术后放疗；有骨转移、脑转移、淋巴结压迫症状等可行姑息性放疗；贲门癌多为腺癌，放射敏感性差，只作姑息放疗。

2. 禁忌证

食管癌引起食管穿孔，有多发远处转移以及恶液质的患者，均视为放疗禁忌。

3. 放疗方法

腔内放疗、体外放疗、体外放疗与腔内放疗结合。

4. 放疗的剂量

术前放疗，DT40～50Gy；术后放疗，DT40～50Gy；根治性放疗，DT55～65Gy。

5. 放疗技术

等中心放疗，每野每天轮照；推荐进行 CT 模拟定位，在 CT 图像上勾画治疗靶区，进行三维适形放疗。

6. 放疗后常见的并发症

（1）全身反应。一般比较轻微，可不必处理；个别患者比较重，表现为全身乏力、食欲下降，恶心呕吐，可给予对症输液处理。

（2）放射性食管炎。表现为吞咽困难、疼痛，一般在放疗第 3 周开始出现，第 4～5 周最严重。是因为放疗引起食管黏膜充血、水肿、渗出及糜烂。症状轻时，可让患者进食软、半流食，症状重时可给予输液治疗，适当少量激素治疗有效。也可以评价患者疼痛的评分，根据评分给予止痛治疗。同步放化疗患者出现放射性食管炎较重，重度放射性食管炎时应及时暂停放疗/化疗，待患者恢复后再继续放化疗。

（3）气管反应。表现为刺激性干咳或痰不易咳出，可予雾化、化痰、止咳对症治疗。

（三）化疗

1. 适应证

不宜手术或放疗的各期患者；晚期及广泛转移的患者；手术或放疗后的辅助治疗及手术或放疗后复发、转移的患者。

2. 禁忌证

年老体衰或恶液质患者；心、肝、肾功能严重障碍，有感染发热，食管出血或穿孔者；骨髓功能低下，白细胞低于 $3\times10^9/L$，血小板低于 $50\times10^9/L$，严重贫血或有出血倾向者。

3. 化疗方案

食管鳞癌：DPV、DMP。食管腺癌和贲门癌：UFTM、FAM。

(四) 食管癌复发的治疗

食管癌治疗的主要手段是手术和放射治疗，而对于手术后出现吻合口复发，可以选择放射治疗方法，予以补救。放射治疗后复发的患者，首选手术治疗，术后再辅以一定的联合化疗。

(五) 疗效和预后

食管癌手术后 5 年总的生存率为 30％～40％左右，贲门癌手术后 5 年生存率约为 20％。手术后病灶是否侵及全层或侵及周围结构，区域淋巴结转移以及手术是否完全切除是影响预后的主要因素。区域淋巴结转移是重要的预后影响因素，而淋巴结转移后预防性术后放疗并未提高疗效，这可能与食管癌生物学行为有关，有待于今后进一步研究。

放射治疗后总的 5 年生存率为 10％左右，而近来通过食管癌后程加速超分割治疗方法的研究，使其 5 年生存率达到 30％左右，与手术治疗相仿。对于影响放射治疗预后的因素仍然是有否淋巴结转移、远处转移以及局部侵犯的范围，另外，原发部位也可能是影响预后的因素之一，颈段、上胸段的疗效优于中下胸段，而区域淋巴结转移者，很少获得长期生存，后程加速放疗使得部分食管癌病人获得长期的局控，但由于远处转移，而未获得长期生存。因此，如何联合应用化疗，预防远处转移的发生是目前的主要课题，而分子生物学发展，癌基因检测技术的进步，可望在肿瘤转移的研究方面获得突破。

第二节 肺 癌

一、概述

原发性支气管肺癌简称肺癌，是指原发于支气管黏膜和肺泡的癌症，是最常见的恶性肿瘤之一，也是死亡率最高的恶性肿瘤。临床上主要表现为咳嗽、咯血或胸痛、胸闷及痰中带血等症状。在我国近年来肺癌发病率和死亡率明显上升，是世界上对人类健康危害最大的恶性肿瘤。

二、流行病学

肺癌在 100 年前还是一种罕见的疾病，随着工业化的发展，发病率迅速升高，自从 1985 年以来已经成为世界上发病率和死亡率最高的恶性肿瘤。据世界卫生组织统计，2002 年全球肺癌新发病例 133 万例，占全部新发癌症病例总数的 12.3％，居第一位；同年，全球肺癌死亡总数为 118 万例，占全部癌症死者 17.5％，居癌症死因第一位。近年的流行病学数据显示，肺癌是我国人群中发病率和死亡率上升最快的癌症。卫生部最新公布的全国第三次死因调查显示，肺癌占全部癌症死因的 22.7％，与 20 世纪 70 年代相比，死亡率上升 4.65 倍。

三、肺癌的病因学

（一）环境危险因素

1. 烟草

在 20 世纪 50～60 年代进行的流行病学研究确立了吸烟与肺癌之间的因果关系。烟草烟雾中的致癌源包括多环芳香烃、芳香胺等。吸烟年龄越早，吸烟量越大，患肺癌的危险性就越大。目前的研究表明，戒烟 10～15 年后死于肺癌的危险可减少到不吸烟的水平。

2. 职业接触

目前认为石棉、砷和氡、氯甲醚考虑为导致肺癌的职业因素。

3. 空气污染

工业废气、汽车尾气和建筑材料造成的空气污染均可能与肺癌发生有关。

4. 营养

维生素等营养摄入少发生肺癌几率增加，另外肺结核和肺纤维化发生肺癌的危险也会增加。

（二）遗传因素

该因素在肺癌发生中也可能有一定意义。

四、常见病理类型特点

1. 腺癌

腺癌是肺癌最常见类型，占 40% 左右，好发于非吸烟者或已戒烟者，女性多见。常为周围型小肿块而远处转移发生早，较快。细支气管肺泡癌是腺癌的一种亚型，常为两肺弥漫性结节或肺尖样浸润改变。

2. 鳞癌

鳞癌占肺癌的 30% 左右，多位于段支气管以上，易向管腔内生长，生长较慢，转移较晚。男性吸烟者多见。

3. 小细胞癌

小细胞癌占肺癌的 15%～20%，包括燕麦细胞型、中间型和混合型，发生全身转移较早，可伴有副瘤综合征。

4. 大细胞癌

大细胞癌占肺癌 10%～15%，易发生转移。

由于 SCLC 的生物学行为与其他类型的肺癌明显不同，因此普遍将肺癌分为 SCLC 和 NSCLC 两大类。在目前 NSCLC 治疗应用靶向药物 EGFR - TKI 的作用靶点上，也有人将 NSCLC 分为 EGFR 基因突变和 EGFR 基因无突变两类，而目前 Kras 基因和 ALK 基因对 NSCLC 的治疗和生存影响尚在研究。

五、肺癌的 TNM 分期

（一）TNM 分期（第 7 版）

目前 NSCLC 广泛采用的为 UICC 2009 分期，肺癌 TNM 分期（第 7 版）。

（1）T 分期。

T_x：未发现原发肿瘤，或许经过痰细胞学或支气管灌洗发现癌细胞，但影像学及支气管镜无法发现。

T_0：无原发肿瘤的证据。

T_{is}：原位癌。

T_1：肿瘤最大径≤3cm，四周包绕肺组织及脏层胸膜，支气管镜见肿瘤侵及叶支气管，未侵及主支气管。

T_{1a}：肿瘤最大径≤2cm。

T_{1b}：肿瘤最大径＞2cm，≤3cm。

T_2：肿瘤最大径＞3cm，≤7cm；侵及主支气管，但距隆突 2cm 以外；侵及脏胸膜；有阻塞性肺炎或许局部肺不张，不包括全肺不张。符合以上任何一个条件即归为 T2。

T_{2a}：肿瘤最大径＞3cm，≤5cm。

T_{2b}：肿瘤最大径＞5cm，≤7cm。

T_3：肿瘤最大径＞7cm；直接侵犯以下任何一个器官，包括：胸壁（包括肺上沟瘤）、膈肌、膈神经、纵隔胸膜、心包；侵犯主支气管距隆突＜2cm，但未侵及隆突；全肺的肺不张或阻塞性炎症；同一肺叶出现孤立性癌结节。符合以上任何一个条件即归为 T3。

T_4：无论大小，侵及以下任何一个器官，包括：纵隔、心脏、大血管、隆突、喉返神经、主气管、食管、椎体；同侧不同肺叶内孤立癌结节。

（2）N 分期。

N_x：区域淋巴结无法评价。

N_0：无区域淋巴结转移。

N_1：同侧支气管四周及（或）同侧肺门淋巴结以及肺内淋巴结有转移，包括直接侵犯而累及的。

N_2：同侧纵隔内及（或）隆突下淋巴结转移。

N_3：对侧纵隔、对侧肺门、同侧或对侧前斜角肌及锁骨上淋巴结转移。

（3）M 分期。

M_x：远处转移不能被断定。

M_0：没有远处转移。

M_1：远处转移。

M_{1a}：胸膜播散（恶性胸腔积液、心包积液或胸膜结节）以及对侧肺叶呈现癌结节。

M_{1b}：肺及胸膜外的远处转移。

许多肺癌胸腔积液是由肿瘤引起的，多数患者胸液多次细胞学检测阴性，非血性非渗液，则临床判断该胸水与肿瘤无关，这种胸腔积液不影响分期。

（4）肺癌的 TNM 分期的对应关系。

隐匿期：$T_x N_0 M_0$。

0 期：$T_{is} N_0 M_0$。

I$_a$ 期：$T_1 N_0 M_0$。

I$_b$ 期：$T_{2a} N_0 M_0$。

II$_a$ 期：$T_1 N_1 M_0$、$T_{2b} N_0 M_0$、$T_{2a} N_1 M_0$。

II$_b$ 期：$T_{2b} N_1 M_0$、$T_3 N_0 M_0$。

III$_a$ 期：$T_{1\sim3} N_2 M_0$、$T_3 N_{1\sim2} M_0$、$T_4 N_{0\sim1} M_0$。

Ⅲ$_b$期：$T_{1\sim4}N_3M_0$、$T_4N_{2\sim3}M_0$。

Ⅳ期：$T_{1\sim4}N_{0\sim3}M_1$。

（二）SCLC 的临床分期

SCLC 采用美国退伍军人协会（VALG）1973 年制定的分期，即局限期（limited disease，LD）和广泛期（extensive disease，ED）。

局限期指肺癌局限于一侧胸腔内在单个放射视野范围内，包括有锁骨上或前斜角肌淋巴结转移和同侧胸腔积液；广泛期指肺癌已经超出同侧胸腔或明显远处转移，如合并心包积液或上腔静脉综合征。对局限期 SCLC 应进一步 TNM 分期进行临床分期，以便对不同期别的患者实施最佳的个体化治疗。

六、临床表现

肺癌的临床表现非常复杂，典型的症状体征出现时，患者已是疾病的晚期。实际临床工作中，肺癌的早期诊断比较困难，绝大多数患者早期无任何症状出现，即使有症状者，也因为症状的非特异性，容易与之前的临床表现混淆，影响了早期诊断。

肺癌的临床表现因发生部位、侵及范围、病理类型有所区别，主要可分为以下几类：①原发肿瘤局部生长引起的症状；②临近器官结构受侵造成的症状；③远处转移的症状；④由肿瘤产生的一些异常蛋白质激素引起的副癌综合征。

（一）局部症状

肺癌患者最常见的症状有咳嗽、咯血、胸痛和呼吸困难，咳嗽多为阵发性、刺激性干咳，或咳少量痰。只有少数分泌性的细支气管肺泡癌会产生大量痰。由于肿瘤组织血运比较丰富，可以表现为痰中带血丝，出血量大时可以发生咯血，极少情况下肿瘤侵破大血管会导致大咯血，出血速度快或量大者因血凝块阻塞气道，可以导致窒息死亡。

肿瘤在支气管内生长可能引起支气管局部狭窄，表现为活动后呼吸困难，严重时甚至在休息时出现，可能伴有局限的喘息声音，另外肿瘤生长可以引起阻塞性肺炎，可能伴有发热、咳痰；尤其可能反复发作，严重者可能出现阻塞性肺叶不张甚至单侧肺不张。

肺癌患者的胸痛多数情况下与肿瘤累及纵隔、胸膜或胸壁有关。疼痛的性质多为钝痛，可与呼吸运动有关，极少情况下肺上沟癌侵犯臂丛神经，可引发剧烈疼痛。

（二）原发肿瘤在胸腔内局部侵犯的症状、体征

肺癌在胸腔内生长，其原发灶或者转移的淋巴结直接挤压侵犯胸壁或纵隔结构，从而产生了一系列的症状体征。

（1）喉返神经受到原发肿瘤或主动脉弓周围的转移淋巴结压迫、侵犯可引起声音嘶哑。本症状不是肺癌的常见症状，但具有特征性。

（2）膈神经受肿瘤侵犯时，可致半边膈肌局或全麻痹。如肺功能较好的患者可以无症状，对于肺功较差时可能出现呼吸困难。

（3）上腔静脉长约 6～8cm，为起自左右无名静脉终于右心房的薄壁血管，引流来自头颈、上肢及上胸腔回心静脉血。当出现纵隔肿块，上腔静脉周围淋巴结肿大时，可能压迫或侵犯上腔静脉引起血流量减少或完全梗阻。有关上腔静脉综合征的详细内容详见肿瘤急症、并发症章节。

（4）食管受累，肺癌或转移的纵隔淋巴结可能引起食管移位或变形，但大多数不会引

起梗阻或吞咽困难。左侧主支气管的原发病和下叶肿瘤伴后纵隔淋巴结转移或肿瘤侵犯后纵隔容易侵犯食管；引起梗阻及吞咽困难。

(5) 胸膜受侵，肺癌可导致胸痛、呼吸困难、咳嗽偶有气短，最常见症状为胸腔积液。50%～60%的患者将出现胸腔积液。肺癌引起胸腔积液的直接机制可能与下列因素相关：①胸膜受侵，引起胸膜的渗出增加；②胸膜转移引起淋巴管阻塞，胸腔液体回流受阻；③纵隔淋巴受侵可引起胸腔液体回流受阻；④胸导管破坏导致乳糜胸；⑤支气管阻塞，肺不张，胸腔内静脉压下降，增加液体形成；⑥心包渗出可增加全身循环和肺循环的静脉压。而间接机制包括：低蛋白血症、阻塞性肺炎、肺栓塞以及放射治疗相关。

(6) 心脏受累。肺癌可以侵犯心包和心脏，可能的途径包括：肺癌细胞沿淋巴管逆行迁移；血源性播散和肿瘤的直接侵犯。心包并发症因肿瘤直接侵犯或转移所致，可以为恶性心包积液也可以是非恶性心包积液。常见的临床表现为呼吸困难、胸痛，咳嗽严重时烦躁不安、端坐不安，可伴有颈静脉充盈、全身水肿、心动过速、心音遥远、心尖移动、收缩压和脉压差降低与奇脉等体征。可存在窦性心动过速、心房纤颤及非特异性低血压、T波异常、ST段抬高和完整电压改变或更为特异性电量改变。

(7) 肿瘤胸壁侵及的直接症状主要表现为胸痛。

(三) 远处转移的症状

肺癌在早期可发生血源性播散，可转移到任何器官或系统。按照转移发生顺序依次为小细胞肺癌、腺癌、大细胞肺癌和鳞状细胞癌，按照转移常发生的部位为脑、骨骼、肝脏、肾上腺等。与之相对应发生的症状如下。

1. 中枢神经系统症状

中枢神经系统症状主要由脑、脑膜转移引起。常见症状为颅内压增高，如头痛、恶心、呕吐、精神状态改变和中枢定位症状，如癫痫发作、偏瘫、小脑功能障碍或失语。

2. 骨骼相关症状

大多数肺癌所致骨转移为溶骨性病变，少数为成骨性。脊柱转移可压迫脊髓，导致脊髓压迫症状。骨转移以髂骨、椎骨、股骨、肱骨及肋骨多见，可产生局部持续性疼痛及病理性骨折。

3. 肝脏转移

肝脏及其他腹腔内转移可产生腹腔局部疼痛，乏力，厌食，发热及转氨酶、胆红素异常。

4. 肾上腺转移

肾上腺转移大多无症状，为体检所发现。

(四) 副瘤综合征

副瘤综合征是恶性肿瘤患者出现一些症状或体征的概括，与原发肿瘤和远处转移无关。这些症状主要由于一些异位产生的具有激素活性的肽类蛋白，另外免疫学机制和一些尚未明了的原因参与。副瘤综合征实际上可以影响到全身的每一个器官，有时还预示肿瘤的出现或复发。

1. 脑病、小脑皮质变性

外周神经病变（感觉或运动）肌无力此类综合征可以影响神经系统的任何部分，既包括中枢神经系统也包括支配横纹肌、骨骼肌的神经末梢。可能表现为痴呆、精神病或器官性病变，急性或亚急性机体功能障碍，两侧上下肢行动困难，动作失调。

另外在小细胞肺癌中可能出现肌无力症，如肌无力症与重度肌无力的不同之处在于前者应用新斯的明等药物无效，但用皮质激素治疗可能有效。当肿瘤经治疗后消失或缓解后其肌无力症也缓解。神经肌肉副瘤综合征可能与自身免疫反应有关。肺癌与神经系统具有相同的抗原，成为自身抗体的作用靶点。

2. 异位 ACTH 综合征

在肺小细胞癌和类癌中，由于某些基因过度表达。异位产生 ACTH 增高，出现 Cushing 综合征的表现。主要表现为满月面、向心性肥胖、多血质、精神失常、意识混乱、多体毛等。伴有异位 ACTH 增多症患者预后较差，对化疗敏感性下降。另外可能出现皮肤疱疹，乳头、嘴唇等色素沉着，如治疗有效，可以改善这些患者临床症状。

3. 抗利尿激素综合征

肺小细胞癌时可能异常分泌抗利尿激素，引起异常尿钠排泄和低钠血症，严重时可出现精神状态改变意识混乱甚至昏迷等表现。此综合征可在肺小细胞癌治疗有效后缓解，复发或转移后加重。

4. 植物功能亢进

表现为单侧胸部或上肢出汗或潮红，多与肺尖部或肺上沟癌伴发，后期可出现相应部位交感神经系统麻痹及 Horner 综合征。

5. 类癌综合征

类癌综合征主要出现在小细胞或未分化癌中，分泌 5-羟色胺等，可能引起爆发性腹泻、皮肤潮红、心动过速、厌食和体重下降。

6. 皮肤表现

可出现多汗毛症，手掌足底过度角化，皮肤红斑及黑棘皮症，以上症状可出现于肺癌发现之前，之中或之后。

7. 肺源性骨关节增生

肺源性骨关节增生主要表现为杵状指及长骨骨关节炎。临床上病变区软组织有肿胀压痛，以胫腓骨和桡尺骨远端明显。此症多见于腺癌和鳞癌。手术切除原发灶后骨关节病变可能缓解。

8. 类风湿性疾病

皮炎、皮肌炎等类风湿疾病可以同时或先、后发生于肺癌诊断时。

9. 凝血系统表现

贫血及白细胞血小板减少及弥散性血管内凝血等可以发生于肺癌诊断过程中，可能与肺癌组织释放各种细胞因子或凝血因子所致有关。

七、诊断

(一) 病理学诊断

1. 痰查瘤细胞

(1) 原发性肺癌源于气管和支气管上皮，因肺癌细胞会吸附于管腔，随痰液排出。痰查瘤细胞因简便易行无痛苦，被广泛用于肺癌的诊断和筛查。但痰查瘤细胞也有局限性：

① 由于肺癌靠近周边或位于气管或支气管腔外，无法取得瘤细胞以及正常组织细胞可能误诊为瘤细胞；②痰检出的瘤细胞量少，多数无肿瘤结构，难以进行免疫组化分型。

标本采集：一般认为患者晨起刷牙漱口，深呼吸后咳出第一口痰后留取第二口痰 1～2ml 置于瓶中送检。以白细胞＞25 个/低倍镜视野，而鳞状上皮细胞＜10 个/低倍镜视野为合格标本。

2. 支气管镜刷检

纤维支气管镜配有一个活检孔，刷检应在活检之前进行，以减少出血对细胞诊断影响。

两种细胞学检查因细胞少，无法进行 EGFR 突变检测。

(二) 组织检测学

1. 纤维支气管镜

目前大约 90% 以上中心型肺癌可经常规纤维支气管镜得到组织学诊断。估计病变位于亚段支气管以上时用纤维支气管镜活检。当全身状态较差，严重心血管疾病，肺功能较差和有呼吸困难时不宜行纤维支气管镜检查。

2. 经皮肺活检

应用 CT 引导或超声引导下肺活检，适合于周边肿块无法应用纤维支气管镜检查。当肿块靠近大血管、广泛肺大泡和急性感染时不适合此项检查。

3. 胸腔积液

当 IV 期肺癌伴有胸腔积液或心包积液时，可通过诊断穿刺或采用胸腔或心包腔留置导管法抽取积液 25～100ml，查找瘤细胞，因浆膜腔积液有细胞生存需要的营养环境，肺癌细胞可能发生分化，表现为不同于原发肿瘤的形态特征，另外某些间皮细胞组织细胞等由于在浆膜腔中长时间浸泡，可能从形态学上误诊为肿瘤细胞，所以有条件的医院可采用将积液中细胞进行免疫组化染色用以分辨细胞来源。但是对此种细胞学方法是否可以基因突变检测尚在研究之中。

4. 淋巴结活检

对怀疑为转移的体表淋巴结或皮下结节，可以切除活检。如果不能切除活检应先以细针穿刺细胞学检查而不要做部分切取的组织学活检。

5. 纵隔镜

对于纵隔淋巴结肿大，为明确病理类型或炎性反应对指导分期或诊断意义较大。

(三) 影像学检查

1. 胸部 X 线

怀疑为肺癌的患者应常规进行胸部正侧位检查。这是发现和诊断肺癌的重要基本方法，约有 5%～15% 的肺癌患者可无任何症状，单凭 X 线检查发现肺部病灶。

2. 胸部 CT

胸部 CT 检查目前已成为估计肺癌胸内侵犯程度及范围的常规方法，尤其在肺癌的分期上，更有其无可替代的作用。与胸部 X 线相比，CT 的优点在于能发现小于 1cm 和常规胸内难于发现的位于重叠解剖部位病变，容易判断肺癌与周围组织器官的关系，对肺门尤其纵隔淋巴结显示也比常规 X 线好。

3. MR

仅对临床诊断为肺上沟瘤时，建议行脊椎胸廓入口的 MR 以了解锁骨下动脉和椎动脉与肿瘤的解剖关系。

4. PET/CT

正电子发射体层扫描（Positron emission tomography，PET），是 20 世纪 90 年代发展的一项检查技术，利用正常细胞和肿瘤细胞对荧光脱氧葡萄糖的代谢不同而有不同显示，可用于确认纵隔淋巴结和远处转移。

八、治疗

早期 NSCLC 缺乏特异性的症状和体征，就诊时大多数患者已经是中晚期。正确的病理诊断和分期是选择治疗方案的重要前提。在决定治疗方案前，要尽一切可能对患者进行系统的全身检查，包括与肺癌相关的头、胸腹盆部 CT，MR，骨扫描，血清肿瘤标志物甚至 PET/CT，以明确肺癌的病理类型侵犯范围，进行评价是否可完整切除肿瘤以及对机体进行全面评估以确立对可能采取治疗方式。

国际上最具代表性的治疗模式是美国 NCCN 的治疗指南和美国临床肿瘤协会（ASCO）的治疗指南。治疗计划的制订至少应该由诊断学，病理学或细胞学，胸外，肿瘤内科，肿瘤放射治疗等学科组成的综合治疗小组共同参与。

（一）NSCLC 的治疗手段

（1）外科手术是 I 期和 II 期 NSCLC 患者的最佳治疗手段，肿瘤完全切除后的 5 年总生存率分别是 57%～67% 和 38%～55%。如果身体条件允许，应尽可能行肺叶或一侧肺切除，袖状切除有利于保留肺功能。术中应切除 N_1 和 N_2 淋巴结，淋巴结清扫或探查的范围至少包括 3 组 N_2 淋巴结。关于淋巴结廓清术或淋巴结采样术仍有争议。

（2）临床 I 期和 II 期的肺癌患者，如果以因各种原因不能或不愿意手术者可选择放射治疗。放射治疗在肺癌的治疗上可分为根治性放疗、姑息性放疗和综合性放疗三类。

1）根治性放疗。以消灭原发肿瘤病灶及其局域转移淋巴结，以治愈为目的的放射治疗。称为根治性放疗。放射野包括影像学可见原发灶转移淋巴结及其直接临近的淋巴引流区，并包括肿瘤边界外 1～2cm 正常肺和亚临床灶外 1cm 正常肺组织。

2）姑息性放疗。以抑制肿瘤生长，减轻患者痛苦，改善生活质量为目的的放疗，称为姑息性放疗。肺癌的姑息性放疗主要用于上腔静脉综合征和骨转移引起的疼痛。

3）综合性放疗。包括术前放疗，此种放疗可能达到缩小肿瘤，提高切除率为目的，但很多外科医生认为术前放疗增加局部粘连，可能增加手术难度。术后放疗：考虑术后残留者可以再次手术或放疗，目前针对根治术后 pN1 不建议放疗而 T_3 或/和 pN2 患者建议术后放疗。

4）放疗合并症。

①食道炎。当照射剂量为 3000cGy/15 次 3 周时，即可发生急性食道炎，主要表现为下咽痛，可对症给予利多卡因。阿斯匹灵治疗，并继续放疗，放疗结束后可以消失。晚期食道炎较少见，如狭窄溃疡及癌。

②放射性肺损伤。目认识到放射性肺炎与 TGF-β1、IL-2 和 TNF-α 等细胞因子的合成增加有关，当肺照射后，细胞损伤即刻发生，细胞因子合成增加启动病理生理过程。

肺照射 3000～4000cGy/3～4 周后，所照射的肺呈现急性渗出性炎症，但大多数无症状，若合并感染可产生症状，即急性放射性肺炎。若不产生症状，照射结束后，炎症逐渐吸收，消散，逐渐出现肺实质的纤维化。放射性肺炎与照射的面积的关系最大，与计量及分割也有关。发生急性放射性肺炎主要治疗方法是：抗生素，肾上腺皮质激素，支气管扩张剂以及祛痰药物。

（3）化疗

1）术后辅助化疗。目前认为，I_B期-III_A期 NSCLC 根治性手术治疗后，均应给予辅助化疗，以提高长期生存及无疾病生存。

2）术前新辅助化疗。新辅助化疗至少有以下优势：更早的治疗微小转移灶，降低肿瘤分期，有利于手术切除，化疗药物更易于到达肿瘤部位，可以根据病理评价化疗的敏感性。目前尚无新辅助化疗的绝对证据，但对于III_A期 NSCLC；通过新辅助化疗及放疗一直是医生希望通过综合性治疗改善患者长期生存的一种手段。有条件开展临床研究医疗机构，可以进行新辅助化疗的研究。

（二）晚期 NSCLC 的综合治疗的组成

70％～80％的肺癌患者在诊断时已经是晚期和局部晚期，而晚期 NSCLC 可能伴有广泛的脏器转移，如肺、肝、脑、肾上腺和骨等，而身体状况改变以及是否伴有其他相关疾病各不相同。以铂类为基础的联合化疗是晚期 NSCLC 的一线化疗标准方案，而二线化疗以及老年患者及 KPS 评分较差患者的化疗采用单药多西他赛、培美曲赛、吉西他滨及长春瑞滨等治疗，或给予小分子酪氨酸激酶抑制剂，如易瑞沙、特罗凯等靶向药物，或在化疗方案中联合单克隆抗体治疗，如阿瓦斯丁（贝伐单抗）、西妥昔单抗或我国研制的重组人血管内皮抑制素（恩度）均证实了在一定程度上要优于联合化疗。

晚期 NSCLC 治疗中靶向治疗药物也从三线、二线上升到一线治疗的地位，吉非替尼和厄洛替尼已经显示了有效性和低毒性。在西方人群 EGFR 基因突变发生率大约 10％，在亚洲人群 EGFR 基因突变可达到 50％左右，在女性、不吸烟的患者中突变率更高，所以亚裔人群中易瑞沙、特罗凯的疾病控制率可达到 60％～70％。在 2009 年报告的 IPASS 研究发现，对于晚期 NSCLC、EGFR 基因突变的人群中，易瑞沙的疾病控制率达到 70％左右。NCCN 指南中指出，吉非替尼和厄洛替尼可以用于 EGFR 突变阳性患者的一线治疗，而对于老年或一般状态差的患者吉非替尼和厄洛替尼可能是更好的选择。

1. 概述

自 20 世纪 70～80 年代，常用的化疗方案是以 DDP 为主联合 VDS、MMC、VP16、EPI、ADM 和 CTX 等组成的 EP、VP、CAP 等方案。对于晚期 NSCLC 大约 20％～30％缓解率，而化疗后中位生存时间（MST）为 6～8 个月。在 1995 年 BMJ 发表了一篇荟萃分析表明以顺铂为基础的联合化疗与最佳支持治疗相比，降低了 32％的死亡风险，1 年生存率提高了 10％（15％VS5％），以此确立了顺铂为基础联合化疗在晚期 NSCLC 中的地位（13）。自 20 世纪 90 年代之后，陆续新出现的三代新药、紫杉醇、多西紫杉醇、长春瑞滨和吉西他滨与顺铂或卡铂组成的联合方案，显示了优于老药的联合方案。

而对于老年肺癌的治疗，自 20 世纪初，陆续几项研究结果显示，采用单药化疗治疗有效率可达到 13％～20％，中位生存时间 6.0～6.8 个月，1 年生存率 20％～32％，证实了对于老年肺癌患者化疗的治疗意义。

在一线治疗中，两药联合方案显示比单药治疗更好的生存和缓解率，虽然毒副作用增加，但仍为可耐受。而三药联合与两药联合比较，毒副作用增加而生存和缓解未显示出显著优势，从而提示两药联合方案作为标准一线治疗的方案选择。

晚期 NSCLC 一线治疗有效期较短，停止治疗后大约 2～4 个月后出现进展此时患者身体状态良好，适合化疗。二线治疗中，单要多西他赛显示了与最佳支持治疗的相比更加突出的优势从而获得了广泛的认同，而培美曲塞显示了与多西他赛治疗效果相当，副作用更小。三线化疗中尚无标准治疗方案可推荐。

分子靶向治疗：分子靶向治疗以其完全不同于细胞毒化疗的机制成为目前恶性肿瘤的重要方向。可应用于肺癌的分子靶向治疗有表皮生长因子受体酪氨酸激酶（EGFR - TK）抑制剂，包括可口服的小分子抑制剂如吉非替尼和厄洛替尼，还有单克隆抗体西妥昔单抗。对吉非替尼和厄洛替尼敏感的患者为携带 EGFR 外显子敏感突变的肺癌人群。如果 EGFR 突变的患者，可将小分子靶向药物作为一线治疗的选择，状态不明的患者，小分子靶向治疗可作为二线或三线治疗的选择。西妥昔单抗可用于 EGFR 表达阳性的患者。

2. NSCLC 治疗策略选择

Ⅰ$_A$ 期：手术后可选择观察。

Ⅰ$_B$～Ⅱ$_B$ 期：手术后辅助化疗±辅助放疗。

Ⅲ$_A$ 期：同步放化疗/序贯放化疗/诱导化疗后手术/手术后辅助化放疗。

Ⅲ$_B$ 期：手术后辅助化放疗/诱导化疗后手术同步/序贯化放疗。

Ⅳ期：化疗/靶向治疗± 姑息放疗。

3. 晚期 NSCLC 治疗方案

（1）一线治疗。

NSCLCEGFR 表达阳性，NP＋西妥昔单抗

鳞癌吉西他滨＋铂/NP 或 TP　不加用贝伐单抗

腺癌培美曲塞＋铂类±贝伐单抗

　　培美曲塞＋铂类±恩度

如 EGFR 突变阳性，可选择吉非替尼、厄洛替尼。

常用的化疗方案：

NP 方案	NVB	25－30mg/m²	D1, 8	
	CDDP	80mg/m²	D1	Q3W
TP 方案	PTX	175mg/m²	D1	
	CDDP	80mg/m²	D2	Q3W
DP 方案	CDDP	75mg/m²	D1	Q3W
TC 方案	PTX	175mg/m²	D1	
	CBP	Auc5－6	D1	Q3W
MVP 方案	MMC	10mg	D1	
	VDS	30mg/m²	D1, 8	
	CDDP	30mg/m²	D2, 3	Q3W

（2）二线治疗化疗。

TXT	75mg/m²	D1	Q3W
培美曲塞	500mg/m²	D1	Q3W
易瑞沙	250mg	QD	po
特罗凯	150mg	QD	po

（3）三线治疗化疗。

易瑞沙	250mg	QD	po
特罗凯	150mg	QD	po

（4）维持治疗。

1）继续维持治疗。维持治疗指在一线治疗 4～6 个周期之后，如果无疾病进展，使用至少一种一线治疗曾用药物进行治疗；

2）换药维持治疗。指在一线治疗 4～6 个周期之后，若无疾病进展，使用另一种不包含在一线方案中的药物进行治疗。其目的在于使患者接受一定疗程化疗达到最大肿瘤控制效应后再接受药物治疗，从而取得最大的肿瘤缓解率和生存期。

推荐的继续维持治疗药物包括：①贝伐珠单抗（1 类推荐），但须在 4～6 个周期含铂两药化疗联合贝伐珠单抗治疗后如果获益可以使用；②西妥昔单抗（1 类推荐），但须在 4～6 个周期顺铂＋长春瑞滨联合西妥昔单抗治疗后如果获益可以使用；③培美曲塞（2B 类推荐），仅针对非鳞癌患者。对于换药维持治疗，《NCCN》推荐级别均不高：①培美曲塞（2B 类推荐），仅针对非鳞癌患者；②厄罗替尼（2B 类推荐）；③多西他赛（3 类推荐）。

（5）从目前的现状来看，靶向治疗作为传统化疗的补充方法，必不可少，而且逐渐从幕后走向台前，从最开始的三线二线治疗，进入现在的一线治疗、维持治疗。而 NSCLC 的治疗模式也在慢慢演变。

（三）小细胞肺癌的治疗

1. 局限期 SCLC

大约 1/3 的 SCLC 在诊断局限期，仍有治愈可能。中位总生存期为 23 个月。局限期指肿瘤局限于一侧胸腔，能够包含于一个可覆盖的放疗野内，但如存在上腔静脉受压，恶性胸腔积液，喉返神经受侵则不属于局限期。治疗原则以化疗为主的综合治疗，先以同步放化疗，完全缓解后一颅脑预防性放疗。目前的标准方案包括 EP（VP－16＋CDDP）和 CAV（CTX＋ADM＋VCR）。两者比较，总生存时间相同，EP 方案的中性粒细胞减少和感染的发生率更低。局限期 SCLC 的一线化疗完全缓解率超过 50％，但中位缓解期短，约 6～8 个月，SCLC 治疗失败主要原因是存在原发性耐药的肿瘤细胞。局限期 SCLC 单纯化疗后局部复发达 80％是影响疗效的重要原因，所以加用放疗可以提高局部控制率及长期生存率。

2. 复发转移和广泛期 SCLC 的治疗

广泛期 SCLC 的治疗主要是化疗，目前中位生存时间能达到 10～12 个月。标准方案为 EP 或 CAV，除此之外，IP 方案（伊立替康＋顺铂）治疗广泛期 SCLC 仅在日本得到一次阳性结果，显示了 IP 方案优于 EP 方案。而在欧美类似的研究证实了两个方案生存相似。

超过 4～6 周期的化疗可以增加毒性，并且容易出现化疗耐药。治疗超过 4 周期不能改善生存期，甚至对于有效病例，也不推荐应用另外的药物进行巩固维持治疗。另外一些新药如紫杉醇、拓扑替康、吉西他滨、多西他赛均为能显示更优势的疗效。

复发后的二线治疗应以单药化疗为标准化疗，优于 BSC 和联合化疗。其中拓扑替康疗效较好，单药有效率达 20％～40％。

3. 小细胞 SCLC 常用化疗方案

（1）一线化疗。

EP 方案	CDDP	$60～80mg/m^2$	D1	
	VP－16	$120mg/m^2$	D1－3	Q3W
CE 方案	CBP	AUC＝5	D1	
	VP－16	$100～120mg/m^2$	D1－3	Q3W
CAV 方案	CTX	$500mg/m^2$	D1，8	
	ADM	$40mg/m^2$	D1	
	VCR	1－2mg	D1，8	Q3W
CAE 方案	CTX	$1000mg/m^2$	D1	
	ADM	$45mg/m^2$	D1	
	VP－16	$50mg/m^2$	D1－5	Q3W
IP 方案	CPT－11	$60mg/m^2$	D1，8，15	
	CDDP	$60mg/m^2$	D1	Q4W

（2）二线治疗。

拓扑替康	$125mg/m^2$	D1－5	Q3W
VP－16	$75mg/m^2$	D1－4	
IFO	$1.2～1.5mg/m^2$	D1－4	
CDDP	$20mg/m^2$	D1－4	Q3W
楷莱	$25mg/m^2$	Q3W	

现在的新药如氨柔比星也在尝试用于小细胞肺癌的治疗。

4. 预防性全脑放疗（PCI）

脑转移是 SCLC 疗效欠佳的重要原因，大约 1/5 的 SCLC 确诊时已有脑转移，存活期超过 2 年的 PFS 中 50％～70％以上可能合并脑转移。标准化疗很难在颅内达到有效的药物浓度。目前结果显示，预防性全颅照射可明显降低脑转移并提高长期生存率。目前对于局限期 SCLC 和经过治疗达到 CR 或 PR 的广泛期 SCLC 推荐进行 PCI。

5. 靶向治疗

金属蛋白酶抑制剂抑制肿瘤浸润、转移及血管生成。多项随机研究未能证明上述药物的治疗获益。BEC－2 是一种鼠源性的单抗，与表达于 SCLC 细胞上的神经节苷脂相似。BEC－2 抗体在 II 期临床研究中显示：中位生存期为 21 个月，4 年生存率 40％，由于其结果令人振奋。目前正在进行 III 期临床研究（SILVA 研究），最后结果有待公布。80％的 SCLC 表达 c－kit 蛋白，STI－571 抑制 c－kit 的磷酸化，目前已有多项临床研究探讨

Gleevec 在 SCLC 的疗效。沙利度胺是一种血管生成抑制剂，抑制血管内皮生长因子（VEGF），成纤维细胞生长因子 β（FGFb），肿瘤坏死因子 α（TNFa），并修饰细胞内基质。Ⅱ期临床研究在 carboplatin 联合 etoposide 的基础上联用沙利度胺，并用沙利度胺作维持治疗，结果显示令人满意的耐受性和缓解率，目前已开始Ⅲ期临床研究。

（四）生物免疫治疗

CIK 细胞（Cytokine Induced Killer Cell，细胞因子诱导的杀伤细胞），是将人体外周血单个核细胞（PBMC）中的悬浮细胞在体外模拟人体内环境用多种细胞因子共同培养增殖后获得的一群异质细胞，它具有显著的识别和杀伤人体各种肿瘤细胞的活性。其治疗可以在不损伤机体免疫系统结构和功能的前提下，直接杀伤癌细胞，并且调节和增强机体的免疫功能，最大可能地恢复细胞正常的生长调节，CIK 细胞具有非 MHC 限制，具有广谱杀癌细胞的特点，为彻底地进行肿瘤治疗提供了新的途径。

DC 细胞（Dendritic Cell，树突状细胞）是将人体外周血单个核细胞（PBMC）中的贴壁细胞在体外用多种细胞因子共同培养后获得的抗原呈递细胞，是正常人体内存在的一种具有强大的抗原提呈功能的一类特殊细胞，能够直接摄取、加工和呈递抗原，刺激体内的初始型 T 细胞活化，从而诱导机体产生大量具有特异性细胞毒性功能的 T 淋巴细胞，对肿瘤细胞具有特异性杀伤作用。

CIK 细胞、DC 细胞可以单独培养，也以共同培养成 DC - CIK 细胞，共同培养成的 DC - CIK 细胞可有效降低其中抑制性 CD4＋CD25＋调节 T 细胞比例，从而显著增强 CIK 细胞对多种肿瘤细胞的杀伤活性，起到更好的抗肿瘤作用。

第三节 乳 腺 癌

乳腺癌（carcinoma of breast）是女性最常见的恶性肿瘤，在全世界范围内约占女性恶性肿瘤总数的 21％，每年有 120 万人患病，50 万人致死，发病率和死亡率居妇女各类恶性肿瘤之首，并以每年 0.3％～8％的速度增长。我国乳腺癌的发病率正逐年增加，每年新发病例 19 万，并呈现出发病年龄低龄化的趋势。目前对乳腺癌的诊断靠病理检查，但是按国际上现行的病理标准检查出乳腺癌时已经偏晚，使得不少患者虽然做了乳腺全切和放疗、化疗后最终仍然死于肿瘤复发或转移，因此研究乳腺癌的早期诊断和治疗技术显得尤为重要。

一、解剖学与组织学基础

乳腺（mammary gland）以乳头为中心，做一个十字交叉，可将乳腺分为内上，外上，内下，外下 4 个象限及中央（乳晕部）5 个区，乳腺癌多发生于外上象限。

乳腺位于深浅两筋膜之间，浅筋膜的浅层与皮肤相连，深层附于胸大肌浅面。浅筋膜在乳腺组织内形成小叶间隔，即乳房悬韧带（Cooper's ligament）。乳腺由结缔组织分隔成 15～20 叶，每叶又分为若干小叶。每个腺叶即是一个复管泡状腺。腺泡上皮为单层立方或柱状上皮，与基膜之间有肌上皮细胞。导管可分为：上皮为单层立方或柱状的小叶内导管、上皮为复层柱状的小叶间导管和上皮为复层扁平的总导管（输乳管）。输乳管开口于乳头，其上皮与乳头的表皮相延续。

女性乳腺从青春期开始发育，在女性不同生理时期受孕酮、雌激素和绒毛膜促性腺激素等激素分泌影响，其结构随年龄和生理状况的变化而异。不处于分泌状态的乳腺称静止期乳腺。妊娠期与授乳期乳腺称活动期乳腺，有分泌乳汁的功能。

二、病因

1. 激素分泌紊乱

乳腺受性腺激素的调节，雌激素是影响乳腺发育的基本激素，所谓激素分泌紊乱主要是指雌激素的分泌紊乱。雌酮和雌二醇的异常增加与雌三醇的缺乏是乳腺肿瘤的发病原因之一，已得到临床检查的支持与动物实验的证明。男性乳腺肿瘤患者少见，约为女性患者的1%，可从另一个角度说明与男性无卵巢激素有关。乳腺癌高发年龄是40～60岁的妇女。这个年龄阶段正是妇女雌激素分泌失调、雌激素水平偏高的时期。由于体内雌激素的分泌增多，这样可以使乳腺导管上皮细胞的过度增生而发生癌变。

2. 纤维囊性乳腺病

它是一种癌前期病变，极易转变成为乳腺癌。

3. 遗传因素

遗传因素主要表现在有乳腺癌家族史上。据国外资料，阳性家族史可表现为两种形式：一种为母亲患乳腺癌，其女儿亦好发乳腺癌，这种乳腺癌多发生在闭经前，常为双侧性；另一种为母亲未患过乳腺癌，但在一个家庭中，至少有两个姊妹患乳腺癌，这种家庭中乳腺癌的发病率要比无家族史的家庭中乳腺癌发病率明显升高。

4. 生育和授乳

近年来通过大量的调查证明：没有生育或有了生育而很少授乳的妇女发生乳腺癌要比多次授乳，授乳时间长的妇女多。

5. 月经初潮与绝经年龄

初潮年龄早于13岁者发病的危险性为初潮年龄大于17岁者的2.2倍；绝经年龄大于55岁者比小于45岁的危险性增加。此外，绝经后补充雌激素以及在更年期长期服用雌激素可能增加乳腺癌的危险性。

6. 其他因素

口服避孕药、食物中摄入大量的脂肪、长期吸烟以及体重增加等均可能是妇女发生乳腺癌的重要危险因素。

三、临床体征

1. 乳房肿块

乳腺癌最常见的症状，约90%的患者是以该症状前来就诊。乳腺癌以外上象限多见，其次是内上象限。内下、外下象限较少见。乳腺癌绝大多数呈浸润性生长，边界欠清，有结节感，一般质地较硬，但富于细胞的髓样癌可稍软，个别也可呈囊性，如囊性乳头状癌。癌块较小时，活动度较大，但其特点是与周围组织一起活动，进展期肿瘤若侵犯胸大肌筋膜，则活动度减弱；累及胸大肌，则活动消失。根据目前国际最新乳腺癌针织指南，临床推荐应用立式和卧式两种方式进行乳腺癌肿块筛查，不应忽视乳房任何微小轮廓和形态变化所带来的信息。

2. 乳头溢液

乳腺癌患者有 5%～10%有乳头溢液症状，性状可以多种多样，如血性，浆液性或水样等。乳腺癌原发于大导管者或形态属导管内癌者合并乳头溢液较多见，如导管内乳头状瘤恶变，乳头湿疹样癌等均可以有乳头溢液。近年来一些研究表明，单纯乳头溢液而未扪及肿块可能是某些乳腺癌，特别是导管内癌较早期的临床表现，出现该症状时，应在临床上予以警惕，最好进行进一步检验排查，癌性溢液主要以血性或者浆液性液体为主。

3. 乳头改变

乳腺癌患者的乳头异常改变，通常表现为乳头糜烂或乳头回缩。糜烂主要见于乳腺湿疹样癌（Paget's病）。乳头回缩现象则更为普遍，当肿瘤侵及乳头或乳晕下区时，乳腺的纤维结缔组织和导管系统可因此而缩短，牵拉乳头，使其凹陷，偏向，甚至完全缩入乳晕后方。此时，患侧乳头常较健侧高。其发现时段主要取决于肿瘤的生长部位。当肿瘤在乳头下或附近时，早期即可出现；若肿瘤位于乳腺深部组织中，距乳头较远时，出现这一体征通常已是晚期。还有部分乳头回缩，凹陷并不是恶性病变，部分可因先天发育不良造成或慢性炎症引起，用手指牵引可提出乳头，与周围组织并不粘连。

4. 乳房皮肤改变

当肿瘤侵及这些乳房悬韧带时，可使之收缩，变短，牵拉皮肤形成凹陷，状如酒窝，故称"酒窝症"；如果乳房皮下淋巴管被肿瘤细胞阻塞或乳腺中央区被肿瘤细胞浸润，使乳腺淋巴管回流受阻，淋巴管内淋巴液积聚，皮肤变厚，毛囊口扩大、深陷而显示"橘皮样改变"（医学上称"橘皮症"），晚期乳腺癌也可直接侵犯皮肤引起溃疡。当肿瘤生长速度较快时可使其表面皮肤变得菲薄，其下浅表血管，静脉常可曲张。在急性炎症期、妊娠期、哺乳期的肿瘤也常有浅表静脉曲张，此时应结合其他症状和体征加以鉴别。

5. 腋窝淋巴结肿大

乳腺癌最常见的淋巴转移部位是同侧腋窝淋巴结，肿大的淋巴结如果侵犯、压迫腋静脉常可使同侧上肢水肿；如侵及臂丛神经时引起肩部酸痛。检查腋窝淋巴结时，应使患侧上肢尽量放松，这样才可扪及腋顶。在触诊时需注意淋巴结的数目、大小、质地、活动度及其表面情况，以和炎症、结核相鉴别；如病理证实肿大淋巴结为转移癌时，除仔细检查其淋巴引流区外，尚要排除肺和消化道的肿瘤，淋巴结行激素受体测定，若阳性，即使各项检查都未能发现乳房内病灶，仍应首要考虑乳腺来源的肿瘤。乳腺癌向对侧腋窝淋巴结转移的发生率约 5%左右。此外，晚期乳腺癌尚可有同侧锁骨上淋巴结转移，甚至对侧锁骨上淋巴结转移。

四、病理分型

乳腺癌的病理组织分型较为复杂，本章节根据 NCCN 乳腺癌组织学类型分类标准（2010 版）进行介绍。乳腺癌通常被分为两大类，即原位癌和浸润癌。

（一）原位癌

（1）非特殊型（not otherwise specified，NOS）。

（2）小叶原位癌（lobular carcinoma in situ，LCIS）。

（3）导管原位癌（ductal carcinoma in situ，DCIS）。

（4）伴导管原位癌的 Paget's 病。

（二）浸润性癌

（1）非特殊型。

（2）导管癌（ductal carcinoma）。

（3）炎性癌（inflammatory carcinoma）。

（4）髓样癌（medullary carcinoma），非特殊型。

（5）髓样癌伴淋巴细胞浸润。

（6）黏液腺癌（mucinous adenocarcinoma）。

（7）乳头状癌（微乳头状癌为主型）（papillary carcinoma）。

（8）小管癌（tubular carcinoma）。

（9）小叶癌（lobular carcinoma）。

（10）伴浸润性癌的 Paget's 病。

（11）未分化癌（anaplastic carcinoma）。

（12）鳞状细胞癌（squamous carcinoma）。

（13）腺样囊性癌（adenoid cystic carcinoma）。

（14）分泌性癌（secretory carcinoma）。

（15）筛状癌（cribriform carcinoma）。

五、诊断及鉴别诊断

乳腺癌的诊断除却依靠临床体征和病理组织切片诊断依据外，临床上还可借鉴乳腺癌影像学诊断方法和分子诊断等依据。

（一）乳腺癌影像学诊断

主要指 X 线诊断方法。《NCCN 乳腺癌筛查和临床实践指南 2010 版》推荐年龄超过40 岁的妇女每年进行乳腺 X 线摄像，其乳腺癌诊断总灵敏度为 75%。妇女接受乳腺癌筛查的年龄上限依然没有确定。对于 20～40 岁之间的妇女，如无危险因素、无症状且体格检查为阴性，建议 1～3 年进行体格检查和强调乳房知晓，不建议进行乳腺 X 线检查。

1. 直接征象

（1）肿块。肿块是乳腺癌的直接征象，也是乳腺癌的主要诊断依据。肿块密度一般比较致密，与邻近的乳腺实质相仿或略高。形态多呈类圆形、结节状、分叶状或不规则形。大多数肿块的边缘不光整，境界模糊，可见轻微和明显的毛刺或浸润。有时也可呈轮廓部分清楚、部分模糊，是肿瘤的成纤维反应所致，也可以是肿瘤沿间质向外浸润。

（2）微小钙化。在乳腺癌诊断中占据特别重要的地位，以导管内癌、浸润性导管癌为多见。作为乳腺癌的一个主要征象，它不仅可以帮助对乳腺癌的确诊，而且在相当一部分病例中，钙化是诊断乳腺癌的唯一阳性依据。典型的恶性钙化成簇分布，大小、数目、形态不一。X 线片中在 $1cm^2$ 的范围内见到 5 个以上 ≤0.5mm 的微小钙化时应提高警惕。恶性钙化的形态不一，常常是细砂粒状、细线状、条状、分叉状、不规则多角形或分支状等多种形态同时存在。钙化可以聚积在肿块之内，或在其周围，也可呈节段性或弥漫分布。纤维腺瘤的钙化常较粗大，数目少，位于肿瘤内部。囊肿、脂肪坏死常为蛋壳样钙化。与乳腺导管分泌性疾病有关的钙化为火花样、或小杆状钙化。

（3）局限致密浸润。当乳腺某一区域的密度异常增高，或两侧乳腺比较发现不对称的致密区，即为局限致密浸润。

（4）局部结果扭曲。在 X 线片上表现为乳腺实质正常轮廓改变及间质成分产生的成角、星状及毛刺样改变。

2. 间接征象

在影像学资料上显示为皮肤增厚，血管异常如血管增粗，乳导管扩张、中断等现象，也要考虑乳腺癌的发生。

3. 乳腺导管造影

若有乳头溢液，则可行乳导管造影。乳腺癌导管造影表现为导管分支紊乱，粗细不均，扭曲或中断，管壁不规则，有充盈缺损。多发乳腺导管内乳头状瘤亦可见血性溢液，导管造影表现为导管扩张，伴多发小的充盈缺损。

4. 超声显像检查

无损伤性，可反复应用。对乳腺组织致密者用超声较有价值，可鉴别肿块是囊性还是实性。

5. 其他影像学方法

热图像检查，液晶及远红外两种，假阳性及假阴性较多，目前不将其作为诊断乳腺癌的主要依据；近红外扫描，乳腺癌常有局部血运增加，附近血管变粗，红外线对此有较好的图像显示，有助于诊断；CT 和 MR 的准确率较高，由于费用较昂贵，尚不能作为常规检查。

（二）与乳腺癌诊治和预后相关的标志物

当代医学有关乳腺癌研究的重要进展之一就是认识到肿瘤组织内的激素受体与激素治疗以及化疗有着密切关系。乳腺作为性腺激素的靶器官，乳腺癌的发生发展以及预后都与各种激素密切相关。

1. 雌激素受体（ER）和孕激素受体（PR）

随着乳腺癌诊治研究的进展，不断创新的综合治疗方案和个性化治疗新策略已经取代了以手术治疗为主的方式。与之同步开辟的肿瘤诊断病理学未来研究新领域，将进入到肿瘤的功能表达和基因分型。目前研究表明，肿瘤组织中 ER 或 PR 的表达情况在乳腺癌的治疗中起着举足轻重的作用。ER 或 PR 阳性，应首选内分泌治疗。

2. C－erbB－2（HER－2，人类表皮生长因子受体－2）

为乳腺癌预后相关标志物，C－erbB－2 阳性提示对 CMF 方案（环磷酰胺－CTX＋甲氨喋呤－MTX＋5－氟脲嘧啶－5－FU）及三苯氧胺（TAM）耐药，预后差。乳腺癌患者中 HER－2/neu 基因扩增或过度表达的约有 20％～30％，其无病生存期明显较短。目前，针对 HER－2 的单克隆抗体高表达患者使用 Herceptin（赫赛汀），临床取得明显疗效，并进一步证明与单用化疗比较，化疗加 Herceptin 能明显提高疗效。

3. 其他分子生物学诊断标志物

目前已有很多专家认为 Ki－67（一种细胞增殖标志物）可以作为评价疾病进展的指标，高 Ki－67 标记指数的病人无病生存率及总生存率明显下降。还有学者提出 Ki－67 可以作为乳腺癌患者选择内分泌治疗，尤其是芳香化酶抑制剂（AI）治疗的敏感指标或化疗的敏感指标，即使是对内分泌高反应的患者；nm23 又称为抗转移癌基因，是一种抑癌基因。nm23 高表达者的预后明显好于低表达者；p53 基因突变是乳腺癌进程中的早期事件，是乳腺癌发生和发展的重要原因之一，约 20％～60％的乳腺癌有 p53 突变；p27 是乳腺癌的一个独立的预后标志，p27 低表达与 TNM 分期、淋巴结转移、局部复发、远处转移相关，而且 p27 低表达与生存期短、预后差显著相关。此外，有学者在利用高通量的基因芯片技术以及免疫组织化学检验时发现，很多癌基因如 DEK、Ezrin 等都与乳腺癌的发生发展密切相关，与乳腺癌有关的分子标记物正在进一步的研究中。

（三）细胞学及组织学检查

1. 脱落细胞学检查

对乳头溢液作细胞学涂片检查，乳头糜烂疑为 Paget 氏病时可行糜烂部位的刮片或印片细胞学检查。

2. 细针穿刺吸取细胞学检查

细针穿刺吸取细胞学检查简便易行，目前应用广泛。假阳性率约为 1％，针吸细胞学检查对预后无影响。

3. 活组织检查

活组织检查分切除和切取活检。除非肿瘤很大，一般均应作切除活检。

（四）鉴别诊断

1. 乳腺纤维腺瘤

乳腺纤维腺瘤多见于青年妇女（20～30 岁左右），肿块多位于乳腺外上象限，圆形或扁圆形，一般在 3cm 以内。单发或多发，质坚韧，表面光滑或结节状，分界清楚，无粘连，触之有滑动感。肿块无痛，生长缓慢，但在妊娠时增大较快。

2. 乳腺增生病

乳腺增生病是由于内分泌的功能性紊乱引起，其本质既非炎症，又非肿瘤，而是正常结构的错乱。一般有典型体征和症状，容易区别。而硬化性腺病常在乳腺内有界限不清的硬结，体积较小，临床上常难以与乳癌相区别，应通过多种物理检查来鉴别。

3. 乳腺结核

乳腺结核比较少见，临床表现为炎症性病变，可形成肿块，但见时大时小的变化，患者不一定有肺结核，也常伴有腋下淋巴结肿大，临床有 35％的患者难以与癌相区别。

4. 乳房囊肿

乳房囊肿可分为积乳和积血。积乳多见于哺乳期或妊娠期妇女，根据病史和体征不难诊断。积血多见于外伤，因积血堵塞乳管，未被吸收而形成炎性肿块。

5. 浆细胞性乳腺炎

浆细胞性乳腺炎常由于各种原因引起乳腺导管阻塞，导致乳管内脂性物质溢出，进入管周组织而造成无菌性炎症。急性期突然乳痛、红肿、乳头内陷、腋淋巴结可肿大，易被误诊为炎症乳腺癌。当病变局限急性炎症消退，乳内有肿块，且可与皮粘连，也易误诊为乳腺癌。

6. 乳腺恶性淋巴瘤

乳腺恶性淋巴瘤较罕见，约占乳腺恶性肿瘤的 0.04％～0.52％。好发年龄为 50～60 岁，女性多见，常为单发。临床表现常为迅速增大的肿块，有时可占据整个乳房，肿块呈巨块或结节状、分叶状，边界清楚，质坚，有弹性，与皮肤及乳房等无粘连。肿块巨大时表面皮肤菲薄，血管扩张，并引起破溃。腋淋巴结亦可同时受累。临床诊断常较困难。X线片常与其他恶性肿瘤不易区分，需经病理切片才能明确。

六、乳腺癌的分期

根据《NCCN 乳腺癌筛查和临床实践指南 2010 版》对乳腺癌进行分期，可以从以下几个方面进行。

（一）美国癌症联合委员会（AJCC），乳腺癌 TNM 分期

1. 原发肿瘤

原发肿瘤（T）的分期定义，不管是临床还是病理都是一样的。如果肿瘤的大小是由体检得到的，可用 T_1、T_2 或 T_3 来表示。如果是由其他测量方法，如乳腺 X 线拍片或病理学测量得到的，那么可用到 T1 的亚分类。肿瘤大小应精确到 0.1cm。其中：伴有肿块的 Paget's 病按肿瘤大小分类。

T_x：原发肿瘤无法评估。

T_0：没有原发肿瘤证据。

T_{is}：原位癌导管。

T_{is}（DCIS）：原位癌。

T_{is}（LCIS）：小叶原位癌。

T_{is}（Paget 病）：乳头 Paget 病，不伴有肿块。

T_1：肿瘤最大直径≤2cm。

T_{1mic}：微小浸润癌，最大直径≤0.1cm。

T_{1a}：肿瘤最大直径＞0.1cm，但≤0.5cm。

T_{1b}：肿瘤最大直径＞0.5cm，但≤1cm。

T_{1c}：肿瘤最大直径＞1cm，但≤2cm。

T_2：肿瘤最大直径＞2cm，但≤5cm。

T_3：肿瘤最大直径＞5cm。

T_4：不论肿瘤大小，直接侵犯胸壁为 a 或皮肤为 b。

T_{4a}：侵犯胸壁，不包括胸肌。

T_{4b}：患侧乳腺皮肤水肿（包括橘皮样变），破溃，或限于同侧乳房皮肤的卫星结节。

T_{4c}：T_{4a} 与 T_{4b} 并存。

T_{4d}：炎性乳腺癌。

2. 区域淋巴结（N）

N_x：区域淋巴结无法评估（例如前已切除）。

N_0：无区域淋巴结转移。

N_1：同侧腋窝淋巴结转移，可活动。

N_2：同侧腋窝淋巴结转移，固定或相互融合；或缺乏同侧腋窝淋巴结转移的临床证据，但临床上发现（影像学检查，除淋巴结闪烁扫描外、临床体检或肉眼可见的病理异常，下同）有同侧内乳淋巴结转移。

N_{2a}：同侧腋窝淋巴结转移，互相融合或与其他组织固定。

N$_{2b}$：仅临床上发现同侧内乳淋巴结转移，而无腋窝淋巴结转移的临床证据。

N$_3$：同侧锁骨下淋巴结转移伴或不伴腋窝淋巴结转移；或有临床上发现同侧内乳淋巴结转移和腋窝淋巴结转移的临床证据；或同侧锁骨上淋巴结转移伴或不伴腋窝或内乳淋巴结转移。

N$_{3a}$同侧锁骨下淋巴结转移。

N$_{3b}$同侧内乳淋巴结及腋窝淋巴结转移。

N$_{3c}$同侧锁骨上淋巴结转移。

3. 远处转移（M）

M$_x$：远处转移无法评估。

M$_0$：无远处转移。

M$_1$：有远处转移。

（二）临床分期

此分期如果无疾病进展的证据，未接受过术前化疗，术后影像学检查（在诊断后4个月内进行）发现远处转移，分期可以更改。

0 期：T$_{is}$N$_0$M$_0$。

Ⅰ期：T$_1$N$_0$M$_0$。

ⅡA 期：T$_0$N$_1$M$_0$、T$_1$N$_1$M$_0$、T$_2$N$_0$M$_0$。

ⅡB 期：T$_2$N$_1$M$_0$、T$_3$N$_0$M$_0$。

ⅢA 期：T$_0$N$_2$M$_0$、T$_1$N$_2$M$_0$、T$_2$N$_2$M$_0$、T$_3$N$_1$M$_0$、T$_3$N$_2$M$_0$。

ⅢB 期：T$_4$N$_0$M$_0$、T$_4$N$_1$M$_0$、T$_4$N$_2$M$_0$。

ⅢC 期：任何 TN$_0$M$_0$。

Ⅳ期：任何 T 任何 NM$_1$。

七、乳腺癌的治疗

乳腺癌的治疗手段在临床医生的探索下不断进行着改进和改良，全球范围内乳腺癌的发生率虽然逐年增高，但死亡率却呈下降趋势。

乳腺癌的治疗方式包括对局部病灶进行手术治疗、放射治疗，或两者联合，以及对全身性疾病进行细胞毒化疗、内分泌治疗、生物治疗或联合应用以上手段。对各种全身和局部治疗手段的需求和选择是依据多种预后和预测因素而判断的。这些因素包括肿瘤组织学特征、原发肿瘤的临床和病理学特征、腋窝淋巴结状况、肿瘤激素受体水平和 HER－2 状态、有无可检测到的转移病灶、合并症情况、患者的年龄以及绝经状态。同时患者的意愿也是制订治疗方案中的主要决定因素，特别是在多项可选择治疗方法的生存结果相同时更是如此。从治疗角度看，2010 版 NCCN 乳腺癌临床实践指南中指出，可分为：①单纯的非浸润性癌，包括小叶原位癌（LCIS）和导管原位癌（DCIS）（0 期）；②可手术的局部浸润性癌，伴或不伴相应的非浸润性癌（临床Ⅰ期、Ⅱ期和部分ⅢA 期肿瘤）；③无法手术的局部浸润性癌，伴或不伴相应的非浸润性癌（临床ⅢB 期、ⅢC 期和部分ⅢA 期肿瘤）；④转移或复发性乳腺癌（Ⅳ期）。

（一）单纯非浸润性癌（0 期）

单纯原位癌的治疗目的在于预防浸润性病灶的出现，或在病灶仍局限在乳腺内时发现其浸润成分。对于通过病理检查或在再次切除、全乳切除以及腋窝淋巴结分期时被发现存在浸润性癌（即使是微浸润）的患者，应当按照相应浸润性癌分期的指南接受治疗。

1. 小叶原位癌

因为这类患者出现浸润性癌的风险很低（15 年内约为 21%），首选的治疗选择是随访观察。在特殊情况下，如 BRCA1/2 突变、或有明确乳腺癌家族史的妇女，可考虑双侧全乳切除联合或不联合乳房重建术。对没有其他危险因素的患者，降低风险的全乳切除术也是治疗选择之一，但对大多数这类患者并不建议如此。

美国国家外科辅助乳腺癌和肠癌计划（NSABP）他莫昔芬和雷洛昔芬研究（STAR）的结果显示，雷洛昔芬作为降低绝经后 LCIS 患者发生浸润性乳腺癌风险的措施，其效果与他莫昔芬相同。因此，对于选择随访观察的小叶原位癌患者，绝经前妇女可考虑选用他莫昔芬、绝经后妇女可考虑选用他莫昔芬/雷洛昔芬以降低发生浸润性乳腺癌的风险。

2. 导管内原位癌

对于导管内原位癌患者，推荐的检查和分期评估方法包括：病史和体格检查；双侧诊断性乳腺钼靶 X 线摄片；病理检查；以及肿瘤 ER 状态检测。

对于导管内原位癌以及经乳腺钼靶 X 线摄片或其他影像学检查、体检或活检发现有广泛病变证据（即病灶涉及≥2 个象限）的患者，应接受全乳切除，但不需要淋巴结清扫。对于绝大多数病灶局限并且初次切除或再次切除时获得切缘阴性的患者，保乳手术或全乳切除都是恰当的治疗选择。尽管全乳切除可以达到最大的局部控制效果，但是接受全乳切除患者的病因特异性长期生存率与接受保乳手术联合全乳放疗的患者相同。接受全乳切除的妇女适合接受乳房重建手术。

由于 DCIS 累及腋窝淋巴结的情况非常罕见，不推荐单纯 DCIS 患者接受腋窝淋巴结清扫。接受全乳切除或对特定解剖位置切除的单纯 DCIS 患者，由于手术有可能影响以后的前哨淋巴结活检，因此可以考虑在手术同时进行前哨淋巴结活检。

NSABP 乳腺癌预防试验显示，接受他莫昔芬治疗的非典型导管增生患者的浸润性乳腺癌发病率可降低 75%。同样地，NSABP B-24 试验也发现，保乳手术（BCS）联合放疗后的 DCIS 患者可从他莫昔芬治疗中受益，ER 表达水平增高可预测他莫昔芬在降低保乳手术后患者的同侧和对侧乳腺癌发生风险方面的获益。因此，对于接受了保乳手术的 DCIS 患者，尤其是 ER 阳性 DCIS 患者，可考虑将他莫昔芬作为降低同侧乳腺癌复发风险的手段之一。对于接受肿块切除（不论是否接受放疗）或全乳切除术的 DCIS 患者，他莫昔芬也可考虑作为降低对侧乳腺癌复发风险的手段。

总体上看，单纯性 DCIS 初次治疗后的局部复发病例中有一半仍为 DCIS，其余的为浸润性癌。那些局部复发为浸润性癌的患者需被看做新诊断浸润性乳腺癌而接受相应的全身治疗。

（二）Ⅰ、ⅡA、ⅡB 或ⅢA（仅 $T_3N_1M_0$）期的浸润性乳腺癌

浸润性乳腺癌的推荐检查和分期手段包括：病史采集和体检、全血细胞计数、血小板计数、肝功能检查、双侧乳腺 X 线检查，必要时行乳腺 B 超、肿瘤 ER 和 PR 检查、HER-2 状态检查和病理检查。

1. 局部区域治疗

数项随机研究证实，作为大多数Ⅰ期和Ⅱ期乳腺癌患者的初始治疗，全乳切除术加腋窝淋巴结清扫相对于采用肿块切除、腋窝淋巴结清扫加全乳放疗的保乳治疗的疗效基本相同。

在进行肿块切除加放疗的保乳治疗时建议全乳照射应包括大部分乳房组织；乳房照射应采用以 CT 为基础的治疗计划，从而在减少心肺的照射暴露的同时确保原发肿瘤及手术部位能得到足够的照射。如果保乳手术后有辅助化疗的指征，放疗应当在化疗完成后给予

保乳治疗的绝对禁忌证包括：①乳腺或胸壁先前接受过中等剂量或高剂量放疗；②正在妊娠且需在妊娠期放疗；③乳腺 X 线片显示弥漫性可疑或恶性征象的微小钙化；④无法通过单一切口进行局部切除而保证满意外观效果的多中心病灶；⑤切缘病理阳性患者。

保乳治疗的相对禁忌证包括：①累及皮肤的活动性结缔组织疾病（特别是硬皮病和狼疮）；②大于 5cm 的肿瘤；③切缘病理局灶阳性患者。

给予保乳手术患者以放疗的推荐并不一定适用于 70 岁及以上的患者。对≥70 岁、临床淋巴结阴性、ER 阳性的乳腺癌患者施行保乳手术（要求切缘病理学检查阴性）联合应用他莫昔芬或芳香化酶抑制剂治疗而无须乳腺放疗。

典型的临床Ⅰ期或Ⅱ期乳腺癌患者需要进行腋窝淋巴结状态的病理评估。传统的Ⅰ、Ⅱ级腋窝淋巴结清扫至少需要 10 个淋巴结供病理学分析，以达到准确的腋窝分期。只有当Ⅰ级或Ⅱ级淋巴结存在明显的肉眼病灶时，才应将腋窝清扫扩大到Ⅲ级淋巴结。

2. 体积较大临床ⅡA、ⅡB 和ⅢA（仅 $T_3N_1M_0$）期肿瘤的术前化疗

对于肿瘤较大的临床ⅡA、ⅡB 和ⅢA（仅 $T_3N_1M_0$）期肿瘤患者，如果除了肿瘤大小外，其他条件均符合保乳手术标准，且患者希望进行保乳手术，应考虑给予术前化疗。

对于部分患者，术前化疗可以带来充分的肿瘤缓解从而使保乳手术成为可能。由于肿瘤的完全或接近完全缓解很常见，鼓励化疗前在乳腺 X 线、超声或其他方法引导下经皮穿刺在乳腺中置入定位夹，标记肿瘤的位置，这有助于化疗后手术时切除最初肿瘤区域。接受新辅助治疗的 HER-2 阳性患者，将曲妥珠单抗加入紫杉醇序贯 FEC 的新辅助化疗可以使病理完全缓解率大幅度提升。因此，对于 HER-2 阳性肿瘤，在新辅助化疗方案中加入曲妥珠单抗可能具有十分重要的意义。

临床试验证实了新辅助内分泌治疗用于 ER 阳性的绝经后乳腺癌患者的临床价值。这些研究基本上都比较了他莫昔芬、阿那曲唑、阿那曲唑加他莫昔芬、或来曲唑这几种治疗的客观缓解率及保乳手术率。这些结果均证实，同他莫昔芬相比，单用阿那曲唑或来曲唑可取得更高的保乳手术率，客观缓解率通常也更高。如果需要对激素受体阳性的绝经后乳腺癌患者进行术前新辅助内分泌治疗，那么芳香化酶抑制剂是首选的治疗药物。

3. 全乳切除术后的放射治疗

（1）淋巴结阳性患者。最新治疗指南提示，对 4 个及 4 个以上淋巴结阳性的患者进行全乳切除术后放射治疗，对 1～3 个淋巴结阳性患者也建议积极考虑全乳切除术后放射治疗。应该根据化疗前肿瘤的特征决定接受新辅助化疗的患者是否需要放疗，而非根据术前化疗后肿瘤的缓解情况（即放疗被推荐用于临床Ⅲ期、新辅助化疗达到病理完全缓解的患者）。有 4 个或 4 个以上淋巴结受累的乳腺癌患者的局部复发风险会明显升高。在这种情

况下，预防性胸壁放疗可显著降低局部复发的风险。对腋窝淋巴结阳性的患者可进行同侧内乳淋巴结区域放疗。

（2）淋巴结阴性患者。淋巴结阴性肿瘤中与局部复发率增高有关的预测因素包括：原发肿瘤>5cm、切缘距病灶很近（<1mm）或切缘病理阳性。对这些患者推荐胸壁放疗。应当考虑对同侧锁骨上区和同侧内乳区进行放疗，特别是对未接受腋窝充分评估或有广泛淋巴血管侵犯的患者。对切缘阴性、肿瘤≤5cm以及腋窝淋巴结阴性的患者，在乳房全切术后不推荐放射治疗。无论新辅助化疗的疗效如何，都应根据术前化疗前的肿瘤特征为接受过术前化疗的患者制订放疗计划。

4. 乳房重建

乳房全切术会导致手术侧乳腺哺乳功能的丧失、乳腺皮肤和乳头-乳晕复合体皮肤的感觉缺失以及乳腺美容效果、形体和社会心理学方面的受损。全乳切除术所导致的在乳腺美容、形体和社会心理学方面的功能缺失可以通过乳房重建术联合或不联合乳头乳晕复合体重建术获得部分弥补。可以在全乳切除术后同一麻醉状态下立即进行乳房重建术，也可以在完成全乳切除术之后延迟进行。

5. 全身辅助治疗

全身辅助治疗的决定需要考虑和平衡以下因素：单纯局部治疗的复发风险、采用辅助治疗获益的程度、治疗的毒性反应和合并疾病，其主要手段简介如下：

（1）辅助内分泌治疗。对所有原发性浸润性乳腺癌确定ER和PR状态。ER或PR阳性的浸润性乳腺癌患者，不论其年龄、淋巴结状况或是否应用辅助化疗，都应考虑辅助内分泌治疗。不论何种内分泌治疗，HER-2阳性都是内分泌治疗相对抵抗的标志。然而，考虑到内分泌治疗的毒性反应较轻，建议大部分激素受体阳性乳腺癌患者不论绝经状况、年龄或肿瘤的HER-2状态如何，都应接受辅助内分泌治疗。可能的例外情形包括那些淋巴结阴性、直径≤0.5cm，或直径在0.6～1.0cm但具有较好预后因素的患者，因为这些患者预后很好，从内分泌治疗中的获益非常有限。

他莫昔芬是作用最为肯定的用于绝经前和绝经后乳腺癌患者的辅助内分泌治疗药物。芳香化酶抑制剂的疗效虽然也可以肯定，但由于不同的芳香化酶抑制剂临床试验在试验设计及入组人群方面存在差异，故不能对这些研究的结果进行直接比较，建议绝经后早期乳腺癌患者在需要应用内分泌治疗的情况下，可以将芳香化酶抑制剂作为初始治疗、他莫昔芬后的序贯治疗或后续强化治疗。对于绝经后患者，单用他莫昔芬治疗5年仅限于拒绝芳香化酶抑制剂或对芳香化酶抑制剂有禁忌的患者。

（2）辅助细胞毒化疗。应用辅助细胞毒化疗时，有多个联合化疗方案可供考虑，包括：多西他赛、多柔比星和环磷酰胺方案（TAC）；多柔比星和环磷酰胺方案（AC）；剂量密集的AC序贯紫杉醇方案；AC序贯每周紫杉醇方案；以及多西他赛联合环磷酰胺方案（TC）。其他可参考方案包括：氟尿嘧啶、多柔比星和环磷酰胺方案（FAC/CAF）或环磷酰胺、表柔比星和氟尿嘧啶方案（FEC/CEF）；表柔比星和环磷酰胺方案（EC）；环磷酰胺、氨甲喋呤和氟尿嘧啶方案（CMF）；AC序贯每3周的多西他赛方案；多柔比星、紫杉醇、环磷酰胺单药序贯治疗各4个周期，均为每2周给药1次（剂量密集的A-T-C）；FEC序贯多西他赛方案；以及FEC序贯每周紫杉醇方案。最近的研究资料显示，在 HER-2 阳性乳腺癌患者的辅助治疗中加入曲妥珠单抗可以使疗效有相当程度的提高。

（3）曲妥珠单抗辅助治疗。曲妥珠单抗是一种特异性针对人表皮生长因子受体 2（HER-2/neu，HER-2）胞外区的人源化单克隆抗体。已有 5 项评估曲妥珠单抗作为辅助治疗效果的随机试验结果公布。在 NSABP B-31 试验中，HER-2 阳性、淋巴结阳性的乳腺癌患者被随机分组后分别接受每 3 周 1 次的 AC 方案，共 4 周期，序贯每 3 周 1 次的紫杉醇，共 4 周期；或在同样治疗基础上在紫杉醇使用的同时加用 52 周的曲妥珠单抗治疗。

（4）对组织特异性较好的肿瘤的辅助性治疗。对于那些组织学特征较好的浸润性乳腺癌类型，如小管癌和黏液癌，大多数小管癌均为 ER 阳性和 HER-2 阴性。因此，如果发现小管癌 ER 阴性和/或 HER-2 阳性，或者发现 ER 和 PR 阴性的肿瘤其分级为 1 级，应对病理诊断和 ER 和/或 HER-2 检测的准确性提出质疑。如果患者的组织学分型为小管癌或胶样（黏液）癌，并被确认为 ER 阴性，其治疗应该依照常见组织学表现的 ER 阴性乳腺癌的常规推荐。而被诊断为髓样癌的患者应根据肿瘤大小、分级和淋巴结状态接受与其他浸润性导管癌一样的治疗。

（三）Ⅲ期浸润性乳腺癌

大多数Ⅲ期浸润性乳腺癌的分期评估与 $T_3N_1M_0$ 患者的分期评估相似，检查应包括病史、体检、全血细胞计数、血小板计数、肝功能、碱性磷酸酶水平、胸部影像学检查、病理检查、化疗前测定肿瘤 ER/PR 及 HER-2 状况、根据临床需要进行双侧乳腺 X 线检查和乳腺超声检查。对于根据被判定为遗传性乳腺癌的高危患者，推荐进行遗传学咨询。

1. 可手术的局部晚期乳腺癌（临床分期 $T_3N_1M_0$）

局部晚期乳腺癌作为浸润性乳腺癌的一个亚型，是指临床和影像学初步评估显示疾病进展仅限于乳腺和区域淋巴结内。使用 AJCC 临床分期系统来确定是否手术，该系统将局部晚期乳腺癌归为Ⅲ期。Ⅲ期患者可以进一步被分为那些初始手术可能无法切除所有病灶或达到长期局部控制的患者以及那些适当初次手术有望达到病理阴性切缘和长期局部控制的患者。对于术前未接受新辅助治疗的ⅢA期乳腺癌，术后全身辅助治疗方案与Ⅱ期乳腺癌术后辅助治疗方案相似。

2. 不可手术的局部晚期乳腺癌临床ⅢA（$T_3N_1M_0$ 除外）、ⅢB 或ⅢC 期

不可手术的Ⅲ期乳腺癌患者在术前化疗期间如果病情进展，可采用姑息性乳腺放疗以加强局部控制。对于这类患者的所有亚组，标准治疗方案应为局部治疗后进一步采用全身辅助化疗。激素受体阳性的乳腺癌患者应加用他莫昔芬（绝经后患者还可考虑芳香化酶抑制剂），HER-2 阳性的肿瘤患者应使用曲妥珠单抗。Ⅲ期乳腺癌患者治疗后的随访与早期浸润性乳腺癌患者相同。

（四）Ⅳ期转移或复发乳腺癌

有转移或复发表现的乳腺癌患者的分期评估检查包括病史、体检、全血细胞计数、血小板计数、肝功能检查、胸片、骨扫描以及对疼痛或骨扫描异常的长骨或承重骨进行的放射学检查，可考虑腹部 CT 或 MR 扫描，如可能应对首次复发灶进行活检，并确定激素受体状况（ER 和 PR）和重新检测 HER-2 状况，尤其如果为既往未知、以前检测为阴性或者无扩增的情况。

1. 单纯复发

接受过全乳切除的患者应行局部复发灶切除术加胸壁和锁骨上区域受累区域放疗。在这种情况下，手术切除的意义在于局限性切除肿块以期获得阴性切缘。对无法切除的胸壁复发灶，如果既往未接受放疗则应给予放疗。保乳手术后局部复发的患者应当接受全乳切除加腋窝淋巴结分期（如果既往没有进行 I/II 级腋窝淋巴结清扫）。

在局部治疗后，这些仅有局部复发的患者应考虑接受有限疗程的全身化疗或内分泌治疗。对于局部复发患者进行个体化治疗的尤为重要性。

2. 全身转移

对复发或IV期乳腺癌全身转移的治疗主要以延长生存期、提高生活质量为目的，而非治愈性。因此，应优先选择毒性尽可能小的治疗方案。只要情况允许，毒性较小的内分泌治疗优于细胞毒治疗。

（1）双膦酸盐。双膦酸盐对乳腺癌转移至骨骼的患者有治疗价值，属于姑息性治疗。有骨转移特别是溶骨性转移的患者，如果预期生存期≥3 个月且肌酐水平＜3.0mg/dL，应接受双膦酸盐（如帕米膦酸或唑来膦酸）联合枸橼酸钙和维生素 D 治疗。双膦酸盐可在化疗或内分泌治疗的基础上使用。对溶骨性乳腺癌转移患者，唑来膦酸可能优于帕米膦酸。

（2）内分泌治疗。对于既往接受过抗雌激素治疗并且距抗雌激素治疗 1 年以内的绝经后患者，可选择性芳香化酶抑制剂是针对复发乳腺癌的首选一线治疗。对没有接受过抗雌激素治疗或距既往抗雌激素治疗 1 年以上的绝经后妇女，芳香化酶抑制剂的疗效似乎也优于他莫昔芬。

绝经后患者的内分泌治疗包括：选择性非甾体芳香化酶抑制剂（阿那曲唑和来曲唑）、甾体类芳香化酶灭活剂（依西美坦）、单纯的抗雌激素药物（氟维司群）、孕酮类药物（甲地孕酮）、雄激素（氟甲睾酮）、大剂量雌激素（乙炔基雌二醇）。对于绝经前妇女，治疗包括 LHRH 激动剂（戈舍瑞林和 luprolide）、外科或放射性卵巢切除、孕酮类药物（甲地孕酮）、雄激素（氟甲睾酮）和大剂量雌激素（乙炔基雌二醇）。内分泌治疗对于 ER 和 PR 状态为阴性的肿瘤也可能有效，特别是对原发肿瘤和位于软组织肿瘤和/或以骨转移为主的肿瘤。内分泌治疗的毒性相对较低。此外，肿瘤的 ER 和 PR 状态为假阴性的情况并不少见且原发灶与转移灶的激素受体情况也可能不同。

（3）细胞毒化疗。激素受体阴性、转移灶并不仅局限于骨或软组织、或伴有症状的内脏转移、或激素受体阳性但对内分泌治疗耐药的患者应接受化疗。与单药化疗相比，联合化疗通常有更好的客观缓解率和至进展时间。然而联合化疗的毒性较大且生存获益很小，因此没有发现支持联合化疗优于单药序贯化疗的强有力证据。标准的临床治疗为应用一线治疗方案直至疾病进展。在疾病进展前，副反应有可能导致化疗药物减量或中断。

在综合考虑药效、毒副作用和用药方案的基础上，首选化疗方案包括单药序贯化疗或联合化疗。一线单药包括：①蒽环类，多柔比星、表柔比星、聚乙二醇脂质体多柔比星；②紫杉类，紫杉醇、多西他赛、白蛋白结合紫杉醇；③抗代谢药，卡培他滨和吉西他滨；④非紫杉类微管形成抑制剂，长春瑞滨。一线联合化疗方案包括环磷酰胺、多柔比星和氟尿嘧啶。

(4) HER-2靶向治疗。HER-2阳性患者可从曲妥珠单抗治疗中获益，无论是单药使用还是与某些化疗药物联合，对蒽环类、紫杉类和曲妥珠单抗耐药的患者可从卡培他滨联合拉帕替尼的治疗中获益。对HER-2状态经FISH证实或IHC结果为3+的患者给予曲妥珠单抗治疗。HER-2 IHC染色结果为0或1+以及FISH检测无基因扩增的患者接受HER-2靶向治疗的缓解率很低，不适合接受曲妥珠单抗或拉帕替尼。

对于HER-2阳性并且激素受体阴性的转移或复发乳腺癌患者，推荐一线使用曲妥珠单抗联合某些化疗药或单药方案，建议首先使用内分泌治疗。一线含曲妥珠单抗方案治疗后发生疾病进展的HER-2阳性转移乳腺癌患者应继续阻滞HER-2通路。

(5) 手术。用于转移性乳腺癌与原发肿瘤未经治疗患者的治疗为全身治疗，对于需要缓解症状或避免即将发生的如皮肤溃疡、出血、真菌感染和疼痛并发症的患者，可以考虑在全身治疗后行相应手术。通常手术只有在局部肿瘤可以被完整切除且其他部位的病变不会在短期内威胁生命的情况下才可进行。放疗可以作为手术的替代方案。这样的手术通常需要乳腺外科医生与整形科医生合作以获得最好的肿瘤控制与创口愈合。

此外，还有特殊状况，如Paget乳腺病、腋窝乳腺癌等，具体治疗方案应结合临床实际和患者意愿进行制定。

总之，对非浸润性或浸润性乳腺癌患者的治疗方案复杂多变。在许多情况下，患者和医生有责任共同对备选方案进行探讨并从中选择最适合的治疗方法。临床治疗如果想达到治疗效果最大化或毒性最小、对外观损伤最小的境界，目前的医疗水平还很难。因此，患者和医生共同参与到临床研究中，对未来提高患者的治疗效果可大有裨益。

第四节 纵 隔 肿 瘤

纵隔肿瘤有原发和继发性之分。原发性纵隔肿瘤组织来源可来自于纵隔内任何脏器和组织，多见于胸腺、神经、淋巴、间质组织和胚胎细胞等。继发性纵隔肿瘤远较原发性的常见，最常见的为转移的淋巴结。

一、解剖学基础

纵隔位于两侧胸膜腔之间，前为胸骨，后为胸部脊柱及邻近的后肋，上部为相当于第一胸椎及双侧第一肋平面的胸腔入口，下为膈肌。纵隔可分成5个区：以胸骨角与第四胸椎间盘为假设连线，可将纵隔分为上纵隔区和下纵隔区。上纵隔又以气管为界分为前上纵隔和后上纵隔两个区，气管前部分称为前上纵隔，气管后部分为后上纵隔。下纵隔以心包为界，进一步将纵隔分为3个区。心包前缘前为下前纵隔区，心包后缘以后为下后纵隔区，心包前后缘之间则为中纵隔区。

不同的纵隔肿瘤好发于纵隔不同部位，胸内甲状腺肿好发于前上纵隔；胸腺肿瘤好发于前上纵隔下部；畸胎类肿瘤与囊肿的好发于前下纵隔上部；中纵隔多为淋巴源性肿瘤、心包囊肿、气管或支气管囊肿以及纵隔淋巴结转移癌的好发部位；后纵隔多为神经源性肿瘤。

二、临床表现

纵隔肿瘤多为良性，恶性只占10%～25%。纵隔肿瘤的症状与肿瘤的大小、发生部位、生长速度以及是否压迫侵犯邻近组织器官有关。良性肿瘤及囊肿生长缓慢，症状较轻。恶性肿瘤生长快，易压迫或直接侵犯邻近组织器官而产生诸多症状。其中，胸闷、胸痛等症状多因肿瘤挤压邻近组织及胸膜所引起；呼吸道症状多为刺激和压迫症状，表现为干咳、气促或是呼吸困难。恶性肿瘤穿破支气管时出现咯血，畸胎类肿瘤病人可咳出毛发或皮脂样物。神经刺激症状胸和颈交感神经节受压可引起 Horner 综合征，表现为同侧上眼睑下垂，瞳孔缩小，眼球内陷，同侧头面无汗，皮温升高等。肋间神经受压引起肋间神经痛及支配区感觉减退，臂丛受压可引起肩部及上肢疼痛。喉返神经受侵犯表现为声嘶。个别病例膈神经受侵犯可出现顽固性呃逆。大血管压迫症状肿瘤压迫上腔静脉，可引起上腔静脉压迫综合征，表现为头面部水肿，球结膜水肿、充血、颈部及胸前浅静脉显露、怒张，口唇发绀等，头臂静脉受压，可引起患侧上肢静脉压升高，肢体肿胀。胸腺瘤可伴重症肌无力，发生率从 10%～20% 之间。此外少数胸内甲状腺肿有甲亢症状，嗜铬细胞瘤可发生高血压。

三、诊断与鉴别诊断

除了上述临床表现对诊断有重要参考意义外，辅助检查有助于诊断。常用的辅助检查包括：

1. X 线检查

荧光透视发现肿瘤有搏动，应先明确为扩张性或传导性搏动。如为前者，可初步怀疑为动脉瘤。上纵隔肿瘤在 X 线透视时若随吞咽而向上移动，可初步诊断为甲状腺肿瘤。正、侧、斜位 X 线平片，可明确肿瘤的部位、外形、密度、有无钙化或骨化等，从而初步判断肿瘤的类型。食道吞钡检查可了解食道或邻近器官是否受压。

2. 电子计算机体层摄影（CT）

应用 CT 检查前纵隔肿瘤、淋巴结肿大、纵隔脂肪组织的病变（如脂肪瘤）比其他任何 X 线检查法均可靠，CT 诊断纵隔肿瘤，淋巴结肿大准确性可达 90% 以上。

3. 核磁共振成像（MR）

MR 有下列优点：成像参数多；软组织分辨率高；切层方向灵活；图像无骨性伪影；安全可靠、无电离辐射损伤。诊断纵隔肿瘤有独特之处。

4. 纤维支气管镜或纤维食管镜检查

纤维支气管镜或纤维食管镜检查有助于明确支气管受压情况、程度，肿瘤是否已侵入支气管或食管，从而估计手术切除的可能性。

5. 纵隔镜检查

纵隔镜检查适用于气管前、气管旁、左侧无名静脉及右主支气管拐角区肿块活检，可明确肿瘤性质。

6. 经皮针吸细胞学检查或穿刺活检

经皮针吸细胞学检查或穿刺活检是简单有效的细胞学或组织学的诊断方法，但因取材成分较少，对纵隔肿瘤的诊断并不满意，尤其是前纵隔及中纵隔的肿瘤，多难以准确诊断。

7. 颈淋巴结活组织检查

颈淋巴结活组织检查支气管淋巴结核和淋巴瘤常伴有周围淋巴结和颈淋巴结受累，活组织检查有助于诊断。

8. 胸腔镜检查

胸腔镜检查可明确纵隔肿瘤性质，尤其对后纵隔肿瘤的诊断有帮助。

9. 放射性核素检查

怀疑胸内甲状腺肿，可作放射核素 131 碘扫描，对异位甲状腺肿，甲状腺瘤的诊断很有帮助。

10. 诊断性放射治疗

怀疑恶性淋巴瘤，经其他检查未能证实时，可试用放射治疗。恶性淋巴瘤对放射较敏感，经适量照射，肿瘤迅速缩小。

11. 剖胸探查

经各种检查未能明确肿瘤性质，但已除外恶性淋巴瘤者，在全身情况许可下，可作剖胸探查。

鉴别诊断主要在于区别肿瘤位于纵隔内还是肺内（见表 16 - 1）以及肿瘤是恶性还是良性（见表 16 - 2）。

表 16 - 1　纵隔与肺内肿瘤的鉴别

检查与化验	纵 隔 肿 瘤	肺 内 肿 物
X 线透视	不随肺呼吸运动	可随肺呼吸运动
咳出物化验	畸胎瘤内容物	咳出物为痰、鲜血
针吸活检	为各种纵隔肿瘤的组织学结构	为各种肺内原发的肿瘤组织结构

表 16 - 2　纵隔肿瘤的良、恶性鉴别

症　状	良　性	恶　性
全身症状（无力、消瘦）	少见	多见
压迫症状	轻微	明显
肿块生长速度	缓慢	较快
肿块轮廓（胸片、CT）	光滑、清楚（膨胀性生长）	边缘不清，分叶状（浸润性生长）
神经麻痹	少见	多见
胸水	无	可以发生

四、治疗

原发性纵隔肿瘤，无论良性恶性，一经发现，应尽早手术切除。可根据肿瘤的部位及大小选择手术入路，切口应能充分暴露肿瘤，避免误伤。术中估计肿瘤残余时，应及时用银夹标记，术后增加局部外照射或辅助化疗。

对于不能耐受手术或晚期丧失手术时机的患者应尽可能取得细胞学或组织学诊断，以便指导非手术治疗（放疗或化疗）的选用。

对临床不能排除纵隔恶性淋巴瘤又不能手术者，可试行诊断性化疗或放疗，肿瘤太大周围浸润严重的可先化疗，若化疗有效肿瘤缩小后，可采用放射性治疗。近年来随着电视下胸腔镜（Video Assisted Thoracoscopic Surgery, VATS）技术的发展和完善，绝大多数良性体积较小的纵隔肿瘤均能在 VATS 下切除，达到微创的目的，但对于巨大的纵隔肿瘤或有明显外侵的纵隔肿瘤仍需开胸直视手术。

五、常见纵隔肿瘤

(一) 前纵隔

1. 胸内甲状腺肿

胸内甲状腺肿大多为颈部甲状腺肿或腺瘤向胸骨后延伸，少数在迷走甲状腺基础上发生甲状腺肿瘤。临床上多无症状，肿瘤较大者可出现压迫现象引起刺激性咳嗽、呼吸困难等症状。少部分患者可有甲状腺机能亢进症状。

影像学检查可见上纵隔轮廓清晰的圆形阴影，多有分叶状，单侧或向双侧突出，大部分患者可见气管受压现象，胸透下作吞咽运动时可见肿块有上下移动现象。[131]I 扫描可表现为热结节（吸碘）或冷结节（不吸碘）或温结节（部分吸碘）。

多数可经颈部切口手术切除颈部甲状腺同时将胸内甲状腺肿从胸骨后提出，极少数较大者需部分劈开胸骨后取出。

2. 胸腺瘤

胸腺瘤为常见纵隔肿瘤，多见于 40～50 岁成年人，男女发病相等。半数以上为良性，但即使包膜完整，切除术后仍有复发的可能，所以临床上将绝大多数视为潜在的恶性。

多数患者可无任何临床症状，也可表现为胸闷、气短。约 10％～20％的病人伴有重症肌无力。约 7％的病人合并单纯性红细胞再生障碍性贫血。少数病人合并 Cushing 综合征或低丙种球蛋白血症。

X 线检查可见前上纵隔的圆形或椭圆形阴影，边缘锐利。阴影突向左侧或右侧。密度均匀，少数可见钙化。CT 扫描可以发现普通胸片显示不出来的胸腺病变。B 超检查可以分辨肿瘤的囊、实性．以区别于胸腺囊肿。B 超引导下经皮穿刺活检，以明确诊断。

胸腺瘤有否外侵也是决定胸腺瘤预后的重要因素。胸腺瘤的扩散以局部浸润及淋巴道转移为主，肺转移并不少见。局部侵犯纵隔重要脏器是本病致死的主要原因，死于重症肌无力者亦有之。肝、脑、骨等远处转移虽不多见但有发生。

肿瘤局限在前纵隔者应以手术为首选治疗，有重症肌无力或肿瘤在中位者以胸骨正切口入路为好，肿瘤偏于一侧者可考虑胸后外侧或前外侧切口。有包膜侵犯多提示为恶性，应考虑术后放疗。

胸腺瘤伴重症肌无力（Myathenia Gravis，MG）的发生率为 10％～20％，有的未经治疗可以自愈，有的治愈后又可复发。MG 常见于青春期与年轻成人，女性多于男性，40 岁以上成人常伴胸腺瘤。

MG 的发病可逐渐发生，少见突发。重症肌无力主要累及颅神经分布肌群，毛病出在神经与肌肉连接的突触部，用抑制胆碱酶药物可以缓解。其表现为眼睑下垂、复视、四肢无力、易疲劳、吞咽困难，严重者可有呼吸困难，很少一部分患者症状可自行缓解或在清晨、休息后好转。MG 在临床上可分为 4 型：① 眼肌型，开始眼肌无力，尤其下午为甚；②全身型，开始眼肌无力，而渐发展到全身；③暴发型，疾病进展急速，可于数月内死于危象；④重症型，疾病进展快，最后呼吸肌麻痹而死。

受累肌在连续使用后可出现疲劳和无力，这种特征有诊断价值。

MG 患者约半数以上有胸腺增生或胸腺瘤，伴胸腺瘤者约 10％～30％，胸腺瘤切除术治疗 MG 疗效较好，女性、年轻、病程短者更好，眼肌型也较好，暴发型最差。切除胸腺瘤有一定的手术病死率和术后并发症。

有 MG 的胸腺瘤应施行胸腺广泛切除术。所谓胸腺广泛切除即清扫由甲状腺下极、双侧膈神经及膈肌面所包围区域内的胸腺和脂肪组织（包括心包、大血管、胸膜周围的脂肪组织）。近年文献报道 VATS 下行胸腺广泛切除术已逐步开展，减少了术后肌无力危象发生率，收到良好的疗效。

胸腺对放射线比较敏感，已穿透包膜者手术后均应作放疗。对肿瘤巨大，病期较晚，不能手术时，可行单纯放疗。肿瘤不能切除而对放疗无效的病人可选择化疗，常用化疗方案 COPP 和 ABDP。虽然胸腺瘤对化疗不是很敏感，但仍建议对晚期胸腺瘤进行包括化疗在内的综合治疗。

3. 畸胎类肿瘤及囊肿

纵隔畸胎类肿瘤及囊肿亦为常见的纵隔肿瘤，多位于前下纵隔。临床及病理常将其分为表皮样囊肿（仅含表皮组织），皮样囊肿（包含皮肤及附件组织），畸胎瘤（兼有外、中、内三种胚层组织）。纵隔畸胎瘤可有骨、软骨、支气管黏膜及腺体组织，多数为良性，少数为恶性。常有胸闷、胸痛、咳嗽、气促及心悸等症状。X 线表现为前下纵隔向一侧生长的圆形或椭圆形阴影，有时呈分叶状；多数边缘清晰，常可见囊壁钙化或不规则骨骼影。CT 可清楚地显示肿瘤的轮廓、内容及其与周围组织的关系。

纵隔畸胎类肿瘤的治疗以外科手术为主。因为这类肿瘤恶变倾向较高，易发生继发感染，常压迫纵隔重要脏器；即使为良性囊性肿块，也易感染甚至溃破入肺形成支气管瘘及肺化脓症、脓胸或心包感染。因此，诊断为纵隔畸胎类肿瘤及囊肿者，均宜及早手术治疗。

（二）中纵隔

多为纵隔囊肿。心包囊肿多在心包附近，气管或支气管囊肿多在气管或主支气管旁。纵隔囊肿多无症状，CT 检查不但可显示其部位及轮廓，还能辨析其密度及囊内液体。因其挤压邻近组织，甚至合并感染破裂、一经发现，仍应考虑手术切除。

（三）后纵隔

多为神经源性肿瘤，是常见的纵隔肿瘤，可分为两大类，一为来自植物神经的肿瘤，如神经节细胞瘤，属良性；其恶性者为神经母细胞瘤及节神经母细胞瘤。另一为起源于外周神经的肿瘤，良性者为神经鞘瘤及神经纤维瘤，恶性者为恶性神经鞘瘤及神经纤维肉瘤。

大多数患者无自觉症状，或偶感患侧胸痛，神经节细胞瘤患者可有同侧颈交感神经麻痹综合征表现。X 线片示单侧后纵隔边缘清晰、密度均匀、圆形或椭圆形阴影，侧位片上阴影常与椎体相重叠；部分病例可见椎间孔扩大。

纵隔神经源性肿瘤一经诊断，应早期手术切除。多数肿瘤与肋间神经或交感神经有联系，如肿瘤有蒂伸入椎间孔，手术中注意勿损伤脊髓。肿瘤位于胸前者应避免损伤胸 1～2、交感神经而导致颈交感神经麻痹综合征。来源于迷走神经者要注意勿损伤喉返神经。

第十七章 腹 部 肿 瘤

第一节 肝 癌

一、流行病学

原发性肝癌是世界范围内最常见的恶性肿瘤之一，死亡率在我国占恶性肿瘤死亡率的第二位，在世界上居第三位。全世界每年肝癌新发病例约为 30 万～50 万，其分布具有明显的地理差异。东亚、东南亚、东非、中非和南非等为肝癌的高发地区；北美、北欧、大洋洲等为肝癌的低发地区。在我国，据 1999 年报道，27 个省（直辖市，自治区）1990～1992 年抽样调查，肝癌死亡率为 20.37/10 万，占恶性肿瘤死亡率的第二位，其中男性为 29.01/10 万，女性为 11.21/10 万，男女比例约 3：1。我国肝癌高发生于江苏、福建、广东、广西等东南沿岸地区的江、河、海口与岛屿。我国每年约有 11 万人死于肝癌，约占全世界肝癌死亡人数的 45%。

二、病因

从全世界范围来看，不同地区肝癌的病因因素不尽相同。治疗表明，和肝癌发病相关的主要危险因素为病毒性肝炎（主要为乙型和丙型肝炎）、黄曲霉毒素、饮用水污染。在我国慢性乙型肝炎和丙型病毒性肝炎是导致肝癌发病的重要病因。另外吸烟、大量饮酒、寄生虫感染（中华分支睾吸虫）、微量元素缺乏（低硒、钼、锰和高铁、镍、砷）、种族遗传因素等均可能是肝癌发病的重要危险因素。

三、临床表现

（一）症状

肝癌早期常无明显的症状。临床期肝癌症状虽多，但无特异性，通常发展迅速，且不易为一般治疗所缓解。肝癌的常见症状有肝区痛、腹部包块、纳差、乏力、消瘦、原因不明发热、腹泻、右肩酸痛等。

1. 肝区痛

多为肝癌的首发症状。可因肿瘤迅速增大使肝包膜张力增加、肝癌侵犯包膜或癌结节破裂出血等所致。多位于剑突下或右肋部，呈间歇性或持续性钝痛或刺痛，呼吸时加重或表现为急腹痛。若肿瘤位于肝右叶膈顶部，则疼痛常可放射至右肩或右背部；若位于肝左叶，则较早出现中上腹胀痛，偶可出现左季肋部或背部疼痛；如癌肿位于肝实质深部，一般很少有疼痛。肝区突然剧痛伴有肝区触痛或腹膜刺激症状，常为肝包膜下出血或肝癌破裂的表现。

2. 消化道症状

常见有纳差、恶心、腹胀及腹泻等，以纳差和腹胀最常见，常与肿瘤压迫或累及胃、肝导致功能损害等有关。腹胀多与肿瘤巨大、胃肠胀气或腹水有关。腹泻常系门静脉或肝静脉癌栓形成，导致门脉高压、大量腹水和肠功能紊乱，引起机体抵抗力减退，并发肠道感染、原发性腹膜炎等。

3. 乏力、消瘦

常是中晚期肝癌的主要临床表现，严重者可出现恶病质。

4. 发热

多因肿瘤坏死、合并感染及肿瘤代谢产物或肿瘤坏死因子等细胞因子引起。热型不规则，常不伴寒战，多在 37.5～38℃左右，少数可达 39℃。

5. 出血倾向

常有鼻出血、牙龈出血、皮下瘀斑等。因肝癌体积不断增大，有功能的肝组织逐渐减少，导致肝功能失代偿或合并重度肝硬化，凝血机制障碍，或晚期肿瘤并发弥漫性血管内凝血（DIC）等所致。

6. 癌旁综合征

可为首发症状，常见为：自发性低血糖、红细胞增多症、男性乳房发育、高血钙、高纤维蛋白原血症、高胆固醇血症、血小板增多症等。罕见的有：皮肤卟啉症、肥大性骨关节炎、甲状腺病变、性早熟、类癌综合征、多发性神经病变等。

临床工作中，容易将肝癌引起的右肩部疼痛误诊为肩关节炎；将上腹部及右下腹疼痛常误诊为胆囊炎、胃炎及阑尾炎；腹泻、发热误诊为肠炎。故对有肝病背景的人出现有右肩痛、肝区疼痛、原因不明发热或腹泻等症状时，应高度警惕肝癌的可能。

（二）体征

肝癌的体征取决于病人就诊时病期的早晚，早期肝癌常只有肝脏轻度肿大。常见的体征有肝区肿块、肝肿大伴或不伴结节、黄疸、腹水、脾肿大、下肢水肿以及其他肝硬化表现（肝掌、蜘蛛痣、腹壁静脉曲张等）等，多属晚期表现。

1. 肝肿大与肝区肿块

进行性肝肿大是肝癌最常见的体征。肝右叶上段癌肿可表现为肝上界上移、横膈抬高、运动受限或固定；肝右叶下段癌肿常可直接扪及肿块；左叶的癌肿常表现为剑突下肿块，表面质硬呈结节感。肝区肿块常呈巨块型、质硬，有时可扪及多结节或巨块兼有较小结节。除非已有包膜下破裂或肝包膜浸润，一般在结节部位并无明显压痛。若发生坏死液化或瘤内出血，则肿块有时质地变乱甚至可有囊性感。

2. 黄疸

黄疸为肝癌常见体征之一，表现为巩膜和皮肤黄染，因癌肿压迫或侵入胆管、肝门区肿大淋巴结压迫胆管、总胆管癌栓形成或肝功能障碍等所致。通常一旦出现黄疸，多属晚期，但肝门区肝癌及合并胆管癌栓者可较早出现黄疸。

3. 腹水

单纯肝硬化引起者其程度与张力较轻，门静脉主干癌栓引起者常迅速增长为张力较大的腹水，癌浸润腹膜则可引起癌性腹水。

4. 其他

脾肿大、下肢水肿以及其他肝硬化表现（肝掌、蜘蛛痣、腹壁静脉曲张等）。

（三）肝癌的转移

肝细胞癌多通过血道转移，其次为淋巴道，亦有直接蔓延、浸润或种植者。肝癌细胞侵入肝内血窦后，可侵犯门静脉分支，在门静脉、肝静脉，甚至下腔静脉中形成癌栓。也可侵入胆管，在肝内胆管、肝外胆管形成癌栓，引起单侧或双侧肝内胆管扩张，甚至梗阻性黄疸。

肝细胞癌也可通过淋巴道转移至淋巴结，但远较胆管细胞癌少见，通常首先发生于肝门淋巴结。肝周、胰腺周围以及腹膜后淋巴结也常被累及，主动脉旁及锁骨上淋巴结转移也可见。胆管细胞癌最常发生淋巴结转移。

此外，肝癌还可直接侵犯邻近器官及组织。肝癌可直接向邻近器官组织蔓延、浸润，甚至穿透胃壁、横膈，导致胃穿孔和胸腔积血。肝癌结节破裂可引起腹腔种植转移。

肝外转移以肺部最常见，其次为骨、肾上腺、横膈、腹膜、胃、肾、脑、脾以及纵膈。肺转移发生率占转移总数 49.2%。骨转移常见于脊椎骨、髂骨、股骨和肋骨等。头颅骨和上颌骨转移也有个例报道。

四、诊断及鉴别诊断

（一）临床诊断

肝癌的临床诊断标准有：①虽无肝癌其他证据，但 AFP>500μg/L 持续 1 个月或 AFP>200μg/L 持续 2 个月，并可排除妊娠和生殖腺胚胎癌、无肝病活动证据者；②有肝癌临床表现，能排除妊娠、生殖系胚胎源性肿瘤、活动性肝病及转移性肝癌，并有两种影像学检查显示占位性病变有肝癌特征或两种肝癌标志物（ALP、γ-GT、DCP、AFU 及 CA19-9 等）阳性及一种影像学检查显示占位性病变具有肝癌特征者；③有肝癌的临床表现并有肯定的肝外转移病灶（包括肉眼可见的血性腹水或在其中发现癌细胞）并能排除转移性肝癌者。

1. 超声显像

超声显像是目前肝癌最常用的定位诊断方法，也是普查的首选的方法，其价值包括：①确定肝内有无病灶；②鉴别占位性质；③肿瘤定位（包括穿刺或局部治疗定位）；④明确肝内肿瘤与血管和邻近脏器的关系。

术中超声在肝脏外科有重要地位：有助于深部肿瘤的术中定位；可能发现微小转移灶；明确与周围血管关系进行可切除性判断；有助于引导术中局部治疗或估计手术切除范围。

实时超声造影灰阶成像技术（简称超声造影）可显著增强超声对肝脏病变的准确性，可提高小肝癌和微小转移灶的检出率。

2. CT

肝癌定位的常规检查，可检出 1～2cm 的小肝癌。CT 平扫多为低密度占位，部分有晕征，大肝癌中央常有坏死或液化；增强后显示为造影剂"快进快出"的典型表现。有助于了解肿瘤的位置、大小、数目、与血管的关系；可与超声互为补充。CT 的合门脉造影有助于微小肝癌（<1cm）的检出。

3. MR

MR 是一种非侵入性、无放射性损害的检查方法。与 CT 等相比，在观察肿瘤内部结构和血管关系方面 MR 有独特优点，在鉴别肝内良性病变方面可能优于 CT。高场强 MR 有助于肝癌和癌前病变的早期检出和诊断。

4. 放射性核素显像

放射性核素显像应用于肝癌检查相对较少。肝血池显像有助于鉴别肝血管瘤。骨扫描有助于发现肝外骨转移。PET－CT 可早期探测肝细胞癌在远处脏器的转移灶，对肝癌的临床分期、治疗方案的选择具有重要价值；缺点是价格昂贵，临床应用受限。

5. 肝动脉造影

肝动脉造影属侵入性检查，随着非侵入检查的发展，目前应用减少，仅在上述检查仍未能定位时用，常用于介入治疗前的定位诊断，也有一定的定性诊断价值。肝动脉造影的指征：①肝内占位病变良恶性用常规方法难以鉴别者；②病灶较大，边界不清者；③怀疑有肝内卫星转移或多原发灶者。

6. B 超或 CT 引导下经皮细针穿刺活检

适应证：①无手术指证患者，可借此获病理诊断；②较多用于诊断不明的 AFP 阴性者。优点是定位较准确，穿刺阳性率提高；缺点是有创检查，有一定并发症和潜在危险（出血、胆 、针道种植转移）。

7. 肝癌的肿瘤标志物

甲胎蛋白（AFP）成人血清值升高提示肝细胞癌或生殖腺胚胎肿瘤；妊娠、肝病活动期、继发性肝癌和少数消化道肿瘤也可升高。其为肝细胞癌诊断中最好的肿瘤标志物，肝癌患者约 $60\% \sim 70\%$ AFP 增高。凡 AFP$>500\mu g/L$ 持续 1 个月或 AFP$>200\mu g/L$ 持续 2 个月，无肝病活动证据，可排除妊娠和生殖腺胚胎癌者，应高度怀疑肝癌。AFP 的临床价值：①有助于明确诊断：较高的专一性，为诊断肝癌特异性指标；②有助于早期诊断，是目前最好的筛查指标；③有助于鉴别诊断；④有助于疗效估计和治疗评估；⑤有助于提示复发和转移。

其他肿瘤标志物：异常凝血原（DCP）、岩藻糖苷酶（AFU）、r-氨酰转移酶同工酶 Ⅱ（GGT-Ⅱ）、铁蛋白酸性同工铁蛋白，与 AFP 联用提高肝癌诊断率。

（二）临床分期

美国癌症联合委员会（AJCC）原发性肝癌 TNM 分期（第六版）。

（1）原发肿瘤（T）：

T_x：原发肿瘤无法评估。

T_0：无原发肿瘤的证据。

T_1：孤立肿瘤没有血管侵犯。

T_2：孤立肿瘤伴血管侵犯或多发肿瘤最大直径$\leqslant$5cm。

T_3：多发肿瘤最大直径$>$5cm 或者肿瘤侵犯门静脉或肝静脉分支。

T_4：肿瘤直径侵犯临近器官（胆囊除外）或者穿透脏腹膜。

（2）区域淋巴结（N）：

N_x：区域淋巴结无法评估。

N_0：无淋巴结转移。

N_1：有淋巴结转移。

（3）远处转移。

M_0：无远处转移。

M_1：有远处转移。

（4）临床分期：

Ⅰ期：$T_1 N_0 M_0$。

Ⅱ期：$T_2 N_0 M_0$。

Ⅲ_A 期：$T_3 N_0 M_0$。

Ⅲ_B 期：$T_4 N_0 M_0$。

Ⅲ_C 期：任何 $T N_1 M_0$。

Ⅳ期：任何 T 任何 NM_0。

五、治疗

治疗的主要目的是"延长生存期，减轻痛苦"，原则为早期诊断、早期治疗、综合治疗、积极治疗。手术切除仍为肝癌最主要、最有效的方法，目前的肝癌治疗模式为以外科为主的多种方法的综合与序贯治疗。

（一）外科治疗

1. 肝部分切除

肝部分切除时治疗肝癌的理想手段。随着影像诊断技术、肝脏外科技术、围手术期处理技术的进步和术前综合治疗的应用，肝部分切除单就解剖位来说已经没有禁区，肝切除的围手术期死亡率由原来的 10%～20%下降至 5%以下，有选择的病例进行根治性肝部分切除的 5 年生存率达 26%～50%。小肝癌术后的 5 年生存率为 60%～70%。

（1）适应证和禁忌证。肝部分切除的适应证在不断扩大：患者全身情况良好，无严重的心、肺、肾等重要脏器功能障碍，肝功 Child A 或 B 级以上，影像学上提示肿瘤局限有切除可能，或姑息性外科治疗可能。禁忌证仅限于：有严重的心、肺、肾等重要脏器功能障碍；肝功能失代偿，有明显的黄疸和腹水；有广泛远处转移者。

（2）切除术式的选择。根据切除是否彻底分为根治性切除与姑息性切除；根据切除是否按解剖结构进行可分为规则性切除（也称解剖性切除）与非规则性切除，规则性切除又根据解剖范围分为左外叶切除、左半肝切除、左三叶切除、右前叶切除、尾状叶切除等；巨大无法切除的肝癌经综合治疗缩小后的切除，称为肝癌的二期切除。

无肝硬化或轻度肝硬化的病例首选解剖性肝切除术。合并肝硬化但肝功能代偿良好而不适合肝移植的患者，可行不规则肝切除或亚段肝切除。对于不能手术的巨大或多灶性肝癌，可降期治疗后二期切除。

2. 肝移植

肝移植可以彻底消除肝内转移的隐患以及具有恶变潜能的硬化肝脏，是唯一可能永久治愈肝癌的方法。肝移植治疗小肝癌疗效良好。对于处于肝硬化失代偿期，不能耐受肝切除的患者，在国外首选肝移植已成为共识。

肝癌肝移植适应证：1996 年，Mazzaferro 等提出米兰标准（CMC）：①单个肿瘤结节≤5cm；②如多发，总数≤3 个，每个直径≤3cm；③无肝内大血管浸润，无肝外转移。2002 年旧金山大学 Francis 以影像学分期为依据的 UCSF 改良标准：①单个肿瘤结节

≤6.5cm；②如多发，总数≤3个，每个直径≤5cm，且直径合计<8cm；③无肝内大血管浸润，无肝外转移。匹兹堡标准：只将出现大血管侵犯、淋巴结受累或远处转移这三项中任何一项作为肝移植禁忌证，而不将肿瘤的大小、数量及分布作为排除标准，由此显著扩大了肝癌肝移植的适用范围。

（二）局部治疗

目前肝癌的手术切除率仅有20％左右，很大一部分无法手术或复发患者需要进行非切除性的方法进行治疗。肝癌的局部治疗作为综合治疗的一部分，目前广泛使用。射频消融、无水乙醇瘤内注射、超声聚焦刀、微波固化、冷冻等多适用于直径小于3cm的肿瘤病灶，治疗小肝癌疗效与手术相当。

1. 射频消融

是通过高频电流在组织内传导时离子发生摩擦产热杀灭肿瘤，可经皮、术中或腹腔镜进行。优点：操作简单，损伤小，需要治疗的次数少，肿瘤坏死完全。适应证：适用于不宜手术切除的肝癌，肿瘤的直径应在5cm以内；最佳治疗大小在3cm以内；更大的病灶也可治疗，但多针穿刺易存留肿瘤，效果不佳。

2. 无水乙醇瘤内注射

是通过注射乙醇使细胞脱水、蛋白变性、细胞凝固坏死，同时使血管内皮细胞坏死，血栓形成，使肿瘤组织缺血坏死。优点：简便，安全，肿瘤完全坏死率高。适应证：适用于不宜手术切除的肝癌，肿瘤的直径应在5cm，病灶数目3个以内。

（三）介入治疗

由于原发性肝癌的血供几乎全部来自肝动脉（95％以上），且化疗药物的疗效与肿瘤局部药物浓度呈正相关。选择性阻断供应肿瘤的动脉，并同时经动脉导管灌注化疗药物，即肝动脉栓塞化疗（Transcatheter arterial chemoembolization，TACE），可以使肿瘤坏死缩小，并减少对正常肝组织和全身其他脏器的损伤。

1. TACE 的适应证与禁忌证

适应证为：①原发性肝癌不愿接受手术切除或无法手术切除的进展期肝癌（无肝肾功能不全，无门静脉阻塞，肿瘤体积小于肝脏体积的70％）；②原发性肝癌肿瘤体积较大，先行栓塞缩小肿瘤，便于手术切除；③根治性和非根治性肝肿瘤切除术后的辅助治疗预防复发；④肝细胞癌破裂出血和肝动脉瘘的治疗。

2. TACE 常用的药物与技术

常用的栓塞剂包括碘化油、明胶海绵、微球、中药材料等。肝癌肝动脉化疗栓塞常用的化疗药物包括：DDP80～100mg/m²，EPI - ADM 60mg/m²，THP 40mg/m²，MMC 14mg/m²，5 - FU1000mg。碘化油可作为化疗药物的载体，使得化疗药物在肿瘤内缓慢释放。

主要的栓塞技术包括：①超选择TACE；②肝动脉及门静脉双栓塞技术；③肝静脉暂时阻断后肝动脉灌注化疗塞术。

3. TACE 的不良反应及并发症

化疗药物的不良反应包括：轻度的消化道反应、白细胞下降、脱发、乏力和短暂的肝功能改变。其他常见的不良反应有发热、腹痛、黄疸、腹水。除此之外还可出现食管—胃底静脉破裂出血、胆囊炎、胃十二指肠病变。

并发症包括：肝脓肿、胆管损伤、非靶器官栓塞、肿瘤破裂、肝动脉损伤、麻痹性肠梗阻等。

（四）原发性肝癌的放疗

1. 全肝照射的耐受剂量

研究表明，肝脏对放射线的耐受性比较差，其耐受性的大小可能与下列因素有关：受照射的肝脏体积的大小、照射剂量的大小、化疗药物的有无和种类以及既往是否有肝病的基础，如慢性肝炎、肝硬化等。单纯放疗时，单次照射剂量为 200Gy，全肝照射 30Gy后，放射诱发肝病（RILD）的发生率为 5% 左右。

2. 部分肝脏照射的耐受量

研究显示，部分肝脏照射时影响 RILD 发生率的主要因素有：肿瘤外正常肝脏受照射的体积大小，肝硬化的严重程度及放疗与化疗的综合等。Seong 等研究显示：当>50% 的等剂量线所包括的肿瘤外正常肝脏的体积<25%、25%～49% 和 50%～75% 时，病灶区可以接受的照射总量分别为≥59.4Gy、45～54Gy 和 30.6～41.4Gy，当>50% 的等剂量线所包括的肿瘤外正常肝脏的体积>75% 时不考虑放疗。

3. 原发性肝癌放射治疗的剂量效应关系

临床研究证明原发性肝癌放射治疗的疗效与照射剂量密切相关。Park 等对 158 例原发性肝癌行三维适形放疗，总的有效率为 67.1%，照射剂量<40Gy、40～50Gy 和<50Gy 的有效率分别为 29.2%、68.6% 和 77.1%。Seoug 等进一步报告照射剂量>50Gy，40～50Gy 和<40Gy 的 5 年生存率为 6.4%、3.8% 和 0，中位生存期为 13 月、8 月和 6月，存在显著差异。

4. 不能手术切除原发性肝癌的三维适形放疗

近年的报道都证实，如果采用常规外照射，肝癌患者的 3 年生存率介于 19.3%～22.2%，当采用三维适形放疗时，3 年生存率介于 26.0%～43.0%，显示三维适形放疗的疗效要优于常规外照射。因此，建议对原发性肝癌采用三维适形放疗或调强放疗，以提高放疗的疗效。

5. 小肝癌的三维适形放疗

Francoise 等报道了不宜手术小肝癌（肿瘤大小：1 个病灶≤5cm，2 个≤3cm）单纯放疗的前瞻性Ⅱ期临床研究结果，放疗采用三维适形放疗，总剂量 66Gy，常规分割，有效率 92%（CR 80%，PR 12%），3 年无复发生存率>40%，可见对于合并有肝硬化的小肝癌患者采用三维适形高剂量放疗是有效而且安全的。

6. 放疗联合介入治疗的疗效

复旦大学肝癌研究所回顾性分析 203 例手术不能切除肝癌患者，常规放疗＋介入治疗54 例，单纯介入治疗治疗 149 例。1、2、3 年生存率放疗＋介入组 71.5%、42.35%、24.0%，单纯介入 59.6%、26.5%、11.1%（P＝0.0026）。上海新华医院回顾性分析 165例手术不能切除的大肝癌患者，放疗＋介入治疗 76 例，单纯介入治疗 89 例，同样显示放疗＋介入组的疗效明显优于单纯介入治疗（P＝0.0001）。因此，放疗联合介入治疗的疗效优于单纯治疗，放疗尤其是适形放疗联合介入治疗是不能手术肝癌患者有效的综合治疗手段。

（五）内科治疗

1. 全身治疗

肝癌手术切除率低，而术后复发率高，但肝癌对化疗不敏感。单药有效的药物不多，临床应用见到有一些疗效的药物包括 5 - FU、ADM、DDP 和 MMC，有效率不超过 20％。联合化疗的有效率并不优于单药。近年来，上述化疗药物联合一些新的化疗药物如奥沙利铂、吉西他滨等应用于肝癌治疗，虽有一定疗效，但仍无明显突破。

2. 靶向治疗

肝癌往往有多个细胞信号传导途径的异常，包括 EGFR 高表达、RAS 基因突变等，同时肝癌是富血管生成的肿瘤。因此，肝癌有实施靶向治疗的分子病理基础。2008 年，NCCN 指南推荐索拉菲尼（Sorafenib，Nexavar R，多吉美）为晚期肝细胞癌系统治疗的标准药物，我国 SFDA 也于 2008 年 7 月 8 日批准索拉菲尼用于治疗不能手术切除或远处转移的肝细胞癌。在一项以安慰剂为对照的随机双盲Ⅲ期临床试验中，索拉非尼治疗介入失败或转移的晚期肝细胞的肿瘤进展时间较对照组延长 73％（分别为 5.5vs2.8 月，P＝0.000007），总生存延长 44％（分别为 10.7、7.9 月，P＝0.00058）。索拉非尼是第一个被证实能延长晚期肝细胞癌生存的系统治疗药物。

3. 生物治疗

生物治疗药物效果有限，多与化疗联合使用。干扰素是今年来使用最多的细胞因子之一，可抑制肿瘤病毒繁殖及细胞分裂、抑制癌基因的表达、诱导肿瘤细胞分化，常与其他方法联合应用有一定的疗效。其他较多使用的是 IL‐2 经肝动脉局部灌注治疗和淋巴因子活化的杀伤细胞（LAK 细胞）、肿瘤浸润性淋巴细胞（TIL 细胞）过继免疫治疗。

第二节　胃　癌

一、流行病学

胃癌在全世界很多国家的发病率都很高，中国每年都有较其他国家更多的新发胃癌病例。据估计，世界范围内最常见的恶性肿瘤中胃癌排名第四。中国胃癌男女人口死亡率（男性：40.8/10 万，女性：18.6/10 万，男性是女性的 1.9 倍）分别是欧美发达国家的 4.2 倍和 3.8～8.0 倍，并且有明显的地区和城乡差异，城市为 15.3/10 万，农村为 24.4/10 万，是城市的 1.6 倍。胃癌的早期发现、早期诊断、早期治疗是治愈胃癌的"三早"工作方针，但是做到这点并非易事。我国综合医院门诊检出的胃癌病例中早期胃癌不足 10％。胃癌经常到晚期才得到诊断，这是因为世界上多数国家并没有开展胃癌筛查。因此，胃癌依然是医务人员需要面对的重要问题。

二、病因

胃癌的发病与饮食因素有关，吃酸菜、泡菜，易形成亚硝酸盐，胃酸减少，有利于细菌生长，使亚硝酸盐增加，被真菌污染的食物或熏、炸食品也可导致癌变。而蒜类植物、维生素 C、维生素 E 和胡萝卜素则有保护作用。胃息肉、胃溃疡、萎缩性胃炎也可导致癌变。不良的食物习惯和喜吃烫食、进餐不定时，亦可引起胃黏膜损伤。缺少某些微量元素硒以及吸烟等均为导致癌因素。

有非遗传性胃癌家族史的患者发生胃癌的风险升高。1‰～3‰的胃癌与遗传性胃癌易感综合征有关。据估计，25％的常染色体显性遗传性弥漫型胃癌易感家族存在上皮钙粘素（E-cadherin）突变，这一类胃癌被称为遗传性弥漫型胃癌。研究数据显示，对于有高渗性遗传性弥漫型胃癌家族史并携带 CDH1 种系突变的无症状年轻患者，推荐进行遗传咨询并考虑实施预防性胃切除术。

三、临床表现

胃癌的早期阶段多无明显自觉症状，当病变发展，影响胃的功能及全身状态时才出现自觉症状。这些症状也胃癌本身所特有，临床医生应在症状不明显时或从一般胃病症状中警惕胃癌的可能性，进一步采用有效检查方法，以早期发现、早期诊断。

（一）主要症状

早期胃癌无自觉症状者可达 27％～64％。我国早期胃癌大多是在医院门诊发现的病例，无症状者仅占 2.7％。当胃癌到发展期时可出现上腹胀痛、食欲减退、消瘦、呕血、便血、贫血等症状。临床医生应从某些不典型症状中寻找到胃癌的可能性。

1. 病史时间的长短

早期胃癌多由萎缩性胃炎及胃黏膜不典型增生基础上发生的，病史较长，可达几年。发展期胃癌则发展迅速，在 2～3 个月即可出现明显症状。

2. 上腹胀痛

这是常见而又不典型的症状，病人往往说不清楚疼痛及胀满的性质，服用某些药物后又可使症状缓解，更使医生及病人丧失警惕性，直至出现其他典型症状时，才意识到为癌的可能性。故对 40 岁以上有上腹胀痛的病人，在我国胃镜及 X 线基本普及的条件下，应常规进行此二项检查。

3. 食欲减退、消瘦

这是胃癌第二个常见症状，往往在短期内出现明显的体重下降、乏力、贫血。慢性胆囊炎、胰腺炎、肝炎等也可出现食欲减退、消瘦等症状，但不如胃癌明显。故短期内出现明显的食欲下降，进行性的体重减轻，应视为胃癌特有的症状之一。

4. 呕血、黑便

胃癌的出现多为小量出血，当癌侵及中等以上血管和血运丰富的黏膜下血管受到广泛破坏时，可出现大量呕血、黑便。呕血不一定是晚期胃癌的表现，早期胃癌中有 30％是以呕血、便血为首发症状来就诊的。此点应引起临床医生的高度重视。

5. 其他症状

胃癌可出现恶心、呕吐、腹泻等症状。当出现幽门梗阻、上腹包块、腹水、浮肿及其他胀气转移时，多已进入晚期阶段，诊断较容易。

（二）体征

早期常无明显体征，当出现下列体征时，常已属晚期。

1. 肿块

可在上腹部，相当于胃区的任何部位扪到肿块，以右上腹（胃窦区）最常见。

2. 转移淋巴结

锁骨上出现淋巴结转移时是临床上可扪到的常见部位，发生率10％左右。

3. 直肠膀胱（子宫）陷凹肿块

肛诊时可触及直肠前窝肿块，此为胃癌腹膜专一的表现，为晚期胃癌的表现之一。

4. 其他

腹水、恶病质、黄疸、上腹部肌紧张及肿块固定不动等，也为胃癌晚期的征象。

四、诊断与鉴别诊断

（一）纤维胃镜检查

可做组织活检及细胞学检查，是能够确定肿瘤性质和应用最广泛的检查方法。

早期胃癌的胃镜诊断：

1. 早期胃癌的定义

早期胃癌组织只限于黏膜层或黏膜下层。不论病变表面浸润范围大小，有无淋巴结转移者，均称早期胃癌。病灶最大直径＞4cm者称浅表广泛型早期胃癌。病灶最大直径0.5～1.0cm者称小胃癌。病灶最大直径＜0.5cm者称微小胃癌。胃镜活检确诊为癌，但经手术标本系统病理检查再未发现癌病灶者称为超微小胃癌（亦称"一点癌"或"点状癌"），亦属于微小癌。

2. 早期胃癌的分型

根据病灶与正常黏膜表面的凹凸程度分为4型：隆起型（Ⅰ型）；平坦型（Ⅱ型），又分为3个亚型，即表面隆起型（Ⅱ$_a$型），表面平坦型（Ⅱ$_b$型），表面凹陷型（Ⅱ$_c$型）；凹陷型（Ⅲ型）；混合型（Ⅳ型）。

3. 早期胃癌的内镜表现

（1）Ⅰ型。病灶呈息肉状，其隆起高度超出黏膜厚度的2倍以上，大于5mm。隆起形态分为有蒂、短蒂及广基底，后两者多见。黏膜表现为不规则、凹凸不平、大小不等、排列不整的颗粒状，表面颜色发赤或苍白，出血或糜烂，病灶大小往往大于1cm，有时甚至更大。

（2）Ⅱ型。病灶隆起与凹陷均不显著，分3个亚型。Ⅱ$_a$型：病灶隆起高度不足黏膜厚度的2倍，小于2mm，呈圆形、椭圆形、葫芦形等，表面凹凸不平，有不均匀颗粒，色泽同周围黏膜，或发红、苍白，有糜烂。Ⅱ$_b$型：病灶隆起或凹陷不明显，色泽呈灰白色或深红色，黏膜不光滑、粗糙、易出血，与周围黏膜分界不清，为早期胃癌最难发现者。Ⅱ$_c$型：病灶呈浅凹陷或糜烂，底部有细小颗粒。或覆盖浅白苔，或呈岛状黏膜隆起，边缘不规则，称齿状、虫咬状，有出血。周围黏膜皱襞像中心聚集，呈中断、变细、变钝、尖端膨大、鼓槌状。此型为早期胃癌中最常见类型，应与良性糜烂性病变性相鉴别。如糜烂活检未见癌，2～3周后再作胃镜检查。

（3）Ⅲ型。病灶呈明显的凹陷或溃疡，底部有坏死渗出形成白苔，或有陈旧性出血，呈多彩状污苔。边缘不规则，有出血、糜烂、结节。周围黏膜平坦或微隆起，有不规则结节，向病灶集中的皱襞中断、变细、变钝，或融合。必须与良性溃疡鉴别。

（4）混合型。病灶有两种形态并存者，称混合性。如轻度的隆起中央有凹陷为Ⅱ$_a$＋Ⅱ$_c$型，溃疡边缘有浅糜烂则为Ⅲ$_a$＋Ⅲ$_c$型，糜烂中央有深凹陷为Ⅱ$_c$＋Ⅲ型等。

4. 进展期胃癌

癌组织浸润已达肌层或更深层者，称为中晚期胃癌。Borrmann 分型应用较广泛，根据肿瘤外观形态分为 5 型。

(1) Borrmann Ⅰ型：结节蕈伞型。

(2) Borrmann Ⅱ型：局限溃疡型。

(3) Borrmann Ⅲ型：浸润溃疡型。

(4) Borrmann Ⅳ型：弥漫浸润型。

(5) Borrmann Ⅴ型：不能分型。

(二) 其他检查

1. X 线检查

气钡双重对比造影检查可确定病灶大小、范围，为确定手术方案提供依据。

2. CT 检查

可了解胃癌的部位、浆膜受侵情况、与周围临近器官的关系及淋巴结的转移情况，对胃癌的诊断、分期和治疗起重要作用。

3. 内镜超声检查

了解肿瘤浸润深度，周围淋巴结转移情况等。

4. 实验室检查

CEA、CA19-9、CA72-4 和 AFP 等，但对胃癌均缺乏特异性。

5. 其他检查

磁共振 (MR)、PET-CT、腹腔镜检查、腹腔细胞学检查等。

(三) 胃癌组织学类型

(1) Lanren 分类 (1965)：肠型；弥漫型。

(2) JRSGC 分类 (1981)：乳头状型、管状型、低分化型、黏液型、印戒细胞型。

(3) WHO 分类 (2000)：腺癌 (肠型和弥漫型)、乳头状腺癌、管状腺癌、黏液腺癌、印戒细胞癌、腺鳞癌、鳞状细胞癌、小细胞癌、未分化癌、其他类型。

(四) 临床分期

美国癌症联合委员会 (AJCC)，胃癌 TNM 分期 (2010 年第七版)：

(1) 原发肿瘤 (T)：

T_x：原发肿瘤无法评估。

T_0：无原发肿瘤的证据。

T_{is}：原位癌：上皮内肿瘤，未侵及固有层。

T_1：肿瘤侵犯固有层、黏膜肌层或黏膜下层。

T_{1a}：肿瘤侵犯固有层或黏膜肌层。

T_{1b}：肿瘤侵犯黏膜下层。

T_2：肿瘤侵犯固有肌层。

注 肿瘤可以穿透固有肌层达胃结肠韧带或肝胃韧带或大小网膜，但没有穿透这些结构的脏层腹膜。在这种情况下，原发肿瘤的分期为 T3。如果穿透覆盖胃韧带或网膜的脏层腹膜，则应当被分为 T4 期。

T_3：肿瘤穿透浆膜下结缔组织，而尚未侵犯脏层腹膜或邻近结构。

注　胃的邻近结构包括脾、横结肠、肝脏、膈肌、胰腺、腹壁、肾上腺、肾脏、小肠以及后腹膜。

T_4：肿瘤侵犯浆膜（脏层腹膜）或邻近结构。

注　经胃壁内扩展至十二指肠或食管的肿瘤分期取决于包括胃在内的这些部位的最大浸润深度。

T_{4a}：肿瘤侵犯浆膜（脏层腹膜）。

T_{4b}：肿瘤侵犯邻近结构。

（2）区域淋巴结（N）：

N_x：区域淋巴结无法评估。

N_0：区域淋巴结无转移。

N_1：1～2 个区域淋巴结有转移。

N_2：3～6 个区域淋巴结有转移。

N_3：7 个或 7 个以上区域淋巴结有转移。

N_{3a}：7～15 个区域淋巴结有转移。

N_{3b}：16 个或 16 个以上区域淋巴结有转移。

（3）远处转移（M）：

M_0：无远处转移。

M_1：有远处转移。

（4）组织学分级（G）：

G_x：分级无法评估。

G_1：高分化。

G_2：中分化。

G_3：低分化。

G_4：未分化。

（5）临床分期

0 期：$T_{is} N_0 M_0$。

I_A 期：$T_1 N_0 M_0$。

I_B 期：$T_2 N_0 M_0$、$T_1 N_1 M_0$。

II_A 期：$T_3 N_0 M_0$、$T_2 N_1 M_0$、$T_1 N_2 M_0$。

II_B 期：$T_{4a} N_0 M_0$、$T_3 N_1 M_0$、$T_2 N_2 M_0$、$T_1 N_3 M_0$。

III_A 期：$T_{4a} N_1 M_0$、$T_3 N_2 M_0$、$T_2 N_3 M_0$。

III_B 期：$T_{4b} N_0 M_0$、$T_{4b} N_1 M_0$、$T_{4a} N_2 M_0$、$T_3 N_3 M_0$。

III_C 期：$T_{4b} N_2 M_0$、$T_{4b} N_3 M_0$、$T_{4a} N_3 M_0$。

IV 期：任何 T 任何 $N M_1$。

五、治疗

经分期性检查，包括纤维内镜、腹部 CT 或 MR（女性患者包括盆腔 CT 或 MR）或 B 超、胸部 X 线等，对患者进行术前分期，考虑如下治疗原则。

1. 可手术的局限性胃癌

经分期性检查未发现远处转移的患者，如身体状况良好，临床评估为可手术切除的，可考虑进一步腹腔镜探查后再分期，未发现腹腔转移，临床分期 T1 或 T1 以下的，首先手术治疗；T2 或 T2 以上的，或淋巴结阳性的，可首先手术，或术前化疗或术前同步化放疗后手术。获得 R0 切除的患者，T1N0 的，术后单纯观察；T2N0 的，术后单纯观察或含 5-Fu 方案的同步放化疗或 ECF 方案化疗（接受术前化疗的患者）；T3/T4 或任何 T/N（＋）的，含 5-Fu 方案的同步放化疗＋5-Fu±亚叶酸钙或 ECF 方案化疗（接受术前化疗患者）。仅获得 R1 切除的患者，术后推荐含 5-Fu 方案的同步化放疗＋5-Fu±亚叶酸钙。仅获得 R2 切除的，含 5-Fu 方案的同步放疗。或单纯化疗、或最佳支持治疗（一般状况差的患者）。

2. 身体状况良好、肿瘤无法切除的或身体状况差、不能耐受手术的局限性胃癌

给予含 5-Fu 方案的同步化放疗，身体状况好的可单纯化疗。行同步化放疗后的患者，重新检查后分期；完全或部分缓解的，可定期复查；身体状况允许的，可手术治疗。化、放疗后肿瘤残存或出现远处转移的患者，可考虑姑息化疗。

3. 分期性检查发现有远处转移的患者或术后复发转移的患者

考虑全身化疗为主，或参加临床试验。不能耐受化疗的，给予最佳支持治疗。

（一）外科治疗

外科手术至今仍是主要治疗方法。提高早期胃癌的发现率，是改善胃癌预后最有效的措施之一。改进治疗方法，依据躯体情况选择合理手术方式，施行彻底的淋巴结清扫是另一环节。

1. 根治性手术

根治性手术包括：远端胃大部切除术，近端胃大部切除术，全胃切除及胃合并脾、胰体尾切除术，胃癌合并受累脏器联合切除术，Appleby 术。

2. 姑息性手术

姑息性手术切除可减少或防止出血、穿孔、梗阻等严重并发症的发生，减轻肿瘤负荷，有利于提高术后化疗等效果；胃空场吻合术可改善部分患者幽门梗阻症状。有肝转移姑息性胃切除术后再化疗或补灌注化疗可延长生命，提高生活质量。若能联合肝转移灶切除（单发或局限时）疗效可能更好。胃癌卵巢转移时最好原发灶与转移灶一并切除。

3. 术后并发症

（1）早期并发症，主要包括：腹腔内出血、消化道出血、吻合口瘘、吻合口狭窄、残胃排空延迟症和肠梗阻。

（2）晚期并发症，主要包括：倾倒综合征、反流性胃炎、食管炎、贫血、营养不良和钙吸收障碍。

（二）内科治疗

抗癌药对胃癌相对敏感，有天然抗药性并容易发生获得耐药与多药耐药。抗癌药本身还有不可避免的不良反应，胃癌治疗的可治愈手段是根治性切除。为了提高手术切除率以及根治术后巩固治疗，围手术期间的辅助化疗是必要的。不能手术、非根治术及根治术后复发转移不可再切除的晚期患者，行以化疗为主的综合治疗。化学治疗是药物治疗的特殊方法，应在经过专业培训取得化疗资质的肿瘤内科医师指导与参与下进行。

1. 治疗的作用、目的与地位

胃癌化学治疗用于围手术期辅助治疗及进展转移期（advanced or recur-rent/meta-static gastric cancer，又称晚期）主导治疗，当确诊晚期时经荟萃文献 5 篇分析，PS 均为 0～2 级，随机分组，比较化疗组与最佳支持治疗组结果中位生存期，化疗组 10 月，对照组 3.1 月（P＜0.006），1 年生存率为 35%～40%：10%，2 年生存率 60%～10%：0。且化疗组生活质量改善，从循证医学证明全身化疗使晚期患者受益。在围手术期辅助化疗（术前化疗）效果已被公认。术后辅助化疗随机试验结果不同，有的报告术后化疗与单纯手术组 5 年生存率无显著差别，大多数认为Ⅲ期根治术化疗有益，胃癌化疗的终点目标是延长生存期及提高生存质量。化疗在胃癌综合治疗中有重要地位。

2. 化学治疗的适应证

胃癌患者化疗的要求和适应证主要包括：①必须有病理学诊断；②年龄应小于 75 岁，75 岁以上须十分慎重；③体力状况评级（ZPS）0－2，预计生存期超过 3 个月；④术后辅助化疗指规范根治手术患者，晚期者必须具有明确的客观可测病灶，肿瘤≥10cm，肝转移占肝总面积≥50%，肺转移≥25%，全身化疗难以获效，慎重使用；⑤初始化疗效果好，复治（二线以上方案）有效率差，难以超过 20%，复治选药应选择与以前化疗无交叉耐药者；⑥术后辅助化疗后复发者，需与末次辅助化疗相隔一个月以上，可进行化疗。晚期初始化疗失败者应至少间隔一个月，检验指标正常时方可二线化疗；⑦心、肝、肾、造血功能正常，血常规指标：WBC≥4.0×10^9/L，ANC≥2.0×10^9/L，PLT≥100×10^9/L，Hb＞100g/L；⑧无严重并发症：活动性消化道大出血、胃肠穿孔、黄疸、消化道梗阻、非癌性发热＞38℃。

3. 终止化学治疗标准

本次化疗中病情进展时停止此方案化疗；出现严重消化系统并发症，合并严重感染者；以及与化疗相关严重不良反应，出现以下一项及以上者，也需停止化疗：①不能进食，呕吐不能控制，出现水电解质紊乱；②严重腹泻，水样或血性便＞5 次/d；③WBC＜2.0×10^9/L，ANC＜1.0×10^9/L，PLT＜60×10^9/L；④中毒性肝炎：ALT＞正常 5 倍，胆红质＞5.0mmol/L；⑤中毒性肾炎：BUN＞10.0mmol/L，Cr＞200umol/L，蛋白尿、血尿；⑥心肌损坏，心律失常，心力衰竭；⑦间质性肺炎，肺纤维变，肺水肿，过敏性肺炎；⑧严重药物过敏反应。

4. 制定化疗方案遵守的原则

从循证医学原则即全国、客观、明确利用证据制定化疗方案；药物选用、组合、给药剂量与方案有循证科学依据，不以个别报告、个人经验、主观推断为根据；国际公认大样本、随机对照分组、盲法试验（RCT）与系统评价（SR）最可靠依据；以 GCP（药品临床试验规范）作为遵循准则。

5. 评价全身化疗的指标

中间指标：近期有效率（RR），无进展生存期（TTP）；终点指标：症状改善，生活质量（QOL），总生存期（OS）；相关指标：不良反应、化疗相关并发症与相关死亡；可行评估：患者依从性，药品经济学，相关技术与设备投入。

6. 近年常用治疗胃癌化疗药物

(1) 烷化剂，包括卡氮芥 (carmustine, BCNU)、顺氯氨铂 (cisplatin, CDDP) 和奥沙利铂 (oxaliplatin, OXA)。

(2) 抗代谢药：氟尿嘧啶 (5-fluorouracil, 5-Fu)、呋喃氟尿嘧啶 (ftorafur, tega-fur, FT-207)、替吉奥胶囊 (TS-1/S-1)、卡莫氟 (carmofur, HCFU)、脱氧氟尿苷 (doxifluridine, 5'-DFUR)、卡培他滨 (capecitabine, CAPE)、羟基脲 (hydroxyurea, HU)、甲氨蝶呤 (methotrexate, MTX) 和吉西他滨 (gemcitabine, GEM) 等。

(3) 抗生素类：丝裂霉素 (mitomycin, MMC)、阿霉素 (adriamycin, ADM)、表阿霉素 (epirubicin, EPI) 和吡喃阿霉素 (pirarubicin, THP) 等。

(4) 植物生物碱：羟基喜树碱 (hydraxy camptothecine, HCPT)、伊立替康 (irinotecan, Iri)、依托泊苷 (etoposide, VP-16)、鬼臼噻吩甙 (teniposide, VM-26)、紫杉醇 (paclitaxel, PCT) 和多希紫杉醇 (docetaxel, DCT) 等。

7. 全身化学治疗方案

(1) 术前辅助化疗。术前化疗目的是消灭亚临床转移灶，降低分期，增加手术切除率，抑制癌细胞活性，减少术中转移。临床研究已经证明，对可手术切除的胃癌，采用术前3个周期化疗，手术切除后继续进行3个周期辅助化疗或不化疗，与单纯手术相比，可提高根治性切除率、延长无病生存和总生存。目前化疗方案采用 ECF 方案或 FP 方案。

(2) 术后化疗。术后化疗的目的是消灭亚临床转移灶，减少复发和转移，提高生存率。胃癌术后辅助化疗的疗效一直存在争议。2007年日本的一个大型Ⅲ期临床试验结果首次证实，D2根治术后的Ⅱ/Ⅲ期胃癌患者，术后应用单药 TS-1 辅助化疗一年，3年总生存率时间明显延长。目前对 T2 以上以及有淋巴结转移的患者建议行术后辅助化疗。

(3) 转移性或局部晚期的姑息性化疗。晚期胃癌不可治愈，化疗的目的是缓解症状，改善生活质量，尽量延长生存。晚期胃癌单纯给予最佳支持治疗，中位生存时间仅3~5个月，而接受全身化疗的患者，中位生存的时间可延长至7.5~12个月。晚期胃癌目前没有标准的全身化疗方案。有效的化疗药物包括：5-Fu、丝裂霉素、依托泊苷、顺铂；新药以及它们的联合方案包括紫杉类（紫杉醇、多西紫杉醇）、伊立替康、表柔比星、草酸铂以及尿嘧啶替加氟 (UFT)、TS-1 等显示出很好的疗效。常用的联合方案包括：DCF（多西他赛、顺铂和5-Fu）、ECF（表柔比星、顺铂和5-Fu）、ECF 改良方案、奥沙利铂加氟尿嘧啶类（5-Fu、卡培他滨）、顺铂加氟尿嘧啶类（卡培他滨、TS-1）、DCF 改良方案、伊立替康加氟尿嘧啶类（5-Fu 或卡培他滨）、氟尿嘧啶类口服单药及紫杉醇为基础的方案等。

分子靶向药物治疗目前在胃癌治疗中的研究正在进行，这些药物包括贝伐单抗、厄洛替尼、舒尼替尼等。一些Ⅰ/Ⅱ期小样本的研究结果表明已显示好的疗效。

(三) 放射治疗

胃癌是一种对放射线较为抗拒的腺癌，加之胃的相邻脏器和组织，如肾脏、胰腺、大肠、小肠和脊髓，对放射线的耐性低，从而决定了放射治疗只能作为胃癌外科治疗的辅助治疗手段。胃癌的主要放射治疗方案有术前放疗、术中放疗、术后放疗。

1. 术前放疗

(1) 目的。像食管癌、直肠癌、膀胱癌等一样，胃癌术前放疗能使肿瘤缩小，提高切除率；能降低癌细胞的活力，从而降低手术的局部种植率，降低因手术挤压而造成的血行性播散；杀灭或抑制肿瘤床浸润的微小病灶和区域淋巴结转移灶，达到降低术后局部复发率和提高生存率。胃癌术前放疗一般不增加手术困难及手术并发症。也有提倡术前放疗与5-FU 为主的化疗结合，或术前放疗后再加术中放疗。

(2) 适应证。适用于 T3、T4 或淋巴结阳性患者，估计切除困难，病变直径＜6cm 的胃癌。

(3) 定位。应在模拟定位机钡餐透视下定位；也可用 CT、MR 及灰阶超声设备进行照射野设计。

(4) 放射源。有条件者首选 18～25MeV 的高能电子线，其次是直线加速器 4～6MV X 线或 ^{60}Co 线。

(5) 照射野设计。以原发灶为中心，包括原发灶以外 3～5cm 组织，和胃左、腹腔、肝总、腹主动脉周围淋巴结。若原发灶在近贲门区，照射野应偏左，内界过中线 3cm。若原发灶在近幽门区，照射野应偏右，内界过中线 3cm，包括腹腔动脉周围淋巴结区及健侧肾门区。若原发灶在胃体部或胃小弯，照射野宽不应超过 8cm，以免损伤两肾。照射野不管偏左或偏右，均应保护一侧肾脏，则靠近中线的边界不应超过中线 4cm。照射野以上腹部前野为主，必要时加后背野。照射野一般为 8cm×8cm，最大不超过 12cm×12cm。

(6) 照射体位。上腹前野采用仰卧位，有胃下垂者，臀部垫高后定位及照射，注意保持定位时胃的容积；如加后背野则采用俯卧位。

(7) 剂量。常规分割照射，200cGy/f，5f/w；或超分割照射，150cGy/f，2f/d，两次间隔 6h，5d/w；总量均为 DT30～40Gy/（3～4）w。

(8) 手术间隔。放疗后 2w 内手术为宜，但最迟不超过 3w。

2. 术中放疗

(1) 目的。对进展期胃癌手术切除原发灶及转移淋巴结之后，对瘤床及淋巴引流区实施一次大剂量术中照射，以其控制肿瘤瘤床亚临床瘤灶及淋巴转移灶，减少术后局部复发和远隔转移，能提高局部进展期胃癌 5 年生存率 10％～20％。也有提倡术中放疗后加术后补充外照射。

(2) 适应证。胃体或胃窦部肿瘤，T₃、T₄ 和/或 N＋，手术能切除者。

(3) 禁忌证。Ⅳ期胃癌或手术无法切除者属术中放疗禁忌，贲门癌实施术中放疗困难，均属术中放疗禁忌。

(4) 放射源。直线加速器 9～12MeV 电子线为宜。

(5) 定位。根据术中所见，照射野包括手术瘤床及第二站淋巴引流区。

(6) 实施方法。手术切除病灶及转移淋巴结，在胃肠吻合术之前，把肠和其他重要脏器气移出照射野之外，插入经消毒后特制的五边形限光筒，底边在下，机头向头侧倾斜15°，照射野包括手术瘤床及胃左、腹腔动脉周围，肝总和脾门淋巴结。一般照射野 8cm×8cm、9cm×9cm 至 10cm×10cm 不等。

（7）剂量。一次照射 10～20Gy。

3. 术后放疗

（1）目的。胃癌分化程度低、局部进展期肿瘤 T_3 或 T_4，或淋巴结转移阳性者，或胃癌姑息切除后有局限性病灶或转移淋巴结残留，或术后切缘有癌残留者，皆宜行术后放疗。对高度可疑或病灶处应作银夹标记，以便术后放疗定位。目前提倡术后放疗结合 5 - Fu 为主的化疗，可以提高生存期。

（2）定位。以术中标记为准，参考手术记录设计照射野。

（3）放射源。有条件者首选 18～25MeV 的高能电子线，其次是直线加速器 4～6MV X 线或 ^{60}Co 线。

（4）照射野设计。一般用平行相对前后两野，如病灶局限，可用较小野；如病灶范围较大，可用较大野，照射剂量 40Gy 后，缩小野追加剂量。亦可选择全腹照射＋局部瘤灶野追加剂量。

（5）剂量。总剂量 DT50～60Gy/（5～7）w。

4. 胃癌放疗的并发症

常见的放疗急性反应有食欲不振、恶心、呕吐、全身乏力等，一般对症处理后不影响放疗正常进行。在放疗过程中应密切观察有无上腹痛加重、黑便等。要警惕穿孔、出血、吻合口瘘的可能，避免放射性小肠炎、放射性胰腺炎的发生。

第三节 胰 腺 癌

一、流行病学

胰腺癌是一种较常见的消化道恶性肿瘤，是肿瘤相关死亡的第五位原因，约 5% 的肿瘤死亡归因于胰腺癌。我国城市胰腺癌发病率 3.8～7.9 人/10 万人，已接近西方发达国家的水平，目前仍然存在上升的趋势。发病风险在 50 岁后迅速增加，诊断高峰年龄 60～80 岁，男女之比为（2～4）：1。不同地区、不同种族之间发病率存在微小差异。胰腺癌半数以上位于胰头，约 90% 是起源于腺管上皮的管腺癌，其发病率占全身恶性肿瘤的 1%～2%，近年来国内外明显增加。由于胰腺解剖学和胰腺癌生物学特征等因素的影响，胰腺癌早期容易侵犯周围组织器官和远处转移，加之该病早期无特异性的症状与体征，缺乏简便和可靠的诊断方法，故早期诊断困难，病人就诊时多已属中、晚期，手术切除率低。我国可切除者 5 年生存率不到 5%，预后极差。胰腺癌仍是尚未确立有效疗法的难治性恶性肿瘤，是当前消化道肿瘤研究的热点。

二、病因学

胰腺癌的病因没有明确，许多因素可能与其发病有关。吸烟是最主要的环境危险因素，20%～40% 的胰腺癌和吸烟有关，终身吸烟者生存的最后 15 年吸烟和胰腺癌风险之间存在明显的量效关系。烟草中的化合物运送到胰腺后，直接或者间接（活性形成亲电化合物）对 DNA 进行攻击，导致癌基因（如 K-ras）的突变和激活。慢性胰腺炎长久以来一直被认为是胰腺癌的一个危险因素。然而，来自国际胰腺炎研究的结果提示慢性胰腺炎患者患胰腺癌的长期风险实际上可能与饮酒、吸烟或选择性偏倚有关。

真正的家族性胰腺癌很罕见，然而遗传易感性可能占到胰腺癌患者的 5%，家族中过多胰腺癌病例也是一大高危因素。据报道胰腺癌和黑色素瘤家族中存在 p16 基因突变。过多的胰腺癌病例也见于 BRCA-2（乳腺癌易感基因-2）突变的家族。无症状的胰腺癌高危个体（即一级亲属患有胰腺癌）可通过胰腺癌筛查计划-2（CAPS2）中的超声内镜（EUS）进行评估。经过该方法能发现恶变前或浸润前期的胰腺肿瘤，提示 EUS 可能是筛查高危患者的一种前景的方式。

90% 以上的胰腺恶性肿瘤为导管腺癌及其变异型。胰腺癌的临床表现可包括体重下降、黄疸、脂肪泻、疼痛、消化不良、恶心、抑郁，然而胰腺癌并无明显的早期警示性症状。50 岁或以上患者突发成人 2 型糖尿病可能与新发胰腺癌相关，长期糖尿病患者也可能发生胰腺癌，糖尿病患者发生少见异常表现如腹部症状和持续性体重下降应考虑胰腺癌可能。

目前正在对某些遗传性突变家系进行系列研究，期望找到胰腺癌发生早期的肿瘤生物学标记，在没有转移时就能诊断出胰腺癌。

三、临床表现

胰腺癌的症状和体征与原发病灶部位、肿瘤累及范围、患病时间、组织学类型等有关。早期胰腺癌往往无任何临床症状。肿瘤如果恰好靠近胰腺内胆管，在体积较小时就阻塞胆管，患者因黄疸就诊时发现的胰腺癌病变局限、手术切除的可能性较大。胆道梗阻相关体征如皮肤黏膜黄染、肝脏胆囊肿大等较为常见。

（一）主要症状

1. 上腹部痛和上腹部饱胀不适腹痛

是胰腺癌患者常见的症状，也是胰体尾癌最突出的症状。胰腺癌的腹痛有多种多样，在病程中也可以发生变化，这是因为病变部位和伴随的腹痛的原因并非一致。腹痛的部位一般多在上腹中部，但胰头癌疼痛可偏于右上腹，体尾癌可偏于左上腹，有时腹痛也可在脐周或全腹。腹痛的性质可分为三种：①阵发性剧烈上腹痛；②上腹钝痛，最多见，约占 70%；③涉及腰背部的上腹痛，1/4 的患者有此症状。

2. 体重减轻

胰腺癌体重减轻较为突出，发病后短期内即可出现明显消瘦，伴有衰弱乏力。

3. 消化不良、食欲不振

胰腺癌常有消化不良、食欲不振、易饱及恶心等表现。

4. 呕吐

少数患者因为肿瘤侵犯十二指肠或胃可出现梗阻性呕吐。

5. 便秘与腹泻

由于经常进食不足，约 10% 的患者有严重便秘，此外约 15% 的患者由于胰腺外分泌功能不良而致腹泻。

6. 消化道出血

少数胰腺癌患者发生上消化道出血，表现为呕血、黑便，也有的患者仅为大便潜血阳性，多为胰腺癌压迫或浸润胃及十二指肠所致。

7. 发热

10％～30％的胰腺癌患者可出现发热，表现为低热、高热、间歇性不规则热。发热可能由于癌组织坏死后产生内源性致热源，或由于继发胆道或其他部位感染所致。

(二) 体征

1. 黄疸

胰腺癌患者中10％～30％以黄疸为首发表现，57％～79％的患者在全病程中合并黄疸。黄疸多见于胰头癌患者，且黄疸多为梗阻性黄疸。

2. 腹部包块

多数属晚期体征，以胰体尾癌的发生率较高。胰头癌的肿块多位于右上腹、中上腹，体尾癌则多在左上腹。

3. 胆囊肿大及 Courvoisier 征

近半数的胰腺癌患者可触及肿大的胆囊，这与胆总管下段梗阻有关。临床上有无痛性梗阻性黄疸伴有胆囊肿大者称为 Courvoisier 征，对胰头癌具有诊断意义。

4. 肝肿大

30％～50％的患者因胆汁淤积、癌灶肝转移而有肝肿大。

5. 腹水

腹水一般出现在胰腺癌晚期，多为癌的腹膜浸润、扩散所致。

四、诊断与鉴别诊断

(一) 临床诊断

胰腺癌缺乏特异性症状，腰背部疼痛往往被忽视，直到肿瘤进展出现黄疸、体重下降时才考虑该病的诊断。临床常通过肿瘤标志物检测和影像学检查辅助诊断。

CA19-9是目前临床最常用、最有诊断价值的胰腺癌肿瘤相关抗原。诊断胰腺癌的敏感性接近90％，但特异性较差。血清 CA19-9 水平升高有助于鉴别良恶性胰腺肿瘤：浓度超过 120U/L 时可以鉴别良恶性；如果放射学检查拟诊胰腺癌，当 CA19-9 超过 200U/L 诊断基本确立。CA19-9 有一定的预后价值，如血清水平达到 300U/L 时往往肿瘤已属晚期，肿瘤切除后 CA19-9 上升预示着较短的生存期等。CEA 也可用于胰腺癌的辅助诊断。其他肿瘤标志物如 CA50、CA125、CA242 等敏感性和特异性不超过 CA19-9,临床应用不广。

影像学检查要达到对肿瘤的准确诊断和分期这两个目的。常用的胰腺影像学检查方法包括腹部超声、CT、MR、超声内镜、腹腔镜、PET-CT 等。一旦 B 超检查发现或怀疑胰腺异常时应行胰腺薄层 CT 及增强扫描，胰腺癌的 CT 诊断准确性很高，文献报道可达98.8％。检查必须在治疗开始前完成。

胰腺癌的典型表现：B 超检查为低回声性肿物，增强 CT 扫描为低密度肿物，增强 MR T_1 权重相为低密度占位、T_2 权重相表现各异。上述检查不能发现体积较小的肿瘤，增强扫描的各个时期表现为等密度的肿瘤，或者不堵塞胆道或/和胰腺导管的钩突部肿瘤。超声内镜下细针穿刺活检可以在术前获得病变的组织学诊断，特异性几乎达 100％。PTC、ERCP 和 MRCP 提供胰胆管系统的图像，胰胆管的肿瘤包绕、缩窄、完全闭塞是胰腺癌的典型征象。PET 和腹腔镜检查有助于发现远处转移灶。

胰腺癌需要和 Vater 壶腹周围非胰腺来源地恶性肿瘤（十二指肠癌、胆总管癌、Vater 壶腹癌）、胰腺内分泌肿瘤和内分泌癌、胰腺上皮来源地良性肿瘤和交界性肿瘤、胰腺转移瘤、急性和慢性胰腺炎、胆道系统结石、急性肝炎相鉴别。

（二）组织学分型

该分期系统适用于所有起源于胰腺的外分泌肿瘤，并不适用于内分泌源性肿瘤，后者通常起源于胰岛。该分期系统同样不包括类癌肿瘤。90％以上的胰腺恶性肿瘤为外分泌肿瘤，包括以下类型：重度导管内不典型性增生/原位癌（PanIn Ⅲ；胰腺上皮内瘤变）、导管腺癌、黏液性非囊性癌、印戒细胞癌、腺鳞癌、未分化癌（梭形和巨细胞型；小细胞型）、混合性导管内分泌癌、破骨样巨细胞瘤、浆液性囊腺癌、黏液性囊腺癌、导管内乳头黏液癌伴或不伴浸润（IPMN）、腺泡细胞癌、腺泡细胞囊腺癌、混合腺泡—内分泌癌、胰母细胞瘤、实性假乳头状癌、交界性（恶性潜能未定）肿瘤（黏液囊性肿瘤伴中度不典型增生；导管内乳头黏液瘤伴中度不典型增生；实性假乳头状瘤）和其他类型。

（三）临床分期

美国癌症联合委员会（AJCC），胰腺癌 TNM 分期（2002）标准。

（1）原发肿瘤（T）：

T_x：原发肿瘤无法评估。

T_0：无原发肿瘤的证据。

T_{is}：原位癌。

T_1：肿瘤仅限于胰腺，最大直径 $2 \leqslant$ cm。

T_2：肿瘤局限于胰腺，最大直径＞2cm。

T_3：肿瘤侵犯至胰腺外，但未累及腹腔干或肠系膜上动脉。

T_4：肿瘤累及腹腔干或肠系膜上动脉（原发肿瘤不可切除）。

（2）区域淋巴结（N）：

N_x：区域淋巴结无法评估。

N_0：区域淋巴结无转移。

N_1：区域淋巴结转移。

（3）远处转移（M）：

M_x：远处转移不能估计。

M_0：无远处转移。

M_1：有远处转移。

（4）临床分期：

0 期：$T_{is} N_0 M_0$。

ⅠA 期：$T_1 N_0 M_0$。

ⅠB 期：$T_2 N_0 M_0$。

ⅡA 期：$T_3 N_0 M_0$。

ⅡB 期：$T_1 N_1 M_0$、$T_2 N_1 M_0$、$T_3 N_1 M_0$。

Ⅲ 期：T_4 任何 $N M_0$。

Ⅳ 期：任何 T 任何 $N M_1$。

五、治疗

胰腺癌诊断后 65% 的患者 6 个月内死亡，5 年生存率不足 5%。局限性胰头癌手术切除肿瘤后 5 年生存率为 20%，中位生存 15～19 个月。单独胰十二指肠切除后 85% 的患者局部复发、25% 腹腔内复发、50% 肝转移。联合手术切除和局部放疗强化肿瘤的区域控制，肝转移成为最主要的复发形式。无法手术切除的胰腺癌患者的生存时间取决于肿瘤范围和患者的行为能力。无转移的局部进展性胰腺癌患者中位生存 6～10 个月，基于 5-Fu 的放化疗可以获得生存益处。转移性胰腺癌患者中位生存 3～6 个月。胰腺癌预后极差，建议参照循证医学的证据进行治疗选择。

(一) 外科治疗

胰腺癌的最佳治疗方案是没有手术并发症的胰腺切除。胰腺切除也是唯一的治愈性手段。胰头癌需要选择标准的胰十二指肠切除术（切除近端 2/3 左右的胰腺、胰腺内胆总管、全部十二指肠和空肠起始部及远端胃），并进行胰腺周围淋巴结清扫。胰头尾癌需要联合切除胰体尾和脾脏。部分学者主张缩小或者扩大手术切除的范围。胰腺癌的根治性切除需要达到 R0 切除的标准（即显微镜下切缘阴性）。远处转移是胰腺切除的相对禁忌。随着残胰处理和围手术期治疗的日益成熟，胰十二指肠术后死亡率已大幅下降，但是手术并发症仍超过 30%。

如果肿瘤无法切除，临床出现了胆道梗阻、胃出口梗阻的症状，也可以进行解除胆道和肠道梗阻的手术，以期改善患者的生存质量。胆道支架、倡导支架有时也能解除梗阻。

(二) 放射治疗

胰腺癌术后（R0 或 R1）可行 5-Fu 同步放化疗。但是由于几个随机分组研究得到的结论不尽相同，胰腺癌术后同步放化疗的疗效并不十分肯定，不推荐为标准辅助治疗方法，其疗效需要进一步的临床研究来证明。80% 以上胰腺癌就诊时已不能手术，其中 40%～50% 为局部晚期胰腺癌。放射治疗是局部晚期胰腺癌的主要治疗手段，可以缓解疼痛、提高生存质量、延长中位生存期。

欧美国家的一系列研究表明，对于局部晚期胰腺癌，5-Fu 为基础的同步放化疗疗效显著优于单纯放疗或化疗。近年来，吉西他滨同步放化疗代替了 5-Fu 同步放化疗，可以更进一步提高中位生存期、中位无进展生存期以及临床有效率。

吉西他滨同步放化疗的放疗剂量推荐位 DT 50Gy/25 次/5 周，治疗范围包括肿瘤区以及转移的淋巴结，一般不再要求进行淋巴引流区的预防照射。建议进行三维适形放疗或调强适形放疗，以尽量减少双肾、脊髓、小肠、肝脏的受量。

胰腺癌的放疗形式还包括：术中放疗、术前放疗、中子/重粒子放疗等。

绝大部分胰腺癌患者需综合治疗，放疗或化疗可作为手术切除治疗的辅助治疗或晚期肿瘤的综合治疗手段之一加以应用。近年来含吉西他滨的联合化疗对晚期肿瘤取得了一定的疗效，作为晚期胰腺癌治疗的标准方案，对于无法切除或因各种原因无法手术的胰腺癌可选用放射治疗。目前国内外应用于胰腺癌放射治疗的方法有体外照射、术中照射和近距离后装治疗。针对胰腺癌的化疗疗效有限，但新药吉西他滨对胰腺癌的治疗显示出了与众不同的结果，吉西他滨可以明显的缓解胰腺癌的疼痛、提高了生活质量。

（三）内科治疗

胰腺癌对化疗抗拒，但化疗可以改善晚期胰腺癌患者的生存。吉西他滨单药自 20 世纪 90 年代以来一直是晚期胰腺癌全身治疗的标准方案。在一项与 5－Fu 对照的随机临床试验中，吉西他滨治疗晚期胰腺癌的临床受益率（对疼痛、行为状态和体重的综合评定）显著优于 5－Fu（分别为 24％和 5％），1 年生存率分别为 18％和 2％，中位生存也有一定优势（分别为 5.65 个月和 4.41 个月）。

含吉西他滨的联合化疗方案总体上并未较吉西他滨单药显著提高晚期胰腺癌的总生存。但对一般状况良好的患者，吉西他滨联合顺铂或卡培他滨的治疗可能带来生存上的益处。对 ECOG 评分≥2 分的患者只推荐吉西他滨单药或最佳支持治疗。

研究表明，吉西他滨联合 EGFR 的小分子抑制剂厄洛替尼（Erlotinib，特罗凯）治疗晚期胰腺癌较吉西他滨单药在总生存上有微弱的优势（6.24 vs 5.91，P＝0.0380），因此这一联合方案被批准用于治疗晚期胰腺癌。

德国的一项研究表明，胰腺癌术后无论是 R0 vs R1 切除、N0 vs N1，采用吉西他滨辅助治疗均可显著延长无复发生存（13.4 个月和 6.9 个月，P＜0.001），但吉西他滨组的总生存较观察组无明显提高（22.1 和 20.2，P＝0.061）。因此，NCCN 指南推荐吉西他滨用于胰腺癌术后辅助化疗。

第四节 大 肠 癌

一、流行病学

结直肠癌的发病率和死亡率很高，在西方国家中尤为突出，全世界每年因结直肠癌死亡的人数高达 50 多万。大肠癌是我国常见的恶性肿瘤之一，死亡率为 4.54 万/10 万，占癌瘤死亡的 4.9％，占第五位。更值得注意的是，迄今发病率和死亡率仍然呈上升趋势。近二十年的研究，对结直肠癌的致病因素逐渐有了一些新的认识。约 1％～5％的结直肠肿瘤属于常染色体显性遗传性疾病，如遗传性非息肉病性结直肠癌（HNPCC）、家族性腺瘤性息肉病（FAP）。许多环境因素，如饮食、生活习惯、体重以及激素等与结直肠癌肿瘤的发生和发展密切相关。研究表明，大部分结直肠癌都是从良性的癌变（如腺瘤）发展而来，彻底切除这些癌前病变能阻止癌的发生。近年来，分子生物学的发展也进一步提高了我们对基因（癌基因、抑癌基因、突变基因等）在癌变过程中所起的作用方面的认识。大肠癌根治术后 5 年生存率徘徊在 50％（直肠癌）和 70％（结肠癌）左右。但 Dukes' A 期大肠癌根治术后 5 年生存率可超过 90％。

二、病因

环境因素中有些促使结直肠癌的发病，有些则能降低结直肠癌发病的危险性。在多种环境因素中，一些饮食成分（如动物脂肪、牛肉和乙醇饮料）、缺乏体力劳动、肥胖和香烟显示出能够增加结直肠癌发生的危险性。而水果、蔬菜、不吸收的纤维素、抗氧化的维生素（尤其是维生素 A、C 和 E）、钙、叶酸、体育锻炼和一些抗炎药物（如阿司匹林和舒林酸）则起到一定的保护作用。对于溃疡性结肠炎患者，尤其是病程持续时间长和累及整个大肠的患者，发生结直肠癌的危险性明显增加。

家族性和遗传性因素与结直肠癌的发病风险密切相关。在结直肠癌患者中，有10%～20%存在受累的一级亲属，这样家族性中的家族成员发生结直肠癌的危险性是一般人群的3倍。有两个遗传性结直肠癌综合征的发病机制已经在分子水平上得到了阐释。遗传性非息肉病性结直肠癌（hereditary nonpolyposis colorectal cancer，HNPCC）或 Lynch 综合征是一种常染色体显性遗传病，其特征是肿瘤发病年龄早（常发生于右半结肠），结肠内存在多处病变，其他器官也常见肿瘤发生（尤其是子宫内膜、泌尿道、卵巢和小肠）。家族性腺瘤样息肉病（familial adenomatous polyposis，FAP）也是一种常染色体显性遗传病，其特征是在大肠内散布着数以千百的各种大小的息肉，常伴有一些结直肠外的表现，包括胃和小肠的腺瘤、硬纤维瘤、视网膜斑点、骨瘤、多余牙以及一些少见的肝母细胞瘤和甲状腺癌等。这些疾病是由 APC（adnomatous polyposis coli）基因突变所致。APC 基因的位置和序列目前已经知道，其定位于染色体 5q21 上，编码含有 2843 个氨基酸的蛋白质，在细胞黏附和信号转递中发挥作用。除了 FAP 外，还有一些其他少见的遗传性息肉病，包括 Turcot 综合征、Peutz-Jeghers 病、Cowden 病、幼年性息肉病、Muri-torre 综合征、Ruvalcaba-Mirth-Smith 病和 Cronkhite-Canada 综合征。

三、临床表现

（一）主要症状

大肠癌早期无明显症状，病情发展到一定程度才出现临床症状，主要有下列 5 方面的表现。

1. 肠刺激症状和排便习惯的改变

便秘、腹泻或便频，有时腹泻和便秘交替、里急后重、肛门坠胀，并常有腹部隐痛。

2. 便血

肿瘤破溃出血，有时鲜红色或较暗，一般出血量不多，间歇性出现。如肿瘤位置较高，血与粪便相混则呈酱样大便。有时为黏液血便。

3. 肠梗阻

肠梗阻一般是晚期结肠癌的表现。左侧结肠梗阻多见。溃疡型或增生性结肠癌向肠壁四周蔓延浸润致肠腔狭窄引起的梗阻，常为慢性不完全性机械肠梗阻，先出现腹胀、腹部不适，然后出现阵发性腹痛、肠鸣音亢进、便秘或粪便变细（铅笔状、羊粪状）以致排气排便停止。

4. 腹部肿块

肿瘤长到一定程度，腹部即可摸到肿块，早期不易摸到，常以右半结肠癌多见（90%以上）。肿块初期可推动，侵袭周围后固定。

5. 贫血、消瘦、发热、乏力等全身中毒症状

由于肿瘤生长消耗体内营养，长期慢性出血引起病人贫血；肿瘤继发感染，引起发热和中毒症状，以右半结肠癌多见。

除了上述由局部引起的症状外，可出现全身性疾病，发展到后期会根据转移扩散部位出现不同症状，例如，引起局部侵袭导致骶部疼痛；穿孔引起急性腹膜炎、腹部脓肿；远处转移（如肝转移导致肝大、黄疸、腹水）；肺转移引发的咳嗽、气促、血痰；脑转移引起偏瘫、昏迷；骨转移导致骨痛、跛行等。最后会引起恶液质、全身衰竭等症状。

（二）体征

大部分直肠癌在直肠指检时可触及直肠肿物，部分结直肠病人可触及腹部包块；全身检查可以发现贫血以及转移征象，如锁骨上淋巴结肿大、肝肿块等。

四、诊断及鉴别诊断

（一）临床诊断

1. 粪便检查

粪便隐血对本病的诊断虽无特异性，但方法简便易行，可作为普查筛选手段，或可提供早期诊断的线索。应用免疫学方法检查可以提高正确率，且不必限制饮食。对大便潜血试验阳性者，应进一步作钡剂灌肠 X 线检查和纤维结肠镜检查。若大便便血试验阴性而临床上高度疑为大肠癌，应重复检查并做 X 线钡剂灌肠检查。

2. 直肠指检

我国下段直肠癌远比国外多见，占直肠癌 77.5%，因此绝大部分直肠癌可在直肠指诊时触及。

3. 钡剂灌肠

病变在乙状结肠上段或更高位置者，须进行 X 线钡剂灌肠检查。普通钡剂灌肠 X 线检查对较小的结直肠癌容易漏诊，最好采用气钡双重造影，可提高放射学诊断的正确率，并显示癌肿的部位与范围。

4. 内镜检查

包括直肠镜、乙状结肠镜及纤维结肠镜检查。直肠下段肿瘤直肠镜检查最为方便，无须肠道准备，可以观察肿瘤位置、侵及范围、瘤缘与肛缘的距离，并可做活体组织检查。国内 77.7% 的结直肠癌发生在直肠和乙状结肠，常用的乙状结肠镜管长 30cm，可直接发现肛管、直肠和乙状结肠中段以下的肿瘤。纤维结肠镜可清晰地观察全部结肠，并可在直视下钳取可疑病变组织进行病理学诊断，有利于早期及微小病灶的发现与诊断，进一步提高诊断准确率。

5. CT 及 MR 检查

大肠癌 CT 表现为局部肠壁增厚，呈肿块向腔内生长，或呈环状、半环状肠壁增厚。肿瘤外侵时肠壁外缘不规则，与周围脏器间脂肪层消失，提示癌肿已浸润临近器官。直肠癌可侵犯前列腺、精囊、阴道和膀胱，坐骨直肠窝及骶前或骶骨，术前 CT 检查对判断病期及切除可能性有一定帮助。CT 对于手术前了解肝内有无转移、腹主动脉旁淋巴结是否肿大等指导术前选择合理的治疗方案提供较可靠的依据。MR 具有较高的分辨率，清楚显示盆腔内软组织结构和脏器毗邻关系，对直肠癌术前分期、指导手术方案选择有一定作用。与 CT 检查一样，也可用于发现肝脏转移及腹主动脉旁有无淋巴结转移，但鉴别淋巴结转移有一定困难。

6. 血清癌胚抗原（CEA）及糖抗原（CA19-9）的测定

在结直肠癌中患者血清中，可以检测到癌胚抗原（CEA），阳性率达 50%～60%，这是一种糖蛋白，常出现于恶性肿瘤患者血清中，并非结直肠癌的特异性相关抗原，故血清 CEA 测定对本病的诊断不具有特异性，但用放射免疫检测 CEA，作定量动态观察，对判断结直肠癌的手术效果与监测术后复发有一定的意义。如果结直肠癌经手术将肿瘤完全切除，血清 CEA 则逐渐下降；若复发，又可再度升高。糖抗原（CA19-9）也是一种糖类抗原，在结直肠癌中阳性率为 30%～50%，其特异性不高结直肠癌早期诊断意义不大，但对判断肿瘤转移、复发、预后有一定的意义。CA19-9 与 CEA 联合检测，对大肠癌诊断更有意义。

7. 其他检查

直肠癌内超声检查可清晰显示肿块范围、大小、深度及周围组织情况，并可分辨直肠壁各层的微细结构，检查方法简单，可迅速提供图像，对选择手术方式、术后随访有一定帮助。还有一些基因检测，如 k-ras 基因和 p53 基因的突变情况、C-erb2 基因的表达情况等，对大肠癌的诊断及预后有一定的应用前景。

（二）大体分型

1. 早期结直肠癌

癌肿限于大肠黏膜层者称早期结直肠癌，一般无淋巴结转移，但其中癌肿浸润至黏膜下层，有 5%～10% 病例出现局部淋巴结转移。根据肉眼观察早期结直肠癌分为：息肉隆起型；扁平隆起型；扁平隆起伴溃疡。

2. 进展期结直肠癌

系指癌组织侵犯在黏膜层以下，直至浆膜层者。肉眼观察分为 3 型：肿块型、溃疡型、浸润型。

（三）组织学分型

1. 腺癌

癌细胞排列呈腺管状或腺泡状。根据其分化程度，按 Broder 法分为 I～IV 级，即低度恶性（高分化）、中等恶性（中分化）、高度恶性（低分化）和未分化癌。大多数结直肠癌恶性肿瘤（95%）为腺癌。

2. 黏液癌

癌细胞分泌较多黏液，黏液可在细胞外间质中或集聚在细胞内将核挤向边缘，细胞内黏液多者预后差。

3. 未分化癌

癌细胞较小，呈圆形或不规则形，呈不整齐的片状排列，浸润明显，易侵入小血管及淋巴管，预后差。

（四）临床分期

（1）Dukes 分期。

Dukes A 期：癌组织浸润深度未穿出肌层，且无淋巴结转移。

Dukes B 期：癌组织已穿出深肌层，并可侵入浆膜层、浆膜外或直肠周围组织，尚能完整切除，但无淋巴结转移。

Dukes C 期：伴淋巴结转移。

C1 期：癌组织伴有肠旁及系膜淋巴结转移。

C2 期：癌组织伴有系膜动脉结扎处淋巴结转移。

Dukes D 期：癌组织伴有远处转移，或因局部广泛浸润或淋巴结广泛转移而切除后无法治愈或无法切除。

(2) 美国癌症联合委员会（AJCC），结直肠癌 TNM 分期（第六版）。

1) 原发肿瘤（T）：

T_{is}：原位癌。

T_1：黏膜及黏膜下。

T_2：固有肌层。

T_3：浆膜下或肠周围组织。

T_4：突破浆膜层或侵及邻近器官。

2) 区域淋巴结（N）：

N_0：无淋巴结转移。

N_1：1～3 个淋巴结转移。

N_2：≥4 淋巴结转移。

3) 远处转移：

M_0：无远处转移。

M_1：有远处转移。

4) 临床分期：

0 期：$T_{is} N_0 M_0$。

Ⅰ期：$T_1 N_0 M_0$、$T_2 N_0 M_0$。

ⅡA 期：$T_3 N_0 M_0$。

ⅡB 期：$T_4 N_0 M_0$。

ⅢA 期：$T_1 - T_2 N_1 M_0$。

ⅢB 期：$T_3 - T_4 N_1 M_0$。

ⅢC 期：任何 $T N_2 M_0$。

Ⅳ期：任何 T 任何 $N M_1$。

五、治疗

（一）外科治疗

到目前为止，大肠癌最有效的治疗手段是手术切除。结肠癌根治性切除术包括：右半结肠切除、横结肠切除、左半结肠切除、乙状结肠切除术。结肠癌手术的基本原则是：①整个手术过程采用"无瘤隔离技术"；②合适的肠段切除；③规范的淋巴结清扫。结肠癌切除的范围包括回肠末端 15cm，盲肠、升结肠、结肠肝区和横结肠右半及相应的系。淋巴结的清扫范围至肠系膜上动脉根部旁淋巴结。肿瘤若侵犯胆囊、右肾或右侧输尿管，可进行相应的扩大根治术。结肠癌直接浸润周围脏器，若能完整切除也能取得较好的效果。

直肠癌是发生于乙状结肠—直肠交界处至齿状线之间的癌肿。临床外科按照病变部位将直肠癌分为上、中、下段（也称为高位、中位和低位直肠癌）。齿状线以上 5cm 以内为下段直肠癌，5～10cm 为中段直肠癌，10cm 以上为上段直肠癌。直肠癌的根治性手术主要有四大类：①各种入路的局部切除术；②直肠前切术又称 Dixon 术以及各种改良的 Dixon 术；③腹会阴联合直肠癌根治术，也称为 Miles 术，其目的是根治性切除肿瘤，又要尽可能多地保留解剖和生理功能；④经腹直肠切除，结肠造口术。

（1）腹膜反折平面上的肿瘤。原则上都可行 Dixon 手术，因为上段直肠之后向上的淋巴引流，故不需再行扩大与侧方淋巴结清扫。

（2）距齿状线 5cm 以上的肿瘤通常能行 Dixon 手术。因为直肠壶腹屈卧在骶凹处，游离后拉直可延长 3cm 左右。

（3）大多数有经验的外科医师，对中高分化癌肿只要在肿瘤的下缘切除 2cm 以上，还能与远端直肠或肛管吻合，在癌肿未浸润肛提肌的前提下，仍能行 Dixon 手术或 Bacon 术或 Parks 手术。齿状线上 3cm 以内的癌肿并已浸及黏膜下层，原则上行 Miles 术。

（4）直肠癌的局部切除术。直肠癌的局部切除术主要有三种途径：①经肛门局部切除术；②骶尾骨入路直肠癌局部切除术；③经括约肌局部切除术。对直肠癌患者也应实行个体化治疗，如果肿瘤局限于黏膜层，虽然不能清扫区域引流淋巴结，也有根治切除的含义，能否采取局部切除术主要依据是癌肿的浸润程度。浸润深度于淋巴结有明确的关系：癌肿浸及黏膜下层，淋巴转移 10%～15%；侵及肌层淋巴结转移率为 30%～40%。故理论上，局部切除术适用于局限于黏膜层的直肠癌。

迄今，手术切除仍然是治疗直肠癌的重要手段。全直肠系膜切除术在降低局部复发率、提高 5 年生存率、增加保肛率以及改善患者生活质量等方面，正在起着时代的推动作用，已成为越来越多的结直肠外科医师作为直肠癌治疗的"金标准"。

（二）内科治疗

辅助化疗可提高结肠癌术后的生存，但辅助化疗的疗效主要体现在淋巴结阳性的Ⅲ期患者。辅助治疗可使Ⅲ期结肠癌患者术后的总生存提高 5%～10%，Ⅱ期结肠癌的术后辅助治疗尚无肯定的结论，一般认为辅助治疗对生存率的提高小于 5%。对具有以下预后不良因素的高危Ⅱ期结肠癌患者应推荐术后辅助化疗，包括 T_4（ⅡB 期）、组织学分级 3 或 4 级、脉管瘤栓、术前肠梗阻或穿孔、淋巴结检出数目＜12 个或切缘不净。

Ⅲ期结肠癌术后标准的辅助化疗方案为 FOLFOX4，也可根据情况选择 5－FU/LV，卡陪他滨单药或有福药。MOSAIC 实验证实对Ⅲ期结肠癌 FOLFOX4 方案辅助化疗较 5－FU/LV（de Gromont 方案）进一步提高 4 年无进展生存率，分别为 69.7% 和 61.0%。而 X－ACT 试验证实，对Ⅲ期结肠癌卡培他滨单药的疗效不劣于 5－FU/LV（bolus）。目前临床研究未能证实含伊立替康的辅助化疗方案与 5－FU/LV 比较能进一步降低复发率和提高生存，因此不推荐伊立替康用于结肠癌术后的辅助治疗。结肠癌术后辅助化疗的时间为 6 个月。

化疗在无法手术切除的转移性直肠癌的综合治疗中具有重要的地位。化疗可以延长这些患者的生存时间，提高生活质量，并可使部分无法手术切除的转移灶转变为化疗可手术切除。结直肠癌化疗最常用的药物包括氟尿嘧啶类化合物（5-氟尿嘧啶和卡培他滨）、奥沙利铂和伊立替康。氟尿嘧啶类药物是结直肠癌化疗的基石，往往与奥沙利铂或伊立替康组成联合方案应用。奥沙利铂和伊立替康治疗转移性结直肠癌的疗效相近，与氟尿嘧啶联合的有效率 40%～50%。但两者的不良反应不同，奥沙利铂的剂量限制性毒性是外周神经毒性，而伊立替康的剂量限制性毒性是迟发性腹泻和中性粒细胞减少。近年来，靶向药物在晚期大肠癌的治疗中取得了成功，已推准的药物包括抑制血管生成的贝伐单抗（Bevacizumab，Avastin）、针对 EGFR 的西妥昔单抗（Cetuximab，Erbitux）和帕尼单抗（Panitumumab，Vectibix）。贝伐单抗和西妥昔单抗与化疗联合可以进一步延长无进展生存和总生存，帕尼单抗可作为初次或二次治疗失败后的单药治疗。

根据患者的一般状况，一线化疗可选择奥沙利铂或伊立替康联合氟尿嘧啶类药物±贝伐单抗，或氟尿嘧啶/亚叶酸钙±贝伐单抗。二线化疗可选择一线未用过的药物。如一线化疗含奥沙利铂，二线化疗可选择伊立替康单药，或伊立替康联合氟尿嘧啶类药物，或伊立替康联合含西妥昔单抗。对于一般情况差（ECOG 评分≥3，白天大部分时间需卧床）者可积极给予最佳支持治疗，包括缓解疼痛、营养支持等。

转移性结直肠最佳支持治疗的中位生存时间为 6 个月左右，氟尿嘧啶、奥沙利铂和伊立替康的交替化疗可以使这些患者生存提高至 20 个月左右，再加入靶向药物后，中位生存期可进一步达到 2 年左右。

（三）放射治疗

大肠癌绝大部分为腺癌，对放射线敏感性低，治疗以手术为主，放疗主要为辅助手段。对部分结肠癌，放疗仅起姑息治疗作用。腔管癌大多为鳞状细胞癌，以放疗为主。以下主要介绍直肠癌的放疗。

1．直肠癌的放疗的分类

直肠癌的放疗按目的分根治性放疗、辅助性放疗和姑息性放疗三部分。

（1）根治性放疗。仅适于早期直肠癌和肛管癌。

（2）辅助性放疗。术前放疗可以缩小肿瘤，利于手术切除，提高保肛率，减少手术后局部复发，提高生存率，适于局部晚期患者。可选择高能 X 线或 60 钴线，采用盆腔后野及两侧野，或前后左右四野照射。肿瘤中心剂量给予 30～45Gy/（2～5）周，一般 2～4 周后手术。术中放疗，适于手术不能切除或不能完全切除者，用高能电子线行一次高剂量照射。术后放疗适于局部晚期患者，术后照射选择高能射线，一般给予 40～60Gy 左右。

2．直肠癌放射治疗的不良反应

盆腔的正常器官如小肠、大肠、膀胱和皮肤等受到照射后会出现不同程度的反应，主要表现为食欲下降、恶心呕吐、腹痛、大便次数增多、便血、里急后重、直肠疼痛、尿频、排尿困难、血尿、皮肤色素沉着、脱屑、湿性皮炎等症状，严重者还会出现肠梗阻、肠穿孔、膀胱挛缩、输尿管梗阻肾盂积液和皮肤溃疡等。股骨头受到照射后少数患者会出现股骨头坏死。

3．放疗禁忌证

（1）严重消瘦、贫血者。

（2）经治疗不能缓解的，严重心、肾功能不全者。

（3）严重感染或脓毒血症者。

（4）局部已不能耐受再次放疗者。

（5）白细胞<3×10^9/L，血小板<80×10^9/L，血红蛋白<80g/L，一般暂停放疗。

第五节　消化道类癌和内分泌肿瘤

神经内分泌肿瘤在全部恶性肿瘤中的比例不足 1‰，多发生于胃、肠、胰腺。在这类肿瘤中最常见的是类癌，其发生率大约为 2.5/10 万，占全部胃肠胰神经内分泌肿瘤的50％。根据起源的部位不同，可将类癌分为前肠（肺、支气管及空肠上部的胃肠道）、中肠（回肠和阑尾）和后肠（结肠和直肠）。

神经内分泌肿瘤都是来源于共同的具有胺前体摄取和脱羧能力的细胞，归类为胺前体摄取和脱羧（APUD）肿瘤。虽然这类肿瘤可发生于整个神经内分泌系统，但最常见的累及部位是胰腺。根据肿瘤分泌的物质是否引起典型的临床症状，可以将神经内分泌肿瘤分为两大类，即有功能性和无功能性。与其他恶性肿瘤相比，神经内分泌肿瘤进展缓慢，通常在诊断时已经发生转移，但即使发生转移后仍能存活较长时间。

一、临床表现

有功能性的神经内分泌肿瘤包括类癌、胰岛素瘤、胃泌素瘤、血管活性肠肽瘤（VIP瘤）、胰高血糖素瘤、分泌生长激素释放因子的肿瘤等，常表现为过量分泌肿瘤相关物质引起的相应症状。

1. 类癌综合征

类癌肿瘤可有过量 5-羟色胺分泌，也可产生激肽释放酶，临床上表现为：突发性或持续性头、面部、躯干部皮肤潮红，可由于酒精、剧烈活动、精神压力或进食含有 3-对羟基苯胺的食物如巧克力、香蕉等诱发；轻度或中度的腹泻，腹泻并不一定和皮肤潮红同时存在，可能与肠蠕动增加有关，可伴有腹痛，这可能与腹泻引起的腹部痉挛有关，也可能由于肠系膜纤维化引起间歇性部分小肠梗阻及肿块引起的肠梗阻所致；类癌相关心脏疾病，是由于心内膜的纤维化所致，主要累及右心瓣膜、三尖瓣和肺动脉瓣的纤维样变，可引起肺动脉狭窄及三尖瓣关闭不全。其他症状如皮肤毛细血管扩张症、糙皮病等，偶见皮炎、痴呆和腹泻三联征。

2. Zollinger-Ellison 综合征

胃泌素瘤常表现为 Zollinger-Ellison 综合征，其特征是胃酸分泌过高、严重消化性溃疡以及胰岛细胞肿瘤。腹痛腹泻常见，呈间歇性腹泻，通常为脂肪痢，经充分的内科或外科治疗，消化性溃疡仍反复发作。

3. 胰岛素瘤

胰岛素瘤的临床症状与肿瘤细胞分泌过量的胰岛素相关，特征性表现是神经性低血糖症，常见于清晨或运动后。其他还有视物模糊、精神异常等表现。

4. 胰高血糖素瘤

胰高血糖素瘤常伴有过量的胰高血糖素分泌，典型表现是坏死性游走性红斑，伴有贫血以及血小板减少，大约有50％的患者可表现为中度的糖尿病，以及与胰高血糖素促使分解代谢增加有关的体重减轻，还可能有痛性红舌、口唇干裂、静脉血栓、肠梗阻及便秘等表现。

5. Verner-Morrison 综合征

VIP瘤主要分泌血管活性肠肽，典型症状是 Verner-Morrison 综合征，即胰性霍乱综合征，表现为水样腹泻（10～15L/d）、低钾血症、胃酸缺乏症和代谢性酸中毒。

无功能性的神经内分泌肿瘤即使有激素或多肽浓度的增高也不引起相应的临床综合征。由于缺乏典型的临床表现，早期常难以发现，患者往往是由于肿瘤较大可在腹部扪及肿块或是肿瘤引起的并发症如胃肠道出血、肿瘤较大造成肠道梗阻引起腹痛，压迫胆道引起黄疸或是肿瘤远处转移引起相关症状如肝脏转移引起黄疸、食欲减退等症状才来就诊，就诊时往往已经出现了肝脏转移。

多发性内分泌肿瘤（mutiple endocrine neoplasia，MEN）综合征表现为不同部位的内分泌肿瘤并且为家族发病形式，是一种常染色体显性遗传病。神经内分泌肿瘤主要与 1 型 MEN 综合征相关。1 型 MEN 综合征中有 3 个腺体受累：甲状旁腺、胰岛细胞和垂体。1 型 MEN 患者中 30%～80% 伴有胰腺内分泌肿瘤，其中最常见的是胃泌素瘤和无功能性的胰腺内分泌肿瘤（包括分泌胰多肽肿瘤）。家族性支气管类癌及胃类癌也可能是 1 型 MEN 表现之一。胰岛细胞肿瘤是 1 型 MEN 患者发生死亡的最常见原因。1/3 的病例可能出现肾上腺皮质的异常，通常表现为增生，与垂体腺瘤产生的 ACTH 相关，但库欣综合征（Cushing syndrome）少见。

二、实验室检查

大部分的神经内分泌肿瘤细胞都具有起源细胞，分泌一些肽类或是胺类物质的功能细胞，通过测定这些物质可用于肿瘤诊断以及肿瘤治疗效果监测。最常用的肿瘤标记检测物质是嗜铬黏多肽 A（chromograninA，CgA），大约 70%～90% 的神经内分泌肿瘤可以出现嗜铬黏多肽 A 水平的升高，诊断的特异度是 92%，灵敏度是 96%。另一个肿瘤标记物是胰多肽，大约 50%～60% 的胰腺内分泌肿瘤可有胰多肽水平的增高，少数胃肠系统的类癌患者也可出现胰多肽水平的增高，但其检测的特异度和灵敏度都比较低。

还有一类肿瘤标记物是人绒毛膜促性腺激素 α（human chorionic gonadotropinα - sub-uni，tHCG - α），其对于检测神经内分泌肿瘤是否潜在恶性有一定鉴别意义。对于无功能的神经内分泌肿瘤联合检测上述 3 种肿瘤标记物具有一定的诊断价值，对于有功能的神经内分泌肿瘤还可有特殊的检测指标。

1. 5 -羟吲哚乙酸

类癌常伴有过量 5 -羟色胺分泌。5 -羟色胺在肝脏内经单胺氧化酶作用转化为具有生物活性的 5 -羟吲哚乙酸（5 - hydroxyindoleacetic acid，5 - HIAA）并由尿液排出，因此通过测定血中 5 -羟色胺浓度或是测定尿中 5 - HIAA 浓度可作为诊断类癌的依据之一。24h 尿中产生的 5 - HIAA 的正常上限值是 6～10mg，在进食规定食谱的前提下 24h 尿 5 - HIAA 水平检测的灵敏度是 73%，特异度达到 100%，但是单纯测定 5 - HIAA 来诊断类癌的敏感性是有限的。在一些非类癌患者中可出现假阳性的结果，在进食香蕉、胡桃、山核桃等食物后或是摄入某些药物（如水杨酸盐）后也会出现假阳性。对一个特定的患者来说，产生的 5 - HIAA 的量对于肿块可相对准确地反映。也有报道指出 5 - HIAA 与类癌的预后也有一定关系，类癌综合征患者若伴有尿 5 - HIAA 浓度超过 $500\mu mol/d$ 生存期会明显缩短。尿中 5 - HIAA 浓度越高，发生类癌相关的心力衰竭的可能性也越大。前肠类癌患者很少分泌 5 -羟色胺，可能伴有促肾上腺皮质激素（adrenocorticotropic hor -mone，ACTH）、生长激素释放激素（growth hormone re - leasing hormone，GHRH）或组胺的分泌。

2. 胃泌素

胃泌素瘤的诊断依据是空腹血浆胃泌素浓度升高以及通过胃酸分析证实胃高酸环境

（基础胃酸分泌量超过 15mmol/h）。胃泌素水平大于 1000pg/ml 时可以确诊。若空腹血清胃泌素升高但不足以确诊时，可进行促胰液素试验。当给予促胰液素后，血清胃泌素的高峰值比基础值升高超过 200pg/ml 以上即可诊断。

3. VIP 瘤

大部分的 VIP 瘤患者都有血浆 VIP 水平的升高。

4. 胰高血糖素

胰高血糖素瘤患者可测定血浆胰高血糖素水平。血浆胰高血糖素浓度的正常上限值为 150～200pg/ml，在胰高血糖素瘤患者中，此值常大于 1000pg/ml。当葡萄糖不能抑制胰高血糖素时可进一步确诊，表现为输入精氨酸后血浆胰高血糖素浓度异常增高。

5. 胰岛素和血糖

对于胰岛素瘤患者可测定空腹血浆胰岛素水平和血糖水平，若再加上测定血浆胰岛素原及 C-肽水平可进一步提高诊断的灵敏度。

6. 其他

胰多肽、α-HCG、β-HCG 以及其他肽类物质如 ACTH，在 1 型 MEN 患者中可能升高。

三、影像学检查

超声、CT 及 MR 检查是临床上常用的影像学检查方法，一般可发现直径约 1～3cm 的肿块，而对于较小的肿瘤其检查意义不大。

CT 扫描和动脉造影特别适用于直径大于 1cm 肿瘤的诊断。有研究显示，在分辨一些小的胰岛细胞肿瘤时，MR 要优于增强 CT。超声、CT 及 MR 检查可评估肿块与邻近脏器、血管的关系，预测手术的可行性，并可发现肿瘤的远处转移灶，如肝脏转移、淋巴结转移等，对疾病的分期以及预后的评价有一定意义。

在超声基础上发展起来的内镜超声（endoscopic ultrasonography，EUS）对于胰腺肿瘤，尤其是胰头部位的肿瘤有其独特的优越性，它可发现直径约 2mm 的肿瘤，对于胰腺占位诊断的灵敏度达到 93%～100%。EUS 的另一项优势在于对胰腺可疑肿块可引导进行细针穿刺获取病理诊断。

经选择性静脉插管行肽类物质的放射免疫分析（RIA）有助于确定肿瘤的部位及转移的范围，特别是对于胃泌素瘤患者。

生长抑素受体显像技术（SRS）对于神经内分泌肿瘤诊断价值较大。生长抑素受体（somatostatin re-ceptor，SSTR）是一种糖蛋白，目前发现有 5 种亚型，即 SSTR1、SSTR2、SSTR3、SSTR4 及 SSTR5。约 55%～95% 的神经内分泌肿瘤细胞表面有 SSTR 表达，其中主要是 SSTR2 和 SSTR5，可以与生长抑素（somatostatin，SST）类似物，如奥曲肽（octreotide）特异性结合。SRS 就是将适当的放射性核素标记的 SST 类似物引入体内，与肿瘤表面的受体特异性结合使肿瘤显像，从而进行肿瘤灶和转移灶定位诊断的技术。目前常用的显像剂主要有 ^{111}In-DTPA-奥曲肽、^{99m}Tc-奥曲肽、^{99m}Tc-P829 等。对于胃泌素瘤患者，^{111}In-DTPA-奥曲肽显像的灵敏度是 60%～90%，胰高血糖素瘤 100%，类癌 80%～100%。与 ^{111}In-奥曲肽相比，^{99m}Tc-奥曲肽肿瘤/器官比之更高，能发现更多的病灶。但若肿瘤组织不表达与其能特异性结合的 SSTR 亚型或根本不表达 SSTR 时，肿瘤组织就无法显影，从而出现假阴性的结果。

PET 可作为另一项检查手段。常用的 18F－FDG 对于神经内分泌肿瘤诊断的灵敏度并不特别高，利用特殊的示踪剂，如^{11}C－5－羟色胺（^{11}C－5－hydroxytryptophan，^{11}C－5HTP），诊断的特异度和灵敏度明显提高，能发现直径 2mm 的肿瘤。最近发展起来的 CT－PET 相结合的显像技术充分利用 CT 与 PET 两种影像学检查方法的优势，更具诊断价值。

四、治疗

1. 手术治疗

对于神经内分泌肿瘤来说，无论是有功能的还是无功能的，手术是唯一能达到治愈目的的手段。如果肿瘤已经发生转移，通过手术切除原发灶、肝脏转移灶以及淋巴结清扫可以降低瘤负荷，提高患者的生存率，减轻与肿瘤分泌的激素相关的临床症状，提高患者的生存质量。对于已经接受过药物治疗的部分患者有二次手术指征的，仍然需要接受手术治疗，以提高患者的无病生存期。部分无肝外残留病灶的患者还可考虑进行肝移植手术。

2. 放射治疗

外放射治疗对于神经内分泌肿瘤的治疗意义不大，仅适用于脑转移或控制骨转移引起的疼痛。因神经内分泌肿瘤多有 SSTR 高表达，近年来应用核素标记的 SST 类似物作为转移性神经内分泌肿瘤的靶向治疗取得了一定的进展。目前关于这类物质研究最多的是^{111}In－DTPA－奥曲肽、^{90}Y－DOTA－奥曲肽、^{90}Y－DOTATOC、^{177}Lu－DOTA－奥曲肽。在应用放射性核素标记 SST 类似物的治疗过程中，主要的毒性反应是骨髓抑制和肾功能损伤，在治疗过程中要注意血常规和肾功能的监测。

3. 化学治疗

在神经内分泌肿瘤的化学治疗中，常用的药物主要有阿霉素、氟尿嘧啶、链脲霉素、达卡巴嗪、顺铂、紫杉醇等。由于病例数较少，不同的临床试验对于神经内分泌肿瘤化疗有效率报道差异较大。对于类癌肿瘤来说，以链脲霉素为基础的联合化疗能提高类癌肿瘤治疗的有效率，联合方案包括：链脲霉素＋氟尿嘧啶、链脲霉素＋阿霉素、链脲霉素＋环磷酰胺。对于胰腺神经内分泌肿瘤来说，常用的联合化疗方案有链脲霉素＋氟尿嘧啶、链脲霉素＋阿霉素、链脲霉素＋阿霉素＋氟尿嘧啶、顺铂＋依托泊苷。恶性胰岛素瘤以及 VIP 瘤对于链脲霉素和氟尿嘧啶化疗的有效率要稍高于胃泌素瘤以及无功能性的胰腺肿瘤。近年来新开发的药物如紫杉醇、吉西他滨实际应用价值并不大。分子靶向药物如吉非替尼（gefitinib）还需要进一步的临床试验来评价其应用前景。

4. 生物治疗

神经内分泌肿瘤的生物治疗主要包括干扰素（Interferon，IFN）治疗和生长抑素类似物治疗。目前应用最多的是 IFN－α，推荐剂量是 3～9MU 隔天皮下注射，或是 IFN－α缓释制剂 80～100μg 每周皮下注射。生长抑素类似物（如奥曲肽、兰瑞肽）已成功研制并广泛应用于临床。奥曲肽治疗神经内分泌肿瘤时采用每 6～8 小时皮下注射，每日总量 200～450μg。新型缓慢释放药物的长效剂型，如奥曲肽微球（San-dostatin LAR）、兰瑞肽缓释剂（Somatuline LA）等，半个月或一个月肌内注射后能维持稳定和恒定的血清药物浓度，其治疗有效剂量奥曲肽为每月 20～30mg，兰瑞肽为每月 60～120mg。前肠、中肠类癌，有功能的胃肠胰神经内分泌肿瘤，包括胰高血糖素瘤、VIP瘤、胃泌素瘤及恶性胰岛素瘤应用生长抑素类似物是有一定疗效的，但对于无功能的胃肠胰神经内分泌肿瘤的治疗仍有争议。当出现与肽（胺类）相关综合征时，或即使没有综合征但出现转移进展时，就应考虑生长抑素类似物治疗，围手术期治疗可以预防类癌危象的发生。但对于手术治疗后、射频治疗后、栓塞治疗后并无残留病灶的辅助治疗，或有转移无临床症状的患者，是否也应该使用生长抑素类似物治疗尚无定论。

5. 肝脏转移灶的局部治疗

神经内分泌肿瘤最常见的转移部位是肝脏，有很大部分的病人在就诊时往往已经出现了肝脏转移灶。对于只有肝脏转移而又无法行手术切除的神经内分泌肿瘤病人，可选择针对肝脏转移灶的局部治疗，从而改善生活质量，延长生存期。治疗的方法包括选择性肝动脉结扎或栓塞、肝动脉插管化疗或栓塞化疗、射频治疗术（radiofrequency ablation, RFA）等。选择性肝动脉栓塞或是栓塞化疗主要的不良反应是栓塞后综合征（postembolization syndrome），可出现肝区疼痛、发热、恶心、呕吐以及短暂性肝酶升高。RFA治疗神经内分泌肿瘤肝脏转移报道的病例数较少，RFA对于直径小于4cm的转移灶局部治疗效果较好，几乎所有患者的局部病灶得到控制，60%～80%的患者获得症状改善，并发症的发生率为5%～10%。

第十八章 泌尿生殖系统肿瘤

第一节 子 宫 颈 癌

子宫颈癌（Uterine Cervical Cancer）是女性的高发肿瘤之一。在最近三四十年中，由于普查以及细胞学等有效检测方法的开展，宫颈癌发病率在逐年下降，但在 45 岁以下年轻妇女中的发病率却呈上升趋势，死亡率仍高居不下。大多数的宫颈癌患者为鳞状上皮癌，约占 80%，宫颈腺癌占 10%～15%，其他少见类型占 5% 左右。近年来宫颈腺癌的发病率也呈增高趋势。宫颈癌早期以局部生长为主，后向宫旁组织、盆腔脏器浸润以及盆腔淋巴结转移，常见的症状为阴道出血和阴道流液。手术和放射治疗是目前根治宫颈癌的主要治疗手段。早期病例预后良好。

一、局部解剖学基础

子宫颈为一圆柱形组织，长 2.5～3cm，分为子宫颈阴道部及宫颈管部，其向上与子宫体相接，向下与阴道穹窿部相连。子宫颈由纤维组织、血管、平滑肌组成，质韧。阴道部表面为复层鳞状上皮覆盖，宫颈管黏膜为高柱状上皮，有黏液腺分泌少量碱性液体形成粘液栓，可防止细菌入侵。鳞、柱状上皮相交于宫颈口，交界处又称为移行带，为肿瘤好发部位。在新生儿及生育期，由于雌激素水平高，移行带向外推移。而在发育期及绝经后期，移行带退缩至宫颈外口以内。子宫颈依靠两侧主韧带，向后的子宫骶骨韧带及向前的膀胱宫颈韧带固定于真骨盆腔内。

二、病因

绝大多数宫颈癌患者为已婚妇女，在未婚女子中极少见。首次性生活过早、性伴侣过多均使子宫颈癌发生的相对危险性明显升高。

研究表明，多种病原体与宫颈癌的发生密切相关，尤其是人乳头瘤病毒（Human papilllomavirus，HPV）、单纯疱疹病毒 II 型，人巨细胞病毒、衣原体及 EB 病毒（Epstein Barr Virus）。目前已证实 99% 的子宫颈癌病例中可检测出 HPV 感染。大约有 40 多种 HPV 是生殖道感染常见的病毒亚型，与宫颈癌关系最密切的是 HPV16、18 型。HPV 感染往往通过性生活传播，较常见，但 HPV 感染率的高低取决于人群的年龄和性行为习惯，感染的高峰年龄在 18～28 岁，性活跃的年轻妇女 HPV 感染率可达 20%～40%，一般在感染后 8～10 个月左右消失，而 5%～10% 的 35 岁以上的妇女因不能自身清除病毒导致 HPV 感染持续存在，引发子宫颈癌前病变发生的危险性增高，如未能及时治疗，部分患者可能在十几年后发展为子宫颈癌。另外，研究表明在宫颈鳞癌中 HPV16 型最常见，宫颈腺癌中以 HPV18 型多见。

除 HPV 感染持续存在可使部分患者发展为子宫颈癌外，宿主因素和环境因素的协同作用也不可忽视，最重要的宿主因素是免疫功能。环境协同因子如阴茎包皮垢、宫颈阴道慢性炎症、吸烟、口服避孕药等为宫颈癌的发生创造了条件。

三、临床表现

（一）临床分型

子宫颈癌多起源于宫颈鳞—柱状上皮交界处，可发生于宫颈管外口之外或宫颈管内。根据宫颈肿瘤发生的部位、疾病早晚期，可分为四种：

1. 糜烂型

宫颈外形可见，表面糜烂状或颗粒状，触之易出血，多见于早期浸润癌，预后较好。

2. 结节型

多源自宫颈外口向颈管内生长，宫颈表面结节状或团块状。此型常向深部组织浸润，可致整个子宫颈增粗、增大呈桶状，常浸润宫旁，预后较差。

3. 菜花型

肿瘤通常由宫颈外口向阴道内呈菜花样生长，增长快，血管丰富，质脆，易出血、坏死，常合并感染。此型肿瘤体积大，宫颈浸润较浅，可侵犯阴道，但侵犯宫旁组织较轻，预后较好。

4. 溃疡型

内、外生型合并感染后形成溃疡，在内生型，可为小溃疡或较深在的火山口状溃疡，子宫颈癌灶浸润深和癌组织大量坏死脱落，宫颈外形被破坏，形成空洞状，与阴道穹窿部连在一起。

（二）临床表现

早期子宫颈癌无明显症状，但疾病发展到一定程度可出现不同的临床表现，主要的症状有以下几点。

1. 阴道出血

早期为少量的接触性阴道出血，常见于性生活后和妇检后。随着病情的发展，阴道出血的频度和出血量增加，严重者可发生大出血。造成阴道出血的原因是癌组织脱落、血管外露。

2. 阴道流液

早期表现为白带增多，是由于宫颈腺体受癌灶刺激或伴有炎症，分泌亢进所致。随着病情发展，流液增多，稀薄似水样，有腥臭，合并感染时伴有恶臭或呈脓性。

3. 疼痛

多发生于中、晚期患者或合并感染者，常位于下腹、臀部、下肢或骶尾部。下腹正中疼痛可能是子宫颈癌灶或宫旁合并感染或宫腔积液、积脓，导致子宫腔压力增大、收缩所致。下腹一侧或双侧的痉挛性、发作性疼痛，可能为肿瘤压迫或浸润导致输尿管梗阻扩张所致；肾盂积液时可引起肾区疼痛；下肢、臀、骶部疼痛，多为盆腔神经受肿瘤压迫或浸润引起。

4. 泌尿道症状

常为感染引起，可出现尿频、尿急、尿痛。随着癌的发展，可侵犯膀胱，出现血尿、脓尿，以致形成膀胱阴道瘘。病灶向主韧带浸润，压迫或侵犯输尿管，引起肾盂积水，最后导致尿毒症。少数晚期患者死于尿毒症。

5. 消化道症状

当子宫颈癌灶向主韧带、骶韧带扩展时，可压迫直肠，造成排便困难，肿瘤侵犯直肠，可产生血便、黏液便，最后可形成直肠阴道瘘。

6. 全身性症状

全身性症状主要包括：精神减退、乏力、发热、消瘦、贫血、浮肿。

四、诊断与鉴别诊断

根据典型的症状和体征，诊断宫颈癌并不难，但早期子宫颈癌或颈管型病例，无症状、体征也不明显，一般用肉眼很难分辨。如不采用必要的辅助诊断方法，常会发生漏诊和误诊，常用的辅助诊断方法有以下几种。

1. 宫颈部刮片

宫颈部刮片是一种无明显损伤、简单、易行的检查方法，用于宫颈癌的筛查及早期诊断。

2. 液基细胞学（Liquid-based）

目前有薄层液基细胞学检测（TCT）和离心沉淀或液基细胞学技术，临床多用 TCT。与传统宫颈细胞学涂片相比，TCT 对于检测宫颈异常上皮有明显优势，它降低了假阴性的比例，提高了识别的灵敏度和特异性，常用于宫颈癌及癌前病变的筛查及早期诊断。

3. HPV DNA 检测

已证实 HPV 感染是子宫颈癌及其癌前病变的主要原因，检测 HPV 高危型是目前筛查宫颈癌及其癌前病变的一种手段，结合细胞学检查可预测受检者的发病风险度，决定其筛查间隔时间，并用于 CIN 及宫颈癌治疗后的检测。

4. 阴道镜检查

直接观察子宫颈、阴道、外阴上皮的病变，对细胞学检查异常或临床可疑宫颈癌或癌前病变者需行阴道镜检查。该检查可发现肉眼未发现的亚临床病灶，并在可疑部位活检，提高活检的阳性率及准确性，了解病变范围，有助于确定手术方式及范围。

5. 宫颈活检和宫颈管刮取术

目的为明确诊断 CIN 及宫颈癌，早期宫颈癌病灶不明显，为能准确取得癌组织，应在宫颈上采用多点活检，分送病理。中、晚期病例宫颈癌灶明显，能直接取得癌组织。但对有感染、坏死的宫颈癌，在活检时应深取，才能得到新鲜癌组织。绝经妇女因鳞—柱交界内移，故取材应将活检钳伸进颈管取，或使用小刮匙行颈管内搔刮，才能取得癌组织。

6. 宫颈锥切术

宫颈锥切术包括传统的冷刀和宫颈环形电切术（Loop electro-surgical excisional procedure，LEEP），此手术适用于：①疑有微小浸润癌而未获诊断者；②不能排除浸润癌；③CIN-Ⅲ患者；④需要保留生育功能的 IA1 年轻患者。

7. 肿瘤标记

目前尚未分离出子宫颈癌特异抗原。有报道癌胚抗原（CEA）、CMA26 和 M29 在宫颈癌中有一定的阳性比例，但特异性不高。结合文献报道，目前病理医师在诊断宫颈癌及其癌前病变时往往会结合 Ki-67 和 p16 蛋白的检测作为辅助诊断的指标。

近年发现鳞状上皮癌肿瘤相关抗原（SCC）的敏感度在原发性宫颈癌为 44%～67%，

复发为 67%～100%，特异度为 90%～96%。SCC 的表达率随临床分期 I（29%）到 IV 期（89%）而逐渐递增，并与肿瘤分化程度有关。在宫颈鳞癌根治术后 SCC 明显下降，复发时活性重新出现，故可用于疗效的监测和疾病的复发情况。

8. 特殊辅助检查

（1）膀胱镜检查。中、晚期宫颈癌，伴有泌尿系统症状时应行膀胱镜检查，以正确估计膀胱黏膜和肌层有无受累，必要时行膀胱壁活检。

（2）直肠结肠镜检查。适于有下消化道症状和疑有直肠、结肠受侵犯者。

（3）静脉肾盂造影。了解输尿管下段有无癌组织压迫或浸润而致梗阻，以准确分期和治疗。

（4）CT 或 MR。了解子宫颈癌转移途径相关的部位有无肿瘤浸润和转移。

9. 鉴别诊断

临床上宫颈炎性病变，如宫颈糜烂、宫颈结核、宫颈炎性息肉等；宫颈及子宫黏膜下平滑肌瘤，宫颈乳头状瘤、黑色素瘤和转移性子宫颈癌，多见于阴道癌和子宫内膜癌。以上疾病通常有类似子宫颈癌的症状，如阴道流液、阴道不规则出血等，可通过活检、宫颈细胞涂片等与子宫颈癌鉴别。

五、分期

以下是 2009 年度宫颈癌的国际妇产科联盟（FIGO）分期标准。

I 期：肿瘤严格局限于宫颈（扩展至宫体可以被忽略）。

I$_A$ 期：镜下浸润癌。间质浸润深度≤5mm，水平浸润范围≤7mm。

I$_{A1}$ 期：间质浸润深度≤3.0mm，水平浸润范围≤7.0mm。

I$_{A2}$ 期：间质浸润深度＞3.0mm，但不超过 5.0mm，水平浸润范围≤7.0mm。

I$_B$ 期：临床肉眼可见病灶局限于宫颈，或是临床前病灶＞I$_A$ 期。

注 所有肉眼可见病灶即便是浅表浸润也都定义为 I$_B$ 期。浸润癌局限于测量到的间质浸润范围，最大深度为 5mm，水平范围不超过 7mm。无论从腺上皮或者表面上皮起源的病变，从上皮的基底膜量起浸润深度不超过 5mm。浸润深度总是用 mm 来报告，即便那些早期（微小）间质浸润（～1mm）。无论脉管间隙受侵均不改变分期。

I$_{B1}$ 期：临床肉眼可见病灶最大直径≤4.0cm。

I$_{B2}$ 期：临床肉眼可见病灶最大直径＞4.0cm。

II 期：肿瘤已经超出子宫颈，但未达盆壁，或未达阴道下 1/3。

II$_A$ 期：无宫旁组织浸润。

II$_{A1}$ 期：临床肉眼可见病灶最大直径≤4.0cm。

II$_{A2}$ 期：临床肉眼可见病灶最大直径＞4.0cm。

II$_B$ 期：有明显宫旁组织浸润。

III 期：肿瘤侵及盆壁和/或侵及阴道下 1/3 和/或导致肾盂积水或无功能肾。

注 直肠检查时，肿瘤与盆腔壁间没有无肿瘤浸润间隙。任何不能找到其他原因的肾盂积水及无功能肾病例都应包括在内。

III$_A$ 期：肿瘤侵及阴道下 1/3，未侵及盆壁。

III$_B$ 期：肿瘤侵及盆壁和/或导致肾盂积水或无功能肾。

Ⅳ期：肿瘤超出真骨盆或（活检证实）侵及膀胱或直肠黏膜。泡状水肿不能分为Ⅳ期。

Ⅳ_A 期：肿瘤侵及邻近器官。

Ⅳ_B 期：肿瘤侵及远处器官。

六、治疗

子宫颈癌的治疗方法包括手术、放疗、化疗、免疫治疗等。目前手术和放疗为根治性治疗手段。治疗方法的选择取决于临床分期、病理分化程度、肿瘤大小等因素。对于早期病例，仅用手术或放疗便可获得较好疗效，而随着病情发展则多需要采用联合治疗手段。

1. 初始治疗原则

Ⅰ_A1期。筋膜外子宫切除术，或如果患者要求生育或不宜手术（仅当锥切活检切缘阴性时）可观察，或如果脉管间隙受侵，行改良根治性子宫切除术＋盆腔淋巴结切除术。

Ⅰ_A2期。根治性子宫切除术＋盆腔淋巴结切除术±腹主动脉旁淋巴结取样、或近距离放疗＋盆腔放疗（A点剂量：75～80Gy）、或根治性宫颈切除术以保留生育功能＋盆腔淋巴结切除术±腹主动脉旁淋巴结取样。

Ⅰ_B1期和Ⅱ_A1期（≤4cm）。根治性子宫切除术＋盆腔淋巴结切除术±腹主动脉旁淋巴结取样（1类）、或盆腔放疗＋近距离放疗（A点剂量：80～85Gy）、或对Ⅰ_B1期患者行根治性宫颈切除术以保留生育功能＋盆腔淋巴结切除术±腹主动脉旁淋巴结取样。

Ⅰ_B2或Ⅱ_A2期。根治性子宫切除术＋盆腔淋巴结切除术＋腹主动脉旁淋巴结取样、或盆腔放疗＋含顺铂的同步化疗 c＋近距离放疗（A点剂量：≥85Gy）、或盆腔放疗＋含顺铂的同步化疗 c＋近距离放疗（A点剂量：75～80Gy）＋辅助性子宫全切术。

部分巨块型Ⅰ_B2期或Ⅱ_A2期、Ⅱ_B 期、Ⅲ_A 期、Ⅲ_B 期、Ⅳ_A 期。盆腔放疗＋含顺铂的同步化疗，然后结合影像学检查淋巴结转移情况和手术分期淋巴切除情况，考虑是否近距离放疗等。

单纯子宫切除术时意外发现为浸润性宫颈癌的处理：Ⅰ_A1期无淋巴血管腔隙浸润可随访监测；Ⅰ_A1期有淋巴血管腔隙浸润或≥Ⅰ_A2期者，先进行全身评估。若切缘阴性，影像学阴性，可选择盆腔放疗＋近距离放疗±顺铂同期化疗或宫旁广泛切除＋阴道上段切除＋盆腔淋巴结切除±主动脉旁淋巴结取样，术后淋巴结阴性者，可观察或当原发肿瘤大、深层间质浸润和/或淋巴血管腔隙侵犯时，术后补充盆腔放疗±阴道近距离放疗。当有盆腔淋巴结、切缘、宫旁阳性时，术后补充盆腔放疗＋若主动脉旁淋巴结阳性行主动脉旁放疗＋顺铂同期化疗±经阴道近距离放疗（阴道切缘阳性）。切缘阳性者，若影像学检查淋巴结阴性，行盆腔放疗＋顺铂同期化疗±经阴道近距离放疗（阴道切缘阳性），主动脉旁淋巴结阳性者，加主动脉旁放疗。当影像学发现淋巴结阳性时，可切除淋巴结后行盆腔放疗＋主动脉旁淋巴结放疗＋顺铂同期化疗±经阴道近距离放疗（阴道切缘阳性）。

局部复发的治疗。先前无放疗或先前放疗外部位复发：建议先对可切除的病灶行手术切除，再行肿瘤靶向放疗＋铂化疗±近距离放疗，再复发者行化疗＋支持治疗和实验性治疗；先前放疗后中心性复发，行盆腔脏器去除术±术中放疗；病灶＜2cm可行根治性子宫切除术或近距离放疗；非中心性复发者，行盆腔脏器去除术或＋术中放疗或肿瘤定向放疗±化疗或化疗或支持治疗或临床试验。

远处转移的治疗。多病灶或无法切除者，采用以铂为基础的联合化疗或支持治疗；有可切除病灶，建议切除病灶±术中放疗或盆腔放疗＋同期化疗或化疗，然后随访观察。

2. 手术治疗及其适应证

适用于 $I_A \sim II_A$ 期患者。

（1） I_{A1} 期。①行全子宫切除术（经腹或经阴道）：切除全子宫及 1~2cm 阴道；②宫颈锥切术：适用于年轻或要求保留子宫的患者，切除宽度在病灶外 0.5cm，锥高 2~2.5cm。

（2） I_{A2} 期。① I 型全子宫切除术（改良根治性子宫切除术）加盆腔淋巴结清扫术；②大范围宫颈锥切术加盆腔淋巴结清扫术，或根治性宫颈切除术加盆腔淋巴结清扫术。

（3） I_{B1} - II_A 期。 II 型或 III 型全子宫切除术（改良根治或根治性全子宫切除术）加盆腔淋巴结清扫术，年轻患者可保留卵巢。

其中子宫肿瘤>4cm 病例，术前可采用化疗，肿瘤缩小后再行手术治疗。

3. 放射治疗

（1）根治性治疗。根治性治疗可用于宫颈癌 I ~ IV 期的治疗，特别适用于 $II_B \sim IV$ 期的患者。标准放射治疗方案是体外照射加腔内近距离放疗，体外照射主要针对盆腔转移区，其有效照射范围包括宫旁组织、盆腔淋巴结区域及盆壁组织；腔内近距离放疗主要针对肿瘤原发区，有效照射范围包括宫颈、阴道、子宫体及宫旁三角区。放射剂量 A 点 85~90Gy，B 点 55~60Gy（A 点位于侧穹窿上方 2cm，子宫中轴旁开 2cm 的交点处，解剖部位为子宫动脉与输尿管交叉点，B 点位于 A 点同一水平，在 A 点外侧 3cm，相当于闭孔淋巴结区域）。

（2）术前放疗。术前放疗用于 I_{B2} / II_A 期宫颈病灶>4cm，或宫颈内生型肿瘤，颈管明显增粗者。放疗使局部病灶缩小，提高手术切除率，降低癌细胞活性及术中播散，从而达到降低中央型复发的危险性。

（3）术后放疗。术后经病理证实有下列情况者补充放疗，如：①腹膜后淋巴结转移；②宫颈旁组织病理证实肿瘤浸润；③脉管（血管、淋巴管）受累；④肿瘤侵犯宫颈间质深部；⑤阴道切缘阳性或切缘距病灶不足 2cm。

4. 化学药物治疗

宫颈癌的化疗对延长生存期或提高生活质量有一定作用，对盆腔外转移或复发而又不适合放疗或手术者，强烈推荐临床试验性化疗。顺铂是最有效药物，对复发或转移推荐作为一线化疗药物。卡铂、托泊替康和紫杉醇也有效，且不良反应可以耐受。托泊替康的毒性比卡铂或紫杉醇大。复发或转移的一线联合治疗方案有卡铂/紫杉醇、顺铂/紫杉醇、顺铂/拓扑替肯、顺铂，吉西他滨；可供选择的一线单药有：顺铂、卡铂、紫杉醇、托泊替康、吉西他滨。二线治疗药物有多烯紫杉醇、异环磷酰胺、长春瑞滨、伊立替康、丝裂霉素、氟尿嘧啶、贝伐单抗、脂质体阿霉素、培美曲塞（力比泰）。同期化放疗即对晚期宫颈癌同时进行顺铂为基础的化放疗可以明显提高患者的生存预后，目前接受的方案有：顺铂周疗或顺铂＋氟尿嘧啶（每 3~4 周）方案，单独用氟尿嘧啶不是一个理想方案。

5. 人乳头瘤病毒（HPV）疫苗

Gardasil 疫苗目前批准在 9~26 岁女性中使用：性交前给予疫苗才是最有效的预防。

11～12 岁女性应该接受常规 HPV 疫苗接种；不推荐用于≥26 岁女性。接种过 HPV 疫苗的妇女，仍必须接受常规的 PaP Test 和其他合适的宫颈筛查。

第二节　子宫内膜癌

子宫内膜癌（Carcinoma of endometrium）是女性生殖道三种常见恶性肿瘤之一，约占女性生殖道肿瘤的 20%～30%。由于起源于子宫内膜，原发于子宫体部，也称为子宫体癌（Corpus carcinoma）。子宫内膜癌发病由生殖年龄到绝经后，好发年龄为 50～69 岁，较子宫颈癌晚，多见于老年妇女。40 岁以前患者仅占 5% 左右。近年来有年轻化趋势，且发病率明显上升。

由于解剖位置特点，子宫腔经阴道与体外相通，子宫内膜癌的早期症状如阴道流血可及时引起患者及医生的注意，容易早期发现，多数病例在确诊时病灶尚局限在子宫内，加之子宫内膜外有较厚的肌层包裹不易扩散，发生转移较晚，故预后较好，总 5 年生存率为 60%～70%。

一、病因

发病机制尚不完全明确，一般认为与高雌激素刺激和无孕激素拮抗有关。内源性雌激素引起的子宫内膜癌患者表现为：多有闭经，多囊卵巢及不排卵，不孕、少育和晚绝经，常合并肥胖、高血压、糖尿病。子宫内膜癌发生的相关因素多认为有以下几种。

1. 雌激素长期大量刺激

过量雌激素的长期刺激与子宫内膜癌的发生有密切关系，是发生子宫内膜癌的重要危险因素。引起体内雌激素水平升高的危险因素有以下 6 个方面。①未孕、不育或少育：研究证明，一次正常足月妊娠可使子宫内膜免受雌激素影响 1～3 年之久。不育者缺此影响，特别是对不排卵的不育者。由于缺乏孕激素的对抗，子宫内膜受雌激素的持续作用易产生增生并癌变，因此不育是子宫内膜癌的高危因素；②月经初潮早或绝经延迟；③垂体功能紊乱；④女性化卵巢疾患；⑤外源性雌激素；⑥抗雌激素药：三苯氧胺作为抗雌激素制剂已被广泛应用于乳腺癌术后的辅助治疗，但近年来屡屡报道在应用三苯氧氨后发生子宫内膜癌，尤其是用药时间超过 2 年以上者，则危险性更大，其原因在于三苯氧氨是一种合成的非类固醇的甾体激素，具有抗雌激素与雌激素双重效应，可刺激卵巢分泌雌激素并诱导排卵，从而提高血浆雌激素水平。

2. 肥胖

子宫内膜癌肥胖者居多，约 20% 患者超过标准体重 10%；超标准 10%～20% 者的宫体癌发病率较体重正常者高 3 倍，而超出标准体重 22.7% 则子宫内膜癌高发 9 倍。肥胖与雌激素合成和代谢有关：雌激素蓄积在多量脂肪内，排泄较慢。绝经后妇女雌激素主要来源为肾上腺分泌的雄烯二酮，在脂肪中的芳香化转换为雌酮，体内雌酮增加可导致子宫内膜癌的发生。脂肪越多转化能力越强，血浆中雌酮可能越高。

3. 糖尿病与高血压

临床发现约 10% 子宫内膜癌患者合并糖尿病；糖尿病患者子宫内膜癌发病率较无糖尿病者高 2～3 倍。高血压 50% 以上子宫内膜癌患者合并高血压；高血压妇女的子宫内膜癌发病率较正常者高 1.7 倍。

4. 遗传因素

20% 有家族史。近亲家族史三代内患者中，子宫颈癌占 15.6%，子宫内膜癌 30%。母亲为子宫内膜癌者占 10.7%，故认为子宫内膜癌和遗传因素有关家族遗传性肿瘤，即遗传性非息肉病性结直肠癌（HNPCC），也称 Lynch Ⅱ 综合征，与子宫内膜癌的关系密切，受到重视。

5. 癌基因与抑癌基因

分子生物学研究表示癌基因与抑癌基因等与子宫内膜癌的发生、发展、转移有关，其中抑癌基因主要有 PTEN 和 P53。PTEN 蛋白是一种具有激素调节作用的肿瘤抑制蛋白，在子宫内膜样腺癌中，雌激素受体（ER）及孕激素受体（PR）多为阳性，30%～50% 的病例出现 PTEN 基因的突变，极少病例出现 P53 突变。而在子宫浆液性腺癌中 ER、PR 多为阴性，P53 呈强阳性表达。

二、临床表现

1. 临床症状

常与高雌激素水平相关疾病伴存，例如无排卵性功血、多囊卵巢综合征、功能性卵巢肿瘤等。另外，易发生在不孕、肥胖、高血压、糖尿病、未婚、少产、绝经延迟的妇女，这些内膜癌的高危因素称为子宫体癌综合征。子宫内膜癌患者早期可无明显症状，随着病情进度，可出现如下症状。

（1）异常阴道流血。此乃子宫内膜癌最主要的临床症状，发生率可达 100%，以此为第一主诉者占 80% 以上。可表现为绝经后出血，生育年龄妇女则可表现为月经周期紊乱、月经期延长、经量增多甚至大出血等。

（2）异常阴道分泌物。异常阴道分泌物表现为水样或血样分泌物，此为肿瘤渗出或出血所致，合并感染时可出现脓性分泌物并出现异味。此症状先于阴道出血，并多见于绝经后患者，而在绝经前患者中此症状较少见。

（3）疼痛。早期患者无此症状或症状轻微易被忽略，随着病情进展，可出现下腹胀痛或阵发性疼痛，多与子宫积血、积脓或合并感染有关，也可由于肿瘤增长，子宫明显增大，或与盆腔脏器粘连固定，压迫骶神经丛引起下肢或腰骶部疼痛，后者多为晚期之临床表现。

（4）转移癌表现。若肿瘤发生全身转移，如转移至肺、肝、肾、脑、阴道下段时，可出现相应症状，如咳嗽、咳血、肝区疼痛、骨疼、头痛、呕吐等。

2. 临床体征

早期子宫内膜癌无明显体征。主要体征为子宫增大，常以子宫轻至中度增大为多。中山大学肿瘤防治中心资料显示，子宫大小正常者占 38.8%，子宫稍大但小于妊娠 8 周者占 50%，子宫大于妊娠 8 周者仅占 10.3%。因此，子宫内膜癌患者体检发现子宫异常增大时，应结合病史、子宫质地、活动度等情况综合分析，考虑是否合并子宫肌瘤、子宫腺肌病。晚期肿瘤可穿过子宫浆膜层，在子宫表面形成肿块或浸润到宫旁或附件。

三、诊断与鉴别诊断

目前还没有一种令人满意的对于子宫内膜癌进行筛查的有效手段，故对于子宫内膜癌的早期发现有赖于医师熟知子宫内膜癌的常见症状，如绝经后阴道流血、月经紊乱、白带增多等，对可疑者及时进行以下相应检查。

1. 子宫内膜活检或分段刮宫

取子宫内膜组织做病理活检是诊断子宫内膜癌的"金标准"。行分段刮宫时，应先刮取宫颈管内各壁组织后，再用探针探测宫腔位置大小，以免将宫腔内癌组织带到宫颈管部，继之分别按如下顺序刮取两侧宫角，子宫前、后壁各处内膜组织分瓶送检。

2. 宫腔镜检查

宫腔镜可直接窥视子宫腔和子宫颈管内病变尤其对早期微小病灶，在直视下准确活检，可弥补诊断性刮宫在诊断时的漏诊，其诊断准确为 99.5%。凡临床高度怀疑子宫内膜癌而分段刮宫阴性者，可采用宫腔镜检查，以便及时明确诊断。

进行宫腔镜检查时，由于注入膨宫介质使宫内压力增高，有可能使宫腔内的癌细胞经输卵管流入腹腔或经血管扩散，故对已明确诊断为子宫内膜癌者，不应再做宫腔镜检查，对高度可疑者，应用黏度大的中分子右旋糖苷作为膨宫介质并控制膨宫压力，尽量缩短检查时间，以减少癌细胞随膨宫介质扩散的可能性，并于宫腔镜检明确子宫内膜癌诊断后，尽早开腹手术并在术中充分冲洗腹腔。

3. 细胞学检查

常用细胞学取材方法有以下几种：①后穹窿吸片法：吸取后穹窿积聚体液行脱落细胞涂片；②宫腔吸化法：吸取宫腔内膜液或组织碎片涂片；③毛刷法：以特制毛刷进入宫腔，涂擦内膜表面后涂片；④洗涤法：向宫腔内喷注无菌生理盐水洗涤宫内膜面，然后收集洗涤液涂片。

由于子宫内膜细胞在月经期外不易脱落，且宫腔内的癌细胞脱落后经溶解，变性后不易被细胞学检查人员所辨认，故应用细胞学检查诊断内膜癌的阳性率不如子宫颈癌高，但此法经济、实用，即使在出血、感染时也可应用，可作为筛查或起辅助诊断作用。近年来，液基细胞学检查已广泛应用于临床。

4. 超声学诊断

B 超扫描在子宫内膜癌早期声像图可无明显异常，若病变进一步发展，肿瘤可在子宫内形成不规则团块，子宫内膜可见明显增厚和不规则。肿瘤侵犯宫颈时，可出现宫颈增宽、回声不规则的光团。统计表明，子宫内膜病变 B 超预测率可达 89.6%，深肌层侵犯检出率可达 71%。此外，超声检查还能发现肝、脾、腹膜后淋巴结等盆腔外脏器是否有肿瘤转移灶。

5. CT、MR 及 PET - CT 检查

能较准确分辨宫颈与宫体、宫内膜与肌层，并能较准确地辨别子宫肌层浸润的程度及淋巴结转移情况，从而较准确估计肿瘤的临床分期。MR 显示子宫肌层和宫颈受累优于CT，其准确率为 80%。目前国外 MR 检查已广泛应用于子宫内膜癌的术前诊断及分期。但无论如何影像学检查均不能代替手术评估。

6. 肿瘤标记物

CA125 是已被确定的上皮性卵巢癌的肿瘤标记物，用于子宫内膜癌的筛查有一定价值。据统计，在子宫内膜癌患者中，约 20% 的临床 I 期患者，CA125 呈高值。CA199 的

特异性比 CA125 低，但与 CA125 联合有助于判断肿瘤的存在与来源，随着临床期别的增高，CA125 和 CA199 水平和阳性率均增高。二者也可反映肿瘤的进展与消退，为检测病情变化提供帮助。

7. 鉴别诊断

子宫内膜活检为诊断子宫内膜癌的依据，如能及时、准确地做诊断性刮宫，诊断多无困难。但临床上此病易与以下疾病相混淆，应予鉴别。

（1）子宫内膜不典型增生。子宫内膜不典型增生的病因及临床表现酷似子宫内膜癌，但前者发病年龄较年轻，且对药物治疗反映较好，确诊有赖于取宫内膜做病理检查。

（2）宫颈癌。子宫内膜癌累及宫颈或带蒂或息肉样子宫内膜癌肿瘤由宫腔生长到达或超出宫颈外口，次类型与原发子宫颈癌术前极难鉴别，应根据患者的年龄、病理类型、子宫大小等因素作为术前诊断参考，如患者为老年妇女，病理为腺癌且子宫稍增大，则子宫内膜癌的可能性较大。

（3）功能性子宫出血和子宫肌瘤。其症状与体征均与子宫内膜癌有相似之处，但通过影像学检查如 B 超、CT、MR、PET-CT、子宫碘油造影和内膜活检等有助于鉴别诊断。

四、临床分期

以下是 1988 年 FIGO 临床分期标准。

Ⅰ期：病变局限于子宫。

I_a 期：病变局限于子宫内膜。

I_b 期：病变侵犯子宫肌层<1/2。

I_c 期：病变侵犯子宫肌层≥1/2。

Ⅱ期：癌侵犯子宫颈。

II_a 期：病变累及子宫颈内膜腺体。

II_b 期：病变累及子宫间质。

Ⅲ期：

III_a 期：癌侵犯子宫浆膜或（和）附件，或（和）腹腔细胞学阳性。

III_b 期：阴道转移。

III_c 期：盆腔或（和）腹主动脉旁淋巴结转移。

Ⅳ期：

IV_a 期：癌侵犯膀胱或（和）肠黏膜。

IV_b 期：远处转移，包括腹腔内脏器和（或）腹股沟淋巴结转移。

此分期方法以子宫肌浸润深度，宫颈及腹膜后淋巴结受累情况等为诊断依据，能准确反映病情，有利于判断预后。因此，凡采用手术治疗的子宫内膜癌，均应采用上述手术病理分期。而对于非手术病例，则仍沿用以下 FIGO1971 年制定的标准：

Ⅰ期：病变局限于宫体。

I_a 期：子宫腔长度≤8cm。

I_b 期：子宫腔长度>8cm。

Ⅱ期：病变累及子宫颈。

Ⅲ期：病变播散于子宫体以外、盆腔内（阴道、宫旁组织）。

Ⅳ期：病变累及膀胱或直肠、或有盆腔外转移。

Ⅳ$_a$期：病变累及邻近器官。

Ⅳ$_b$期：病变远处转移。

五、治疗及预后

子宫内膜癌的治疗手段有手术、放疗、抗癌化疗等。其中以手术和放疗为最常见的治疗手段。

1. 手术治疗

子宫内膜癌的手术治疗主要有以下三种方式：

（1）全宫双附件切除术，要求闭合式离断阴道。

（2）广泛全宫切除术。此术式切除范围包括：高位结扎骨盆漏斗韧带，切除阔韧带内全部宫旁组织，贴近盆壁切除大部分圆韧带，部分骶、主韧带及阴道上段不少于2cm。

（3）广泛全宫双附件切除＋双侧盆髂淋巴结切除/腹主动脉旁淋巴切除或活检术。

以上3种术式的选择须依据肿瘤的临床分期、病理类型、细胞分化程度及病人的具体情况制订个体化治疗方案。但子宫内膜癌的准确分期为手术分期，必须切除子宫后才能明确子宫肌层浸润深度，故对于临床分期Ⅰ期，病理类型非高度恶性的浆液性腺癌、透明细胞癌、鳞癌等，或肿瘤细胞分化非G$_3$者，均可予先行全宫双附件切除，术中及时解剖子宫。如发现肿瘤浸润子宫深肌层或宫颈管者，或术中探查发现盆淋巴结/腹主动脉旁淋巴结增大者，应立即进行双盆淋巴结清扫加腹主动脉旁淋巴清扫或活检术。而对于临床已确诊Ⅱ期或以上，病理类型恶性度高，细胞分化差者，则行广泛全宫双附件切除加盆淋巴切除/腹主动脉旁淋巴切除或活检术。

2. 放射治疗

放射治疗在子宫内膜癌的治疗中占有重要地位，可以作为唯一的治疗手段，又可以作为手术、化疗、激素治疗的辅助治疗手段。既可以获得根治性治疗的目的，有时又能起减轻症状、改善生活质量、延长生存期的作用。因而不失为一种重要的治疗手段。

（1）根治性放射治疗。对于合并高血压、糖尿病、极度肥胖等不能耐受手术的患者或病情晚期估计无法手术切除者，可以行放射治疗获得根治。

（2）放射治疗与手术并用。

术前放疗。术前放疗可降低肿瘤细胞活性，避免由于手术刺激导致癌细胞术中扩散转移。同时术前放疗可使肿瘤体积缩小，提高手术的彻底性，其适应证包括：临床检查肿瘤体积过大估计切除有困难者，可行体外照射或宫腔内放疗，使肿瘤缩小再手术；肿瘤侵犯宫颈或阴道上段者可行阴道腔内放疗。

术后放疗。术后放疗的适应证：手术病理分期为Ⅰ$_c$期及以上，或病理类型恶性度高或细胞分化G$_3$而术中未行淋巴清扫者；或虽行淋巴切除，但病理结果提示淋巴结转移者，术后应行盆腔/腹主动脉旁照射；阴道残端有肿瘤或阴道切缘距肿瘤小于2cm者，术后应补行阴道腔内放疗；晚期肿瘤无法切净或估计有肿瘤残留者，应行相应部位照射。

3. 药物治疗

（1）孕激素治疗。大剂量孕激素对子宫内膜癌治疗有效。孕激素可能具有使内膜癌细胞项正常转化的作用；表现为核分裂减少，胞质颗粒增多，甚至出现空泡，最后肿瘤为增生或萎缩的内膜所代替。

临床上应用孕激素治疗子宫内膜癌主要有以下几种情况：①子宫内膜癌之癌前病变；②因各种原因未能进行规范外科治疗者；③晚期或复发病例。

具体用药则必须符合两个原则：一是剂量要大，每日用量须达常规剂量的十几倍；二是时间要长，建议用药时间至少半年以上。

（2）抗雌激素药物治疗。三苯氧胺为三苯己烯属物质，是一种非甾体类激素，在女性三苯氧氨具有抗雌激素与雌激素双重效应。该药与细胞、胞质雌激素受体结合，使雌激素受体含量下降并降低组织对雌激素的正常反应，从而有效地抑制肿瘤生长。同时，三苯氧氨还能刺激肿瘤细胞内孕激素受体的合成，从而协同孕激素的抗癌效果，提高孕激素治疗的敏感性和长期有效性。此药常与孕激素联合应用于术后晚期或复发病例。

（3）抗癌药物治疗。子宫内膜癌的化疗近年来已被重视，但由于本病经典、有效的治疗方法为手术及放射治疗，抗癌化疗在子宫内膜癌的治疗中仅处于辅助地位，配合手术或根治性放射治疗。其治疗指征如下：①具有某些高危因素的早期病例术后辅以化疗，如病理类型恶性度高、细胞分化不良、脉管受累；②晚期病例可采用根治性手术或放疗辅以化疗；③术中有肿瘤残留或复发转移者。

常用抗癌药物有铂类、阿霉素、5-氟尿嘧啶、环磷酰胺、更生霉素、紫杉醇等，给药途径除常规全身化疗外，也可根据肿瘤的部位采用介入化疗、腹腔化疗等。

4. 预后

影响子宫内膜癌预后的因素是多方面的，其中临床分期对预后起决定作用，期别越晚，预后越差。因此，提高对本癌瘤的警惕性，做到早期诊断及时正确治疗，是提高子宫内膜癌患者的生存率及改善预后的主要措施。

（1）发病年龄。一般认为年龄越大，预后越差。

（2）临床分期。分期越早，预后越佳。

（3）淋巴结转移。有淋巴结转移者预后差。

（4）肿瘤病理类型、细胞分化程度。腺癌和腺棘癌及黏液癌的预后较好，而浆液腺癌、透明细胞癌、鳞状上皮癌、未分化癌等，具易侵袭淋巴管和子宫肌层的倾向，预后较差。细胞分化程度越差，淋巴转移率越高，易侵犯子宫深肌层，预后越差。外生型者肿瘤向子宫腔生长，易出现症状，较易早期发现，因而预后较好。

（5）子宫内膜癌组织中 ER、PR 的含量。细胞分化越好，ER、PR 含量越高，预后越好，反之则预后差。

第三节　卵　巢　癌

一、概述

卵巢恶性肿瘤是发生于卵巢组织的恶性肿瘤，发病率占女性生殖器恶性肿瘤的第二位。近 20 年来卵巢癌的发病率有上升趋势，可发生于任何年龄，更易发生在绝经后的女性身上。卵巢肿瘤中大多数为卵巢上皮—间质来源，包括多种组织类型。卵巢恶性肿瘤中，上皮性卵巢癌最常见。卵巢癌患者就诊时大多数已属于晚期，且易于转移及复发，因而预后较差，死亡率居于各类妇科肿瘤的首位。卵巢癌随手术、化疗及放疗等综合治疗的发展，尤其是减瘤术及紫杉醇联合铂类的化疗，使 5 年生存率从 20 世纪 70 年代的 30％ 提高至大于 50％。

二、卵巢癌的病因、病理学及转移途径

卵巢癌的病因可分以下几个方面：癌症发病外部因素（包括化学、物理、生物等致癌因子）；癌症发病内部因素（包括免疫功能、内分泌、遗传、精神因素等），以及饮食营养失调和不良生活习惯等。一些已经明确的危险因素与乳腺癌的相似，包括初潮早、绝经晚和无妊娠史。多产、哺乳和长期服用避孕药可能在一定程度上降低卵巢癌的发病风险。与遗传相关的卵巢癌主要有三种类型：遗传性位点特异性卵巢癌综合征、遗传性乳腺癌/卵巢癌综合征、遗传性非息肉性结直肠癌。

卵巢肿瘤根据良、恶性分为：良性、交界性、恶性。

按组织发生学分类（1999 年 WHO 分类），卵巢肿瘤分为 14 大类，包括表面上皮—间质肿瘤（浆液性肿瘤、黏液性肿瘤等）、性索—间质的肿瘤、生殖细胞肿瘤、性腺母细胞瘤、卵巢网肿瘤、间皮肿瘤、恶性淋巴瘤和浆细胞瘤、继发（转移）性肿瘤等。以上每一种病理类型都存在良性、交界性、恶性。

卵巢癌主要包括三种病例类型。①卵巢上皮癌：在国外占卵巢癌的 90％，国内占 65％，多发生在绝经期及绝经后期；②卵巢恶性生殖细胞肿瘤：多发生于青少年，国内约占卵巢恶性肿瘤的 20％，而国外少见；③性索间质肿瘤：约占卵巢癌的 10％，可发生于任何年龄。

本节主要讲述卵巢上皮癌的部分。

卵巢癌的转移途径主要有 4 种。

1. 种植性转移

肿瘤穿透包膜，广泛种植于盆、腹腔表面，是卵巢癌最常见的转移途径。

2. 直接蔓延

肿瘤侵犯邻近组织或器官。

3. 淋巴转移

主要转移至盆、腹腔淋巴结及体表淋巴结。

4. 血行播散

可通过血行转移至肝、肺、骨等。

三、临床表现

1. 症状

早期患者症状隐蔽，无任何不适，往往是在妇科检查中偶被发现。后期患者可出现腹部不适，如腹胀、腹痛或盆腔下坠感、月经不调、不规则子宫出血或绝经后出血、贫血、乏力、进行性消瘦等。肿块较大，患者可自行扪及到盆腔、下腹肿块，可出现不完全性肠梗阻症状或盆腔压迫症等。

2. 体征

早期卵巢癌患者只有在肿块体积超出盆腔后才能偶然发现，或者妇科检查时发现盆腔肿块。下腹肿块固定，为卵巢恶性肿瘤的特点之一。并发腹水者可扪及移动性浊音。有时

在锁骨上、腹股沟部位可扪及肿大的淋巴结。

四、诊断与鉴别诊断

卵巢癌早期因症状不明显，所以定期妇科检查很重要。诊断多依靠临床表现、妇科检查、辅助检查等，而病理学确诊是诊断的最佳依据。本节主要讲述辅助检查。

1. 肿瘤标记物检查

糖链抗原 125（CA125）是血清卵巢上皮癌相关抗原（临床正常参考范围：血清 < 35U/ml），在约 80%～90% 的上皮癌尤其是浆液性腺癌中升高，且常随病情的进展或好转出现升高或降低。需要注意的是，CA125 在一些妇科良性病变如内膜异位症、结核、炎症等也可升高。其他常用的卵巢肿瘤标记物，如 CA153、CEA、CA199、铁蛋白及组织多肽抗原（TPA）等对卵巢恶性肿瘤的敏感性较高，但其特异性较差，所以不能凭单一免疫学检测判断其类型，最好多种肿瘤标记物联合检测，可提高定性诊断的可靠性。

2. 影像学检查

B 超、X 线、CT 及 MR 均有助于明确肿瘤的大小、形态、囊实性、部位及与周围脏器的关系、有无腹水等。PET‑CT 对卵巢癌定性及定位诊断均有帮助。

3. 病理学检查

阴道后穹窿吸液涂片检查，子宫直肠陷凹穿刺液检查及腹水细胞学检查仍是简便、易行、快速的基本检查。对可疑病例，腹腔镜检查及组织学检查可以立即明确诊断。凡卵巢肿瘤有手术指征，并能手术切除者应首选手术；手术有助于标准分期、获得组织学病理诊断。

卵巢癌容易与下列疾病混淆：

1. 卵巢非赘生性囊肿

如卵泡囊肿、黄体囊肿等，一般直径小于 5cm，壁薄，多在 1～2 个月自然消退。

2. 子宫肌瘤

卵巢肿瘤有可能与子宫肌瘤囊性变或浆膜下子宫肌瘤混淆。B 超检查可明确诊断。

3. 早孕

子宫增大变软，有停经史，HCG 值升高可确诊，B 超见有胚囊或胎心搏动。

4. 慢性尿潴留

多有排尿困难或尿不净病史，包块位于下腹正中，边界不清，导尿后包块即消失，也可用 B 超检查鉴别。

5. 附件炎性包块

有慢性盆腔炎与不育史，包块位置较低，有触痛，与子宫有粘连。

6. 腹腔积液

肿瘤性腹腔积液与结核性腹膜炎（包裹性积液）与巨大卵巢囊肿鉴别；可用 B 超检查及细胞学鉴别。

五、分期

现采用的是 TNM 分期及国际妇产科学联盟（FIGO）分期法，两种分期的对比如下。

（1）原发肿瘤（T）。

TNM　FIGO 分期

T_x　　　　　　原发肿瘤无法评价。

T_0　　　　　　无原发肿瘤的证据。

T_1　　Ⅰ　　局限于卵巢（单侧或双侧）。

T_{1a}　Ⅰ$_A$　局限于一侧卵巢，包膜完整，表面无肿瘤，腹水或腹腔冲洗液无癌细胞。

T_{1b}　Ⅰ$_B$　局限于两侧卵巢，包膜完整，表面无肿瘤，腹水或腹腔冲洗液无癌细胞。

T_{1c}　Ⅰ$_C$　局限于一侧或两侧卵巢并具备下列任何一种：

　　　　　　　包膜破裂，表面有肿瘤，腹水或腹腔冲洗液找到癌细胞。

T_2　　Ⅱ　　肿瘤累及一侧或两侧卵巢，并伴腹腔内扩散和（或）转移。

T_{2a}　Ⅱ$_A$　扩散和（或）转移至子宫和（或）输卵管，腹水或腹腔冲洗液无癌细胞。

T_{2b}　Ⅱ$_B$　肿瘤扩散和（或）转移至其他盆腔组织，腹水或腹腔冲洗液无癌细胞。

T_{2c}　Ⅱ$_C$　盆腔内扩散和（或）转移（T_{2a}或T_{2b}），腹水或腹腔冲洗液找到癌细胞。

T_3　　Ⅲ　　肿瘤累及一侧或两侧卵巢，组织学证实腹膜表面有种植。

T_{3a}　Ⅲ$_A$　腹腔有镜下转移瘤（无肉眼可见的肿瘤）。

T_{3b}　Ⅲ$_B$　腹腔转移结节直径≤2cm。

T_{3c}　Ⅲ$_C$　腹腔转移结节直径＞2cm和（或）区域淋巴结转移。

任何T　Ⅳ　　腹腔外远处转移。

注 非恶性腹水的出现未归类，除非腹水中找到癌细胞，腹水并不影响分期；肝表面转移属于T_3/Ⅲ期，肝实质转移属于M_1/Ⅳ期，胸腔积液细胞学阳性属M_1/Ⅳ期。为了更准确地估计预后，对Ⅰc或Ⅱc期的病例应注明肿瘤囊壁系自发破裂或在手术中破裂。

（2）区域淋巴结（N）。

N_x：区域淋巴结无法评估。

N_0：无区域淋巴结转移。

N_1：Ⅲc有区域淋巴结转移。

（3）远处转移（M）。

M_x：远处转移无法评估。

M_0：无远处转移。

M_1：Ⅳ期有远处转移（不包括腹腔内转移）。

PTNM病理学分级 pT、pN、pM分期与T、N、M分期一致。

（4）临床分期。

Ⅰ期：$T_1 N_0 M_0$。

Ⅰ$_A$期：$T_{1a} N_0 M_0$。

Ⅰ$_B$期：$T_{1b} N_0 M_0$。

Ⅰ$_C$期：$T_{1c} N_0 M_0$。

Ⅱ期：$T_2 N_0 M_0$。

Ⅱ$_A$期：$T_{2a} N_0 M_0$。

Ⅱ$_B$期：$T_{2b} N_0 M_0$。

Ⅱ$_C$期：$T_{2c} N_0 M_0$。

Ⅲ期：$T_3 N_0 M_0$。

Ⅲ$_A$期：$T_{3a} N_0 M_0$。

ⅢB期：$T_{3b} N_0 M_0$。

ⅢC期：$T_{3c} N_1 M_0$。

Ⅳ期：任何 T 任何 NM_1。

六、治疗

卵巢癌与盆腹腔内其他恶性肿瘤如大肠癌、胃癌的治疗原则有根本的区别。肿瘤细胞减灭术和铂类为基础的联合化疗是卵巢癌治疗的基本原则。初治和复发性卵巢癌均可根据肿瘤病理、临床分期等选择手术、化疗或放疗等。靶向治疗中仅有贝伐珠单抗在 2010 年美国 NCCN 指南中被推荐使用，其他靶向药物尚在临床实践中。

（一）手术

手术是治疗卵巢恶性肿瘤最重要的手段。卵巢癌在早期癌、晚期癌及复发癌不同阶段均有机会进行手术。手术治疗的目的：第一，对盆腹腔进行全面的探查分期；第二，是要明确诊断；第三，最大限度的实施肿瘤细胞减灭术，尽可能彻底地切净肿瘤，提高综合治疗疗效。

1. 早期癌的手术治疗

早期卵巢癌手术主要包括全面分期探查术、二次分期探查术及保留生育功能的手术等。全面分期探查术要有足够大的腹部中正或正中切口，上界达脐至剑突中点，包括：全子宫及双附件切除、大网膜及阑尾切除；探查横膈（以徒手触诊为主，有可疑者，直视下取活组织进行检查）；盆腹腔腹膜多点活组织检查及腹膜后淋巴清除术（腹主动脉旁淋巴结一并切除，切除范围的高度一般在肠系膜下动脉水平，最好达肾血管水平）；开腹后每例患者均留腹水或腹腔冲洗液进行细胞学检查；术中若对肿瘤性质有怀疑，将肿瘤组织标本送病理科，进行冰冻切片检查。全面分期探查术的目的是进行准确分期，为选择术后的治疗方法提供依据。首次未行全面分期探查者应行二次分期探查术，将使卵巢癌分期上升。对要求保留生育功能的临床 I_A 或 I_C 期患者（各种分化程度），可以考虑保留子宫和对侧附件。对卵巢癌微创手术目前持谨慎态度，仅推荐由有经验的妇科肿瘤医师有选择地对一些 Ⅰ 期病例进行。

2. 晚期癌的治疗

晚期卵巢癌手术主要有肿瘤细胞减灭术、中间减瘤术及二次减瘤手术等。

卵巢癌肿瘤细胞减灭术的目的是尽可能彻底切除肿瘤的原发灶及肉眼所见的转移灶，最大限度地减少肿瘤负荷。其意义是切除大块坏死或血供差的、处于缓慢增殖期对化疗不敏感的肿瘤，使小的残存肿瘤对化疗或放疗更敏感；减少化疗耐药性的产生；提高机体免疫力，进而提高术后辅助治疗的疗效。2010 年美国 NCCN 指南明确定义"残余肿瘤灶最大径＜1cm 为满意的细胞减灭术"。手术不但要切除子宫及双附件、大网膜、阑尾，还要切除受累的腹膜，部分脏器扩大切除和（或）腹膜后淋巴清除；如肿瘤已侵犯肠管黏膜、面积较大的肠肌层受累，或有完全/不全肠梗阻等，还需肠段切除。

中间减瘤术包括：初次减瘤术不满意（残存瘤＞1cm），随后给予 2～3 程化疗后行再次减瘤术；各种检查提示手术难度大，不易达到成功减瘤术而首选 2～3 程化疗（新辅助化疗）。再进行减瘤术。

卵巢癌的二次剖腹探查术是对卵巢癌完成减瘤术和术后足够化疗疗程后，肿瘤达到完全缓解者，即临床（全身及妇科检查）和影像学以及血清 CA125 水平均属正常而进行的系统细致的第二次开腹探查。二探的方法基本同早期卵巢癌的全面探查分期，目的为全面综合评价化疗后腹腔肿瘤的疗效。

如二探开腹后发现肿瘤，此时已失去二探的意义，不必继续进行，应改为二次肿瘤细胞减灭术；即复发癌的二次减瘤术。在行二次减瘤术前一定要对病人进行评估。对于铂类敏感，无治疗间隙＞6～12 月；孤立或＜2 个的病灶；肿瘤＜5～10cm，不固定，不累及主要脏器；无腹水；无腹腔外远处转移；一般状况好，能耐受手术的患者方可考虑手术。

（二）化疗

从 20 世纪四五十年代，化疗主要采用的是单一烷化剂；八九十年代开始以顺铂为基础的联合方案化疗；90 年代推出紫杉醇（Taxol）到紫杉类联合铂类治疗卵巢癌，卵巢癌的化疗疗效明显提高。近年来有很多新药问世，不少治疗方案也在改进，一些观点也逐步更新。但是，正规、足量、及时，仍是最基本的用药原则。一线紫杉类联合铂类化疗的有效率高达 80％以上，其中一半以上达到肿瘤完全缓解，但即使达到完全缓解的病人仍有 50％～70％复发，使晚期癌病人的 5 年生存率仅为 20％左右，多数病人死于肿瘤复发耐药。

卵巢癌化疗包括几个方面：术前新辅助化疗、术后辅助化疗、晚期及复发性卵巢癌的化疗、腹腔化疗等。

术前新辅助化疗用于肿瘤体积过大、不适合立即手术的 Ⅲ/Ⅳ 期卵巢癌患者，并要求在对患者进行化疗前，须取得病理组织学确诊证据（可通过细针抽吸、活检或腹水穿刺检查获得）。其意义是使一般状况得到改善，固定的肿瘤缩小、松动，胸水、腹水控制，远处转移肿瘤缩小或消失，降低手术难度，缩短手术时间，减少失血量，有利于病人耐受手术，提高手术满意减瘤率。新辅助化疗一般应用 2～6 个周期。

术后化疗与否应依据肿瘤病理分期和病理分化程度决定。Ⅰ期高危病例（分化差和ⅠC 期）给予 3～6 个周期的化疗，低危病例不需化疗；Ⅱ～Ⅲ 期患者应给予 6～8 个周期的化疗。一线化疗方案均推荐为紫杉醇联合铂类，包括腹腔化疗。

复发卵巢癌分为 4 种类型，即顽固型（首次化疗期间肿瘤进展或稳定）、耐药型（肿瘤完全缓解，但停止化疗后 6 个月内复发或部分缓解）、部分敏感型（肿瘤完全缓解，停止化疗后 6～12 个月复发）和敏感型（肿瘤完全缓解，停止化疗大于 12 个月后复发）。对于顽固型和耐药型患者，可应用非铂类为基础的单药化疗，以延长无铂化疗间隔，减轻毒性，提高患者生活质量。对敏感型和部分敏感型患者，可选择以铂类为基础的联合化疗。

腹水由于存在腹膜—血管屏障，传统的全身化疗在腹腔内难以达到有效的治疗浓度，腹腔化疗化疗药物具有可高剂量给药、局部药物浓度高、药物维持时间长、药物和肿瘤直接接触、全身毒副作用小的特点。腹腔化疗多采用顺铂或卡铂单药治疗，或腹腔铂类联合紫杉醇静脉化疗。

顺铂是治疗卵巢癌最有效的首选药物，有效率达 29％～35％。其主要毒性有严重的胃肠道反应如恶心、呕吐，肾毒性、末梢神经和听神经毒性及轻度血液学毒性等。肾和神经毒性是顺铂的剂量限制毒性。当每日剂量≥50mg/m^2，治疗同时需要水化利尿：给药前一日患者大量饮水（2000～3000ml）或静脉输液＞2000ml；给药当日输液至少 3000ml，用顺铂前 30min，呋塞米 20mg 静脉注射（或应用甘露醇）；用药后第一天应输液 1500～2000ml。

卡铂是顺铂的第二代衍生物，疗效与顺铂相同，基本无肾和神经毒性，胃肠道反应也轻，但有骨髓抑制。卡铂的毒性特别是血小板减少症和药物的尿路清除有关，即与血清药物难度降低时间曲线下的面积（AUC）相关，卡铂的剂量根据设定的 AUC 值和肾功能测算，从血肌酐清除率计算肾小球的滤过率（GFR），一般用 Calvert 公式计算：卡铂剂量＝AUC×（GFR＋25）。

1989 年新细胞毒药物紫杉醇问世，它可抑制肿瘤细胞微管蛋白的解聚，使其停止在 G2/M 期，并与顺铂、卡铂、阿霉素等无交叉耐药，20 世纪 90 年代初被广泛用于治疗复发耐药的卵巢癌。紫杉醇主要的剂量限制毒性是末梢神经炎，如肌肉痛、关节痛等，并有中度血液学低下、脱发、胃肠反应等。有 3% 患者可出现过敏反应，故用药前可采取预处理，如口服地塞米松或肌注苯海拉明等。美国妇科肿瘤组（GOG）进行了采用紫杉醇加顺铂与顺铂加环磷酰胺治疗 Ⅲ-Ⅳ 期卵巢癌的研究，结果显示紫杉醇与顺铂联合化疗疗效明显优于对照组。由于卡铂毒性小，目前国内外已广泛将紫杉醇联合卡铂作为初治卵巢癌的一线标准化疗方案。剂量密集型的紫杉醇周疗，增加了用药密度与暴露时间，可减少肿瘤细胞的增殖和耐药，增加肿瘤细胞的凋亡，抑制肿瘤血管生成；在 2009 年日本的一项研究中，与传统的三周疗方案相比，紫杉醇周疗可使患者无进展生存（PFS）期延长 10.8 个月（28 个月 vs17 个月，p＝0.0015），3 年生存率提高 7%（72%vs65%，p＝0.03）。

治疗卵巢癌有效的药物还有环磷酰胺、异环磷酰胺、长春新碱、六甲嘧胺等。目前新药及新方案，如多西他赛、拓扑替康、吉西他滨、伊立替康、奥沙利铂、长春瑞滨、多柔比星脂质体、培美曲塞，紫杉醇周疗方案等，在复发卵巢癌的治疗上显示出了良好的疗效，尤其是卵巢癌复发耐药的病例。

单纯激素治疗卵巢癌资料较少，多联合化疗。激素对卵巢癌有潜在的作用，对于细胞毒性化疗不能耐受或不成功的患者，可以选择他莫昔芬或来曲唑、阿那曲唑、醋酸亮丙瑞林、醋酸甲地孕酮等进行姑息性治疗。

卵巢癌常用的化疗方案：

1. TC 方案

紫杉醇 135～175mg/m²，静脉滴注（3h），第 1 天。

卡铂 AUC＝5－7.5，静脉滴注（1～3h），第 1 天。

每 3 周重复一次，6 个周期。

紫杉醇周疗方案：

紫杉醇 80mg/m²，第 1、8、15 天重复。

卡铂 AUC＝6，静脉滴注（1h），第 1 天。

2. TP（PD）方案

紫杉醇 135mg/m²，静脉滴注（3h），第 1 天。

顺铂 75mg/m²，静脉滴注，第 1 天或分两天输注。

每 3 周重复一次，6 个周期。

3. DC 方案

多西他赛 $60-75mg/m^2$，静脉滴注（1h），第 1 天。

卡铂 AUC＝5－6，静脉滴注（1h），第 1 天。

每 3 周重复一次，6 个周期。

4. CD（CP）方案

顺铂 $50mg/m^2$，静脉滴注，第 1 天；腹腔给药剂量 $100mg/m^2$，第 1 天。

环磷酰胺 $1000mg/m^2$，静脉滴注，第 1 天；腹腔给药剂量 $600mg/m^2$，第 1 天。

每 3 周重复一次，6 个周期。

5. CAP 方案

环磷酰胺 $500\sim600mg/m^2$，静脉滴注，第 1 天。

阿霉素 $30\sim40mg/m^2$（或表阿霉素 $50\sim60mg/m^2$），静脉滴注，第 1 天。

顺铂 $50mg/m^2$，静脉滴注，第 1 天。

每 3 周重复一次，6 个周期。

6. PP 腹腔及静脉化疗

紫杉醇 $135mg/m^2$（24h），静脉滴注，第 1 天；$60mg/m^2$，腹腔注射，第 8 天。

顺铂 $100mg/m^2$，腹腔注射，第 2 天。

每 3 周重复一次，6 个周期。

7. 拓扑替康（T）单药方案

拓扑替康 $1.5mg/（m^2·d）$，＞30min，静脉滴注，第 1～5 天。

每 3 周重复一次，4 周期。

8. 多柔比星脂质体（Peg-Liposomal Doxorubicin，PLD）单药

$PLD50mg/m^2$，静脉滴注，第 1 天。

每 4 周重复一次，6 个周期。

9. 吉西他滨单药方案

吉西他滨 $1000mg/（m^2·d）$，静脉滴注，第 1、8 天。

每 3 周重复一次，6 个周期。

10. GC 方案

吉西他滨 $1000mg/（m^2·d）$，静脉滴注，第 1、8 天。

卡铂 AUC＝4，静脉滴注（1～3h），第 1 天。

每 3 周重复一次，6 个周期。

（三）放射治疗

卵巢癌放疗主要用于术后卵巢癌未能全部切除者，化疗难治性或化疗后残存的肿瘤的挽救治疗，或作为孤立转移灶的姑息治疗。但腹水量多者不宜行放射治疗，而肿瘤转移至腹腔内者效果不如局限于盆腔内者。

卵巢癌的放疗方法主要有盆腔照射、全腹加盆腔体外照射、腹腔放射性核素治疗等。

盆腔照射是卵巢癌术后治疗的主要方法，目前多和全腹部照射和/或化疗综合应用。高剂量单次分割照射治疗晚期卵巢癌，可取得姑息疗效。常用于肿瘤限于盆腔的病人，盆腔照射肿瘤量 10Gy，一日完成，每月一次。一般照射 1～2 次是安全的，超过 2 次者有严

重放射反应。

全腹照射上始于膈上 1cm 下至盆腔闭孔下缘，包括腹膜在内的盆腹腔；剂量为 22～30Gy，6～8 周；由于卵巢肿瘤主要位于盆腔，应增加盆腔照射，使总量达到 40～50Gy。全腹照射的病人放射治疗反应较大，可有恶心、呕吐、腹泻等胃肠反应，白细胞、血小板下降等骨髓抑制以及不同程度的肝肾损伤等，肠粘连和肠梗阻是主要的晚期放射反应。

腹腔内放射性核素治疗有其独特的优点，在它接触到的体腔表面有限的深度内，可受到高剂量的照射，同时也有给药方法简便和治疗时间短的优点。多采用放射性核素胶体金－198（^{198}Au）和放射性^{32}P。放射性核素胶体金－198（^{198}Au）β线的能量为 0.32MeV，射程不到 4mm，其 γ 线易引起肠损伤。近年来多使用胶体^{32}P 发射纯的 β 线，平均能量为 0.69MeV，射程约 8mm，半衰期较长为 14.3 天，肠道损伤小；一般于术后两周进行；先腹腔内注入 1500～2000ml 生理盐水，继之^{32}P 灌注，并嘱患者每 15min 更换体位一次；最常见的并发症是腹痛，发生率为 15%～20%。化学性或感染性腹膜炎 2%～3%。最严重的晚期并发症是小肠梗阻约 5%～10%。

（四）生物治疗及靶向治疗

目前被美国 NCCN 指南推荐使用的靶向药物主要是贝伐珠单抗。

贝伐珠单抗（Bevacizumab）是一个重组的人源化 IgG1 单克隆抗体，与血管内皮生长因子（VEGF）结合，阻碍 VEGF 与其受体在肿瘤内皮细胞表面相互作用，抑制肿瘤血管内皮细胞增殖和新生血管生成。2010 年 ASCO 公布一项 GOG－0218 国际、多中心、随机、双盲试验：将 1873 例既往未接受过治疗的 Ⅲ 或 Ⅳ 期卵巢上皮癌、输卵管癌或原发性腹膜癌患者随机分为 3 组：A 组采用标准化疗（紫杉醇＋卡铂）＋安慰剂，随后以安慰剂进行维持治疗；B 组采用标准化疗＋贝伐珠单抗（Bevacizumab），随后以安慰剂进行维持治疗；C 组的初始治疗同 B 组，但维持治疗方案改为贝伐珠单抗。结果发现，C 组的无进展生存（PFS）期较 A 组显著延长（14.1 个月对 10.3 个月，P＜0.0001），而 B 组的 PFS 期（11.2 个月）也长于 A 组，但无显著性差异。

美国妇科肿瘤学组（GOG）目前正在进行的卵巢癌生物治疗研究约 10 余项，如酪氨酸酶抑制剂 Iressa、抗 HER2/neu 单抗 Herceptin、耐药调节制剂 PSC833 与 TC 方案配伍、Gamma 干扰素等治疗卵巢癌等临床研究。

在德国模拟 CA125 抗原的卵巢癌抗独特型抗体 ACA125 治疗卵巢癌的研究等也取得了另人鼓舞的结果。

第四节 肾 癌

肾癌是泌尿系统常见恶性肿瘤之一，约占全身恶性肿瘤的 2%～3%。各国各地区发病率不同，发达国家发病率高于发展中国家，近几十年其发病率呈上升趋势。肾癌多发生于 50 岁以上，极少数发生于青壮年，男女发病比为 2:1。绝大多数肾癌发生于一侧肾脏，常为单个肿瘤，10%～20% 多发。肿瘤多位于肾脏上下两极，常有假包膜与周围肾组织相隔。遗传性肾癌常表现为双侧多发性肿瘤。

一、病因

肾癌的发生存在散发型和遗传型两类。遗传型肾癌占肾癌总数的 2%～4%，其发生常常与特异性基因型的改变有关，如遗传型透明细胞癌的发生多与 VHL 基因（3P25 染色体）的缺失有关。散发型肾癌的发生认为与吸烟、肥胖、高血压、抗高血压治疗、长期血液透析、长期服用解热镇痛药物等有关。

肾癌在罕见情况下可自行缓解，切除原发灶后肺内转移灶缩小或消失。已有转移的肾癌患者生存差异大，应用特异性或非特异性免疫治疗有效，故认为此病一定程度上与机体免疫功能有关。

二、临床表现

1. 血尿

是肾癌最常见症状，常为无痛性间歇性肉眼血尿或为镜下血尿，出血量大时也可形成血块。由于肿瘤侵入肾盂、肾盏引起。

2. 腰痛或侧腹痛

多为持续性钝痛。肾癌增长后肾脏包膜张力增大或肿瘤侵犯肾周组织引起疼痛。血液在输尿管内凝固成条索状血块，经尿排出，可以引起肾绞痛。

3. 肿块

肾肿瘤增大到一定程度时，在背部可触及增大的肾脏肿物，质硬，表面高低不平或结节状。

4. 精索静脉曲张

部分病例伴精索静脉曲张，一般发生于左侧，当左肾癌压迫左肾静脉或瘤栓阻塞左肾静脉时会出现平卧位也不能消失的左肾精索静脉曲张。当下腔静脉受侵，可同时伴下肢水肿。

5. 全身症状

肾癌细胞可分泌多种内分泌激素，从而引起一系列全身症状，如高血压、贫血、体重下降、恶病质、发热、红细胞增多症、肝功能异常、高钙血症、高血糖、血沉增快、神经肌肉病变、淀粉样变性、溢乳症、凝血机制异常等。副瘤综合征的出现常提示预后不良。

6. 转移症状

25%～57% 的患者在发现时已有远处转移。肺、淋巴结、肝和骨是常见转移部位，表现为骨痛、咳嗽、胸痛等远处转移症状。

血尿、腰痛、肿块称为肾癌三联症，肾癌患者中具有肾癌三联症的不足 15%，但均为晚期，合并副瘤综合征的患者也提示预后不良。

三、辅助检查

1. 实验室项目

血、尿、便常规，尿素氮、肌酐、肝功能、红细胞计数、血红蛋白、血钙、血糖、血沉、碱性磷酸酶、乳酸脱氢酶。

2. 超声检查

B 超显示肾切面外形局部隆起，肾内出现不均匀低回声团块，圆形或椭圆形。彩色多普勒显像肿瘤内部或周边可见丰富血流信号。肾静脉有瘤栓时可见肾静脉增宽，内见低回声肿块。

3. CT 或 MR

影像显示为密度不均匀的软组织肿块，密度略高于或低于正常肾实质，增强后肾实质增强，肿瘤亦增强但密度明显低于肾实质。影像学可提供肿块的密度、大小、局部蔓延及淋巴结和静脉受累等信息。

4. 肾盂静脉造影（IVU）

可以了解双肾脏的动能及肾盂、输尿管和膀胱的情况。

5. 肾动脉造影

肾动脉造影检查可以明确肾脏肿瘤的部位，肿瘤的供血情况以及肿瘤的侵及范围，明确肿瘤与周围动脉、静脉的关系以及静脉内是否有肿瘤瘤栓存在等情况。

6. 放射线核素骨扫描

可筛查并发现肾癌骨转移。

四、鉴别诊断

肾脏肿瘤的影像学检查较为明确，临床上主要需要与肾脏良性病变（如错构瘤、肾结核、肾囊肿等）相鉴别，一般鉴别诊断不困难。

五、病理类型及分期

（一）病理类型

80％为透明细胞癌，10％为乳头状腺癌，5％嫌色细胞癌。5％大嗜酸粒细胞瘤。

（二）分期

肾癌（AJCC 2002）TNM 分期。

（1）原发肿瘤（T）：

T_x：原发肿瘤不能评价。

T_0：未发现原发肿瘤。

T_1：肿瘤局限于肾，最大径不超过 7cm。

T_2：肿瘤局限于肾，最大径不超过 7cm。

T_3：肿瘤侵犯主要静脉或肾上腺、肾周组织，但未超过 Gerota 膜。

T_{3a}：肿瘤侵犯肾上腺或肾周组织，未超过 Gerota 膜。

T_{3b}：肿瘤侵犯肾静脉或横膈以下腔静脉。

T_{3c}：肿瘤侵犯肾静脉或横膈以上腔静脉。

T_4：肿瘤超过 Gerota 膜。

（2）区域性淋巴结（N）：

N_x：区域淋巴结转移不能确定。

N_0：无区域淋巴结转移。

N_1：单个区域淋巴结转移。

N_2：一个以上区域淋巴结转移。

（3）远处转移（M）：

M_x：远处转移不能确定。

M_0：无远处转移。

M_1：有远处转移。

六、治疗

根治性手术仍是治疗肾癌的唯一有效手段。对于Ⅰ、Ⅱ、Ⅲ期患者尽可能行根治性肾癌切除术，术后定期随访，即使对于有淋巴结转移或非根治性手术切除的患者，放疗也没有确切益处。Ⅳ期及复发患者主要采用化疗及免疫治疗为主的全身治疗。

（一）手术治疗

目前根治性手术仍是治疗肾癌最有效的手段。

1. 根治性肾切除术

对于经影像学诊断的肾癌，应尽早行根治性肾切除术。早期肾癌可通过外科手术治愈。

2. 根治性肾切除加区域性淋巴结清扫术

可降低局部肿瘤复发率，提高生产率。但这一术式还尚有争议。

3. 保留肾单位手术（NSS）

包括肾部分切除术及肾肿瘤剜出术。NSS适应证包括肾癌发生于解剖性或功能性的孤立肾。根治性肾切除术可能导致肾功能不全或尿毒症者。对于一侧肾癌对侧肾存在某些良性疾病，如肾结石、慢性肾盂肾炎或其他可能导致肾功能恶化的疾病也可考虑该术式。

4. 下腔静脉瘤栓的外科处理

对于无淋巴结转移或远处转移的肾癌并腔静脉瘤栓的患者可行根治性肾切除术并下腔静脉瘤栓取出术。

5. 腹腔镜手术

包括腹腔镜根治性肾切除术和腹腔镜肾部分切除术。适应证：肿瘤局限于肾包膜内，无周围组织侵犯和淋巴结无转移及静脉瘤栓的局限性肾癌患者。其疗效与开放性手术相当。

（二）介入治疗

肾动脉栓塞术主要用于晚期肾癌的姑息治疗，可缓解症状延缓病情的发展。对于外科手术治疗前介入治疗的价值，目前临床反应不一。但对于较大肿瘤的治疗，仍建议采用术前介入治疗，有报道术前介入治疗可以较好的控制肿瘤的大小，对肿瘤血管具有针对性的治疗价值，减少术中出血，清晰术中肿瘤界限范围，减少手术肿瘤播散等作用。

（三）放射治疗

肾癌的放射治疗效果不佳，放疗多用于辅助性或姑息性治疗。

（1）新辅助放疗。适用于已向肾周侵犯，估计手术切除困难者，提高手术切除率。

（2）辅助放疗。适用于减少局部复发提高长期生存率。

（3）姑息性放疗。适用于晚期肾癌，放疗可缓解毒性症状，缓解疼痛和血尿。

（四）生物免疫治疗

1. IL-2

IL-2能促进和调节淋巴细胞的免疫功能。

2. 干扰素-α

干扰素-α通过对肿瘤细胞的细胞溶解作用及增强自然杀伤细胞的活性，抑制肿瘤细胞内蛋白合成，从而抑制其分裂，还可增强 NK 细胞活性，是目前治疗转移性肾癌最有效的药物。

3. 激素治疗

部分肾癌与体内激素失调有关。晚期肾癌患者可减轻症状，延长生存期。常用激素为甲孕酮。

（五）化疗

肾癌的化疗效果欠佳，各化疗药物有效率多在 10% 以下。常用化疗药物：长春碱（VLB）、MMC、博来霉素、多柔比星、环磷酰胺。目前，吉西他滨与氟尿嘧啶或卡培他滨联合治疗转移性肾癌是可选择的方案之一。

（六）靶向治疗

随机对照研究显示针对血管内皮生长因子（vascular endothelial growth factor，VEGF）及受体的多靶点激酶抑制剂治疗转移性肾癌的有效率在 10%～40%，治疗可延长患者的无疾病进展时间，长期疗效尚不明确。抗 VEGF 的多靶点激酶抑制剂可作为转移性肾癌治疗的一线用药或 IFN-α 或/和 IL-2 治疗失败的二线用药。目前上市的靶向药物为甲苯磺酸索拉非尼（多吉美）、Sunitinib、贝伐单抗、厄洛替尼等靶向药物亦可能应用于肾癌。

七、随访

根治性手术患者每半年 1 次，五年后 1 年 1 次。非手术患者或姑息性手术患者每 3～4 个月 1 次。

第五节 膀 胱 癌

一、膀胱癌概述

膀胱癌是泌尿系统中最常见的肿瘤。发病有地区性和种族性，美国和西欧高，日本低，美国的白人高于黑人，男女比例为 3：1。在美国男性的恶性肿瘤中占第 4 位，女性的恶性肿瘤中占第 7 位。在美国 2008 年新发膀胱癌病例 68000，其中 14000 例死亡。膀胱癌的发病率随着年龄急剧增加，40 岁以下发病的较少，中位发病年龄 65 岁。目前浅表的非浸润性膀胱癌的复发给临床治疗带来了很大的挑战，浸润性的膀胱癌仍是患者死亡的主要原因。根治性的膀胱癌切除术仍是治疗肌层浸润性膀胱癌的金标准，但患者的预后较差，因此合理的应用新辅助治疗和化疗来改善患者的预后成为临床医生研究的目标。

二、病因与病理学

1. 病因学

膀胱癌的病因至今尚未完全明确，比较公认的膀胱癌常见病因有以下几种：①长期接触芳香族类物质的工种，如染料、皮革、橡胶、油漆工等；②吸烟，这也是一种增加膀胱肿瘤发生率的原因，近年研究显示，吸烟者在尿中致癌物质色氨酸的代谢增加 50%，当吸烟停止，色氨酸水平回复到正常，膀胱癌患者中 40% 的男性与 31% 的女性可能由吸烟引起；③体内色氨酸代谢的异常：色氨酸的异常代谢可产生一些代谢产物，如 3-羟-2-

氨基苯乙酮、3-羟基-邻-氨基苯甲酸，能直接影响到细胞的 RNA 和 DNA 的合成；这些代谢产物经过肝脏作用排泄入膀胱，由 β-葡萄糖醛酸甙酶作用后，具有致癌作用；④膀胱黏膜局部长期遭受刺激，如长期慢性感染、膀胱结石的长期刺激以及尿路梗阻，均可能是诱发癌肿的因素，而腺性膀胱炎、黏膜白斑被认为是癌前期病变，可诱致癌变；⑤药物，如大量服用非那西汀类药物，已证实可致膀胱癌；⑥寄生虫病，如发生在膀胱内，亦可诱发膀胱癌。

2. 病理学

膀胱癌的病理分型：尿路上皮癌，是最常见的膀胱恶性肿瘤；腺癌；黏液腺癌和印戒细胞癌；鳞癌；透明细胞癌或中肾癌；小细胞癌及神经内分泌肿瘤；肉瘤样癌。

三、临床表现

膀胱癌患者的首发症状有血尿、尿路刺激症状、血尿伴尿路刺激症状、排尿困难、尿液混浊；在合并感染或病变侵犯深肌层时出现下腹疼痛；84%的病人因血尿而就诊，特别是无痛性、间歇性、全程肉眼血尿为泌尿系肿瘤的特点，血尿的程度与肿瘤的大小、多少无关，部分患者尿中有"腐肉"样物排出。双合诊可扪及团块。

继发症状有贫血及由于下尿路梗阻引起的排尿困难、尿潴留，临床上可表现为下腹肿块，长期尿液引流不畅可引起肾积水、肾能不全、腰痛等，很少见无泌尿系症状而以转移部位症状就诊者。

四、诊断及鉴别诊断

1. 常规检查

对尿液离心后在高倍显微镜下寻找红细胞。此为诊断隐性血尿的唯一办法，简单易行，利用此方法可发现早期膀胱癌患者，也可作为高危人群的常规检查项目。

2. 尿脱落细胞检查

这是一种简单易行又无创伤的检查方法，对膀胱癌的诊断有重要价值，膀胱癌病人约85%尿脱落细胞检查可呈阳性。

3. X线造影检查

通过造影可了解膀胱充盈情况和肿瘤浸润的范围、深度。结合肾盂和输尿管造影可了解是否肾积水、输尿管浸润及浸润的程度等。应为常规检查，任何膀胱癌都应了解上尿路情况，10%的膀胱癌伴发上尿路癌，尤其对静脉尿路造影一侧尿路不显影者，应考虑行逆行尿路造影检查，以求治疗前明确上尿路情况。

4. 膀胱镜

膀胱镜可以直接看到癌肿的生长部位、大小、数目、形状、有无蒂、浸润范围，是否合并出血。膀胱镜检查是膀胱癌的诊断和分期的主要手段。

5. B超检查

通过使膀胱充盈、膀胱壁黏膜充分伸展，B超可以测量出肿瘤的大小、位置以及黏膜浸润的程度。如果是经直肠超声扫描，则能显示肿瘤基底部膀胱壁的畸形和突入膀胱腔的肿块回声，可依此确定膀胱肿瘤的范围。

6. CT检查

当膀胱肿瘤组织向腔内或壁外生长及出现转移时，CT 成像可充分显示其形状、大小，准确率在 80％左右。此表现对膀胱癌的分期有一定的帮助。

膀胱癌容易与下列疾病混淆：

（1）膀胱结石。膀胱刺激症状；排尿困难，长期排尿困难，可引起脱肛及疝；尿流突然中断，需改变体位方能继续排尿；尿末耻骨上区剧烈疼痛，可牵涉到阴茎头或会阴部，因结石损伤黏膜而表现终末血尿，并发感染则有脓尿。

（2）前列腺癌。排尿障碍：80％的病人由癌灶引起进行性排尿困难、尿流变细或尿流偏歪，或尿流分叉、尿程延长、尿频、尿急、尿痛、尿意不尽感等，严重时尿滴沥及发生尿潴留。血尿病人只占 3％。疼痛：腰部、骶部、臀部、髋部疼痛，骨盆、坐骨神经痛是常见的，剧烈难忍。可能由于癌灶转移至骨骼或侵犯神经或肾积水、肾感染所致。约31％的病人发生疼痛。转移症状：在前列腺癌病人中，转移很常见。约有 1/3 甚至 2/3 的病人在初次就医时就已有淋巴结转移，多发生在髂内、髂外、腰部、腹股沟等部位。可引起相应部位的淋巴结肿大及下肢肿胀。血行转移多见于骨骼（如骨盆、骶骨、腰椎、股骨上段等）和内脏（如肺、肝、脑、肾上腺、睾丸等）。全身症状：由于疼痛影响了饮食、睡眠和精神，经长期折磨，全身状况日渐虚弱，消瘦乏力，进行性贫血，恶病质或肾功能衰竭。

五、临床分期

按 2002 年 AJCC 癌症分期手册第 6 版标准进行分期。

（1）原发肿瘤（T）。

T_x：原发肿瘤无法评估。

T_0：未发现原发肿瘤。

T_a：非浸润性乳头状癌。

T_{is}：原位癌（扁平癌）。

T_1：肿瘤侵及上皮下结缔组织。

T_2：肿瘤侵及肌层。

T_{2a}：肿瘤侵及浅肌层（肌层的一半以内）。

T_{2b}：肿瘤侵及深肌层（超过肌层的一半）。

T_3：肿瘤侵及膀胱周围组织。

T_{3a}：显微镜发现肿瘤侵及膀胱周围组织。

T_{3b}：肉眼见肿瘤侵及膀胱周围组织。

T_4：肿瘤侵及邻近器官如前列腺、子宫、阴道、骨盆壁或腹壁。

T_{4a}：肿瘤侵及前列腺、子宫或阴道。

T_{4b}：肿瘤侵及骨盆壁或腹壁。

（2）区域淋巴结（N）。

N_x：区域淋巴结转移无法评估。

N_0：无区域淋巴结转移。

N_1：单个区域淋巴结转移，最大径≤2cm。

N_2：单个区域淋巴结转移，2cm＜最大径≤5cm 或多发区域淋巴结转移，最大径≤5cm。

N_3：转移淋巴结最大径>5cm。

（3）远处转移（M）。

M_x：远处转移无法评估。

M_0：无远处转移。

M_1：有远处转移。

（4）临床分期。

0期：$T_{is}N_0M_0$、$T_aN_0M_0$。

Ⅰ期：$T_1N_0M_0$。

Ⅱ期：$T_{2a}N_0M_0$、$T_{2b}N_0M_0$。

Ⅲ期：$T_{3a}N_0M_0$、$T_{3b}N_0M_0$、$T_{4a}N_0M_0$。

Ⅳ期：$T_{4b}N_0M_0$、任何$TN_{1\sim3}M_0$、任何$T\ NM_1$。

根据癌细胞分化程度，膀胱癌的组织病理学分级（G）可分为：G_1，高分化；G_2，中分化；$G_{3\sim4}$，低分化或未分化。

六、治疗

膀胱癌的临床类型：非浸润性、浸润性和转移性。

膀胱癌的治疗原则：非浸润性膀胱癌的标准治疗方案应首选经尿道膀胱肿瘤切除术，术后用膀胱内灌注治疗预防复发。预防性膀胱内灌注治疗：常用的制剂有化疗药和免疫制剂，如噻替哌、丝裂霉素C、羟基喜树碱、阿霉素、表阿霉素、吡南阿霉素及卡介苗（BCG）等。浸润性膀胱癌首选手术治疗或加术前放疗，根据膀胱外脂肪是否受侵及脉管内是否有瘤栓决定手术后辅以全身化疗；转移性膀胱癌以化疗为主，可用姑息性放疗缓解症状。

（一）外科治疗

1. 经尿道膀胱肿瘤切除术

经尿道膀胱肿瘤切除术主要适应于分化较好（G_1、G_2）的非浸润性膀胱癌，而对分化差（G_3、G_4）的移行细胞癌、鳞癌、腺癌或浸润性生长的膀胱肿瘤，因局部治疗不易彻底，不宜选用此方法。

2. 膀胱部分切除术

部分切除的适应证包括：孤立、局限的浸润性膀胱癌，膀胱或前列腺尿道黏膜随机活检无不典型增生或原位癌；TUR-Bt不易彻底切除的肿瘤；切缘可达到距肿瘤边缘2cm的正常膀胱壁组织。

3. 全膀胱切除术

全切除术的适应证：不适于部分切除手术的浸润性膀胱癌，如位于膀胱颈部、三角区的浸润性癌，巨大浸润性癌或多发性的非浸润性膀胱癌膀胱部分切除术后引起膀胱功能严重受损；非浸润性膀胱癌TUR-Bt加药物膀胱内灌注治疗后多次复发的多发性肿瘤；高级别肿瘤伴发原位癌；膀胱鳞癌、腺癌。

（二）局部治疗

对于非浸润性膀胱癌通常采用腔内治疗，其目的是清除TUR-BT治疗未能完全切除的病灶或预防TUR-BT术后肿瘤的复发。临床上常用的局部治疗药物有噻替哌、丝裂霉素 C、阿霉素、卡介苗、干扰素等。

1. 噻替哌（TSPA）

该药是最早用于腔内化疗的药物，具有明显抗癌作用，现在仍然是预防复发和治疗浅表残存肿瘤的主要药物之一。通常采用 30～60mg 噻替哌溶解在生理盐水中注入膀胱，每周 1 次，共 6 次，有效率约 65%。由于其分子量小，容易被膀胱吸收，骨髓抑制发生率约 18%～40%。

2. 丝裂霉素（MMC）

方法是将 40mg 药物溶于 60ml 生理盐水中，每周 1 次膀胱内灌注，连用 6 周，休息 6 周后再次评价病变情况；在 12 周评价时如果发现有残存病变，可以再给予膀胱内灌注 6 周。丝裂霉素的优点是分子量大，不能被膀胱黏膜吸收，极少发生骨髓抑制。

3. 阿霉素（ADM）

ADM40～50mg 溶于 50～60ml 注射用水中，每周膀胱内给药 1 次，连用 6 次。ADM 的副作用较大，常见的有局部化学性炎症反应及引起膀胱短暂痉挛。

4. 卡介苗（BCG）

迄今为止，在使用的诸多免疫制剂中，治疗浅表性膀胱癌最为有效的是卡介苗。方法是将 120mg 的卡介苗悬浮在 50ml 生理盐水中，经导尿管注入膀胱，每周 1 次，连用 6 次。

5. 干扰素（IFN）

早在 20 世纪 80 年代初 Ikic 就开始用干扰素局部灌注治疗膀胱癌。目前应用最广泛的是重组干扰素 a-2b。在斯坦福大学中心和北加利福尼亚州肿瘤组，用干扰素治疗 35 例患者。其方法为：起始量为 50×10^6 IU，然后依次递增到 100×10^6 IU、200×10^6 IU、300×10^6 IU、400×10^6 IU、500×10^6 IU、600×10^6 IU 和 1000×10^6 IU，8 周为 1 疗程。但确切的最适剂量有待进一步确认。采用膀胱内给药法，干扰素的毒性很低，即使剂量高达 1000×10^6 IU 也无剂量限制毒性。该药经膀胱吸收很少，所以没有全身给药所引起的流感样症状。干扰素腔内给药的耐受剂量约为全身给药的 10～500 倍。个别患者膀胱内给药后出现轻微膀胱刺激症状，未发现血尿及膀胱痉挛或纤维化等其他腔内化疗药物常见的副作用。

（三）全身化疗

全身化疗可应用于膀胱癌术前新辅助化疗、术后辅助化疗和晚期转移性膀胱癌的姑息性化疗中。越来越多的资料表明，对浸润性膀胱癌（T_2、T_3）行新辅助化疗可减少死亡风险，提高总生存。术后辅助化疗的价值目前仍存在争议。主要是缺乏足够样本的大型随机对照研究结果。但一些非随机的研究确实证明了 T_3 以上病人术后辅助化疗可改善生存。而 T_2 以下有高危因素的病人如肿瘤分级高、有脉管瘤栓以及有淋巴结转移等也应考虑化疗。对于肾盂、输尿管尿路上皮癌，PT2 以上以及有淋巴结转移的均应考虑辅助化疗。晚期转移性膀胱癌的治疗以化疗为主。

最常应用的化疗方案是美国 MSKCC 医院提出的 M-VAC 方案（甲氨喋呤、长春花碱、阿霉素、顺铂），但由于其毒性较大而限制了其应用。一个大型随机研究比较了吉西他滨＋顺铂（GP）方案与 M-VAC 方案，有效率分别为 49% 和 46%，GP 方案在提高生存率方面并没有优势，但毒性显著较低，因此成为大多数病人首选的一线化疗方案。对膀胱癌有效的联合化疗方案还有 CAP、CMV 及 MVP 等。

1. M - VAC 方案

MTX　　30mg/m² 　D1、15、22

VLB6　　mg/m² 　　D3、15、22

ADM　　30mg/m² 　D2

DDP　　70mg/m² 　D2　Q4W

Stemberg 等报道一组 83 例有转移膀胱癌，CR（37±10）%，PR（31±10）%，有效率（69±10）%。毒性反应：因粒细胞减少所致感染占 20%，药物所致死亡 4%，肾毒性及黏膜炎分别为 31% 及 41%。为了降低 M - VAC 方案的血液毒性，近来 Gabrilove 等用重组人粒细胞集落刺激因子（G - CSF）与 M - VAC 方案合用，结果使 91% 的患者减少了粒细胞绝对数小于 1X109/L 的天数，而且还减少了因粒细胞减少所致感染使用抗生素的天数，并使机会性真菌感染率从 44% 将至 11%。G - CSF 引入 M - VAC 方案后有可能再递增化疗药物的剂量，从而提高 CR 率。粒细胞巨噬细胞集落刺激因子也有类似作用。

2. CMV 方案

MTX　30mg/m² 　　D1、8

VLB　6mg/m² 　　　D1、8

DDP　100mg/m² 　　D2　Q3W

对于有心脏问题的晚期移行细胞癌患者，可以用 CMV 方案来代替 M - VAC 方案，只是在两方案之间没有进行过对比研究。然而，Harker 等在一个 Ⅱ 期临床研究中用 CMV 方案对 50 名患者的观察结果表明有 28% 取得 CR，中位生存期为 11 个月。这一结果与含蒽环类的 M - VAC 方案类似。

3. CAP 方案

CTX　650mg/m² 　　　D1

ADM　50mg/m² 　　　D1

DDP　70～100 mg/m² 　D2（加水化）　Q3～4W

在 97 例不能手术切除的尿路上皮癌中，CR36%，PR28%，有效率为 64%。

4. MVP 方案

MTX　30mg/m² 　D1、8

VLB　4mg/m² 　　D1、8

DDP　100mg/m² 　D2（正规水化、利尿、止吐）　Q3W

5. GC 方案

GEM　800mg/m² 　D1、8、15　Q4W

DDP　70mg/m² 　　D2　　　　　Q4W

4 周为 1 周期，3 个周期。

一项大规模的、随机的、多中心的 Ⅲ 期研究比较了 M - VAC 方案和 GC 方案治疗转移性膀胱癌的效果，结果显示两者有效率相同，而 GC 方案的耐受性和安全性明显优于 M-VAC 方案。因此，许多人认为 GC 方案可以作为转移性移行细胞癌的标准方案。

6. TC 方案

PTX　150mg/m² 　D1

CBP　300mg/m² 　AUC5　D1　Q3W

另有一些化疗方案也显示出较好的疗效，如顺铂/紫杉醇、吉西他滨/紫杉醇，但仍需要进一步研究。

（四）靶向治疗

至今还没有明确的临床证据表明靶向治疗对膀胱癌有效。针对表皮生长因子受体（EGFR）信号转导通路、血管内皮生长因子（VEGF）通路以及 p53 基因通路的靶向治疗正在实验及临床研究中。

第六节　前　列　腺　癌

一、概述

前列腺癌是男性生殖系常见的恶性肿瘤。前列腺是位于膀胱下方的一个栗子状的腺体，有尿道从中间通过。它分泌的液体是精子的营养液，也是精液的一个组成部分。前列腺癌的主要原发部位为后侧包膜下腺体，呈潜伏性缓慢生长，肿瘤很小时无任何临床表现。因此前列腺癌一般到晚期才表现出症状。

二、病因、病理分类及转移途径

前列腺癌的发病率有以下特点：地区差异大，发病率最高在北美、西欧，最高可达150/10 万男性人口，而非洲和亚洲最低；最低为 1/10 万男性人口；发病率与年龄密切相关，危险性随年龄增长而增长，80 岁的男性中有 70% 在组织学上可证实有前列腺癌病灶存在；种族差异，美国的黑人的发病率明显高于白人；在全世界范围内其发病率有逐年增加趋势；前列腺癌的病理检出率远远高于临床发病率。

其病因尚未完全查明，可能与种族、遗传、性激素、食物、环境有关。根据来自北欧瑞典、丹麦和芬兰等国的研究，很大程度上（40%）源于遗传基因变异，最近的分子生物学研究也揭示多种染色体畸变。这些因素和环境致癌因子（占 60%）之间复杂而相互依赖的关系，目前还不很清楚。

前列腺癌按起源可分两类：①来自外区小导管的管腺泡癌，最为常见，如普通腺癌、黏液腺癌、神经内分泌癌、鳞状细胞癌、腺鳞癌等；②来自内区的大导管癌，包括前列腺大导管癌、子宫内膜样腺癌、原发性移行细胞癌、腺移行细胞癌等。

前列腺癌的转移途径：①向附近组织或邻近器官浸润，首先侵及两侧叶，穿破被膜，至输精管壶腹、精囊、膀胱颈和后尿道；②淋巴转移可至髂内外腹主动脉旁淋巴结等；③血行转移最常见为骨盆、脊椎、股骨，会有剧烈疼痛，可发生病理性骨折，也可转移至肝、肺、胸膜、肾上腺、脑等内脏器官。

三、临床表现

1. 症状

早期常无症状，随着肿瘤的发展，可出现相应的临床症状。前列腺癌引起的症状可概括为两大类，即压迫症状和肿瘤转移引起的症状。

（1）压迫症状。逐渐增大的前列腺腺体可压迫尿道、直肠和射精管等引起相应症状。压迫尿道可引起进行性排尿困难，梗阻进一步加重，可引起双肾积水、肾功能障碍甚至引起尿毒症。压迫直肠可引起大便困难或肠梗阻。前列腺癌组织也可压迫输精管引起射精缺乏。压迫神经引起会阴部疼痛，并可向坐骨神经放射。

（2）转移症状。前列腺癌进一步发展可侵及膀胱、精囊、血管神经束，引起血尿、血精、阳痿，因前列腺癌常发生在周围带，故血尿症状出现晚且不常见。盆腔淋巴结转移可引起双下肢水肿。前列腺癌常易发生骨转移，引起骨痛或病理性骨折、截瘫，前列腺癌骨转移常发生在骨盆、轴心或四肢骨，可侵及骨髓引起贫血或全血象减少。

2. 体征

前列腺癌晚期在局部可表现为蔓延至精囊的硬结，腺体向旁边的固定，直肠指检时扪及石样硬块或结节。

四、诊断与鉴别诊断

（一）临床诊断

（1）早期无症状，体检时可发现前列腺硬结，质硬如石，表面不平。

（2）晚期出现前列腺肥大的症状，如尿频、尿痛、尿流变细、排尿困难等，可能与同时伴有前列腺肥大有关。但此时可发现腺体质硬而与周围组织固定，活动性差，对临床诊断非常重要。也可出现转移症状如腰背部疼痛、血尿、伴乏力、食欲不振等。

（3）直肠指诊。直肠指诊检查是诊断前列腺癌最简单、经济、有效的方法。

（4）PSA 血清测定。患者血清 PSA 水平可增高，游离 PSA 与总 PSA 的比值降低；有转移时血清可能增高。二者合并检查诊断符合率较高。

（5）B 超检查前列腺内低回声，但须与炎症或相鉴别。

（6）核素骨扫描较 X 线拍片常能早期显示转移病灶。

（7）CT 或 MR 检查可显示前列腺形态改变、肿瘤及转移。

（8）前列腺穿刺活检，可作为确诊前列腺癌的方法。未能穿刺取出肿瘤组织不能否定诊断。

（二）鉴别诊断

前列腺癌在诊断时易与下列疾病混淆。

1. 前列腺增生症

在增生的前列腺腺体中，有的区域上皮细胞形态不典型，可被误认为癌。区别要点是：增生腺体中腺泡较大，周围的胶原纤维层完整，上皮为双层高柱状，细胞核较前列腺癌患者的小，并居于细胞基底部，腺体排列规则，形成明显的结节。

2. 前列腺萎缩

前列腺癌常起始于腺体的萎缩部，应注意鉴别。萎缩腺泡有时紧密聚集，萎缩变小，上皮细胞为立方形，核大，很像癌变。但这类萎缩改变多累及整个小叶，胶原结缔组织层仍完整，基质不受侵犯，其本身却呈硬化性萎缩。

3. 前列腺鳞状上皮或移行上皮化生

常发生于腺体内梗死区的愈合部，鳞状上皮或移行上皮分化良好，无退行性变或分裂相。化生的最突出特征是缺血性坏死或缺乏平滑肌的纤维结缔组织基质。

4. 肉芽肿性前列腺炎

一类细胞大，可聚集成片状。具有透明或淡红染色胞浆，小的泡状细胞核，很像前列腺癌，但实为巨噬细胞。另一类细胞则呈多形性，细胞核固缩，呈空泡状，体积小，成排或成簇排列，有时可见一些腺泡。鉴别时应注意肉芽肿性前列腺炎的腺泡形成很少，病变与正常腺管的关系无改变，常可见退行性变的淀粉样体和多核巨细胞。而前列腺癌的细胞呈低柱状或立方形，有明确的细胞壁，致密嗜酸性的胞浆，细胞核较正常大，染色及形态可有变异，分裂不活跃。其腺泡较小，缺乏曲管状，正常排列形态完全丧失，不规则地向基质浸润，胶原结缔组织层已不存在。腺泡内含有少量分泌物，但很少有淀粉样体。前列腺癌如发生明显的退行性变，则组织结构完全消失，毫无腺泡形成的倾向。

五、临床分期

前列腺癌的 TNM 及临床分期：

（1）原发肿瘤（T）。

T_x：评价原发肿瘤。

T_0：无原发肿瘤证据。

T_1：无临床症状，直肠指诊未触及肿瘤，影像学检查未见占位性病变。

T_{1a}：在偶然的组织学检查时发现，瘤组织≤被切除组织的 5%。

T_{1b}：在偶然的组织学检查时发现，瘤组织＞被切除组织的 5%。

T_{1c}：PSA 检查异常，并经针刺活检证实有前列腺癌。

T_2：肿瘤局限在前列腺。

T_{2a}：肿瘤侵及范围≤一叶的 1/2。

T_{2b}：肿瘤侵及范围＞一叶的 1/2，但肿瘤局限在一侧叶内。

T_{2c}：肿瘤侵及二侧叶。

T_3：肿瘤蔓延超过前列腺包膜。

T_{3a}：肿瘤蔓延超过前列腺包膜（单侧或双侧）。

T_{3b}：肿瘤侵及精囊。

T_4：肿瘤固定或侵及除精囊外的临近结构，如膀胱颈、尿道外括约肌、直肠、肛提肌和/或骨盆侧壁。

（2）区域淋巴结（N）：真盆腔内的淋巴结为区域性淋巴结，其他均为远处淋巴结。

N_x：不能评价区域淋巴结。

N_0：无区域性淋巴结转移。

N_1：有区域性淋巴结转移。

（3）远处转移（M）。

M_x：无远处淋巴结转移。

M_0：无远处转移。

M_1：远处转移。

M_{1a}：远处淋巴结转移。

M_{1b}：骨转移。

M_{1c}：其他部位转移。

（4）组织病理学分级。

G_x：组织病理学分级不能评价。

G_1：高分化（Gleason2～4）。

G_2：中分化（Gleason5～6）。

G_3：低分化或未分化（Gleason7～10）。

（5）临床分期。

Ⅰ期：$T_{1a}N_0M_0$　　　G_1

Ⅱ期：$T_{1a}N_0M_0$　　　$G_{2～4}$

　　　$T_{1b}N_0M_0$　　　任何 G

　　　$T_{1c}N_0M_0$　　　任何 G

　　　$T_2N_0M_0$　　　任何 G

Ⅲ期：$T_3N_0M_0$　　　任何 G

Ⅳ期：$T_4N_0M_0$　　　任何 G

　　　任何 TN_1M_0 任何 G

　　　任何 TNM_1 任何 G

六、治疗

由于前列腺癌多发于高龄男性，这些患者除了年老体弱外，常常伴有其他严重的疾病，因此对已明确的前列腺癌患者，首先要考虑是否需要治疗及是否能够治愈。

（一）等待疗法

1. 等待观察的适应证

①T_1 - T_2、年龄≥70 岁；②Gleason 评分＜6；③PSA＜10ng/ml，PSA 倍增时间＞10 年。

2. 等待观察的禁忌证

（1）预期寿命较长的高危肿瘤患者。

（2）在等待观察时有进展或转移的证据。

对临床局灶性前列腺癌（$T_{1～3}$、N_x 或 N_0、M_x 或 M_0）适合根治性治疗的患者，如选择等待观察治疗，患者必须了解并接受局部进展和转移的危险。对于等待观察的病人密切随访，每3～6 个月复诊，必要时缩短复诊间隔时间。对于 DRE、PSA 检查（每3～6 个月）和影像学检查进展的患者可考虑转为其他治疗。

（二）内分泌治疗

前列腺癌的内分泌治疗曾作为中晚期前列腺癌的治疗方法，其原理是根据绝大多数前列腺癌细胞生长依赖于雄激素的存在，减少体内雄激素作用可明显抑制前列腺癌细胞生长。主要通过以下途径达到减少雄激素的目的：①通过抑制垂体促性腺激素的释放，达到抑制睾丸酮的产生；②双侧睾丸切除，去除睾丸酮产生的源地；③直接抑制类固醇的合成，减少睾丸酮的生成；④竞争抑制靶组织中雄激素的作用。

1. 内分泌治疗的适应证

①晚期前列腺癌，包括 N_1 和 M_1 期（去势、最大限度雄激素阻断、间歇内分泌治疗）；②局限性早期或晚期前列腺癌，但无法行根治性前列腺切除或放射治疗（去势、最大限度雄激素阻断、间歇内分泌治疗）；③根治性前列腺切除术或根治性放疗前的新辅助内分泌治疗（去势、最大限度雄激素阻断）；④配合放射治疗的辅助内分泌治疗（去势、最大限度雄激素阻断）；⑤治愈性治疗后局部复发，但无法再行局部治疗（去势、最大限度雄激素阻断、间歇内分泌治疗）；⑥治愈性治疗后远处转移（去势、最大限度雄激素阻断、间歇内分泌治疗）；⑦间断性内分泌治疗（去势、最大限度雄激素阻断）；⑧雄激素非依赖期的雄激素持续抑制（去势）。

2. 内分泌治疗方案

主要方案包括：去势治疗（手术去势和药物去势）、抗雄激素治疗和全雄激素阻断治疗三种。

（1）去势治疗：目的是抑制雄性激素的生长，降代体内的雄激素，去除雄激素对前列腺癌细胞生长的刺激作用。

1）手术去势：可切除睾丸直接去除睾丸来源的雄激素，但对非激素依赖性前列腺癌无效。

2）雌激素治疗：通过在下丘脑水平的反馈调节，抑制垂体促性腺激素的分泌，使 LH-RH 和 LH 产生降低。每日口服 3mg，1～2 周后血液睾酮可达到去势水平。

3）促性腺释放激素类似物促进剂（GnRH-A）：天然促性腺释放激素作用于腺垂体，使之分泌促黄体生成素（LH）和促卵泡素（FSH）。现在临床上常用的药物有醋酸亮丙瑞林（利普安）、醋酸戈舍瑞林（诺雷德）。

（2）抗雄激素类药物主要包括：甲地黄体酮和甲黄体酮、氟硝基丁酰胺（氟他胺）、比卡鲁胺（康士得）和肾上腺酶合成抑制剂（氨鲁米特）。

3. 内分泌治疗的常见不良反应

常见的副反应包括潮热（50％～80％）、骨质疏松症（1.4％～2.6％）、勃起功能障碍（50％～100％），其他的副反应包括贫血、肌肉松弛、乏力、抑郁、精力和体力下降、脂肪增加、认知功能下降等。

（三）化学治疗

前列腺癌内分泌治疗失败者可采用化学治疗，可选择单药或联合化疗。

1. 雌二醇氮芥（EM）

雌二醇氮芥用法：每日 600mg/m²，分 2 次口服，如连服 3～4 周无效，则应停药；如有效，原剂量继续服用，共 3～4 个月。有效率为 30％。

2. EEM 方案

VP-16　　50mg/(m²·d)　　po d1—21

EM　　　15mg/(kg·d)　　po d1—21，每 4 周为一周期，可连续进行直至疾病进展。

3. PEM 方案

EM　　　　600mg/(m²·d)　　po　　d1—21

Paclitaxel 120mg/m²　　　　ivgtt　d2—5，每 3 周重复，3 周期为 1 疗程

4. VEM 方案

VLB　4mg/m² ivgtt，每 6 周一次 x6 周

EM　10mg/(kg·d)，每日分三次 口服 x6 周

每 8 周重复，2 周为 1 疗程

5. MP 方案

MIT　12mg/m² ivgtt，　d1

PDN　5mg bid po d1—21

每 3 周重复

6. DE 方案

Docetaxel　60mg/m² ivgtt，　d2

EM　280mg po d1—5

每 3 周重复

7. DP 方案

Docetaxel　75mg/m² ivgtt，　d1

PDN　5mg bid po d1—21

每 3 周重复

（四）放射治疗

放射治疗在局限期前列腺癌的根治性治疗中占有重要的地位，在晚期前列腺癌的姑息止痛治疗中亦有重要作用，主要适合于 A₂～D₁ 期的前列腺癌患者。放射治疗在低风险、中度风险、高风险患者中的 5 年 PSA 无复发存活率分别是 85％、50％、3％。放射治疗根据治疗方式可分为外照射和近距离治疗两类。

外照射（External radiation）包括常规放疗、适形放疗（3D-CRT）、调强适形放疗（IMRT）、影像引导下的放疗（IGRT）等。

近距离治疗（Brach therapy）则是将密封的放射源或后装的源容器置于人体自然管腔（口腔、鼻咽腔、食管、肠道等）内，或等距离均匀地植入肿瘤组织内，或敷贴于病灶表面，均属于近距离治疗。

（五）前列腺的靶向治疗

1. 针对肿瘤细胞的靶向治疗

针对肿瘤细胞的靶向治疗原理就是把肿瘤细胞视为靶细胞，利用单克隆抗体或结合细胞毒性药物以及放射性核素的单克隆抗体，特异性地直接结合肿瘤特异抗原或肿瘤相关抗原，以达到杀灭肿瘤细胞的目的。目前报道最多的是以前列腺特异性膜抗原（PSMA）和前列腺干细胞抗原（PSCA）为靶点的研究。另外，也有一些针对其他靶点进行靶向治疗的研究，例如以肿瘤相关糖蛋白（TAG-72）、PSA、前列腺酸性磷酸酶（PAP）等为靶点的研究也取得了一些进展。

2. 以肿瘤区域新生血管为靶向的治疗

肿瘤区域的新生毛细血管是肿瘤赖以生长和生存的物质基础，肿瘤需要新生血管为其迅速生长的细胞提供营养和排出代谢废物。血管靶向治疗的前提就是在肿瘤新生血管内皮细胞表面必须存在组织特异的分子作为靶标，通过这些靶标，抑制肿瘤区域的血管形成从

而抑制肿瘤的生长。如 VEGF、血小板源生长因子（PDGF）、转化生长因子（TGF）、表皮生长因子（EGF）等，阻断它们以后都能对肿瘤的生长起抑制作用。

3. 以肿瘤细胞信号传导为靶向的治疗

肿瘤信号传导最重要的分子之一是酪氨酸激酶，通过阻断酪氨酸激酶可破坏肿瘤细胞的信号传递，从而达到抗肿瘤的目的。

4. 其他靶向治疗

其他如以雄激素受体（AR）、环氧化酶-2（COX-2）、金属基质蛋白酶（MMP）、P53、RAS蛋白、Raf激酶等为靶点的靶向治疗也取得了一些进展，其中较为重视的是COX-2抑制剂。

（六）前列腺癌骨转移的综合治疗

前列腺癌是唯一最先发生骨转移，而非内脏转移的实体肿瘤，超过90%的患者会发生骨转移。在初次确诊的前列腺癌病人中，有10%～20%并存有骨转移灶。症状主要有疼痛、病理性骨折、脊髓压迫、活动受限等。化验可伴有高血钙。处理方案是酌情选择内分泌治疗、化疗、放疗或者双膦酸盐治疗，辅以镇痛药物治疗。

1. 内分泌治疗

内分泌治疗包括完全雄激素阻断疗法（MAB）和间歇性雄激素阻断疗法（ISA）。一旦进展至雄激素非依赖型，则此方法疗效较差。完全雄激素阻断疗法可以最大限度地去除雄激素对前列腺癌细胞的促生长作用，被认为是晚期前列腺癌最好的内分泌治疗方式。但其总的生存期仅能延长3～6个月。MAB不可避免地出现雄激素非依赖性，因而不可能治愈本病，病人长期用药生活质量下降而且其还有治疗费用高的缺点。间歇性雄激素阻断疗法（ISA）可以延长雄激素非依赖性前列腺癌出现的时间，进而可较好地控制病情，降低治疗费用，提高生存质量，延长生存期。

2. 放射治疗

骨转移的一大特征是局部或全身疼痛，常为持续性，且不缓解。放射治疗可使大多数患者的疼痛得以缓解。放射治疗分局部放疗、半身放疗（HBI）和放射性核素内照射治疗。局部放疗常用3Gy/f，10次，止痛率70%～80%，持续时间较长。半身放疗用于止痛剂无效，其他治疗方法无效的多发性转移病人剧烈疼痛，现较少使用。放射性核素在前列腺癌骨转移导致的多灶性骨痛的治疗有一定疗效。89-锶和153-钐是常用的放射性核素。最常见的副反应为骨髓抑制。由于前列腺癌病人多为老年人，骨髓储备功能差，加之晚期病人多有贫血，故同位素内照射在前列腺癌应谨慎使用。

3. 双膦酸盐

唑来膦酸（zoledronic acid）是第三代双膦酸盐，它可通过直接抑制破骨细胞的活性，对成骨性病变同样有效。不仅可持续缓解骨痛，降低骨相关事件的发生率，延缓骨并发症发生的时间，而且还具有抗肿瘤、凋亡及抗增殖作用。但应注意此类药物抑制破骨细胞的骨吸收作用，降低骨的更新及矿化作用，可引起骨软化、下颌骨坏死。药物几乎完全经肾脏排泄，肾功能不全者应慎用。推荐剂量：唑来膦酸4mg，静脉15min滴注，每4周一次。为了避免药物对肾功能的损害，静脉滴注时间不少于15min。

4. 镇痛药物治疗

世界卫生组织已经制定了疼痛治疗指南，也适用于前列腺癌骨转移患者。镇痛治疗必须符合这一指南，规律服药（以预防疼痛），按阶梯服药（从非阿片类药物至弱阿片类，再至强阿片类药物的逐级上升），还要进行适当的辅助治疗（包括神经抑制剂、放疗、化疗、手术等）。

第十九章 恶性淋巴瘤

恶性淋巴瘤（Malignant Lymphoma，ML）是来源于淋巴网状组织与免疫关系密切的恶性肿瘤，其主要发生于淋巴结，但淋巴系统以外的器官，如肺脏、肝脏、胃肠道和中枢神经系统等也可以发生。ML 可以分为霍奇金病（Hodgkin's Disease，HD）和非霍奇金淋巴瘤（non-Hodgkin's Lymphoma，NHL）两大类。

ML 是一种常见的恶性肿瘤，其发病率逐年升高，在欧美国家，其增长率以每年 3% 左右的速度增加，总发病率居恶性肿瘤第 7 位。在我国，居我国恶性肿瘤死亡率的第 11 位。对患者发病年龄分析，发病年龄高峰为 40 岁左右，在欧美国家则呈现有两个高峰。患者男女之比为 2.5：1。ML 的发病以及疾病类型组成具有显著的地域、种族差异。在我国，HD 的发病总体相对较低，仅占 ML 的 10% 左右，而欧美国家则高出我国的 3 倍以上。在 NHL 中，预后相对较好的低度恶性淋巴瘤在我国的发病率相对较低，占 NHL 的 5% 左右，而在欧美国家则高出我国 8～10 倍左右；与之相对应，预后较差的高度恶性的淋巴瘤，在我国的发生率却很高，占 NHL 的 30% 左右，西方欧美国家则相对偏低。总之，在我国 ML 的不利性条件明显多于西方欧美国家。

一、病因

ML 起源于人类免疫系统细胞及其前体细胞。病毒和细菌感染、免疫缺陷、环境致癌物、电离辐射和遗传等均可能是 ML 的发病原因，但是，其确切的病因和发病机制尚未完全阐明。

1. 病毒感染

1964 年，Epstein 等首先从非洲儿童的伯基特淋巴瘤组织分离到 Epstein Barr（EB）病毒，就认为这种 DNA 疱疹病毒可以引发人类的 B 淋巴细胞恶变导致伯基特淋巴瘤，统计学显示，流行区域 95% 以上和非流行区 20% 的伯基特淋巴瘤含有 EB 病毒。此外，在 18%～50% 的霍奇金病中，主要为混合细胞型可以检出 EB 病毒基因。另外一种 C 型 RNA 逆转录病毒与日本和美洲的成人 T 细胞淋巴瘤/白血病（ATL）发病率密切相关。

2. 幽门螺旋杆菌

幽门螺旋杆菌与胃黏膜相关性淋巴瘤相关，患者血清和胃镜检查中可以找到细菌的证据，还可以通过抗生素的治疗使得大部分幽门螺旋杆菌阳性的早期胃黏膜相关性淋巴瘤得到良好的治疗效果。

3. 免疫功能缺陷

无论是先天性免疫功能缺陷还是较长时间应用免疫抑制剂均与 ML 的发生密切相关。如器官移植患者长期使用免疫抑制剂、艾滋病患者、自身免疫性疾病患者淋巴瘤的发病率都显著高于一般人群，而且原发于结外淋巴瘤，如中枢神经系统淋巴瘤及大细胞淋巴瘤尤为多见。

4. 化学和物理因素

曾经接受过放射线、化学治疗以及长期接触苯、除草剂、石棉和砷等有毒物质均可以导致 ML 发病的增加。

5. 其他

某些先天性疾病和长期需要应用免疫抑制剂治疗的"免疫性"疾病，如系统性红斑狼疮、类风湿性关节炎等也可以并发 ML。长期服用某些药物，如苯妥英钠、麻黄碱等也可以诱发淋巴瘤。

二、病理及其分型

（一）HD 的病理学分型

HD 的病理学诊断依据主要是病理组织中发现有 R-S 细胞，这是诊断 HD 的主要特点。自 1965 年 Rye 会议将 HD 分为 4 型，即淋巴细胞为主型、结节硬化型、混合细胞型和淋巴细胞消减型。HD 的该分型方法一直沿用了 30 余年，总体上未见有明显变化。随着近些年来对 HD 的临床、形态学、免疫表型以及基因研究的不断深入，HD 的病理学分类又有所改进。1994 年的 HD 分类和 2000 年的 WHO 分类将 HD 分成两大类，即结节性淋巴细胞为主型 HD 和经典型 HD。

1. 结节性淋巴细胞为主型 HD（NLPHL）

此型较为少见，约占所有 HD 的 5%，发病高峰年龄为 30～40 岁，男性多见。诊断时大多数患者的病变较为局限，生存期相对较长，晚期复发较其他病理类型多。由于在 NLPHL 中见大量的 CD20+ 的淋巴细胞和组织细胞而缺乏典型的 R-S 细胞，因此，有学者认为，此种类型的病变可能会归属于惰性 B 细胞 NHL。

2. 经典型 HD 分类

（1）富于淋巴细胞典型 HD。约占所有 HD 的 5%，发病高峰年龄在 20～40 岁，男性多见，就诊时病变局限，大多数为Ⅰ～Ⅲ$_A$ 期，较晚复发，可以转化为高度恶性的 B 细胞 NHL。

（2）结节硬化型。这是最为常见的 HD 类型，约占 65%～80%。青年女性多见，年龄为 15～40 岁，常有锁骨上和纵隔病变。

（3）混合细胞型。约占 HD 总数的 20%～35%，好发于成年人，男女比例约为 2：1。较多累及腹膜后淋巴结，常伴有"B 症状"。

（4）淋巴细胞消减型。此型较为少见，约占 HD 的 5% 以下，发病年龄相对较大，约 40～80 岁。常有发热、盗汗等"B 症状"。就诊时病期一般较晚，大多数处于Ⅲ～Ⅳ$_B$ 期，合并有肝脏、脾脏和骨髓的侵犯，而浅表淋巴结的肿大不明显。

（二）NHL 的病理学分类

应该说，NHL 的病理学分类发展史中最具有时代性、地域性特点，每一次分类标准的颁布，无不与那个时代的临床病理学科技发展相结合，用"与时俱进"来形容正是恰如其分了。20 世纪 70 年代以前，NHL 的诊断主要以细胞形态学为基础进行分类的，如 Rappaport 分类方案；20 世纪 70 年代以后，随着免疫学的发展，1982 年美国国立癌症研究所主持制定的工作分类法（Working Formulation，IWF），主要基于细胞的病理形态学和临床预后、转归进行的分类，此分类法共分三大类，10 个亚型，其分类与疗效、预后等因素具有一定的符合率并被普遍使用。随着分子遗传学和免疫学技术的不断发展，免疫组织化学、流式细胞检测技术以及分子生物学检测方法在 NHL 病理诊断和研究中得到广泛的应用，各种不同的 NHL 亚型被认识和发现，对 NHL 也具有了更新的认识。1994年，国际淋巴瘤研究组织根据 NHL 的组织学、免疫表型、基因特征、肿瘤的相应正常组织细胞来源以及临床特点等进行了分类，提出了修订的欧美淋巴瘤分类（REAL）方案，随后 WHO 对于这一分类方案进行了修订，于 2001 年提出了 WHO 的分类方案，即REAL－WHO分类方案，得到了广泛的认可和临床应用，并成为 NHL 诊治的主要依据。2008 年，该分类法发布了最新的分类标准，可以说，NHL 的分类标准越来越细化、越来越注重病理学的个体化，越来越与临床诊疗结合得更加紧密。

附：2008 年 WHO 淋巴瘤分类

一、前驱肿瘤（Precursos Neoplasms）

1. 母细胞性浆细胞样树状突细胞肿瘤（Blastic Plasmacytoid Dendritic Cell Neoplasm），以前称为母细胞性 NK 细胞淋巴瘤

2. 谱系未定的急性白血病（Acute Leukemias of Ambiguous Lineage）

（1）急性未分化白血病（Acute Undifferentiated Leukaemia，AUL）

（2）混合表型急性白血病，有/无重现性遗传学异常（Mixed Phenotype Acute Leukaemia，MPAL）（＋/－Recurrent Genetic Abnormalities）

二、前驱淋巴性肿瘤（Precursor Lymphoid Neoplasms）

1. B 淋巴母细胞白血病/淋巴瘤，非特殊类型（B Lymphoblastic Leukaemia / Lymphoma，not Otherwise Specified）

2. B 淋巴母细胞白血病/淋巴瘤伴重现性遗传学异常（B Lymphoblastic Leukaemia / Lymphoma with Recurrent Genetic Abnormalities）

（1）B 淋巴母细胞白血病/淋巴瘤伴 t（9；22）（q34；q11.2）；BCR/ABL（B Lymphoblastic Leukaemia / Lymphoma with t（9；22）（q34；q11.2）；BCR/ABL）

（2）B 淋巴母细胞白血病/淋巴瘤伴 t（v；11q23）；MLL Rearranged，（B Lymphoblastic Leukaemia / Lymphoma with t（v；11q23）；MLL Rearranged）

（3）B 淋巴母细胞白血病/淋巴瘤伴 t（v；11q23）；MLL Rearranged（ETV6－RUNX1），（B Lymphoblastic Leukaemia / Lymphoma with t（v；11q23）；MLL Rearranged（ETV6－RUNX1））

（4）B 淋巴母细胞白血病/淋巴瘤伴超二倍体（B Lymphoblastic Leukaemia / Lymphoma with Hyperdiploidy）

（5）B 淋巴母细胞白血病/淋巴瘤伴低二倍体（B Lymphoblastic Leukaemia / Lymphoma with Hypodiploidy（Hypodiploid ALL））

（6）B 淋巴母细胞白血病/淋巴瘤伴 t（5；14）（q31；q32）（IL3－IGH），（B Lymphoblastic Leukaemia / Lymphoma with t（5；14）（q31；q32）（IL3－IGH））

（7）B 淋巴母细胞白血病/淋巴瘤伴 t（1；19）（q23；p13.3）；（E2A－PBX1；TCF3 / PBX1），（B Lymphoblastic Leukaemia/Lymphoma with t（1；19）（q23；p13.3）；（E2A－PBX1；TCF3 / PBX1））

3. T-淋巴母细胞白血病/淋巴瘤（T-Lymphoblastic Leukaemia/Lymphoma）

三、成熟 B 细胞淋巴瘤

1. 慢性淋巴细胞性白血病/小淋巴细胞性淋巴瘤

2. B-前淋巴细胞性白血病

3. 脾边缘带淋巴瘤

4. 毛细胞白血病

5. 脾淋巴瘤/白血病，不能分类

6. 淋巴浆细胞淋巴瘤

7. 重链病

8. 浆细胞骨髓瘤/浆细胞瘤

9. 结外黏膜相关淋巴组织边缘带 B 细胞淋巴瘤（MALT 淋巴瘤）

10. 原发皮肤滤泡中心淋巴瘤

11. 滤泡性淋巴瘤

(1) 胃肠道滤泡性淋巴瘤

(2) 儿童滤泡性淋巴瘤

(3) "原位" 滤泡性淋巴瘤

12. 结内边缘带 B 细胞淋巴瘤

13. 套细胞淋巴瘤

14. 弥漫大 B 细胞淋巴瘤

(1) 弥漫大 B 细胞淋巴瘤，非特殊类型

 T 细胞/组织细胞丰富的大 B 细胞淋巴瘤

 老年人 EBV 阳性的弥漫大 B 细胞淋巴瘤

 慢性炎症相关的弥漫大 B 细胞淋巴瘤

  17 脓胸相关淋巴瘤

  21 慢性骨髓炎相关淋巴瘤

  31 植入物相关淋巴瘤

 原发中枢神经弥漫大.B 细胞淋巴瘤

(2) 淋巴瘤样肉芽肿

(3) 原发纵隔（胸腺）大 B 细胞淋巴瘤

(4) 血管内大 B 细胞淋巴瘤

(5) 原发皮肤大 B 细胞淋巴瘤，腿型

(6) 浆母细胞性淋巴瘤

(7) 原发渗漏性淋巴瘤

(8) ALK 阳性弥漫大 B 细胞淋巴瘤

(9) 起源于 HHV8 阳性的多中心 Castleman 病的大 B 细胞淋巴瘤

15. 伯基特淋巴瘤

16. 介于弥漫大 B 细胞淋巴瘤和伯基特淋巴瘤之间的不能分类的 B 细胞淋巴瘤

17. 介于弥漫大 B 细胞淋巴瘤和经典霍奇金淋巴瘤之间的不能分类的 B 细胞淋巴瘤

四、成熟 T/NK 细胞淋巴瘤

1. T 前淋巴细胞白血病

2. T 大颗粒淋巴细胞白血病

3. 慢性 NK 细胞淋巴增殖性疾患

4. 侵袭性 NK 细胞白血病

5. 成人 T 细胞白血病/淋巴瘤

6. EBV 相关的克隆性淋巴组织增殖性疾患（儿童）

（1）儿童系统性 EBV 阳性 T 细胞增殖性疾病（与慢性活动性 EBV 感染相关）

（2）种痘水疱病样淋巴瘤

7. 结外 NK/T 细胞淋巴瘤，鼻型

8. 肠病相关 T 细胞淋巴瘤

9. 肝脾 T 细胞淋巴瘤

10. 皮下脂膜炎样 T 细胞淋巴瘤

11. 蕈样霉菌病

12. 赛塞里综合征

13. 原发皮肤间变性大细胞淋巴瘤

14. 原发皮肤侵袭性嗜表皮 CD8 阳性细胞毒性 T 淋巴瘤

15. 原发皮肤 gamma / deltaT 细胞淋巴瘤

16. 原发皮肤小/中 CD4 阳性 T 细胞淋巴瘤

17. 外周 T 细胞淋巴瘤，非特殊类型

18. 血管免疫母细胞 T 细胞淋巴瘤

19. ALK 阳性间变性大细胞淋巴瘤

20. ALK 阴性间变性大细胞淋巴瘤

五、霍奇金淋巴瘤

1. 结节性淋巴细胞为主型淋巴瘤

2. 经典霍奇金淋巴瘤

（1）富于淋巴细胞经典型

（2）结节硬化型

（3）混合细胞型

（4）淋巴细胞消减型

（三）临床分期

1965 年 HD 就具有了国际分期标准，其标准相对较为简单、合理，可以作为制订治疗方案和判断预后的参考依据。1970 年，国际会议对此进行了修订。1989 年，在英国 Cotswolds 对 Ann Arbor 分期作了进一步的修订，反映了一些重要的因素，特别是对纵隔大的病变以及受累及的淋巴结区的数目。

附：Ann Arbor 分期系统，Cotswolds 修订

Ⅰ期：病变侵及单个淋巴结区（Ⅰ）或一个淋巴组织（如脾脏、胸腺、韦氏环）或侵及单个结外器官（Ⅰ$_E$）。

Ⅱ期：病变侵及横膈一侧的两个或两个以上的淋巴结区（Ⅱ）（如纵隔为一个部位，一侧的肺门淋巴结是一个部位，肺门淋巴结如果是双侧受累则是两个部位）；仅侵及横膈同侧的一个淋巴结区及邻近器官，解剖部位的数目，应以下标标明（如Ⅱ$_2$）。

Ⅲ期：淋巴结区或淋巴组织的侵及位于横膈的两侧（Ⅲ），也可以包括脾脏（Ⅲ$_S$）或一个邻近的结外器官（Ⅲ$_E$）或两者（Ⅲ$_{SE}$）。

Ⅲ$_1$：有或无脾门、腹腔或门脉区淋巴结受侵。

Ⅲ$_2$：有主动脉旁、髂部、肠系膜淋巴结受侵。

Ⅳ期：侵及结外器官或组织。

A：无全身症状。

B：不明原因的发热高于38℃连续三天以上、盗汗、在6个月不明原因的体重下降10%以上。

X：大瘤块。

大于纵隔宽度约1/3者。

淋巴结融合包块的最大直径＞10cm者。

E：单一结外部位受侵，病变侵犯到与淋巴结/淋巴组织直接相连的器官/组织时，不记录Ⅳ期，应在各期后记入"E"字母（如病变浸润至与左颈部淋巴结相连结的皮肤，记录为"Ⅰ$_E$"），病变仅侵犯淋巴结以外的单一器官为Ⅰ$_E$；病变局限侵犯淋巴结以外器官及横膈同侧1个以上的区域淋巴结为Ⅱ$_E$；病变累及淋巴结以外某一器官，加以横膈两侧淋巴结受累为Ⅲ$_E$。

CS：临床分期。

PS：病理分期。

三、诊断与鉴别诊断

淋巴瘤的诊断是一个极其复杂的工作，其诊断需要依据患者的临床表现、症状、体征、理化检查、影像学检查等众多资料明确肿瘤的病理、病理亚型、临床分期、肿瘤侵及范围以及淋巴瘤各相关诊疗高危因素等情况，这些对于指导临床治疗方案和提示患者预后具有积极的意义。必要时，甚至需要进行免疫组织化学、流式细胞检测以及分子生物学等技术手段以协助临床诊断。

（一）临床表现

1. 局部症状

恶性淋巴瘤90%发生于淋巴结，约60%～70%发生于颈部、锁骨上淋巴结。也可见于腋窝、腹股沟，首发于纵隔、腹膜后、肠系膜等部位的淋巴结相对少见。部分病例也可以首先出现侵犯结外淋巴组织或者器官。HD原发以淋巴结为主，很少原发于结外淋巴组织或者器官，NHL却较多地侵犯结外淋巴组织和器官。

（1）淋巴结肿大。无痛性颈部淋巴结增大是恶性淋巴瘤最为常见、突出的临床表现，以后其他部位淋巴结会逐渐、陆续增大并被临床发现。初期的淋巴结一般活动度好，相互间不发生融合，与皮肤之间也无粘连发生。到了后期，淋巴结可以逐渐增大，并相互融合成大块状，伴有侵及皮肤继而发生局部破溃、经久不愈。约20%的患者可以出现多处淋巴结同时增大的现象，首发部位难以确定。左锁骨上淋巴结增大患者需要注意是否有腹腔病变的存在。HD 患者饮酒后可以出现特征性的病变部位淋巴结疼痛或骨疼痛，这主要是多见于结节硬化型 HD 患者不能耐受啤酒而出现的临床表现。此外，HD 患者的淋巴结受侵及是依照淋巴结的引流方向连续性、依次进行的，相互邻近的淋巴结受侵达到 2/3 以上，而 NHL 则出现"跳跃性"侵犯不相邻淋巴区的现象，也给临床诊断和分期检查带来一定的困难，值得临床注意。

（2）纵隔。纵隔区域淋巴结丰富，是淋巴瘤的好发部位之一，由于解剖原因，多数患者在初期可以不伴有任何症状，常规性 X 线检查极易被纵隔内结构所遮挡，CT 检查可以见前、中纵隔的分叶状阴影。部分患者出现以上腔静脉综合征或气管、食管、膈神经受压的临床表现。纵隔淋巴结肿大的发生率相对较高，约为 50%，尤其以年轻女性为多见，最高可达 70%，NHL 的纵隔受侵则低于 20%。在 T 淋巴母细胞型淋巴瘤患者中，纵隔淋巴结肿大是一种常见的首发症状。

（3）肝脏与脾脏。相对于继发性肝脏侵犯而言，肝脏原发的淋巴瘤较为少见，而且两者均较少出现肝脏功能的损害，即便如此，具有肝脏受侵的患者其预后极差，甚至比伴有全身症状的患者还差。肝脏内肿块弥散，肝扫描较少可以发现肝脏占位性病变。原发于脾脏的淋巴瘤预后一般较好，但是脾脏受侵诊断需要手术后标本的病理学诊断支持。少数患者可以伴有脾功能亢进表现。

（4）HD 结外器官。在罕见的情况下，HD 也可以出现结外器官，如骨、咽淋巴环、皮肤、消化道、脑等的浸润。

（5）NHL 结外病变。NHL 的结外病变较为多见，临床表现变化多样，尤其需要在临床工作中注意。

1）咽淋巴环淋巴瘤。咽淋巴环包括鼻咽、软腭、扁桃体、舌根，此结构的淋巴组织丰富。在我国，原发咽淋巴环的 NHL，占全部 NHL 的 30%，大多数为 B 淋巴细胞来源。患者可以出现咽部不适、咽痛，吞咽时疼痛加重，伴有感染者可以出现类似"化脓性扁桃体炎"的高热症状，患者颈部淋巴结增大，发现扁桃体增大伴有外生性肿块，肿块表面黏膜可以光滑，暗紫色，部分患者可以出现扁桃体溃疡、坏死。扁桃体的 NHL 最为多见，其次见于鼻咽部 NHL。

2）原发鼻腔的 NHL。大多数来源于 NK/T 细胞，具有明显的地域性特定。典型的症状为进行性鼻塞、脓血涕、鼻出血、高热、鼻腔异味。随着疾病的进展，肿瘤可以向周围组织、器官发生广泛的累及，如鼻中隔、对侧鼻腔、硬腭、鼻旁窦组织，也可侵犯喉咽、气管、鼻背隆起。由于肿瘤表面可以出现大量坏死物，对临床高度可疑病例在进行病理取材时需要注意多点、多次进行，保证标本符合诊断条件。

3）原发胃肠道的 NHL。以胃原发的 NHL 为最多见，小肠淋巴瘤发病次之。

4）原发肺的 NHL。80% 的患者属于边缘区 B 细胞淋巴瘤 MALT 型。患者常伴有刺激性干咳、胸痛、气短或在体检或者其他疾病诊疗中发现的肺部阴影而发现临床疾患。

5）甲状腺 NHL。多见于女性，发病年龄相对较大，80% 的为 50～80 岁。临床表现为无痛性颈部肿块，随着吞咽活动，有吞咽不适，吞咽困难和声音嘶哑等表现。

6）原发睾丸的 NHL。占结外 NHL 的 2%，占睾丸恶性肿瘤的 5%。最常见的临床症状为睾丸无痛性肿大，睾丸下坠感，体格检查时发现睾丸增大伴肿块。

7) 原发性乳腺的 NHL。占结外 NHL 的 2%，患者有乳房无痛性肿块，结节状、分叶状，生长迅速的肿块可以在短时间内占据整个乳房，侵犯乳房皮肤。乳腺来源的 NHL 发展速度一般较快，且有中枢神经系统侵犯的危险，预后较差

8) 皮肤原发的 T 细胞 NHL。主要是蕈样肉芽肿和 Sezary 综合征两大类。其自然病程较长，临床病程分为 3 个阶段：前期，局部和全身的红斑、脱屑、湿疹样病变，一般可以持续 2～5 年的时间；浸润期，皮肤出现丘疹、结节；肿瘤期，受累皮肤增厚，形成斑块、肿瘤。发展到肿瘤期时约有 80% 的患者出现淋巴结的肿大，浸润期和肿瘤期病程约为 2～5 年。随着疾病的进展，可以伴有内脏的浸润，病程约 2～3 年。Sezary 综合征在外周血中可见扭曲核、不典型的单核细胞。

2. 全身症状

(1) B 症状。淋巴瘤患者中约有 10% 可以出现发热、皮肤瘙痒、盗汗以及消瘦等全身症状，这些症状可以是最早出现的临床症状。纵隔和腹膜后淋巴瘤患者伴有发热、皮肤瘙痒较多。持续性发热、盗汗以及半年内体重下降大于 10% 是肿瘤预后差的标志，也称为淋巴瘤的 B 症状，它也是疾病进展、机体免疫功能下降的标志，提示预后不佳。

(2) 贫血。恶性淋巴瘤患者中约 10%～20% 在就诊的时候即有贫血发生，甚至可以出现在淋巴结肿大以前的几个月。晚期患者发生贫血的几率更高，进行性的贫血发生和血沉增快是临床上提示疾病进展与否的重要指标之一。

(3) 神经系统表现。恶性淋巴瘤患者可伴有一系列的非特异性的神经系统症状、体征，如进行性多灶性脑白质病变、亚急性坏死性脊髓病、感觉性或运动性周围神经病变以及多发性肌病等。病变的性质主要为变性类、脱髓鞘、感染性和坏死性或混合存在。

(4) 免疫功能低下。ML 患者的免疫功能以及免疫水平均具有不同程度的下降，尤其是 HD 患者的疾病晚期，免疫状况低下，可以诱发中枢神经系统的感染，如新型隐球菌感染等。也可以发生血源性化脓性脑膜炎或脑脓肿。恶性淋巴瘤侵犯脑实质可伴发脑出血。患者的免疫水平变化、免疫指标的动态变化与病情是平行的。免疫指标极度的低下常常标志着疾病的进展和复发。在有效的治疗以后，免疫指标可以恢复到正常水平。

(二) 辅助检查

辅助检查措施是淋巴瘤诊断中的重要内容，通过 X 线、CT、超声、磁共振（MR）以及 PET / PET‐CT 等检查，结合必要的实验室检测以及病理学检查，可以初步明确肿瘤的病理、病理亚型、临床分期、肿瘤侵及范围以及淋巴瘤各相关诊疗高危因素等情况，对于淋巴瘤的治疗和预后均具有积极地意义。

1. 病理学检查

恶性淋巴瘤组织病理学检查是诊断最为可靠的依据。选送完整的淋巴结送检是病理学检查的基础。针吸活检技术对于诊断具有一定的价值，细针抽吸穿刺，不能用于淋巴瘤的最初诊断，粗针抽吸使用适合于已明确诊断患者进行的复诊或者排他性诊断，粗针活检穿刺也不作为推荐方法，除非临床情况提示这是获得诊断用组织的唯一的安全方法，此时需要多点取材、采集并结合流式细胞技术检查为临床提供更多的信息，避免不能提供足够材料以作出不全面、确切、可信的诊断。免疫组化表型可以分为：全血白细胞抗体：[LCA (CD45$^+$)]；B 细胞抗体（CD19、CD20、CD21、CD22 和 CD79a）；全 T 细胞抗体

（CD1、CD2、CD3、CD5、CD7、CD45RO）；髓细胞/单核细胞抗体（CD11c、CD13、CD14、CD15、CD34、CD68、MAC387、LYS）；其他抗体（TdT、CD10、HLA－DR、CD25、CD30、Ki－67）。对于鉴别淋巴瘤与其他疾病，鉴别 HD 和 NHL，恶性淋巴瘤和反应性增生、白血病等都起到重要的作用。

2. **影像学检查**

（1）X 线检查。目前临床上 X 线检查亦较少使用，多数被 CT 所取代。但对于胸、肺和纵隔部位以及骨骼系统是否受到肿瘤浸润等情况的检查却有着其特有的优势，因此，在恶性程度较高的淋巴细胞消减型、混合细胞型 HD 的检查中多表现为浸润性骨破坏，而在肿瘤发展较慢的淋巴细胞为主型、结节硬化型 HD 则以骨破坏为主要表现，这也有助于临床的鉴别诊断。

（2）CT 检查。CT 是 ML 检查的主要手段，尤其对于肿瘤的分期具有重要的意义。作为最为常用的影像学检查手段，可以直接了解病灶的部位、大小以及结外病变的情况，尤其对于深部病变显示得尤为清晰，适宜地使用增强 CT 检查可以清晰的区别淋巴结、软组织与血管的结构和相互间关系。在 CT 上，对于 1.0～1.5cm 淋巴结的显示已经具有较好的判别作用，结合其他检查指标，则可以有效地判定临床诊断和治疗效果。部分患者则需要加用薄层 CT 扫描方法进行进一步明确性检查以满足临床需要。由于淋巴瘤的影像学检查受到肿块以及淋巴结组织密度、淋巴结融合情况、肿块坏死和液化等因素的影响，CT 检查往往无法显示出肿瘤以及融合淋巴结内部的结构和情况，这也成为其使用的限制因素。

（3）超声检查。超声检查具有其一定的优势，主要体现在对于腔内病变的检测意义较大，尤其对于如脾门淋巴结的检查则优于 CT 检查，对于发现纵隔、腹膜后以及其他隐匿部位的病变具有很大的帮助。在其他方面，目前已经较少使用。

（4）磁共振（MR）检查。对于中枢神经系统原发或者可能受到淋巴瘤浸润的患者，MR 检查则显示出其特有的作用。此外，对于肺门淋巴结、胸壁病变、放疗或化疗后肿瘤残存病灶的评估均具有积极地意义。也适合于碘剂试敏阳性或肾功能不全无法使用造影剂的患者。

（5）PET / PET－CT。2007 年 2 月，《临床肿瘤学杂志》（JCO）就 PET / PET－CT 在淋巴瘤诊断和预后评价中的价值发布了国际淋巴瘤影像学小组的共识。对于弥漫大 B 细胞淋巴瘤的初始治疗之后 3～8 个月进行检查具有显著的预后价值，T 细胞淋巴瘤的判定意义略弱于 B 细胞淋巴瘤。PET 或 PET / CT 近年已得到广泛的应用，较 CT 能更好地分辨残存肿块中的肿瘤细胞和纤维组织，有助于判断预后。对于在淋巴瘤的临床研究中应用 PET 或 PET / CT，属于推荐级别，但不是必须的，推荐用于治疗前和疗效评判，但是不推荐用于治疗后监测，并且推荐检查的时机应随组织学类型不同而不同的，强调 PET 不能代替活检使用。PET 或 PET / CT 适用于结内和结外 NHL、HL 以及成人和儿童患者。PET 或 PET / CT 假阳性患者多见于：感染、药物毒性、rhG－CSF 应用、放疗、术后或活检后改变、骨折或退行性变、药物渗漏生理活动。生理性假阳性主要出现在胸腺、棕色脂肪、骨髓、脑、心肌、胃肠道和泌尿道等，需要提请临床给予足够的关注。

3. 实验室检查

（1）常规性化验项目。常规性检查项目主要包括：①血常规检查：包括血红蛋白、白细胞计数、中性粒细胞绝对值、白细胞分类、血小板计数以及血沉率等，其中血常规检查中需注意配合镜下检查有无恶性细胞；②血液化学检查：包括尿素氮、非蛋白氮、肌酐、碱性磷酸酶、总蛋白、白蛋白和球蛋白含量及其比值、胆红素、转氨酶、转肽酶、血清钙、血清磷、血清蛋白电泳和乳酸脱氢酶等；③尿常规检查；④血清免疫球蛋白检查；⑤浆膜腔积液的细胞学检查；⑥细胞免疫功能检查：E 玫瑰花结试验、淋巴细胞转化试验、巨噬细胞试验、皮肤试验等；⑦病毒性肝炎标志物检查，乙型肝炎病毒拷贝数检测；⑧血清中成人 T 细胞淋巴瘤病毒（HTLV）和 EB 病毒抗体的测定。

（2）乳酸脱氢酶（LDH）。它是重要的预后指标，LDH 明显升高者提示预后较差。

（3）骨髓检查。治疗之前的骨髓检查是淋巴瘤的必查项目，骨髓检查最好选择双侧髂嵴部位进行。骨髓检查可以了解是否有骨髓侵犯，评价骨髓的造血功能和储备情况。HD 有骨髓侵犯时可常伴有广泛性的骨髓纤维化，容易造成骨髓穿刺的"干抽"现象，涂片阳性率较低，活检组织中可见 R-S 细胞。对于淋巴细胞消减型、混合细胞型、晚期病变以及具有"B"症状、贫血、白细胞减少者均应及时的进行骨髓检查。

（三）淋巴结检查、诊断技术

1. 淋巴结穿刺技术

淋巴结穿刺主要应用于淋巴系统以及相关疾病的诊断。由于淋巴结的穿刺涂片检查的细胞数量极少，穿刺部位受到限制，且镜下观察无法看到整个淋巴结的完整结构，因此，淋巴结穿刺不能作为淋巴瘤诊断的最后依据。淋巴结活检只能作为筛选步骤或者诊断方向的提示。此外，在淋巴瘤的诊断中，穿刺的另外一个目的就是获取材料进行细胞遗传学和分子生物学检查，并为治疗后复发病例进行复查，以确定肿瘤细胞类型的转变和是否出现抗药性。

淋巴结穿刺和淋巴结活检一样，选择适宜部位的淋巴结进行检查极为重要，一般临床上建议选择最先受累及的部位或者组织中最大、最深、结实具有弹性的淋巴结，其中首选颈部或者腋下淋巴结，腹股沟区域淋巴结尽可能少选或者不选择。

淋巴结穿刺主要分为细针穿刺和粗针穿刺两种，两者对于诊断均具有一定的价值。细针抽吸穿刺只能用于淋巴瘤的初步提示性诊断。粗针抽吸使用适合于已明确诊断患者进行的复诊或者排他性诊断。粗针穿刺不作为诊断技术推荐，除非临床情况提示这是获得诊断用组织的唯一的安全方法，此时需要多点取材、采集并结合流式细胞技术检查为临床提供更多的信息，避免不能提供足够材料以作出不全面、确切、可信的诊断。

2. 淋巴结活检

众所周知，淋巴瘤病理诊断中误诊率约有 30％，因此，除了加强对病理学资料复诊、相互校对诊断等措施以外，则强调淋巴结活检、合适取材、足量取材、高质量切片等技术。因此，对临床上高度怀疑的病例，需要给予充分的诊断依据，则必须对病变的组织、淋巴结进行活组织检查，并可以对活检的淋巴结进行适当的处理并进行一系列的检查、协助诊断。

获取的淋巴结标本处理也有具体的要求，将带有包膜在内的最大的一枚淋巴结用磷酸盐缓冲的福尔马林溶液固定。另分别取一部分淋巴结放置于培养液中作为抽取 DNA、细胞培养、染色体检查所用；放置到戊二醛溶液中作电子显微镜观察用。此外，如果有条件，还可以多作印片供细胞学检查使用。对于剩余的新鲜标本进行液氮处理，并−70℃保存，以备分子生物学检查，标本备存。在此需要说明的是，有一些抗原在制作常规石蜡标本包埋的过程中可能会丢失，则必须在冰冻切片中进行，因此，对于特殊检查的标本，需要提前做好准备。

（四）常用淋巴瘤相关诊断标准及预后指数

1. 滤泡性淋巴瘤 GELF 标准

指标包括：①受累及淋巴结区≥3 个，直径均≥3cm；②任何淋巴结或者结外瘤块直径≥7cm；③B 症状；④脾脏增大；⑤胸腔积液或者腹水；⑥血细胞减少，白细胞<1.0×10^9/L 和/或血小板<100×10^9/L；⑦白血病，恶性细胞>5.0×10^9/L。

2. 滤泡淋巴瘤 FLIPI 标准标准

相关危险因素：①年龄≥60 岁；②Ann Arbor 分期为Ⅲ～Ⅳ期；③血红蛋白水平<12g/dL；④血清 LDH 水平>正常上限（ULN）；⑤受累淋巴结区的数量≥5。根据上述 FLIPI 标准的危险因素进行危险度分组，危险因素数量 0～1，属于低危；危险因素数量 2，属于中危；危险因素数量≥3 个，属于高危。

3. 国际预后指数

相关因素：①年龄>60 岁；②血清 LDH 水平>正常值的 1 倍；③体力状态评分为 2～4；④Ann Arbor 分期为Ⅲ～Ⅳ期；⑤结外受累及部位>1 个。预后因素数量为 0～1 个，属于低危；预后因素数量 2 个，属于低/中危；预后因素数量 3 个，属于中/高危；预后因素数量 4～5 个，属于高危。

4. 经年龄校正的国际预后指数

年龄≤60 岁，相关因素包括三个：①血清 LDH 水平>正常值的 1 倍；②体力状态评分 2～4；③Ann Arbor 分期为Ⅲ～Ⅳ期。预后因素数量 0 个，属于低危；预后因素数量 1 个，属于低/中危；预后因素数量 2 个，属于中/高危；预后因素数量 3 个，属于高危。

四、治疗

（一）霍奇金淋巴瘤的治疗

霍奇金淋巴瘤的治疗效果总体较为满意，对于淋巴瘤诊治的关键在于病理学诊断的明确，临床分期的准确以及首次诊治的规范。

1. 霍奇金淋巴瘤的放射治疗和化疗

HD 的生物学行为多侵犯邻近的淋巴结区，较少的侵犯结外器官等特点，因此，在治疗上具有其特征性的对策。大野放射治疗的广泛应用以及有效的联合化疗方案的采用，为治疗 HD 提供了有利的条件。近 30 余年来，对于 HD 的治疗已经取得了较为成熟的治疗经验，临床治愈率明显提高，如临床Ⅰ～Ⅱ期的早期病例，以放射治疗为主，治疗后 5 年生存率已经达到 90％以上；Ⅲ～Ⅳ期的晚期病例，以联合化疗为主，治愈率也可以达到 50％以上。值得注意的是，自 20 世纪 80 年代以来，一些早期病例采用联合化疗也取得了与放射治疗相类似的治疗效果。近些年来，越来越多的临床资料提示，综合治疗是进一步提高 HD 治疗疗效，降低治疗毒副反应，提高患者长期生存率的重要手段，也是目前基础与临床研究的热点问题。

（1）HD 放射治疗与化疗的总原则。

Ⅰ~A~或Ⅱ~A~期：采用次全淋巴结照射治疗（STNI），根治剂量 35～45Gy，病变位于膈上，放疗斗篷野加锄头野；病变位于膈下，侵犯盆腔与腹股沟淋巴结，放射至主动脉旁淋巴结；侵犯盆腔与主动脉旁淋巴结，采用全淋巴结照射（TNI）。

Ⅱ~B~期：一般采用全淋巴结照射，治疗后加用 MOPP 方案联合化疗 4 个周期。

ⅢA 期：ⅢA 或者Ⅰ、Ⅱ期病理为淋巴细胞消减型及大纵隔或者包块大于 5cm 的，先应用 MOPP 方案化疗 3 个周期，在放射治疗，采用全淋巴结照射，继之再应用 MOPP 方案化疗 3 周期。

Ⅲ~B~及Ⅳ~A～B~期：以联合化疗为主，常用的化疗方案为 MOPP、ABVD、MOPP/ABVD 交替等，剂量强度要足够，共进行 6 个周期或者 6 个周期以上（完全缓解后在增加 2 个周期），必要时局部加用放射治疗。对于巨脾或脾侵犯患者，经过化疗、放射治疗疗效不佳，或者伴有脾功能亢进者，可行脾切除。

（2）复发病例的治疗。放射治疗缓解后复发，应用联合化疗可以取得类似初治病例的效果；化疗后缓解 1 年以上复发的病例，可以继续使用原方案化疗；化疗后缓解期不足 1 年复发者，则改换化疗方案，如原用 MOPP 改为 ABVD 方案，原用 ABVD 则改为 MOPP，如果对 MOPP 及 ABVD 均抗药者，则更换新的化疗方案。

（3）儿童与未成年人治疗。在 HD 的发病人群中，儿童和未成年人占有很大的比例，由于放射治疗与化疗药物对儿童和未成年人的性腺和生殖系统均具有一定的毒副反应，并可以引发治疗性相关的第二肿瘤发生，因此，在治疗中，需要对这些人群给予特殊对待。在儿童与未成年人治疗中，主张以足量联合化疗为主，如果需要加用放射治疗，则可用根治剂量的 1/2，且放射野需对称性。MOPP 方案影响患儿的生育能力，所以在一些需要保留生育能力的病例，MOPP 最好不要超过 6 个周期。

2. 造血干细胞移植

多数的霍奇金淋巴瘤经过包括化疗、放射治疗等在内的一线常规治疗可以获得完全缓解甚至于治愈，但是，仍然有大约 20%～50% 的患者或者不能取得完全缓解，或者缓解后再次复发。对于此类患者，临床上如不采用积极地救治措施，其预后极差。即使临床上采用各种化疗方案进行治疗，其治疗疗效也不甚满意，患者的 5 年无病生存也低于 10%。

（1）高剂量化疗和放射治疗加造血干细胞移植（HDC/HSCT）。现代研究证实，霍奇金淋巴瘤的首次缓解时间的长短至关重要。缓解时间大于 12 个月，患者接受常规挽救性方案治疗可以获得再次缓解；如果短于 12 个月，则获得再次缓解的机会大大下降。多个随机临床研究试验的结果证实：造血干细胞移植（HSCT）的治疗是有效的和安全的，采用 BEAM 方案配合自体干细胞移植，与一般剂量的 BEAM 方案挽救化疗相比，3 年的 DFS 分别是 53% 和 10%。其他的研究也获得了与之相应的结果。对于二线化疗能够获得缓解的患者应将高剂量化疗配合造血干细胞移植（HDC/HSCT）作为标准治疗，而对于初治的难治性或者缓解后复发的两者之间的无病生存率则无明显的差异。对于难治性 HL 患者，多种治疗方案均可能产生无效或者表现出耐药，HSCT 为这些患者提供了几乎是最后的治疗机会。目前预处理的方案主要是 BEAM、CBV、TBI/Cy、BU/VP - 16/Cy

等，预处理方案中尚无明显的优势方案。

（2）清髓性异基因造血干细胞移植。异基因造血干细胞移植治疗对难治性霍奇金淋巴瘤的疗效似乎优于自体造血干细胞移植。其优点在于输入的造血干细胞不含有肿瘤细胞，而且还有移植物抗淋巴瘤反应，可减低复发率。研究表明：虽然异体移植的疗效高于自体移植，但是由于移植死亡率较高，抵消了异体移植在疗效上的优势，而且移植费用高昂，配型相对困难，因此临床上较少使用。无关供给者移植和单倍体移植的移植相关死亡率更高，因此，目前异基因造血干细胞移植的临床应用较少，主要应用于一些特殊情况下，如：①患者因为各种原因导致的缺乏足够的干细胞进行自体移植；②患者具有较小的病变，病情稳定但有骨髓浸润；③ASCT 后复发的患者。

（3）非清髓性异基因造血干细胞移植（NST）或减少剂量移植（RIC）NST 的预处理药物剂量强度低于清髓移植，只需要造成充分的免疫抑制和适当的骨髓抑制，形成嵌合体，最终被供体的细胞所代替。此方式治疗的移植相关死亡率相对较低，有助于提高总生存率，提示在非清髓治疗优于清髓治疗方法。NST 拓宽了恶性淋巴瘤患者异基因移植的适应证，特别是对于惰性亚型患者。但是 NST 预处理强度较低，药物和 GVL 作用是否可以达到清除肿瘤的作用尚有待于进一步的证实。

3. 霍奇金淋巴瘤的靶向治疗

（1）单克隆抗体。在经典的 HL 中，表达 CD20 阳性的恶性细胞约占 25％～30％，而在 LPHL 中，其阳性表达更是高达 100％，所以应用抗 CD20 单克隆抗体治疗这一类疾病可能是有效的。临床应用中也发现，似乎大淋巴结、大纵隔肿块、受累淋巴结区多于 2 个都会影响患者的临床完全缓解率，利妥昔单抗的使用可以治疗复发性经典型 HL，可以改变血清 IL-6 水平，改善患者的 B 症状，对于局限在淋巴结和脾脏的病灶可以达到临床缓解。

霍奇金淋巴瘤的其他靶向治疗药物还有很多，包括如抗 CD30 单抗治疗难治性 HL；放射性核素标记的抗 CD30 单抗，抗 CD30 单抗结合免疫毒素药物 SGN-35 以及 CD64／CD30 双特异性抗体治疗 cHL；抗铁蛋白单抗标记的^{131}I 或^{90}Y，以及抗 CD25、抗 CD40 和抗 CD80 等应用于临床，但是限于治疗样本较少，肿瘤治疗疗效不甚确切，仍处于进一步扩大临床观察之中。

（2）其他靶向治疗药物。蛋白酶体抑制剂（Proteasome Inhibitors）的代表药物硼替佐米（Bortezomib，Velcade）主要用于治疗多发性骨髓瘤和非霍奇金淋巴瘤的治疗，在 HL 的治疗上，其单药有效率为 0～7％，联合应用 DICE 方案治疗疗效明显提高，但与吉西他滨联合治疗中未见疗效。沙利度胺和雷纳度安治疗难治性复发性 HL 获得了初步的研究结果；组蛋白去乙酰化酶（HDAC）和哺乳动物雷帕霉素靶点抑制剂（mTOR 抑制剂）也在研究中。

（二）非霍奇金淋巴瘤的治疗

NHL 是淋巴细胞从幼稚到成熟的演变过程中不同阶段出现的恶性变，因此，其生物学行为远较之于 HD 复杂。纵观近些年来对 NHL 分类标准，无不将当时的科技与淋巴瘤的基础与临床相互紧密结合，免疫技术、基因表达与临床特点的结合，加之综合分析，为 NHL 的诊疗提供了极大地帮助。从 2008 年版 NHL 病理学分类指南中可以看出，目前，对 NHL 的分类越来越细化，越来越倾向于将每一个亚型的 NHL 都作为一个独立的疾病来认识，即每一个 NHL 亚型都相对应一个生物学特征，并伴有与之对应的不同治疗措施。因此，目前的临床分类尚需进一步完善并不断地为满足临床的需要服务。此外，NHL 具有跳跃性侵犯以及较多的结外侵犯的生物学行为特点，这也给临床治疗带来了一定的困难，加之目前 NHL 的治疗疗效远不及 HD，因此，对于 NHL 的治疗尚有很多有待探究的内容。

1. 影响 NHL 远期生存率的主要因素

（1）组织病理学类型。NHL 的组织病理学类型直接影响到治疗的疗效和患者的生存期。高度侵袭性的 NHL，其病程短，疾病进展速度快，预后差，在治疗上需要给予积极应对；与之相对应，部分低度恶性的 NHL，因其特殊的生物学行为特点，诊断明确后，往往只要采取严密的疾病进展观察、等待即可，而不需要立即采取积极的治疗措施，此类患者的生存期反而相对较长。

（2）病期。NHL 确诊时病期是影响预后的主要因素，同一病理类型的早期患者其生存期必将较晚期患者长，预后佳。

（3）患者全身状态及重要脏器功能状态。患者全身状况、体力状态评分是影响患者预后重要的因素之一。患者的肝、肾、肺和心脏等重要脏器的功能直接关系到是否可以对患者实施放射治疗和/或化疗，以及患者是否可以顺利完成预定的治疗计划，这些也都直接地影响到预后情况。

2. NHL 综合性放射治疗和化疗原则

（1）低度恶性 NHL。

Ⅰ、Ⅱ期：可以采用观察、等待的原则，必要时可以进行治疗。总之治疗不宜过积极。放射治疗采用次全淋巴结照射，扩大野，给予根治放射剂量。

Ⅲ、Ⅳ期：以联合化疗为主，应用 COPP 或 CHOP 方案，必要时加局部放射治疗。或者应用干扰素注射治疗，或全身低剂量放射治疗 150cGy/5w。

（2）中度恶性 NHL。

Ⅰ$_{A\sim B}$、Ⅱ$_A$ 期：放射治疗，全淋巴结照射，根治剂量，加化疗 CHOP 或 BACOP 方案 4 个周期。

Ⅱ$_B$ 期及Ⅱ$_A$ 期侵犯范围较广者：化疗 2～3 个周期以后加用放射治疗，全淋巴结照射，根治剂量后再化疗，化疗的总周期数应该在 6 个以上，即达到 CR 后再增加 2 个周期。

Ⅲ、Ⅳ期：以联合化疗为主，必要时加局部放射治疗。

（3）高度恶性 NHL。积极的全身治疗为主，必要时加局部放射治疗。骨髓抑制（BMT）或者 APBSCT 以及在 G - CSF 支持下的强烈化疗加或者不加放射治疗。

（4）中度恶性 NHL 治疗中的注意事项。中度恶性 NHL 是 NHL 中最为常见的类型，占总数的 60% 左右，多数为 B 细胞来源，其临床特点为进展性。影响中度恶性 NHL 的预后因素较多，主要包括年龄、一般行为状态、重要脏器功能、肿瘤负荷情况如大包块、多个结外受侵、B 症状、LDH 水平增高等。对于患者一般状况好、肿瘤负荷低，则其治疗效果佳；反之则较差。此外，中度恶性 NHL 具有向高度恶性进展的趋势，而此部分病例的临床特点也最变化多端、难以把握，因此，对于其治疗应采取积极地治疗措施。

早期中度恶性 NHL（相当于 Ann Arbor 分期的 I～II 期）的治疗，化疗以 CHOP 方案或者改良的 ProMAGE/MOPP 效果较好。临床资料表明，早期中度恶性淋巴瘤，单一放射治疗不如联合化疗以及联合化疗加放射治疗的综合治疗。

晚期中度恶性 NHL（相当于 Ann Arbor 分期的 III～IV 期或 II 期的恶性淋巴瘤病例）的治疗，但具有 1 个或者数个预后差的因素，如受侵犯部位达到 3 处或者 3 处以上，大包块（肿块直径＞10cm），B 症状、一般行为状态差，血清 LDH 水平升高等，均按照晚期中度恶性淋巴瘤处理。此期病例的治疗以联合化疗为主。

（5）复发病例的治疗。对于 NHL 复发病例，无论是低度、中度还是高度恶性的患者，临床上均建议采用比原治疗方案更强的化疗方案，或者改换新的化疗方案，或者在 BMT、APBSCT 以及在 G-CSF 支持下更强烈化疗加或者不加放射治疗。复发病例治疗效果的改善，主要在于有效地支持治疗的情况下，化疗药物的数量的增加以及药物剂量强度的提高有关。

（6）化疗方案的演进。自 1975 年，临床上应用 C-MOPP 方案治疗晚期中度恶性淋巴瘤获得成功，NHL 化疗方案不断得到改进，疗效不断的提高，至今至少有约 40％～60％晚期中度恶性淋巴瘤的治疗后达到治愈。新的化疗方案的发展，大致上分为以下几个阶段：第一阶段包括 C-MOPP、COMLA、CHOP 方案，可以获得约 45％～55％的 CR 率，其中约 30％～35％的患者可以长期生存；第二阶段的化疗方案包括 M-BACOD、m-BACOD、COP-BLAM、CAP-BOP、ACOMAL 和 ProMAGE/MOPP 等，这些方案可以获得约 70％～75％的 CR 率，其中长期生存率约为 45％～50％；第三阶段化疗方案包括 COP-BLAM III、Mega-COMLA、MACOPB、ProMAGE/CytaBOM、F-MA-CHOP 和 VACOP-B 等，这些方案可以获得约 80％以上的 CR 率，长期生存率约为 60％～65％；第四阶段是针对预后因素不好的患者所采用的大剂量化疗，如大剂量 CTX 加上 TBI、然后用 ABMT 支持治疗，全部患者均可以达到 CR，其中约 79％可以长期无病生存。

（7）关于 CHOP 方案。CHOP 方案是治疗晚期进展型淋巴瘤的主要方案之一。美国西部肿瘤组（SWOG）和东方协作肿瘤组（ECOG）对近年来晚期中度或高度恶性淋巴瘤进行的前瞻性研究中，比较了各阶段使用的化疗方案，如 CHOP、m-BACOD、ProMAGE/CytaBOM 和 MACOP-B，结果显示各治疗方案之间的 CR、PR 未见有显著性差异。观察到 3 年时，全部入组的 1138 例患者中 44％无病存活，其中 CHOP 方案占 41％，m-BACOD 方案占 46％，ProMAGE/CytaBOM 方案占 46％，MACOP-B 方案占 41％，各组间无差异；全部患者 3 年生存率为 52％，其中 CHOP 方案为 54％，m-BA-COD 方案为 52％，ProMAGE/CytaBOM 方案为 50％，MACOP-B 方案为 50％，也无组间差异。评价各组致死性毒性发生率约为 1％～6％，而 CHOP 方案仅为 1％。比较个方案之间的差异，CHOP 方案的价格较低，严重毒性反应发生率也较低，CHOP 显示出具有明显的治疗优势，是近年来治疗晚期中度或者高度恶性淋巴瘤的首选方案。

3. 免疫靶向治疗

免疫靶向治疗是近些年来提高 NHL 治疗疗效的主要手段和研究热点。免疫靶向治疗主要包括非结合性单克隆抗体治疗、放射免疫治疗以及免疫毒素治疗。

（1）利妥昔单抗（Rituximab，R，商品名：美罗华）。通过遗传工程，针对存在于大于90％的大多数的B淋巴细胞表面的CD20⁺抗原生产的非结合性人鼠嵌合性单克隆抗体，以单药或与联合化疗方案结合使用。其作用机制主要包括：抗原与抗体结合以后通过激活免疫效应，如补体依赖性细胞毒性作用（CDC效应）、抗体依赖性细胞毒性作用（ADCC效应），而且更主要的是具有调理作用或诱导凋亡、抑制细胞生长信号传导达到抑制、消灭肿瘤的作用。目前已经广泛应用于治疗复发和初治的惰性淋巴瘤、套细胞淋巴瘤以及弥漫性侵袭性B细胞NHL，8疗程R加6疗程CHOP-14天方案是目前推荐的最佳治疗方案。此外，也可以采用利妥昔单抗单药或与联合化疗方案结合使用作为NHL的维持治疗药物应用。

（2）其他单克隆抗体。利妥昔单抗是目前单克隆抗体临床应用中最为成熟的内容之一，除了利妥昔单抗以外，尚有其他多种单克隆抗体已经在不同类型NHL临床治疗上应用，主要包括以下几种：

1）新型的抗CD20抗体。其包括抗CD20 Ⅰ型单克隆抗体Atumumab、Veltuzumab和AME-133等，主要用于治疗利妥昔单抗耐药的复发、难治性滤泡淋巴瘤。GA101是CD20 Ⅱ型单克隆抗体，提高抗体与受体结合，提高ADCC效应。

2）抗CD22单抗：依帕珠单抗（Epratuzumab）为人源性IgG 1抗CD22单抗，对于复发、难治性滤泡淋巴瘤以及弥漫大B细胞淋巴瘤均有效，与利妥昔单抗联合使用有助于疗效的进一步提高。

3）抗CD52单抗。阿仑单抗（Alemtuzumab，Campath-1H）为人源性抗CD52单抗，临床上用于治疗B、T细胞性恶性肿瘤，尤其在对经过氟达拉滨和烷化剂治疗失败的B-CLL，有效率可以达到33％～89％。

4）抗CD30单抗：人源性抗CD30抗体主要治疗耐药性HL、ALCL和其他CD30⁺淋巴瘤。

5）其他的单克隆抗体。目前临床上尚有很多单克隆抗体正在进行各期临床试验，试验中显示出其一定的治疗作用，包括抗HLA-DR人源化单抗Apolizumab（Huld 10）、抗CD19单抗（HD37-dgRTA）、抗CD23单抗（IDEC-152）、抗CD80单抗（Galiximab）。

（3）放射免疫治疗。NHL，尤其是滤泡淋巴瘤对于放射线高度敏感，适宜使用单抗携带高能量放射线进行治疗。放射免疫结合单克隆抗体治疗比非结合单克隆抗体治疗的总有效率和完全缓解率更高。抗CD20单抗结合¹³¹I-tositumomab和⁹⁰Y-ibritumomab tiuxetan，对治疗巨块型病变或少血管的肿瘤具有优势，是治疗复发低度恶性、Ⅲ～Ⅳ期滤泡型淋巴瘤和转化淋巴瘤的有效药物。此外，放射免疫治疗还用于化疗后的巩固治疗，联合高剂量化疗和造血干细胞支持已经成功地应用于复发、难治性FL的治疗。

（4）蛋白酶体抑制剂（Proteasome Inhibitors）。蛋白酶体抑制剂主要抑制20S蛋白酶体亚单位的活性，作用于泛素—蛋白酶体通路对蛋白降解途径。其代表性药物为硼替佐米（Bortezomib，Velcade），主要用于治疗复发难治性套细胞淋巴瘤、复发难治性皮肤T细胞淋巴瘤。此外，硼替佐米对FL、浆细胞淋巴瘤、边缘区淋巴瘤、成人T细胞淋巴瘤、白血病、慢性淋巴细胞白血病和 Waldenstrom 巨球蛋白血症也具有一定的疗效。

（5）Denileukin diftitox（ONTAK）。地尼白介素 2（Denileukin diftitox，ONTAK）为包含白喉毒素活性域和 IL-2 蛋白的融合蛋白，与表达 IL-2 受体的细胞具有高度亲和力。主要用于皮肤 T 细胞淋巴瘤（CTCL），对于复发性 NHL 也具有一定作用，新近研究提示 ONTAK 与 CHOP 方案联合治疗效果更佳。

（6）组蛋白去乙酰化酶抑制剂（HDACIs）。Suberoylanilide hydroxamic acid（SAHA）是乙酰氧肟酸类 HDACIs，主要用于复发难治性皮肤 T 细胞淋巴瘤，2006 年美国 FDA 批准用于治疗两种系统性治疗后进展、复发的皮肤 T 细胞淋巴瘤。MGCD 0103 是一种口服的选择性抑制 HDAC 1、2、3、11 亚型的苯甲酰胺类 HDACIs，主要用于治疗复发难治性弥漫大 B 细胞淋巴瘤、滤泡细胞淋巴瘤和复发难治性霍奇金淋巴瘤。

（7）哺乳动物雷帕霉素靶点抑制剂（mTOR 抑制剂）。Temsirolimus 是一种水溶性的 mTOR 抑制剂，主要治疗复发性套细胞淋巴瘤；依维莫司（Everolimus）也是一种口服性的 mTOR 抑制剂，用于复发难治性 NHL 的治疗。

4. 造血干细胞移植

造血干细胞移植，尤其是自体造血干细胞移植（ASCT）是目前对化疗敏感、预后不良的高危初治或者复发性 NHL 的治疗选择之一。高剂量化疗联合自体骨髓移植是治疗是治疗复发性 NHL 的有效手段，研究证实，可以明显的延长患者的无病生存期（DFS），使得 ASCT 的适应证更加明确，安全性和疗效不断得到提高。

ASCT 的应用价值比较肯定的在于 NHL，主要是指年龄小于 60 岁敏感复发的侵袭性 NHL，其中包括弥漫大 B 细胞性非霍奇金淋巴瘤、外周 T 细胞淋巴瘤（PTCL）、间变大 T 细胞淋巴瘤（ATCL）、套细胞淋巴瘤（MCL）。大量研究表明：对诱导化疗是否敏感是影响复发患者 ASCT 后生存的唯一影响因素。

近些年来，ASCT 在 MCL 一线治疗后的巩固治疗方面崭露头角。一线治疗诱导缓解后即用 HDC / ASCT 强化巩固可以提高 PFS。移植治疗可以明显延长患者的 PFS 和 OS，而且，患者在 3 年后显现了生存的平台期，从而提示 MCL 有可能被治愈。ASCT 在惰性 NHL 中的最终治疗作用仍不明确，绝大多数的研究均显示 ASCT 可以延长惰性 NHL 患者的无病生存期，但是患者的总生存尚需要进一步的研究探讨。因高度侵袭型 NHL 多数伴有骨髓受侵而且发病率较低，ASCT 治疗的临床研究比较少，样本量少，治疗结论不确切。

目前认为 ASCT 后复发的主要原因之一是采集的造血干细胞中存在肿瘤细胞的污染。体外净化方法烦琐、费用昂贵，对采集干细胞具有一定的损耗，并且不能保证完全清除采集标本中的肿瘤细胞，因此，在临床上针对 CD20 抗原的单克隆抗体利妥昔单抗对造血干细胞的动员、采集和移植后造血功能的重建无任何不良反应。利妥昔单抗体内净化是一种很有希望的微小残存病变清除手段，比目前的体外净化有明显的优势。

异基因造血干细胞移植（allo-SCT）较之于 ASCT 的优势主要有：避免了回输的造血干细胞被肿瘤细胞污染，移植物抗肿瘤（GvHT）作用可以清除宿主体内的残存的肿瘤细胞。allo-SCT 在淋巴瘤中的应用远不及 ASCT 广泛，虽然 allo-SCT 的复发率低于 ASCT，但是患者的出现的移植相关死亡率较高，可以达到 30%。目前认为 allo-SCT 低复发率的原因主要与 GvHT 作用相关。GvHT 的作用在增殖较慢的淋巴瘤，如慢性淋巴细胞白血病、惰性淋巴瘤和某些 T 细胞淋巴瘤的作用较为明显，但是对 HL 和侵袭性淋巴瘤的作用不如前者，需要充分降低肿瘤符合的情况下才可以获得较好的疗效。虽然降低剂量强度的预处理方案多可以降低移植相关死亡率，但是对于 HL、侵袭性淋巴瘤以及多疗程治疗后的患者，死亡率依然很高。现在的临床研究尚不能足以证实 allo-SCT 在淋巴瘤治疗中的作用，其治疗作用还需要进一步的大样本进行调查、随访。